B. Hoffmann

Crashkurs Anatomie

Björn Hoffmann

Crashkurs
Anatomie

Repetitorium zum Gegenstandskatalog 1
mit Einarbeitung der wichtigen Prüfungsfakten

3. Auflage

URBAN & FISCHER
München · Jena

Zuschriften und Kritik an:
Elsevier GmbH, Urban & Fischer, Lektorat Medizinstudenten, Alexander Gattnarzik, Karlstraße 45, 80333 München

Wichtiger Hinweis für den Benutzer
Die Erkenntnisse in der Medizin unterliegen laufendem Wandel durch Forschung und klinische Erfahrungen. Herausgeber und Autoren dieses Werkes haben große Sorgfalt darauf verwendet, dass die in diesem Werk gemachten therapeutischen Angaben (insbesondere hinsichtlich Indikation, Dosierung und unerwünschten Wirkungen) dem derzeitigen Wissensstand entsprechen. Das entbindet den Nutzer dieses Werkes aber nicht von der Verpflichtung, anhand der Beipackzettel zu verschreibender Präparate zu überprüfen, ob die dort gemachten Angaben von denen in diesem Buch abweichen und seine Verordnung in eigener Verantwortung zu treffen.

Bibliographische Information der Deutschen Bibliothek
Die Deutsche Bibliothek verzeichnet diese Publikation in der Deutschten Nationalbibliographie; detaillierte bibliographische Daten sind im Internet unter http://dnb.ddb.de abrufbar.

Alle Rechte vorbehalten
3. Auflage 2006
© Elsevier GmbH, München
Der Urban & Fischer Verlag ist ein Imprint der Elsevier GmbH
06 07 08   5 4 3 2 1

Für Copyright in Bezug auf das verwendete Bildmaterial siehe Abbildungsnachweis.

Das Werk einschließlich aller seiner Teile ist urheberrechtlich geschützt. Jede Verwertung außerhalb der engen Grenzen des Urheberrechtsgesetzes ist ohne Zustimmung des Verlages unzulässig und strafbar. Das gilt insbesondere für Vervielfältigungen, Übersetzungen, Mikroverfilmungen und die Einspeicherung und Verarbeitung in elektronischen Systemen.

Um den Textfluss nicht zu stören, wurde bei Patienten und Berufsbezeichnungen die grammatikalisch maskuline Form gewählt. Selbstverständlich sind in diesen Fällen immer Frauen und Männer gemeint.

Planung: Dr. med. Dorothea Hennessen
Lektorat: Andrea Wintermayr, Alexander Gattnarzik
Herstellung: Peter Sutterlitte
Satz: Mitterweger & Partner GmbH, Plankstadt
Druck und Bindung: LegoPrint, S.p.A., Lavis (TN)
Zeichnungen: Esther Schenk-Panic
Umschlaggestaltung: Spiesz Design, Neu-Ulm

Printed in Italy
ISBN-10: 3-437-41198-5 · ISBN-13: 978-3-437-4198-0

Aktuelle Informationen finden Sie im Internet unter www.elsevier-deutschland.de

Vorwort zur 3. Auflage

Liebe Leserin, lieber Leser,

gut 5 Jahre nach Erscheinen der 1. Auflage des „Crashkurs Anatomie" ist die inzwischen 3. Auflage erforderlich geworden. Der „Crashkurs Anatomie" hat sich für die Prüfungsvorbereitung bewährt und wird von den Lesern gut angenommen. Ausdruck dessen mag auch die Tatsache sein, dass sich aus dem einen Crashkurs, der im Jahr 2000 erschienen ist, in kurzer Zeit eine ganze Crashkurs-Reihe etabliert hat.

Wachsende Kinder benötigen beizeiten neue Kleidung. – So erhielt auch die 3. Auflage des „Crashkurs Anatomie" durch die durchgehende Zweifarbigkeit des Buches ein neues Gewand. Die zweite Farbe unterstützt die straffe Gliederung des Buches noch einmal und stellt auch für die zahlreichen Tabellen und Abbildungen eine echte Verbesserung dar.

Kinder sammeln im Laufe der Zeit eine Menge Erfahrung. Die Kunst besteht in der Folge darin, diese Informationen wieder zu finden und abzurufen. – Um den Abruf der Informationen des „Crashkurs Anatomie" zu verbessern, wurde der gesamte Index neu bearbeitet und ist nun eine echte Hilfe für das rasche Auffinden der nötigen Informationen.

Die klinischen Hinweise, die das Lernen der Anatomie erleichtern sollen, können durch das neue Stethoskop-Symbol ebenfalls besser wieder gefunden werden.

Unklarheiten der vorigen Auflage konnten auch Dank Ihrer Hilfe beseitigt und das Buch noch einmal verbessert werden. Dafür sei allen Lesern, die durch ihre Zuschriften und Kommentare dazu beigetragen haben, herzlich gedankt.

Zu danken habe ich auch Herrn Gattnarzik von Elsevier, Urban & Fischer, der als Lektor stets den goldenen Mittelweg zwischen den Wünschen des Autors und den Möglichkeiten des Verlags zu finden hatte.

Ich hoffe, dass die 3. Auflage des „Crashkurs Anatomie" auch für Ihre Prüfungsvorbereitung eine echte Hilfe darstellt und wünsche Ihnen eine erfolgreiche Prüfung!

Björn Hoffmann   Düsseldorf, Dezember 2005

Zum Konzept des Buches:

In diesem Crashkurs wird die gesamte Anatomie nach dem Gegenstandskatalog behandelt. Er dient vor allem der Wiederholung und Prüfungsvorbereitung. Um die Lernarbeit zu ökonomisieren und den Ansprüchen vor allem mündlicher Prüfungen gerecht zu werden, liegt eine klare Gliederung zugrunde:

- In den blau hinterlegten Kästen zu Beginn jedes Abschnitts finden sich sog. keywords. Sie geben einerseits den Überblick über den im folgenden Abschnitt behandelten Stoff, können aber auch zur eigenen Lernkontrolle genutzt werden: Weiß man zu einem Begriff gar nichts zu sagen, empfiehlt es sich, den entsprechenden Abschnitt noch einmal genau durchzulesen.
- Die Begriffe der Randspalte (Haupt- und Unterstichpunkte) dienen der Strukturierung und Orientierung innerhalb der Kapitel. Der Lernstoff soll damit in Portionen geteilt werden, die unter einem bestimmten Stichwort gespeichert werden können. Zudem soll die gezielte Suche nach bestimmten Begriffen eines Kapitels erleichtert werden.
- Ausrufezeichen ! markieren Besonderheiten, Fallstricke des IMPP oder geben Hinweise für mündliche Prüfungen.
- Klinische Hinweise sollen das Verstehen erleichtern und deutlich machen, wie wichtig die Anatomie auch im klinischen Alltag ist.

Inhaltsverzeichnis

1 Gewebe 1
   1.1   Epithelien................ 1
   1.1.1 Allgemeines 1
   1.1.2 Drüsen.................. 3
   1.1.3 Schleimhäute 5
   1.2   Binde- und Stützgewebe..... 6
   1.2.1 Bindegewebszellen......... 6
   1.2.2 Interzellularsubstanz 7
   1.2.3 Bindegewebsarten 8
   1.2.4 Knorpelgewebe 9
   1.2.5 Knochengewebe 11
   1.3   Muskelgewebe............ 14
   1.3.1 Skelettmuskulatur 15
   1.3.2 Herzmuskulatur 17
   1.3.3 Glatte Muskulatur 18
   1.4   Allgemeine Anatomie
         des Nervensystems......... 18
   1.4.1 Nervengewebe............ 18
   1.4.2 Synapse 21
   1.4.3 Das Nervensystem als Ganzes.. 22

2 Histologische Färbungen 25

3 Anatomische Nomenklatur......... 26

4 Bewegungsapparat 27
   4.1   Knochen................ 27
   4.2   Gelenke 28
   4.3   Muskulatur.............. 30

5 Kreislaufsystem und Blut 33
   5.1   Kreislauf................ 33
   5.2   Gefäße 35
   5.3   Blut.................... 37
   5.4   Kreislauf vor und nach der
         Geburt................. 40

6 Immun- und Abwehrsystem....... 41
   6.1   Lymphatische Organe 41
   6.1.1 Lymphbahnen............ 41
   6.1.2 Lymphknoten (Nodi lymphatici) 42
   6.1.3 Lymphozyten 44
   6.1.4 Lymphatisches System des Darms 45
   6.1.5 Lymphatischer Rachenring.... 45
   6.2   Immunreaktionen 45
   6.2.1 Unspezifische Abwehr
         (angeborene Immunität) 45
   6.2.2 Spezifische Abwehr
         (erworbene Immunität) 46

7 Haut und Hautanhangsgebilde 47
   7.1   Haut 47
   7.2   Hautanhangsgebilde........ 48

8 Obere Extremität 51
   8.1   Schultergürtel 51
   8.2   Schultergelenk und Oberarm .. 55
   8.3   Ellenbogengelenk und Unterarm 59
   8.4   Handwurzel 63
   8.5   Mittelhand und Finger....... 69

9 Untere Extremität 75
   9.1   Hüftgelenk 75
   9.2   Oberschenkel und Kniegelenk.. 81
   9.3   Unterschenkel und Sprunggelenke 86
   9.4   Fußwurzel, Mittelfuß und Zehen 91

10 Leibeswand 96
   10.1   Rücken................. 96
   10.1.1 Wirbelsäule
         (Columna vertebralis) 96
   10.1.2 Rückenmuskulatur......... 101
   10.2   Brustwand 102
   10.2.1 Knöcherner Thorax und
         Muskulatur.............. 103
   10.2.2 Brust (Mamma) 105
   10.3   Bauchwand.............. 107
   10.3.1 Regionen und Muskulatur 107
   10.3.2 Leistenkanal (Canalis inguinalis) 110
   10.4   Becken................. 113
   10.4.1 Knöchernes Becken (Pelvis) ... 113
   10.4.2 Beckenboden 114

11 Brusthöhle (Cavum thoracis) 118

- 11.1 Luftröhre (Trachea) 119
- 11.2 Lunge (Pulmo) 120
- 11.3 Speiseröhre (Ösophagus) 124
- 11.4 Thymus (Bries) 127
- 11.5 Herz (Cor) 128
- 11.6 Herzbeutel (Perikard) 135
- 11.7 Projektion der Brusteingeweide auf die vordere Brustwand 136
- 11.8 Leitungsbahnen der Brusthöhle. 137

12 Bauchhöhle (Cavitas abdominalis) 140

- 12.1 Bauchfell (Peritoneum) 141
- 12.2 Magen (Ventriculus, Gaster)... 143
- 12.3 Dünndarm (Intestinum tenue) . 149
- 12.4 Dickdarm (Intestinum crassum) 155
- 12.5 Leber (Hepar) 159
- 12.6 Gallenblase (Vesica fellea) und Gallenwege. 164
- 12.7 Milz (Splen, Lien) 167
- 12.8 Pankreas (Bauchspeicheldrüse) . 170
- 12.9 Niere (Ren) 173
- 12.10 Harnleiter (Ureter) 177
- 12.11 Nebenniere (Gl. suprarenalis).. 179
- 12.12 Leitungsbahnen der Bauchhöhle 181

13 Beckeneingeweide 186

- 13.1 Rektum (Mastdarm) 186
- 13.2 Harnblase (Vesica urinaria) ... 189
- 13.3 Weibliche Geschlechtsorgane .. 192
- 13.3.1 Ovar (Eierstock) 193
- 13.3.2 Eileiter (Tuba uterina) 195
- 13.3.3 Uterus (Gebärmutter) 197
- 13.3.4 Vagina (Scheide) 199
- 13.4 Äußere weibliche Geschlechtsorgane 201
- 13.5 Männliche Geschlechtsorgane .. 204
- 13.5.1 Hoden (Testes) und Nebenhoden (Epididymis) 204
- 13.5.2 Samenleiter (Ductus deferens) . 206
- 13.5.3 Samenblase (Vesicula seminalis) 208
- 13.5.4 Prostata (Vorsteherdrüse)..... 209
- 13.6 Äußere männliche Geschlechtsorgane 211
- 13.6.1 Männliche Harnröhre (Urethra maskulina) 211
- 13.6.2 Glied (Penis). 212
- 13.7 Entwicklung der Geschlechtsorgane 215
- 13.7.1 Entwicklung des weiblichen Geschlechts. 215
- 13.7.2 Entwicklung des männlichen Geschlechts. 216
- 13.7.3 Differenzierung der Kloake.... 216
- 13.8 Leitungsbahnen des Beckens... 217

14 Hals (Collum) 221

- 14.1 Muskeln................... 221
- 14.2 Halsfaszien und Verschieberäume 224
- 14.3 Halsorgane 226
- 14.3.1 Pharynx (Rachen, Schlund) ... 226
- 14.3.2 Waldeyer-Rachenring........ 229
- 14.3.3 Larynx (Kehlkopf) 229
- 14.3.4 Schilddrüse (Glandula thyroidea) 234
- 14.3.5 Nebenschilddrüsen (Gll. parathyroideae) 237
- 14.3.6 Embryonalentwicklung der Halsorgane 238
- 14.4 Leitungsbahnen des Halses.... 239

15 Kopf. 245

- 15.1 Schädel. 245
- 15.1.1 Neurokranium (Hirnschädel) .. 246
- 15.1.2 Viszerokranium (Gesichtsschädel) 250
- 15.2 Muskulatur des Kopfes 254
- 15.2.1 Mimische Muskulatur 254
- 15.2.2 Kaumuskulatur 255
- 15.3 Nasenhöhle und Nasennebenhöhlen 255
- 15.3.1 Nasenhöhle (Cavitas nasi) 255
- 15.3.2 Nasennebenhöhlen (Sinus paranasales) 257
- 15.4 Mundhöhle und Mundeingeweide 258
- 15.4.1 Mundhöhle (Cavitas oris)..... 258
- 15.4.2 Zunge 259
- 15.4.3 Speicheldrüsen 262
- 15.4.4 Zähne 264
- 15.4.5 Gaumen.................. 268
- 15.4.6 Schlundenge (Isthmus faucium) 269

16 Zentrales Nervensystem (ZNS) 271

- 16.1 Gliederung des ZNS 271
- 16.2 Embryologie 272
- 16.3 Rückenmark 275
- 16.4 Rhombenzephalon (Rautenhirn) 282
- 16.5 Mesenzephalon (Mittelhirn) ... 285
- 16.6 Dienzephalon (Zwischenhirn).. 287
- 16.7 Telenzephalon (Großhirn, Endhirn, Cerebrum) 291
- 16.8 Kleinhirn (Cerebellum) 297
- 16.9 Hirnnerven 301
- 16.10 Kopfganglien 306
- 16.11 Hirnhäute 310
- 16.12 Liquor und Liquorräume 312
- 16.13 Gefäßversorgung des Gehirns .. 315

17 Sinnesorgane 317

- 17.1 Auge 317
- 17.1.1 Augapfel (Bulbus oculi) 317
- 17.1.2 Bewegungsapparat des Auges .. 320
- 17.1.3 Schutzeinrichtungen des Auges . 321
- 17.1.4 Sehbahn 324
- 17.1.5 Embryonalentwicklung des Auges 325
- 17.2 Hör- und Gleichgewichtsorgan . 325
- 17.2.1 Äußeres Ohr 325
- 17.2.2 Mittelohr 326
- 17.2.3 Innenohr 328
- 17.2.4 Hörbahn 329
- 17.2.5 Embryonalentwicklung des Ohres 330

Sachverzeichnis 331

Übersicht über die Embryologie

1. Woche	Befruchtung	
	• Ovulation	Die Oozyte wird aus dem Follikel ausgestoßen.
	• Tubenwanderung	Die Oozyte wird befruchtet.
	• Furchung	Die befruchtete Zelle beginnt sich zu teilen; die entstehenden Tochterzellen heißen **Blastomere**.
Morula	• Morula	Über das 2-, 4- und 8-Zell-Stadium entsteht aus den Blastomeren die **Morula** als ungeordneter Zellhaufen.
Embryoblast, Trophoblast, Blastozystenhöhle	• Blastozyste	Durch Einstülpung der Morula bildet sich eine Hohlkugel. Das Innere wird **Blastozystenhöhle** genannt. Die Zellen der inneren Kugelwand differenzieren zum **Embryoblasten**. Außen liegende Zellen werden zum **Trophoblast**. Sie sezernieren zwischen sich und den Embryoblast eine Flüssigkeit in die Blastozystenhöhle.
	• Anheftung	Die Blastozyste kommt am Ende der Tubenwanderung mit mütterlicher Schleimhaut in Kontakt. Teile des Trophoblasten wandeln sich an dieser Kontaktstelle in ein **Synzytium** (grenzenloser Zellverband) um und dringen in das Endometrium ein. An der Innenseite der Trophoblastenhöhle wandert der Embryoblast zur Anheftungsstelle in das Bindegewebe.
2. Woche *Endometrium, Trophoblastzellen, Embryoblast*	Beginn der Implantation	• Der Trophoblast verdickt sich und wandert tiefer in die Uterusschleimhaut. Zellen des Endometriums werden aufgelöst, Nährstoffe freigesetzt und resorbiert, Zellreste phagozytiert. • Die Blastozyste aus Embryoblast und restlichen Trophoblastzellen nistet sich im Bindegewebe der Schleimhaut ein. • **Uteroplazentärer Kreislauf**: Im Trophoblasten entstehen labyrinthartig verbundene Lakunen. Die Trophoblastzellen eröffnen mütterliche Arteriolen und Venolen. Von diesen strömt zur Versorgung des Keims Blut durch die Lakunen.
Amnionhöhle, Endometrium, Blastozystenhöhle, Ektoderm, Entoderm	• 2 Keimblätter	Der Embryoblast differenziert sich in zwei Schichten (Ekto- und Entoderm) und nimmt die Form einer Scheibe an: • das **Ektoderm** wächst weiter und wird zur Amnionhöhle eingestülpt, • das **Entoderm** proliferiert und bildet auf der Amnionhöhle liegend den primären Dottersack.
primärer Dottersack	• Dottersack	Nachdem der primäre Dottersack mit der Ausdehnung der Trophoblastenhöhle nicht mehr Schritt halten kann, platzt er und wird zum kleineren definitiven Dottersack.

	• Chorionhöhle	Den Raum des großen primären Dottersacks nimmt die Chorionhöhle ein. In ihr liegt die zweikammrige Embryonalanlage: • Eine Kammer bildet die **Amnionhöhle**. In ihr liegt der Embryo geschützt in der Amnionflüssigkeit (Fruchtwasser). • Die zweite entsteht durch den Dottersack. Seine Flüssigkeit dient der anfänglichen Ernährung des Keims.
	• Allantois	Ein Teil des Dottersacks sackt zum embryonalen Harnsack (Allantois) aus.
3. Woche	**3 Keimblätter**	Durch Ausbildung einer Mesodermschicht zwischen Ekto- und Entoderm bildet sich die dritte **Keimscheibe**: • außen liegt das **Ektoderm**, • innen das **Entoderm**, • zwischen beiden differenziert sich das **Mesoderm**.
	• Primitivstreifen	• An der Grenze zwischen Chorionhöhle und Dottersack verdichtet sich das Ektoderm zum Primitivstreifen. Dieser wächst nach kranial bis zur Mitte der Keimscheibe. Damit wird erstmals eine Achse durch den Embryo gelegt. • Durch die Einsenkung des Primitivstreifens entsteht die **Primitivrinne**. • Das kaudale verdickte Ende des Primitivstreifens wird als **Primitivknoten** bezeichnet.
	• Chorda dorsalis	• Das Entoderm organisiert sich im Bereich des Primitivstreifens ebenfalls und bildet eine nach unten offene Rinne. • Diese schließt sich zur **Chorda dorsalis** und sondert sich vom restlichen Entoderm ab. Die Chorda dient als primitives Stützskelett.
4. Woche	**Abfaltung** • Neurulation	Im kranialen Teil des Embryos induziert die Chorda dorsalis die Bildung der **Neuralplatte** aus ektodermalem Gewebe. • In der Mitte der Platte senkt sich die **Neuralrinne** ein. • Sie wird beidseits von den **Neuralwülsten** begrenzt. • Diese verschließen die Neuralrinne später zum **Neuralrohr**. • An Kopf- und Schwanzende bleibt das Neuralrohr für kurze Zeit noch geöffnet. Die Öffnungen werden Neuroporus anterior und posterior genannt.
	• Somiten	Lateral (paraaxial) der Chorda dorsalis entstehen aus dem paraaxialen Mesoderm die Somiten. Sie bestehen aus drei Anteilen, die sich im Verlauf der Entwicklung wieder auflösen. • Die **Sklerotome** werden zur Anlage der Wirbelsäule. • Die **Dermatome** differenzieren sich zum Bindegewebe der Haut. • Die **Myotome** liefern die Körperwand- und Extremitätenmuskulatur.
	• Darm	Vorderes und hinteres Ende des **Dottersacks** werden durch die beginnende Abfaltung des Embryos eingestülpt. Die dabei entstehenden Einsenkungen werden vordere und hintere Darmbucht genannt. • Durch das weitere Wachstum des Embryos vergrößern sich die beiden Buchten. Die fortschreitende Abfaltung zieht immer mehr Dottersackmaterial in den Embryonalkörper ein. Dieses steht mit den Darmbuchten in Verbindung und bildet das **Darmrohr**. • Die Entstehung der Darmbuchten, das fortschreitende Wachstum mit zunehmender Abfaltung des Embryos, führt zur Einengung des Dottersackgangs. Ein Teil des Dottersacks bleibt weiterhin extraembryonal. Über den **Ductus omphaloentericus** bleibt er mit dem Darmrohr verbunden.
	• Nabelschnur	Der Teil des Dottersacks, der den Ductus omphaloentericus bildet, verbindet sich mit dem Haftstiel zur Nabelschnur.
Ende der 4. Woche	Am Ende der 4. Woche hat der Embryo grobe Gestalt angenommen und ist über Nabelschnur und Plazenta mit dem Blutkreislauf und Stoffwechsel der Mutter verbunden.	
5.–8. Woche	Organogenese	
ab der 9. Woche	Reifung und Wachstum	

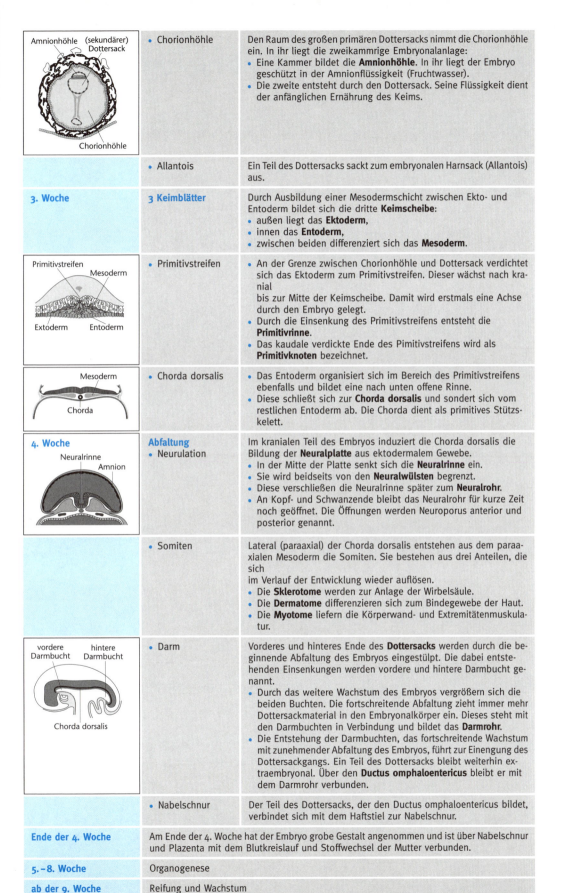

1 Gewebe

Man unterscheidet vier Gewebearten:
- Epithel
- Binde- und Stützgewebe
- Muskulatur
- Nervengewebe

1.1 Epithelien

1.1.1 Allgemeines

Aufbau
- einschichtiges/mehrschichtiges/mehrreihiges Epithel
- Kinozilien · Sinneshaare · Stereozilien · Mikrovilli

Definition Epithelien sind geschlossene Zellverbände, die dem Bindegewebe aufsitzen und apikal an eine innere oder äußere Körperoberfläche grenzen, ↗ Abb. 1.1.

Epithelart	Vorkommen
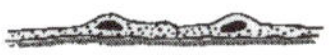 einschichtiges Plattenepithel	Lungenbläschen, Blutgefäße, Brust-, Bauchfell
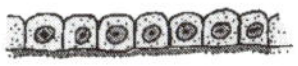 einschichtiges isoprismatisches Epithel	Drüsenausführungsgänge
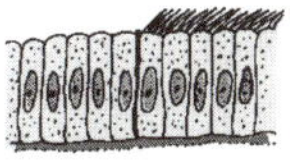 einschichtiges hochprismatisches Epithel, rechts Flimmerepithel	Verdauungskanal (Magen bis Rektum), mit Flimmerepithel: Eileiter
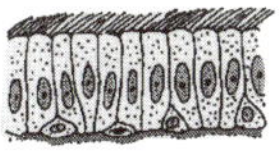 mehrreihiges, hochprismatisches Flimmerepithel	Nasenhöhle, Bronchien Luftröhre, Eileiter
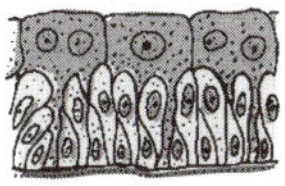 Übergangsepithel	Nierenbecken, Harnblase Harnleiter
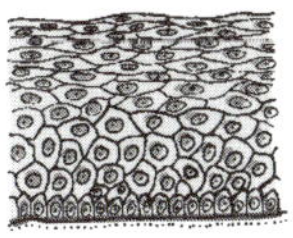 mehrschichtiges, unverhorntes Plattenepithel	Verdauungskanal von Mundhöhle bis Speiseröhre, Anus, Vagina
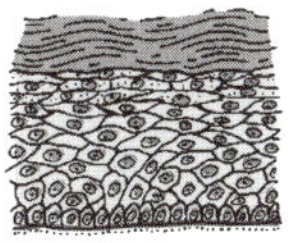 mehrschichtiges, verhorntes Plattenepithel	äußere Haut

Abb. 1.1: Verschiedene Epithelarten

Gewebe

Zelloberflächen	• **Kinozilien** sind aktiv bewegliche Zellfortsätze, die in eine bestimmte Richtung schlagen. Sie können Flüssigkeiten oder andere Stoffe transportieren. Baueinheiten sind der Zilienschaft und das Kinetosom. – **Zilienschaft** nennt man den Teil, der über die Zelloberfläche hinausragt. – **Kinetosom** ist der Teil, der unter der Zellmembran für die Verankerung des Schaftes sorgt. Er besteht aus neun ringförmig angelegten Doppeltubuli um zwei zentrale Mikrotubuli. Über Dyneinarme der Doppeltubuli erfolgt die Bewegung der Kinozilien. • **Geißeln** kommen stets einzeln vor und dienen der Fortbewegung (z. B. des Spermiums). ! Geißeln und Kinozilien haben die gleiche Struktur. Beim Menschen finden sich Geißeln aber ausschließlich an Spermien. • **Sinneshaare** sind Kinozilien sehr ähnlich. Im Querschnitt finden sich ebenfalls neun ringförmig angeordnete Doppeltubuli. Die beiden zentralen Mikrotubuli fehlen jedoch. • **Mikrovilli** sind Ausstülpungen der Zelle, die die Zelloberfläche vergrößern. Dadurch wird die resorbierende Fläche (z. B. im Darm) größer. Sie enthalten Aktin und Myosin. • **Stereozilien** gehören trotz der Namensverwandschaft nicht zu den Zilien. Sie sind vielmehr spezialisierte Mikrovilli. Ihre Aufgaben liegen demnach eher in Resorption und Sekretion als im Transport. Die **Basalmembran** liegt unter dem Epithel und trennt es vom Bindegewebe. Sie besteht aus der Basallamina und einer dünnen Schicht retikulären Bindegewebes.
Zellkontakte	Man unterscheidet bei den Zellkontakten indirekte von direkten Berührungen. • **Indirekte Zellkontakte** (Interdigitationen) bilden sich als fingerförmige Ausstülpungen der Zellmembranen aus und greifen ineinander. • Man kennt vier **direkte Zellkontakte**. – **Desmosom** (Macula adhaerens, Haftplatte): Durch Tonofilamente werden die Zellen nur mechanisch miteinander verbunden. Der Interzellularspalt ist nicht verschlossen, sodass die Zirkulation von Interzellularflüssigkeit erhalten bleibt. – **Gap junction** (Nexus): Verbindung zweier Zellen mit einer zentral gelegenen Öffnung. Stoffaustausch und Erregungsleitung sind sehr gut möglich. – **Tight junction** (Zonula occludens): Der Interzellularspalt ist verschlossen, die beiden Zellen sind durch ihr Plasmalemm miteinander verschmolzen. Inter- oder parazellulärer Stofftransport ist nicht möglich. Es zeigen sich sog. Fusionslinien. – **Haftkomplex**: Aufeinanderfolge von tight junction und Desmosom. Im Lichtmikroskop erkennt man Schlussleisten.
Gefäßversorgung und Innervation	gefäßlose/marklose Nervenfasern
Gefäße	Das Epithel ist **gefäßlos**. Die Zellen sitzen dem Bindegewebe auf und werden von dort aus per Diffusion ernährt.
Nerven	**Nervenfasern** gelangen durchaus in das Epithel. Sie verlieren dabei allerdings ihre Markscheide, ↗ Kap. 1.6.1.

1.1 Epithelien

Funktion

Schutz · Stoffaustausch · Reizaufnahme

Epithelien dienen
- als **Schutzmantel** für die innere und äußere Körperoberfläche und die darunterliegenden Gewebe,
- der Vermittlung des **Stoffaustauschs** mit der Umgebung per Resorption, Sekretion und Exkretion,
- der **Reizaufnahme** und **Erregungsleitung** an das Nervensystem.

Embryonalentwicklung

Keimblätter

Epithelien gehen aus allen drei Keimblättern hervor. Histologisch ist nicht zuzuordnen, welcher Teil eines geschichteten Plattenepithels aus dem Ekto-, Ento- oder Mesoderm stammt.

1.1.2 Drüsen

Aufbau

Endstück · Schaltstück · Streifenstück · Ausführungsgang

Man unterscheidet an den Drüsen das Endstück vom Ausführungsgangsystem, ↗ Abb. 1.2.
Endstücke: In ihnen liegen die Sekret produzierenden Drüsenzellen. Eine Basalmembran trennt sie vom umliegenden Bindegewebe. Einige Endstücke sind von Myoepithelzellen umgeben, die das Sekret aus der Drüse drücken. Diese Zellen werden zur glatten Muskulatur gerechnet.
Ausführungsgangsystem: Es wird unterteilt in
- Schaltstück mit einschichtigem isoprismatischem Epithel,
- Streifenstück mit einschichtig iso- bis hochprismatischem Epithel und
- Ausführungsgang mit mehrreihigem kubisch bis hochprismatischem Epithel.

Einteilung

- endokrine Drüsen · exokrine Drüsen
- tubulöse/azinöse/tubulo-azinöse Drüsen · merokrine/apokrine/holokrine Sekretion · seröses/muköses/gemischtes Sekret

Endokrine Drüsen bilden ausschließlich Hormone und geben diese direkt in die Blutbahn ab. Dazu werden sie von einem dichten Netz aus Kapillaren durchsetzt. Beispiele: Schilddrüse, Nebenschilddrüse, Hypophyse, Corpus pineale und Langerhans-Inseln des Pankreas.
Exokrine Drüsen können sowohl innerhalb (endoepithelial) als auch außerhalb des Epithels (exoepithelial) liegen.
- **Endoepitheliale Drüsen** können einzellig oder mehrzellig vorkommen.
  - einzellig: Die Drüsen geben Sekret ab, indem die Zelloberfläche zerreißt und der Inhalt nach apikal entleert wird. Beispiel: Becherzellen des Darms und der Atemwege.
  - mehrzellig: Diese Form der Drüsen findet man nur in der Nasenschleimhaut und in der Harnröhre.
- **Exoepitheliale** Drüsen machen den Hauptteil der exokrinen Drüsen aus. Sie haben sich aus dem Epithel in das darunter liegende Bindegewebe verlagert und sind meist vielzellig. Ein Ausführungsgang bildet die Verbindung zur Oberfläche. Man unterscheidet sie nach Drüsenform, Sekretart oder Sekretionsform.

Gewebe

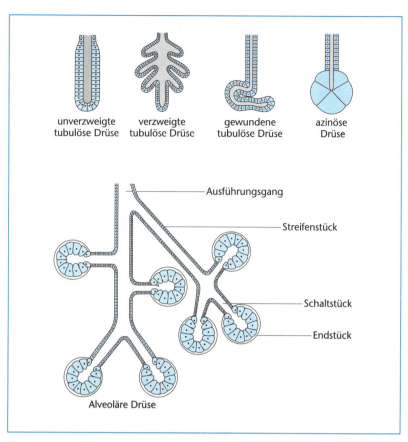

Abb. 1.2: Verschiedene Drüsenarten und -abschnitte

Drüsenform
- **tubulös** (schlauchförmiges Endstück): Sie können verzweigt, unverzweigt oder gewunden vorkommen. Beispiele: Schweißdrüsen, Gll. duodenales.
- **azinös** (beerenförmiges Endstück). Sie finden sich v.a. in serösen, aber auch in gemischten Drüsen. Beispiel: Gl. parotidea.
- **alveolär** (bläschenförmiges Endstück). Sie sind beim Menschen selten.
- **tubulo-alveoläre** und **tubulo-azinöse** Formen kommen ebenfalls vor. Beispiel: Speicheldrüse, Pankreas.

Sekretionsmodus
- **merokrine** (ekkrine) **Sekretion**: Per Exozytose wird Sekret aus der Zelle geschleust. Die Zelle bleibt vollständig erhalten, die Sekretabgabe kann ständig weiterlaufen.
- **apokrine Sekretion**: Die Zellen schnüren apikal kleine Sekretbläschen ab. Die Zelle bleibt zwar erhalten, ist aber kleiner geworden und muss sich vor einer erneuten Sekretion regenerieren. Beispiel: Milchdrüsen.
- **holokrine Sekretion**: Das Sekret wird zunächst im Zytoplasma gesammelt. Bei der Sekretion geht die Zelle mit ihren Strukturen zugrunde. Damit die Sekretion gewährleistet bleibt, müssen neue Drüsenzellen entstehen. Es ist also verständlich, daß holokrine Drüsen mehrschichtig angelegt sein müssen. Beispiel: Talgdrüsen.

1.1 Epithelien

Sekretart
- **Seröses Sekret** ist dünnflüssig. Die Endstücke der serösen Drüsen brauchen deshalb nur ein kleines Lumen, die Drüsenzellen selber sind hoch, ihr Zellkern liegt zentral. Die einzigen rein serösen Drüsen sind die Gl. parotis, die Gll. lacrimales sowie das Pankreas.
- **Muköses Sekret** ist zähflüssig. Die Endstücke der Drüsen müssen deshalb ein weites Lumen haben. Die Drüsenzellen sind darum flacher, der Zellkern liegt abgeplattet basal. Beispiel: Gll. palatinae.
- **Gemischtes Sekret** wird von Drüsen produziert, denen ein muköser Anteil auf dem serösen Endstück halbmöndförmig aufsitzt (von Ebner-Halbmond). Beispiele: Gl. submandibularis, Gl. sublingualis.

1.1.3 Schleimhäute

- kleiden Hohlorgane aus, deren Lichtung mit der Außenwelt in Verbindung steht
- Das Epithel sezerniert durch seine Drüsen einen Schleim, der die Oberfläche bedeckt. Dadurch bleibt die Oberfläche gleitfähig und wird gleichzeitig geschützt.
- Vorkommen: Verdauungskanal, Atemwege, Mittelohr, Bindehaut von Auge und Lid, Harnwege.

Aufbau

Epithelium mucosae · Lamina propria mucosae · Lamina muscularis mucosae · Tela submucosa

Jede Schleimhaut besteht aus mindestens zwei Schichten:
- **Epithelium mucosae** (Schleimhautepithel): Je nach Belastungsgrad kann das Epithel einschichtig oder mehrschichtig, verhornt oder unverhornt, einreihig oder mehrreihig sein.
- **Lamina propria mucosae** (Schleimhautbindegewebe): Das lockere Bindegewebe enthält zahlreiche vegetative Nervenfasern, Blut- und Lymphgefäße. Außerdem finden sich Lymphozyten sowie Mikro- und Makrophagen.

In Ösophagus und Darm kommen die Lamina muscularis mucosae und die Tela submucosa hinzu, ↗ Kap. 11.3.

Funktion

Schutz · Stoffaufnahme · Stoffabgabe · Befestigung · Stofftransport · Abwehr

- Das **Epithelium mucosae** hat drei Aufgaben:
  - Schutz des unter dem Epithel liegenden Gewebes und Abgrenzung des Organismus gegen die Umwelt,
  - Stoffaufnahme über eine große Oberfläche. Dabei helfen Strukturen, die die Oberfläche vergrößern (Fältelung der Schleimhaut, Ausbildung von Zotten oder Mikrovilli).
  - Stoffabgabe (überwiegend durch Becherzellen).
- Die **Lamina propria mucosae** erfüllt ebenfalls drei Aufgaben:
  - Befestigung des Epithels z. B. an der Organwand,
  - Stofftransport über zahlreiche Blutgefäße. Von hier aus wird auch das gefäßlose Epithel ernährt.
  - Abwehr durch Lymphozyten und verschiedene Makrophagen.

1.2 Binde- und Stützgewebe

1.2.1 Bindegewebszellen

Die Zellen des Bindegewebes lassen sich in ortsständige (fixe) und bewegliche (mobile) Zellen unterteilen.

Fixe Bindegewebszellen

Fibroblasten · Fibrozyten · Mesenchymzellen · Retikulumzellen · Chondrozyten · Osteozyten

Zu dieser Gruppe zählen sechs Zellarten:
- **Fibroblasten** sind die Bindegewebszellen i.e.S. Man findet sie als aktive Zellen in wachsendem Bindegewebe.
- **Fibrozyten** stellen die inaktive Form der Fibroblasten dar. Der Fibrozyt kann bei Bedarf zu einem Fibroblasten umgewandelt werden. Ist eine weitere Aktivität anschließend nicht mehr nötig, wird der Fibroblast wieder zum Fibrozyten.
- **Mesenchymzellen** sind pluripotente Bindegewebszellen, die sich noch in verschiedene Richtungen entwickeln können.
- **Retikulumzellen** sind ebenfalls pluripotent. Sie können phagozytieren, sich in Fettzellen und bei Bedarf in bewegliche Bindegewebszellen umwandeln. Fettzellen gelten als eine Sonderform des retikulären Bindegewebes.
- **Chondrozyten** und **Osteozyten**, ↗ Kap. 1.3 und 1.4.

Histologie

Fibroblasten	• spindelförmig mit gröberen Fortsätzen • stark entwickeltes rauhes Endoplasmatisches Retikulum (rER) und reichlich Golgi-Apparate
Fibrozyten	• flach, lang, spindelförmig • wenig rauhes Endoplasmatisches Retikulum (rER)
Mesenchymzellen	• sternförmig verzweigt • durch Desmosomen miteinander verbunden
Retikulumzellen	• Zytoplasmafortsätze bilden Gitternetz • finden sich im Knochenmark, den lymphatischen Organen und der Lamina propria der Darmschleimhaut
Fettzellen	• Fett liegt in Vakuolen im Zytoplasma • weißes Fettgewebe ist univakuolär: die Vakuolen drängen den Zellkern an den Rand. Es dient als Bau- und Speicherfett. • braunes Fettgewebe enthält viele Fetttröpfchen. Es dient besonders der Wärmeisolation.

Tab. 1.1: Mikroskopische Merkmale der ortsständigen Bindegewebszellen

Funktion

- **Bildung von Bindegewebsfasern** und Grundsubstanz (zwischen den Zellen im Interzellularraum),
- **Phagozytose** gröberer Partikel,
- **Speicherung** von Wasser und Fett durch die Bindegewebszellen dient auch der Isolation und dem Schutz vor Wärmeverlust.

Bewegliche Bindegewebszellen

Leukozyten · Monozyten · Lymphozyten · Mastzellen

Sie finden sich in Bindegewebsspalten und -räumen sowie im Blut.

1.2 Binde- und Stützgewebe

Differenzierung
- **Leukozyten** sind die weißen Blutkörperchen. Sie werden auch als Mikrophagen bezeichnet. Zu ihnen gehören neutrophile, eosinophile und basophile Granulozyten. Sie können Gefäßwände durchwandern und folglich sowohl im Blut als auch im Bindegewebe vorkommen. Zur genaueren Betrachtung ↗ Kap. 5.3.
- **Monozyten** werden gemeinsam mit Leukozyten im Knochenmark gebildet. Nachdem die Monozyten die Blutbahn verlassen haben, gehen aus ihnen die Makrophagen hervor. Sie werden ebenfalls im Kap. 5.3 genauer behandelt.
- **B- und T-Lymphozyten** werden überwiegend in den lymphatischen Organen gebildet. Plasmazellen sind ausgereifte und aktivierte B-Lymphozyten. Beide gehören zum Immunsystem, ↗ Kap. 6.1.3.
- **Mastzellen** liegen zahlreich im lockeren Bindegewebe, besonders in Leber, Lunge und Darmmukosa. Sie enthalten dicht beieinanderliegende Granula mit Heparin, Histamin u. a., ↗ Kap. 6.

Heparin hemmt die Blutgerinnung und wird in der Klinik zur Thromboseprophylaxe eingesetzt. Zu diesem Zweck wird es aus Darmmukosa von Schweinen und Rinderlungen gewonnen.
Histamin sorgt für eine Gefäßdilatation und wird z. B. bei Entzündungen und allergischen Erkrankungen freigesetzt. Bei allergischen Reaktionen wie Heuschnupfen oder Arzneimittelallergien können Antihistaminika pharmakologisch eingesetzt werden.

Funktion

Die primäre Aufgabe der beweglichen Bindegewebszellen besteht in der Körperabwehr und nicht in der Bildung von Interzellularsubstanz. Sie werden darum genauer beim Lymphsystem und der Immunantwort besprochen, ↗ Kap. 6.

Embryonalentwicklung

Mesenchym

Die Bindegewebszellen gehen alle aus dem Mesenchym hervor.

1.2.2 Interzellularsubstanz

Differenzierung

kollagene/retikuläre/elastische Fasern · Grundsubstanz · interstitielle Flüssigkeit

Die Interzellularsubstanz wird von fixen Bindegewebszellen gebildet und kann als Faser (geformt), als Grundsubstanz und als interstitielle Flüssigkeit (beide ungeformt) vorliegen.
Zu den Fasern zählen:
- **Kollagenfasern**
  - sind unverzweigt und finden sich als häufigste Bindegewebsfasern praktisch überall im Körper,
  - machen 30 % des Gesamtkörperproteins aus,
  - Synthese: Prokollagenmoleküle (Tripelhelix) → Tropokollagenmoleküle → Protofibrillen → Mikrofibrillen (sichtbar im Elektronenmikroskop) → kollagene Fibrillen → kollagene Fasern (sichtbar im Lichtmikroskop),
  - von den fast 20 Kollagentypen sollten vier bekannt sein.

Typ	Vorkommen	Lichtmikroskop	Funktion
I	Haut, Faszien, Organkapseln, Sehnen, Faserknorpel, Knochen	dicke, dicht gepackte Fasern	Zugfestigkeit
II	hyaliner und elastischer Knorpel, Nucleus pulposus, Glaskörper	lockeres Netzwerk, im normalen Präparat nicht sichtbar	Widerstand bei intermittierender Belastung
III	Basalmembran, glatte Muskulatur, Arterien, Uterus, Leber, Milz, Niere, Lunge	retikuläre Fasern, lockeres Netzwerk	Strukturerhalt in dehnbaren Organen
IV	Basallaminae	dünne Membranen	Stützung und Filtration

Tab. 1.2: Kollagentypen und ihre Besonderheiten

- **retikuläre Fasern**
  - sind Fasern vom Kollagentyp III, das durch Fibronektin zusammengehalten wird,
  - bilden gitterartige Netze, die sich über mehrere Zellen erstrecken,
  - verhalten sich im Polarisationsmikroskop doppelbrechend (anisotrop).
- **elastische Fasern**
  - unterscheiden sich morphologisch und chemisch von Kollagenfasern,
  - bilden verzweigte dreidimensionale Netze,
  - besitzen eine hohe Dehnbarkeit, die im Alter abnimmt,
  - sind nur mit Spezialmethoden anfärbbar.

Die **Grundsubstanz** wird durch fixe Bindegewebszellen gebildet. Sie dient dem Stofftransport und der Wasserspeicherung im Gewebe.

> Im Alter nimmt die Menge der Grundsubstanz ab, während die Menge der Fasern steigt. Als Folge sinkt der Spannungszustand des Gewebes (Turgor), es wird schlaffer!

Die **interstitielle Flüssigkeit** ist überwiegend an die Grundsubstanz gebunden. Sie ist in ihrer Zusammensetzung dem Blutplasma ähnlich und wird über Lymphkapillaren abgeleitet.

1.2.3 Bindegewebsarten

Man unterscheidet ungeformte Bindegewebe von geformten.
Ungeformte Bindegewebe
- **Mesenchym** ist ein noch undifferenziertes Gewebe, das nur während der Embryonalentwicklung vorkommt.
- **Gallertiges Bindegewebe** kommt nur in der Nabelschnur (Wharton-Sulze) und in der Pulpa junger Zähne vor.
- **Spinozelluläres Bindegewebe** findet sich nur im Ovar und der Uterusschleimhaut. Es ist pluripotent und regeneriert sehr schnell.
- **Retikuläres Bindegewebe** ist für die lymphatischen Organe und das Knochenmark typisch.
- **Lockeres Bindegewebe** ist besonders reich an Grundsubstanz. Es füllt Lücken zwischen Organen, dient als Hüllgewebe und regeneriert sehr gut.

1.2 Binde- und Stützgewebe

- **Dichtes Bindegewebe** ist einerseits sehr faserreich, andererseits aber zellarm. Es ist sehr widerstandsfähig und hat einen geringen Stoffwechsel.
- **Fettgewebe** kommt in zwei Formen vor:
  – weißes Fettgewebe ist Bau- und Speicherfett,
  – braunes Fettgewebe dient der Wärmeisolation.

Geformte Bindegewebe
- **Sehnen und Bänder**: In ihnen verlaufen die Kollagenfasern parallel. In ungedehntem Zustand sind sie leicht gewellt. Zwischen den Kollagenfasern liegen als sog. Flügelzellen die Sehnenzellen.

Ebenfalls zu den geformten Bindegeweben zählen Knorpel und Knochen. Gebräuchlicher ist jedoch die gemeinsame Einordnung als Stützgewebe.

1.2.4 Knorpelgewebe

Knorpelgewebe gehört zu den geformten Bindegeweben.

Knorpelbildung	Chondroblasten · interstitielles Wachstum · appositionelles Wachstum · Versorgung
	Chondroblasten (Knorpelbilder) entwickeln sich aus Mesenchymzellen und beginnen Tropokollagen und bindegewebige Matrix zu bilden. Durch die Abgabe dieser Interzellularsubstanz rücken die Knorpelzellen auseinander, während die Chondroblasten in einer Art Höhle eingemauert werden. Sie sind aber in der Lage, sich in dieser Höhle zu teilen.
Knorpelwachstum	**Interstitielles Wachstum**: Der Knorpel wird von innen nach außen vorgeschoben. Die Chondroblasten bilden die Interzellularsubstanz und geben sie nach außen ab. Jede Neubildung sorgt dann für ein Vorschieben der älteren Matrixschicht. Es findet nur zur Zeit der Knorpelneubildung statt. **Appositionelles Wachstum** erfolgt hingegen von der Oberfläche her.
Versorgung	**Gefäße** finden sich nur selten, da Knorpelgewebe per Diffusion vom Perichondrium aus ernährt wird (beim Gelenkknorpel von der Synovia aus).

 Gerade in den zentralen Anteilen größerer Knorpel ist die Ernährung trotz der geringen Ansprüche des Knorpels oft ungenügend. Nach Verletzungen wie z. B. Meniskusein- oder abrissen kommt es deshalb sehr schnell zu degenerativen Veränderungen.

Differenzierung	• hyaliner Knorpel · Gelenküberzug · Trachea · Perichondrium · Chondron · Territorien · Zellhof · Knorpelkapsel · Interterritorien · Elastizität • elastischer Knorpel · einzelne Chondrozyten · elastische Fasernetze · Epiglottis · Ohrmuschel • Faserknorpel · kollagene Faserbündel · Chondrongröße · Zugelastizität · Disci und Menisci articulares

Gewebe

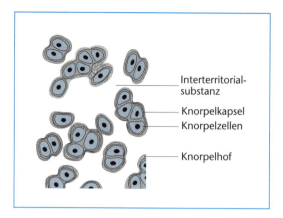

Abb. **1.3**: Hyaliner Knorpel

Man unterscheidet hyalinen, elastischen und Faserknorpel.
Hyaliner Knorpel, ↗ Abb. 1.3
- ist die häufigste Knorpelart,
- sieht makroskopisch blau-milchig aus,
- kommt als Überzug von Gelenkflächen, als Schildknorpel sowie in den Trachealspangen und Luftwegen vor,
- Baueinheiten
  - **Perichondrium** überzieht ihn oberflächlich. Es besteht aus straffem Bindegewebe mit Nervenfasern und Gefäßen. Der Übergang zum Knorpel ist fließend.
  - **Chondron** ist die Einheit aus Knorpelzellhöhle, Knorpelkapsel und Knorpelhof.
  - **Territorien** umfassen Knorpelzellen und den sie umgebenden Zellhof.
  - **Zellhof** umschließt elliptisch eine Gruppe von Knorpelzellen samt ihrer Kapsel.
  - **Knorpelkapseln** begrenzen die Zellhöhle, in der die Knorpelzellen liegen.
  - **Interterritorien** sind Gebiete zwischen zwei Chondronen. Sie bestehen im wesentlichen aus Wasser (60 %), Kollagenfasern, Proteinen, Proteoglykanen und Mineralien (zusammen etwa 40 %).
- Eigenschaften: Die **Elastizität** ist wegen des relativ hohen Anteils an Proteoglykanen sehr groß, die Zugfestigkeit hingegen eher gering.

Elastischer Knorpel, ↗ Abb. 1.4

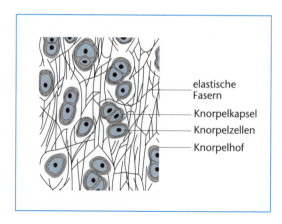

Abb. **1.4**: Elastischer Knorpel

1.2 Binde- und Stützgewebe

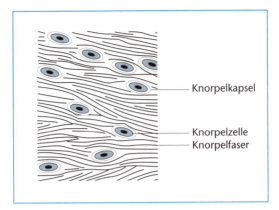

Abb. **1.5**: Faserknorpel
— Knorpelkapsel
— Knorpelzelle
— Knorpelfaser

- ist makroskopisch leicht gelblich gefärbt,
- Unterschiede zum hyalinen Knorpel:
  - die Chondrozyten liegen häufig einzeln in den Zellhöfen,
  - in die Interterritorialsubstanz sind elastische Fasernetze eingelagert,
  - er ist viel biegsamer und elastischer,
- findet sich z. B. in der Epiglottis und der Ohrmuschel.

Faserknorpel, ↗ Abb. 1.5 zeigt ebenfalls einige Unterschiede zum hyalinen Knorpel:
- er besteht überwiegend aus kollagenen Faserbündeln, die sich ohne Schwierigkeiten färben lassen,
- typische Knorpelzellen kommen nur spärlich vor,
- die Chondrone sind i.d.R. recht klein,
- ist sehr zugelastisch,
- kommt in den Zwischenwirbelscheiben (Bandscheiben), den Disci und Menisci articulares und an der Symphysis pubica vor.

1.2.5 Knochengewebe

- gehört wie der Knorpel zum Stützgewebe
- lässt sich weder schneiden noch biegen,
- ist enorm zug- und druckfest,
- wird von der Knochenhaut (Periost) und vom Knochenmark aus ernährt,
- enthält 99 % des im Körper vorhandenen Kalziums und 75 % des Phosphats.

Zelldifferenzierung Osteogenetische Stammzellen · Osteoblasten · Osteozyten · Osteoklasten

Die **osteogenetischen Stammzellen** entwickeln sich aus dem Mesenchym und differenzieren sich im weiteren Verlauf zu verschiedenen an der Knochenbildung beteiligten Zellen:

Osteoblasten (Knochenzellen)
- produzieren Grundsubstanz (Osteoid) und geben diese nach außen ab. Dabei mauern sie sich langsam ein.
- sind untereinander durch Zytoplasmaausstülpungen verbunden.

Osteozyten
- werden die eingemauerten, inaktiven Knochenzellen genannt,
- produzieren keine Grundsubstanz mehr und liegen in Lakunen (Höhlen).

Osteoklasten sind bewegliche Riesenzellen, die Knochensubstanz abbauen. Durch den Abbau entstehen Howship-Lakunen als Ausbuchtungen der Knochensubstanz.

Gewebedifferenzierung

Geflechtknochen · Lamellenknochen · Kompakta · Spongiosa

Es gibt zwei verschiedene Typen von Knochengewebe:

Geflechtknochen
- bildet die erste Form der Verknöcherung,
- enthält viele ungerichtete Bündel kollagener Fasern und ist reich an Gefäßen,
- kommt beim Feten vor und wird bis zum 5. Lebensjahr durch Lamellenknochen ersetzt,
- entsteht durch desmale Ossifikation.

Lamellenknochen
- besteht aus lamellenartig angeordnetem Knochengewebe,
- **Substantia compacta** (Kompakta) wird die äußere Schicht genannt,
- **Substantia spongiosa** (Spongiosa) die innere Schicht mit den Knochenbälkchen,
- bei den Lamellen unterscheidet man
  – Speziallamellen, die im Osteon liegen. Sie sind konzentrisch um einen Gefäßkanal (Havers-Kanal) angeordnet. Die Einheit aus Speziallamelle und Havers-Kanal wird auch als Havers-System oder Osteon bezeichnet. Volkmann-Kanäle verbinden die Havers-Kanäle mit Blutgefäßen des Periosts.
  – Schaltlamellen, die zwischen den Osteonen liegen. Sie sind Reste ehemaliger Osteone, die abgebaut wurden.
  – Generallamellen, die sich an der inneren und äußeren Oberfläche des Knochens finden. In den äußeren Generallamellen finden sich die Sharpey-Fasern aus Kollagen, die Sehnen und Bänder mit dem Knochen verbinden.

Ossifikation

Desmale Ossifikation · chondrale Ossifikation · perichondrale/enchondrale Ossifikation

Analog zur Tatsache, dass es zwei Typen von Knochen gibt, existieren auch zwei verschiedene Formen der Osteogenese.

Direkte Ossifikation

Desmale Ossifikation: Sie geht direkt aus dem embryonalen Bindegewebe (Mesenchym) hervor. Ein knorpeliges Modell ist also nicht nötig.
- Die kollagenen Faserbündel verflechten sich miteinander, während die Osteoblasten Osteoid produzieren.
- Durch die Einlagerung v. a. von Kalziumsalzen verkalkt das Kollagengeflecht und wird hart. Es entsteht Geflechtknochen.
- Dieser wird allerdings schon beim Kind zu Lamellenknochen umgebaut. Osteoklasten bauen dabei die (Geflecht-)Knochensubstanz enzymatisch ab.

Indirekte Ossifikation

Chondrale Ossifikation: Hier bildet hyaliner Knorpel zunächst eine Art Modell für den Knochen. Von Ossifikationskernen ausgehend wird der hyaline Knorpel durch Knochengewebe ersetzt. Dies kann von außen (perichondral) oder von innen (enchondral) beginnen.

- **Perichondrale Ossifikation**
  - Die Osteoblasten bauen zunächst oberflächlich um den Knorpel eine Knochenmanschette und verleihen dem Skelettstück erste Steifigkeit.
  - Durch appositionelles Wachstum nimmt der Knochen an Dicke zu und wächst gleichzeitig in die Länge.
  - Aus dem Perichondrium geht anschließend das Periost hervor.
- **Enchondrale Ossifikation**
  - Zunächst wird auch hier eine Knochenmanschette gebildet. Die Knorpelzellen im Bereich dieser Manschette werden dann jedoch größer. Entsprechend nimmt auch die Größe der Zellhöhlen (Lakunen) zu.
  - Schließlich werden Kalksalze eingelagert. Darum nennt man einen solchen Bereich auch Verkalkungszone.
  - Die Ernährung der Knorpelzellen durch Diffusion wird praktisch unmöglich. Sie gehen zugrunde und werden durch Chondroklasten abgebaut.
  - Von der Oberfläche her dringt gefäß- und zellreiches Bindegewebe durch die Knochenmanschette ein und bildet den Ossifikationspunkt. An die Stelle der Chondroblasten treten die Osteoblasten.

 Rachitis: Kommt es zu einem Mangel an Vitamin D, kann der Körper zu wenig Kalzium und Phosphat aus dem Darm aufnehmen. Die Mineralisation des Osteoids wird mangelhaft, der Knochen deformiert. Gerade bei Kleinkindern ist deshalb auf eine ausreichende Zufuhr an Vitamin D zu achten, um frühzeitigen Knochenschäden entgegenzuwirken.

Histologie

Reservezone · Proliferationszone · Zona hypertrophica · Zona resorbens · Zona ossificans

Die **Verknöcherungsstadien** kann man an der Knorpel-Knochen-Grenze noch erkennen:
- **Reservezone** (Zona reservata) mit noch unverändertem hyalinen Knorpel.
- **Zone der Knorpelzellsäulen** (Zona proliferativa, Proliferations- oder Wachstumszone): Da die Knochenmanschette Breitenwachstum verhindert, sind die Knorpelzellen in parallelen Säulen angeordnet.
- **Zona hypertrophica**: Der Knorpel ist großblasig, die Interzellularsubstanz ist z. T. bereits verkalkt.
- **Zona resorbens** und **Zona ossificans**: Chondroklasten bauen Knorpel ab. Unregelmäßig verteilt findet sich verkalkte Grundsubstanz, an deren Oberfläche Osteoblasten Knochensubstanz aufbauen.

Regeneration

organtypische Regeneration · Kallusbildung

Knochengewebe ist zu organtypischer Regeneration fähig. Knochendefekte werden also durch neugebildetes Knochen- und nicht durch minderwertiges Narbengewebe repariert. Die Knochenneubildung kann vom Endost, dem Periost und den Havers-Kanälen (s. u.) ausgehen.

Kallus

Zwischen den Bruchenden erscheint zunächst ein gefäß- und zellreiches Bindegewebe (Kallus). Später findet sich darin faserige Interzellular- bzw. Knochensubstanz. Die Osteoblasten bauen den bindegewebigen Kallus in Faserknochen-Kallus um. Dieser wird später in lamellären Knochen umgebaut.

Gewebe

 Knochentransplantation: Reseziert man eine Rippe subperiostal, lässt also das Periost stehen, so werden die entfernten Anteile weitestgehend regeneriert. Der entnommene Knochen kann zur Modellierung eines neuen Kiefers oder ähnlichem genutzt werden. Er heilt allerdings nicht ein, sondern wird resorbiert und nach und nach durch neuen Knochen ersetzt.

1.3 Muskelgewebe

Funktionell und morphologisch lassen sich drei verschiedene Arten von Muskelfasern unterscheiden:
- Skelettmuskulatur,
- Herzmuskulatur,
- glatte Muskulatur, ↗ Abb. 1.6

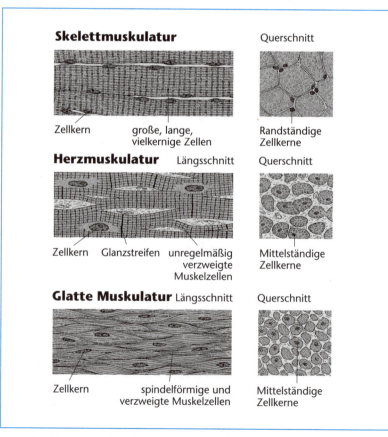

Abb. **1.6**: Skelettmuskulatur, Herzmuskulatur und glatte Muskulatur unter dem Lichtmikroskop

1.3 Muskelgewebe

> Für die Organellen der Muskelzellen gibt es einige abweichende Bezeichnungen:
> - **Sarkoplasma** bezeichnet das Zytoplasma,
> - **sarkoplasmatisches Retikulum** das endoplasmatische Retikulum,
> - **Sarkolemm** umfasst die Plasmamembran einschließlich Basallamina und retikulärer Fasern.

Embryonalentwicklung
Die Muskulatur entwickelt sich bis auf wenige Ausnahmen aus dem Mesoderm. Lediglich die Mm. dilatator und sphincter pupillae sowie die Myoepithelzellen sind ektodermalen Ursprungs.

1.3.1 Skelettmuskulatur

Aufbau
- Sarkolemm · Endomysium · Perimysium externum/internum
- Myofibrillen · Myosinfilamente · sliding-filament-concept

Organisation Skelettmuskulatur
- ist oberflächlich vom **Sarkolemm** umgeben,
- besteht aus Fasern quergestreifter Muskulatur,
- Das **Perimysium externum** verbindet einige Faserbündel zu Einheiten größerer Ordnung, die durch
- das **Perimysium internum** zusammengefaßt werden.
- Das **Endomysium** liegt als zarte Schicht feinfaserigen Bindegewebes zwischen den einzelnen Muskelfasern.
- In den Fasern finden sich die Myofibrillen als kontraktile Elemente gebündelt.
- Die Myofibrillen wiederum bestehen aus Aktin- und Myosinfilamenten.

Lichtmikroskopie
Übersicht: Im Sarkolemm finden sich bis zu 100 meist randständige Kerne, viele Mitochondrien (Kraftwerke der Zelle) und nur wenige Ribosomen (geringe Proteinsynthese).
Größe: Skelettmuskelfasern können bis zu 15cm lang und 100μm dick werden.

> Die geringe Anzahl an Ribosomen und die damit verbundene niedrige Proteinsyntheserate erklären, warum sich Muskulatur schlecht regenerieren kann. So wird bei Ruptur die Muskulatur bindegewebig umgebaut statt erneuert. Ein **Herzinfarkt** hinterlässt also eine Narbe mit eingeschränkter Funktion des Muskels.

Myofibrillen
- zeigen im Querschnitt die sog. Conheim-Felderung,
- im Längsschnitt abwechselnd dunkle und helle Abschnitte.
  - **A-Streifen** sind die dunklen Banden. Sie brechen in polarisiertem Licht doppelt, sind also anisotrop. Die etwas hellere Mitte im Bereich der A-Bande wird **H-Zone** genannt.
  - **I-Streifen** werden die schmalen, hellen Abschnitte genannt. Sie erscheinen im Polarisationsmikroskop dunkler, da sie das Licht weniger stark brechen (isotrop). Erst bei stärkerer Vergrößerung erkennt man im Bereich der I-Banden die sog. **Z-Streifen**. Der Abschnitt zwischen zwei Z-Streifen wird als Sarkomer bezeichnet, ↗ Abb. 1.7.
  - **M-Zonen** liegen genau in der Mitte des Sarkomers (s. u.).

Gewebe

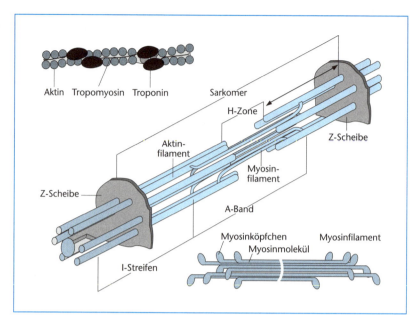

Abb. 1.7:   Schematischer Aufbau eines Sarkomers

Elektronenmikroskopie

Die Myofibrillen setzen sich aus Myofilamenten zusammen:
- **Aktinfilamente** sind die dünneren der beiden Filamente. Aktin ist ein kugelförmiges Protein, das sich in zwei verdrillten Strängen anordnet. In den Rinnen zwischen den beiden Strängen liegt das lange, starre Tropomyosin. Dieses ist mit dem regelmäßig angeordneten Troponin verbunden.
- **Myosinfilamente** bestehen aus dem Faserprotein Myosin. Dieses hat einen langen stäbchenförmigen Schaft, an dessen Ende ein seitlich angelegter und beweglicher kugelförmiger Kopf sitzt. Viele der Myosinmoleküle legen sich zu einem Myosinfilament zusammen. Die Schaftteile zeigen dabei zur Mitte des Filaments, die Köpfe nach außen.

Funktionalität

Das **Filamentgleit-Konzept** (sliding-filament-concept nach Huxley) erlaubt eine Erklärung der Muskelkontraktion über die Anordnung der Filamente: Um den Muskel zu verkürzen, werden vermehrt Verbindungen zwischen Myosinfilamenten und Aktin hergestellt. Anschließend kippen die Myosinköpfe leicht ab, so dass Aktin- und Myosinfilamente aneinander vorbeigleiten können.

Versorgung und Innervation

Endomysium · Perimysium

Gefäße: Die größeren Arterien und Venen verlaufen im Perimysium, die kleinen Kapillaren liegen im Endomysium. Letztere bilden ein ausgeprägtes Maschenwerk mit zahlreichen Anastomosen. Sie sind so in den Muskel eingebettet, dass bei Kontraktion die Durchströmung nicht gestört ist.

> ! In der Literatur wird die Gesamtlänge der Kapillaren unserer 20–30 kg schweren Muskulatur mit einer Länge angegeben, die mehr als zweimal um die Erde reicht (ca. 80.000 km)!

1.3 Muskelgewebe

Nerven: finden sich ebenfalls im Endomysium. Die Erregungsübertragung erfolgt durch Synapsen. Über deren genaue Funktion ↗ Kap. 1.6.2.

1.3.2 Herzmuskulatur

Aufbau

- Myofibrillen · Querstreifung · Regeneration
- Zellen · Netzwerk · Glanzstreifen · Zellkern · Mitochondrien

Gemeinsamkeiten mit der quergestreiften Skelettmuskulatur:
- Der Feinbau der Myofibrillen ist gleich, weshalb die Herzmuskelzellen zur quergestreiften Muskulatur gezählt werden.
- Herzmuskelzellen können sich nicht regenerieren.

Die Unfähigkeit zur Regeneration hat am Herzmuskel besondere Bedeutung: Da das Herz als Pumpe ständig in Bewegung sein (schlagen) muss, stört bindegewebiger Umbau (Narbe), z. B. nach einem Infarkt, die Kontraktilität des Organs erheblich. Jede Kontraktilitätsstörung führt zu Strömungsveränderungen des Blutes, wodurch sich die Gefahr der Thrombenbildung erhöht. Damit wiederum steigt auch die Reinfarkt-Wahrscheinlichkeit.

Unterschiede zur quergestreiften Skelettmuskulatur:
- **Größe und Form**: die Herzmuskelzellen sind meist kürzer und verzweigen sich.
- **Struktur**: Die Skelettmuskulatur besteht aus Fasern, der Herzmuskel aus Zellen. Diese anastomosieren in spitzem Winkel über End-zu-End-Verbindungen miteinander zu einem Netzwerk.
- **Disci intercalares** zeigen sich am Ort der Z-Streifen als stärker anfärbbare Bereiche. In ungefärbtem Zustand glänzen sie stark (deshalb auch die Bezeichnung Glanzstreifen). Innerhalb der Glanzstreifen sind die Zellen durch gap junctions und tight junctions miteinander verbunden.
- **Zellorganellen**: Herzmuskelzellen enthalten meist nur einen Zellkern, der zentral liegt. Die große Zahl an Mitochondrien spiegelt die hohen Anforderungen an den Stoffwechsel des Herzens wieder.

Versorgung und Innervation

Endomysium · vegetative Innervation · Schrittmacherzellen

Gefäße: Blut- und Lymphgefäße liegen zahlreich im Endomysium. Letztlich wird nahezu jede Zelle von einer Kapillare versorgt.
Nerven: Im Gegensatz zur Skelettmuskulatur wird die Herzmuskulatur vegetativ innerviert. Außerdem erfolgt die Erregungsleitung über ein spezielles Erregungsleitungssystem des Herzens und geht von besonderen Schrittmacherzellen aus. Die gap junctions im Bereich der Glanzstreifen vermitteln die Erregungsleitung von einer Muskelzelle auf die nächste.

Embryonalentwicklung

Herzblastem

Die Herzmuskulatur geht aus einem eigenen Blastem des Mesoderms hervor. Genaueres zur Entwicklung des Herzens findet sich im Kap. 11.5.

1.3.3 Glatte Muskulatur

Aufbau

> Spindelform · Plasmalemm · Myofilamente · Interzellularverbindungen

Unterschiede zur quergestreiften Skelettmuskulatur:
- **Form**: Glatte Muskelzellen sind spindelförmig und selten verzweigt.
- **Oberfläche**: Eine dem Sarkolemm ähnliche Struktur ist im Lichtmikroskop nicht zu erkennen. Im Elektronenmikroskop sieht man lediglich das Plasmalemm.
- **Zellorganellen**: Der Kern der glatten Muskelzellen liegt zentral und ist zigarrenförmig. Weitere Zellorganellen finden sich nur spärlich.
- **Myofilamente** nehmen den meisten Platz des Zytoplasmas ein. Sie sind allerdings anders aufgebaut und nur mit dem Elektronenmikroskop zu erkennen. Daher bewirken sie im Lichtmikroskop auch keine Querstreifung wie bei Skelett- und Herzmuskulatur.
- **Verbindungen** der Muskelzellen untereinander erfolgen durch bindegewebige Fasern und gap junctions.

> ! Die glatte Muskulatur ist durch ihren speziellen Aufbau fähig, eine bestimmte Muskelspannung ohne großen Energieaufwand lange zu halten. Sie ermüdet nicht und findet sich deshalb v. a. in den Wänden der Eingeweide und Gefäße.

Versorgung und Innervation

> Kapillaren · vegetatives Nervensystem · Synapse en distance · Spontanerregung

Gefäße: Zwischen den durch Bindegewebe locker zusammengefassten Muskelfaserbündeln gelangen Kapillaren zu den Muskelzellen.

Nerven: Die glatte Muskulatur kann nicht willkürlich erregt werden. Sie wird vom vegetativen Nervensystem innerviert. Die Erregungsleitung kommt dadurch zustande, dass die Äste der Nervenfasern spezifische Substanzen abgeben, die per Diffusion über den Interzellularraum die Zellen erreichen (Synapse en distance). Außerdem ist die glatte Muskulatur in der Lage, spontane Erregungen zu bilden.

1.4 Allgemeine Anatomie des Nervensystems

1.4.1 Nervengewebe

Das Nervengewebe besteht aus Nervenzellen (Neuronen) und Hüllzellen (Gliazellen).

Neuron

> Perikaryon · Dendrit · Axon · Nervenzellregeneration

Nervenzellen (Neurozyten) bestehen als funktionelle, morphologische und genetische Einheit aus
- dem **Zelleib** (Perikaryon): Zentral liegt der große Zellkern mit einem gut erkennbaren Nucleolus. Außerdem findet sich reichlich rER, das in Gruppen als Nissl-Schollen dargestellt werden kann.
- **Dendriten**, die die Afferenzen (Fasern aus der Peripherie) aufnehmen,

1.4 Allgemeine Anatomie des Nervensystems

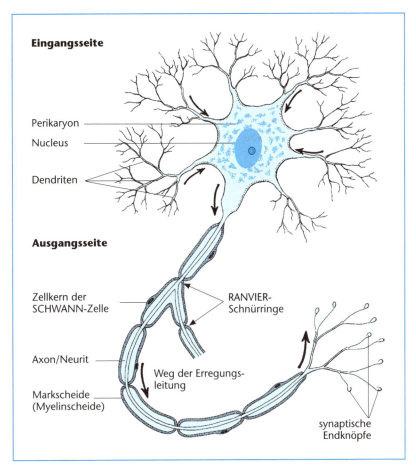

Abb. 1.8: Aufbau eines Neurons

- **Axonen**, die die Efferenzen zur nächsten Synapse in die Peripherie fortleiten. Das Axon unterscheidet sich vom Dendriten dadurch, daß es mit einem Ursprungshügel aus dem Perikaryon entspringt. Dort finden sich keine Nissl-Schollen, ↗ Abb. 1.8!

Ganglien sind Ansammlungen mehrerer Perikaryen, die von Mantelzellen und Bindegewebe umgeben sind.

Nervenzellen werden unterschieden nach
- Größe und Form: unipolare, bipolare, pseudounipolare und multipolare Nervenzellen,
- ihrer Funktion: somatische und vegetative Nervenzellen (s. u.).

Gewebe

 Regeneration: Beim peripheren Nervensystem sind im Unterschied zum ZNS funktionelle Regenerationen zerstörter Fasern möglich. Nach einer Kontinuitätsunterbrechung des Nerven geht das distale Nervensegment zugrunde (Waller-Degeneration). Das Hüllgewebe formt sich aber zu bindegewebigen Bändern um. Diese können den aus dem proximalen Segment aussprossenden Axonen als Leitschiene dienen. Die Nervenwachstumsgeschwindigkeit liegt bei 1–2 mm/Tag. Die exakte Adaptation der Nervenhüllen kann auch durch eine Operation erreicht werden.

Glia

- zentrale Glia · Ependymzellen · Makroglia · Oligodendrozyten · Astrozyten · Mikroglia
- periphere Glia · Schwann-Zellen · Mantelzellen

Die **Hüll- und Stützzellen** lassen sich grob in zentrale und periphere Glia unterteilen.

Zentrale Glia umfaßt
- **Ependymzellen**: Sie umgeben ZNS und Rückenmark,
- **Makroglia**: nennt man die Gesamtheit der größeren Neuroglia.
  - **Oligodendrozyten** bilden die Myelinscheiden des ZNS, entsprechen also den Schwann-Scheiden des peripheren Nervensystems. Ihre Fortsätze können mehrere Axone gleichzeitig umscheiden.
  - **Astrozyten** sind relativ große Zellen, die eine Vielzahl an Fortsätzen haben können und daher sternförmig aussehen. Ihrer mechanischen Aufgabe werden sie gerecht, indem sie zwischen den Nervenzellen liegen. Außerdem bilden sie das morphologische Korrelat der Blut-Hirn-Schranke.
- **Mikroglia** (Hortega-Zellen) besteht aus kleinen Phagozyten, die um die Gefäße herum angeordnet sind. Diese Zellen gehören zum retikuloendothelialen System, ↗ Kap. 6.

Periphere Glia besteht aus
- **Schwann-Zellen** (s. u.),
- **Mantelzellen**: Sie umgeben als Fortsetzung der Schwann-Zellen mantelartig die peripheren Ganglienzellen. Dabei bilden sie eine einfache Schicht aneinander liegender flacher Zellen.

 Tumoren des ZNS gehen in der Vielzahl der Fälle aus der Neuroglia hervor. Dies läßt sich auch dadurch erklären, dass die Nervenzellen des ZNS nicht mehr in der Lage sind, sich zu teilen. Bei Tumoren kommt es aber zu ungehemmtem Zellwachstum.

Nervenfasern

markhaltige Nervenfasern · Endoneurium · Perineurium · Epineurium · marklose Nervenfasern

Nervenfasern bestehen aus einem Axon und einer speziellen Hülle (Axonscheide). Sie können markhaltig oder marklos vorkommen.
- **Markhaltige Fasern** werden mehrfach von Schwann-Zellen umhüllt. Im Verlauf solcher Fasern erkennt man als Unterbrechungen der Markscheide die Ranvier-Schnürringe. Dort gibt das Axon (Neurit) Nervenäste ab. Der Abschnitt zwischen

1.4 Allgemeine Anatomie des Nervensystems

zwei Schnürringen heißt Internodium. Einkerbungen der Markscheide werden als Schmidt-Lantermann-Einkerbungen bezeichnet.
- Das **Endoneurium** liegt zwischen den Nervenfasern und fasst Einheiten größerer Ordnung zusammen.
- Das **Perineurium** umschließt wiederum mehrere solcher Faserbündel.
- Das **Epineurium** liegt schließlich als bindegewebige Scheide um den ganzen Nerv.
- **Marklose Fasern** werden lediglich von dicht aneinander liegenden Schwann-Zellen umgeben. Dort gibt es keine Ranvier-Schnürringe.

Funktion

Erregungsleitung · Skelett des Nervensystems · Stofftransport · Abwehr · Isolierung

Nervenzellen leiten die elektrischen Erregungen von einer Nervenzelle zur nächsten weiter. Dazu stehen sie miteinander über Synapsen (s. u.) in Kontakt. Spezialisierte Nervenzellen sind in der Lage, selber elektrische Reize zu bilden.
Gliazellen
- bilden das Stützskelett des Nervensystems (Markscheiden, Ependymzellen und Neuroglia des ZNS),
- dienen dem Sauerstofftransport, der Abwehr und der elektrisch-chemischen Isolierung der Nervenfasern,
- können nach Durchtrennung eines Nerven proliferieren und so Leitschienen für die aussprossenden Axone bilden.

Nervenfasern sorgen für die Vermittlung von Impulsen auch über längere Strecken.

Embryonalentwicklung

Neuroektoderm · Neuroblasten · Glioblasten

Das Nervengewebe in seiner Gesamtheit geht aus dem (Neuro-)Ektoderm hervor. Im 2. Entwicklungsmonat differenzieren sich daraus
- die **Neuroblasten**, aus denen die Nervenzellen mit ihren Fortsätzen entstehen und
- die **Glioblasten**, die die Gliazellen hervorbringen.

1.4.2 Synapse

Aufbau

präsynaptische Membran · synaptischer Spalt · postsynaptische Membran

Zur Synapse gehören
- der Endkolben mit der **präsynaptischen Membran**, die kleine Granula mit Transmittersubstanz enthält,
- der **synaptische Spalt**, in den die Transmitter ausgeschüttet werden,
- die **postsynaptische Membran**, auf die die Erregung per Transmitterausschüttung übertragen wird, ↗ Abb. 1.9.

Funktion

Aktionspotential · Transmitter · Rezeptor · Membranpotential · Aktionspotential

Über Synapsen stehen die Axone untereinander und mit den Muskeln in Verbindung.
- Trifft ein Aktionspotential an der motorischen Endplatte ein, kommt es zur Ausschüttung des Transmitters.

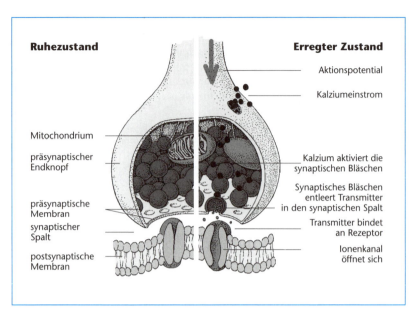

Abb. 1.9: Aufbau einer Synapse

- Dieser diffundiert durch den synaptischen Spalt und
- bindet an die Rezeptoren der postsynaptischen Membran.
- Durch die Transmitterbindung ändert sich das Membranpotential, wodurch es zur Öffnung von Ionenkanälen kommt.
- Es entsteht ein neues Aktionspotential, das über die postsynaptische Membran weitergeleitet wird.

1.4.3 Das Nervensystem als Ganzes

Aufbau zentrales/peripheres Nervensystem · animales/vegetatives Nervensystem

Topographie Rein anatomisch kann man am Nervensystem unterscheiden:
- **zentrales Nervensystem**, ↗ Kap. 16, bestehend aus Gehirn und Rückenmark,
- **peripheres Nervensystem** als Gesamtheit der durch den Körper ziehenden Nerven.

Funktion Betrachtet man die verschiedenen Aufgaben, so erkennt man:
- Das **animale Nervensystem** umfasst alle Teile des Nervensystems, die die willkürlichen Funktionen des Organismus regeln. Es dient der Wahrnehmung und Integration von Reizen und der Steuerung der Motorik.
- Das **vegetative Nervensystem** (autonome Nervensystem) ist dem Willen primär nicht unterworfen. Es reguliert die Vitalfunktionen und gewährleistet das Zusammenspiel der einzelnen Organsysteme. Man unterscheidet einen sympathischen, einen parasympathischen sowie einen intramuralen Anteil.
  - Der **Sympathikus** ist im Brust- und Lendenmark lokalisiert. Die präganglionären Fasern kommen aus dem Rückenmark und enden am Grenzstrang,

1.4 Allgemeine Anatomie des Nervensystems

↗ Kap. 12.12. Dieser begleitet die Wirbelsäule zu beiden Seiten von der Hirnbasis bis zum Os sacrum. Im Grenzstrang selber erfolgt die Signalübertragung auf postganglionäre Fasern. Sie erregen das Endorgan.
- Der **Parasympathikus** entspringt teils aus dem Hirnstamm, teils aus dem Sakralmark. Im Hirnstamm liegen die Zentren für das Auge, die Drüsen und die vom N. vagus versorgten Organe. Aus dem Sakralmark kommen die Impulse für die Blase, Teile des Dickdarms und die Genitalorgane.
- Das **intramurale Nervensystem** besteht aus einem Nervengeflecht in der Wand von Hohlorganen. Es steht mit dem sympathischen und parasympathischen Teil des vegetativen Nervensystems in Verbindung. Die wichtigsten Bestandteile sind der Plexus myentericus und der Plexus submucosus.

Funktion

übergeordnete Schaltzentrale · Sensibilität · Sensorik · Motorik · Reflexbogen · Dermatome

- Das **ZNS** dient als übergeordnete Schaltzentrale der Motorik, der Sensorik, der Sensibilität sowie auch der Emotionen und des Bewusstseins, ↗ Kap. 16.
- Das **periphere Nervensystem** ist Oberbegriff für die Nervenfasern mit ihren verschiedenen Qualitäten:
  - Sensible Fasern leiten Erregungen von Rezeptoren über die Afferenzen zum ZNS.
  - Sensorische Fasern führen die Erregung von Rezeptoren der Sinnesorgane ebenfalls afferent zum ZNS.
  - Motorisch werden Muskeln über Efferenzen innerviert.

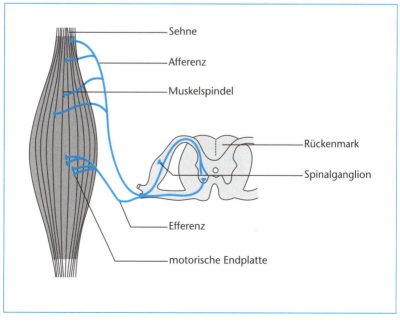

Abb. **1.10**: Reflexbogen

Gewebe

 Der Reflexbogen verknüpft sensible und motorische Nerven miteinander. Dabei wird die sensible Reizung eines Rezeptors (z. B. Schlag auf die Patellarsehne) zum Rückenmark geleitet und von dort direkt auf eine Efferenz umgeschaltet. Diese führt zum Endorgan (z. B. Oberschenkelmuskulatur) zurück, das mit einer motorischen Antwort (z. B. Muskelkontraktion) auf den sensiblen Reiz reagiert, ↗ Abb. 1.10.

 Dermatome sind ein wichtiger Aspekt des peripheren Nervensystems. Die Nerven aus einem Rückenmarkssegment versorgen sensibel ein bestimmtes Hautareal. Folglich kann man bei Rückenmarksläsionen (z. B. Querschnitt) über die Störung der Sensibilität Rückschlüsse auf die Höhe der Schädigung ziehen, ↗ Abb. 1.11.

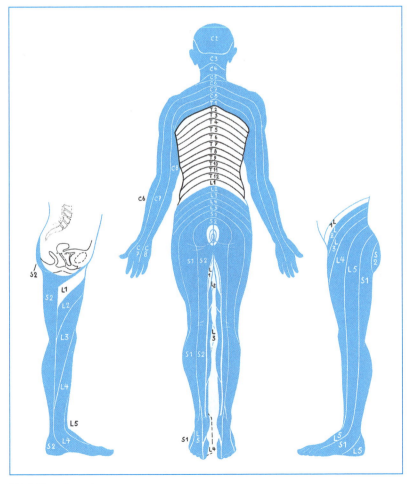

Abb. **1.11:** Dermatome

2 Histologische Färbungen

> Hier sollen nur die wichtigsten Merkmale genannt werden. Details finden sich in den Histologie-Lehrbüchern!

	Zellkern	Zytoplasma	Bindegewebe			hyaliner Knorpel	Muskelgewebe	Erythrozyten
			kollagen	retikulär	elastisch			
HE	blau	blassrot	rot	–	blassrosa	blassblau	rot	rot-orange
Eisenhämatoxylin	Chromatin: schwarz	blassgrau	grau-grün-gelb	grau-gelb	graugrün-gelb	grau-blau	schwarz	schwarz
Azan	rot	rötlich	blau	blau	orange-rot	blassblau	rot-orange	rot-orange
Trichrom	schwarz-braun	ziegelrot	grün	blass-grün	–	hellgrün	orange-rot	orange-gelb
van Gieson	schwarz-braun	gelb-braun	rot	–	gelb	rot und gelb	gelb	gelb

Tab. 2.1: Die wichtigsten histologischen Färbungen

- **Spezielle Bindegewebsfärbungen** sind z. B. die Elastika-Färbung, bei der elastische Fasern schwarz markiert werden, und die Versilberungstechnik. Bei letzterer färben sich retikuläre Fasern schwarz, kollagene braun.
- **Fett** wird bei den meisten Färbungen aus dem Gewebe gelöst. Es gibt allerdings spezielle Fettfärbungen.
- **Kohlenhydrate** kann man mit der PAS-Reaktion nachweisen. Sie färben sich dabei rötlich.

3 Anatomische Nomenklatur

Hauptachsen	Longitudinalachse	von kranial nach kaudal
	Transversalachse	von rechts nach links
	Sagittalachse	von dorsal nach ventral
Hauptebenen	Frontalebene	parallel zur Stirn
	Sagittalebene	senkrecht zur Frontalebene
	Medianebene	Sonderform der Sagittalebene. Sie teilt den Körper in eine rechte und eine gleich große linke Hälfte
	Transversalebene	horizontal durch den Körper
Lagen	medial	zur Mitte hin
	lateral	zur Seite hin
	proximal	näher zum Rumpf hin
	distal	weiter vom Rumpf weg
	kranial	kopfwärts
	kaudal	steißwärts
	ventral	zum Bauch hin
	dorsal	zum Rücken hin
	anterior	vorne
	posterior	hinten
	superior	oben
	inferior	unten
	externus	außen
	internus	innen
	superficialis	oberflächlich
	profundus	tief
Richtungs-bezeichnungen	longitudinal	von oben nach unten bzw. von unten nach oben
	sagittal	von vorne nach hinten bzw. von hinten nach vorne
	transversal	von rechts nach links bzw. von links nach rechts

Tab. **3.1**: Bezeichnungen von Hauptachsen und -ebenen, Lagen und Richtungen

! Vorsicht bei der Beschreibung von Befunden: Seitenangaben (links, rechts) erfolgen immer aus der Sicht des Patienten!

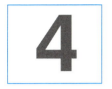

4 Bewegungsapparat

vereinigt Knochen, Gelenke und Muskeln unter einem Oberbegriff.

4.1 Knochen

Knochentypen

> lange Knochen · Diaphyse · Epiphyse · Metaphyse · kurze Knochen · platte Knochen

Nach ihrer Form unterscheidet man lange, kurze und platte Knochen.
Lange Knochen (z. B. Femur, Humerus)
- werden auch Röhrenknochen genannt,
- kann man allgemein in vier Abschnitte unterteilen:
  - Die Diaphyse (Schaft) ist der zwischen den beiden Gelenkenden liegende Hauptteil des Knochens. In diesem Bereich ist der Knochen i.d.R. hohl und enthält das Knochenmark.
  - Die Epiphyse (Gelenkende) hat einen Überzug aus hyalinem Knorpel.
  - Zwischen Diaphyse und Epiphyse liegt die Metaphyse (Wachstumszone, Epiphysenfuge). Sie ist nur in der Zeit des Längenwachstums der Knorpelzonen abgrenzbar.
  - Apophysen nennt man größere Knochenvorsprünge, die dem Muskelansatz dienen (z. B. Trochanter major des Oberschenkels).

 Röntgenbild: Das Erscheinen der Epiphysenfugen gibt Aufschluss über das Wachstum. Für den Anfänger sind die Wachstumszonen oft verwirrend. Da man Knorpel im Röntgenbild nicht sieht, erscheint der jugendliche Knochen an den Epiphysenfugen unterbrochen. Diese Unterbrechungen dürfen nicht mit einem Knochenbruch verwechselt werden!

Kurze Knochen (Hand- und Fußwurzelknochen, Wirbelkörper)
- Außen bestehen sie aus einer dünnen oberflächlichen Schicht kompakten Knochens (Substantia corticalis).
- Innen liegt das Knochenmark in der schwammartig aufgebauten Substantia spongiosa (Knochenbälkchen).

Platte Knochen (Schädeldach, Brustbein, Rippen, Schulterblatt, Hüftbein)
- besitzen zwei Schichten kompakten Knochenmaterials mit einer relativ dünnen Spongiosaschicht dazwischen.
- Bei sehr flachen Knochen kann die Spongiosa fehlen.

> Einige Knochen lassen sich nicht mit diesem Schema erfassen. Ein Teil der Schädelknochen z. B. enthält mit Luft und Schleimhaut ausgefüllte Kammern. Diese Knochen bezeichnet man deshalb als **pneumatisierte Knochen**.

4 Bewegungsapparat

Aufbau	Periost · Stratum fibrosum · Stratum osteogenicum · Knochenmark · Trajektionslinien

Knochenhaut	**Periost**
	 • umhüllt den Knochen fast vollständig. Nur die mit Gelenkknorpel überzogenen Flächen bleiben frei.
	 • besteht aus zwei Schichten:
	    – Stratum fibrosum ist die Außenschicht und besteht aus zugfesten Fasern. Es ist beteiligt an der Befestigung von Muskeln, Sehnen und Bändern.
	    – Stratum osteogenicum (Kambiumschicht) liegt dem Knochen unmittelbar auf und ernährt den Knochen.
	 • Sharpey-Fasern (Fibrae perforantes) befestigen das Periost am Knochen.
	 • Zahlreiche Nerven erreichen die Knochenhaut. Schläge auf einen unzureichend gepolsterten Knochen (z. B. Schienbein) sind deswegen äußerst schmerzhaft.

Medulla ossium	**Knochenmark** findet man v. a. in der Markhöhle der Röhrenknochen. Man unterscheidet zwei Formen: • Rotes Knochenmark (blutbildend) kommt bei Erwachsenen nur in den Epiphysen sowie in kurzen und platten Knochen vor. In der Fetalzeit und beim Kleinkind ist es in allen Knochen vorhanden. • Gelbes Knochenmark (Fettmark) füllt beim Erwachsenen die Markhöhlen der langen Knochen und kann in rotes Knochenmark umgebaut werden.
Bauweise	**Trajektionslinien**: jeweils senkrecht zur Belastung verlaufende Spongiosabälkchen, die für optimale Stabilität sorgen. Im proximalen Bereich des Oberschenkelknochens überwiegen Biege- und Scherkräfte. Deshalb verlaufen die Trajektionslinien dort bogenförmig.
Gefäßversorgung und Innervation	Aa. nutriciae · Canales nutricientes
	Die Zahl der **Blutgefäße** spiegelt den lebhaften Stoffwechsel des Gewebes wieder, ↗ Kap. 1.4. Die größte Bedeutung haben die **Aa. nutriciae**, die die Substantia compacta in eigenen Kanälen (Canales nutrientes) durchbohren. Im Knochen bilden die Gefäße ein dichtes Netz. **Nerven** finden sich im Knochen selber nicht, dafür aber am Periost (s.o.). Die Entwicklung (Osteogenese und Knochenwachstum) ist bereits in Kap. 1.4 besprochen worden.

4.2 Gelenke

Man trennt die Gelenke, die einen kontinuierlichen Kontakt zwischen den Gelenkflächen herstellen (Synarthrosen), von denen, die einen Gelenkspalt aufweisen (Diarthrosen). Gelenkformen, ↗ Abb. 4.1.

Fugen	**Synarthrosen** haben eine geringe Beweglichkeit. • Syndesmose (Articulatio fibrosa, Bandhaft): Die Verbindung wird durch kollagenes Bindegewebe hergestellt. Beispiel: Membrana interossea zwischen Tibia und Fibula.

4.2 Gelenke

Gelenkform	Beispiel	Aufbau	Bewegungen
Kugelgelenk 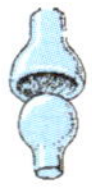	Hüftgelenk, Schultergelenk 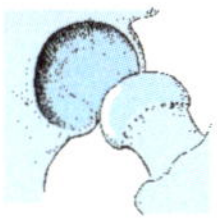	Kugelförmiger Gelenkkopf mit entsprechend geformter Gelenkpfanne	Innen- und Außenrotation, Beugung und Streckung, Seithebung und Seitsenkung
Eigelenk 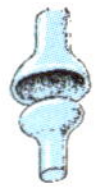	proximales Handgelenk 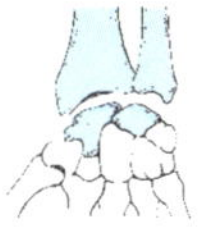	Eiförmiger Gelenkkopf mit entsprechend geformter Gelenkpfanne	Beugung und Streckung, Seithebung und Seitsenkung
Sattelgelenk 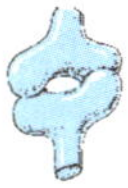	Daumengrundgelenk 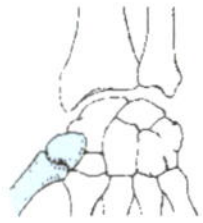	Die Gelenkflächen besitzen jeweils die Form eines Reitsattels.	um eine Gelenkachse
Scharniergelenk 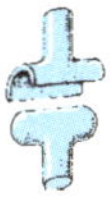	Ellenbogengelenk Finger-, Zehengelenke 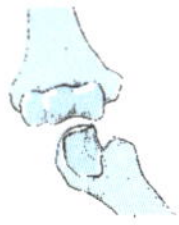	Eine nach außen gewölbte Gelenkfläche in Rollenform wird von einer nach innen gewölbten Gelenkfläche schalenförmig umgriffen.	Seitwärts-, Vorwärts- und Rückwärtsbewegungen
Zapfengelenk 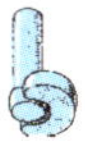	Radioulnargelenk Atlantoaxialgelenk 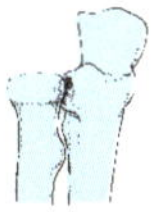	Eine nach außen gewölbte zylindrische Gelenkfläche wird von einer nach innen gewölbten Gelenkfläche schalenförmig umgriffen.	um eine Gelenkachse
Ebenes Gelenk	Hand-, Fußwurzelgelenke Sternoclaviculargelenk	Die Gelenkflächen sind flach und werden durch Bänder zusammengehalten.	seitliche Verschiebungen, Gleitbewegungen

Abb. **4.1**: Die verschiedenen Gelenktypen

- Synchondrose (Articulatio cartilaginea, Knorpelhaft): Hyaliner oder Faserknorpel stellt die Verbindung der gelenkenden Flächen her.
- Synostose (Knochenhaft): Benachbarte Knochen sind direkt (knöchern) miteinander verbunden. Beispiel: Sutur des Schädels.
- Hemiarthrosen findet man, wenn eine Synarthrose einen flüssigkeitsgefüllten Spalt aufweist.

4 Bewegungsapparat

Articulationes synoviales

Diarthrosen werden auch als echte Gelenke bezeichnet. Sie weisen immer einen Gelenkspalt auf. Zu einer Diarthrose gehören immer:
- **Gelenkknorpel** (Cartilago articularis) bildet die Gelenkflächen (Facies articulares). Gelenkflächen, die einen starken Druck ertragen müssen, sind besonders dick.
- **Gelenkkapsel** (Capsula articularis) umschließt das Gelenk. Man kann sie als Fortsetzung des Periosts der Knochen betrachten. Sie besteht aus dem Stratum fibrosum und dem Stratum synoviale.

Gelenksperre: Vom Stratum synoviale können sich unter Umständen verkalkte Anteile lösen. Werden diese freien Gelenkkörper eingeklemmt, kann das Gelenk schmerzhaft blockiert werden!

- **Gelenkhöhle** (Cavitas articularis): enthält die Synovia. Diese fungiert als Gelenkschmiere und ernährt den gefäßlosen Knorpel. Gebildet wird sie von Zellen des Stratum synoviale.
- **Bänder** (Ligamenta articularia) sind meistens in das Stratum fibrosum der Kapseln eingebaut.

Ruhigstellung der Gelenke führt zu einer Schrumpfung des Kapsel-Band-Apparates. Darum sollte jeder ruhigstellende Verband die jeweils benachbarten Gelenke in Funktionsstellung mit einbeziehen!

4.3 Muskulatur

Muskelformen

Die Muskulatur ist über Sehnen an den Knochen befestigt. Zwischen den Sehnen liegt der kontraktile Abschnitt (Muskelbauch). Muskeln können aber verschieden gestaltet sein, ↗ Abb. 4.2.

Hilfseinrichtungen

Faszien · Sehnen · Hypomochlion · Schleimbeutel

Faszien bilden eine Art Führungsschlauch um die Muskeln und halten sie so zusammen. Sie bestehen aus straffem Bindegewebe und dienen der Verschieblichkeit der Gewebe gegeneinander.
Sehnen sind die strangartige Fortsetzung der bindegewebigen Muskelhüllen. Über die Sharpey-Fasern strahlen sie in das Periost und damit in den Knochen ein. Sie sind parallel gebündelt und in Zugrichtung angeordnet. Das bindegewebige Peritendineum umschließt sie. Flächige Sehnen nennt man Aponeurosen.

Zur Verdeutlichung der **Sehnenstabilität**: Klinisch sieht man es viel häufiger, dass bei Überbelastungen ein Stück aus dem Knochen mitsamt dem Sehnenansatz ausbricht, als dass die Sehne selber reißt.

4.3 Muskulatur

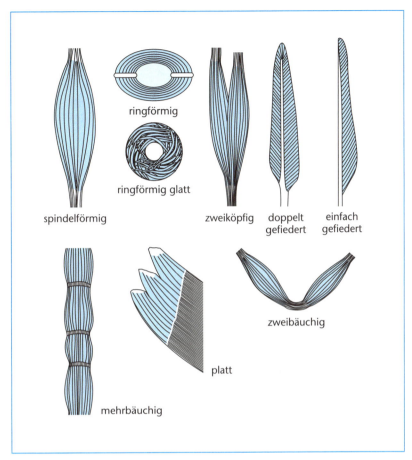

Abb. **4.2**: Verschiedene Muskelformen

Hypomochlion nennt man einen Knochenvorsprung, über den die Sehne eines Muskels läuft (z. B. Bizepssehne am Schultergelenk). Die Sehne liegt dann nicht dem Knochen direkt auf, sondern wird durch Schleimbeutel gepolstert.

Gefäßversorgung und Innervation

motorische Äste · Radix posterior · motorische Endplatte · Acetylcholin

Um den großen Energiebedarf der Muskulatur zu decken, ist sie reichlich mit **Gefäßen** versorgt.
Die **Innervation** der Skelettmuskulatur erfolgt über motorische Äste der Hinterwurzel (Radix posterior) des Rückenmarks. Sensible Nerven ziehen als Afferenz in das ZNS. Die Erregungsleitung vom Nerv auf den Muskel geschieht über die motorische Endplatte, eine myoneuronale Synapse. Hier spielt Acetylcholin als Transmitter eine wichtige Rolle, ↗ 1.6.2.

Funktion

isotonische Kontraktion · isometrische Kontraktion · Atrophie

Muskulatur kann sich immer nur aktiv verkürzen, aber nicht aktiv entspannen. Bewegungen entstehen immer aus dem Zusammenspiel synergistischer und antagonistischer Muskeln. Grundsätzlich sind zwei Kontraktionsformen möglich:
- **isotonische Kontraktion**: Der Muskel verkürzt sich, ohne dass sich seine Spannung verändert (iso = gleich, tonus = Spannung).
- **isometrische Kontraktion**: Die Muskelspannung steigt bei konstanter Länge (metrum = Maß).

Atrophie ist die Rückbildung eines Organs oder der Muskulatur infolge Ernährungsmangels oder fehlender Innervation. Sie tritt innerhalb weniger Wochen der Inaktivität ein. Der Aufbau der Muskulatur durch gezieltes Training hingegen ist langwieriger. Auch deshalb ist es verständlich, daß Frakturen der Beine besonders bei älteren Menschen sehr gefürchtet sind.

- **anatomischer Querschnitt**: Schnitt quer zur Längsachse des Muskels.
- **physiologischer Querschnitt**: Summe aller Muskelfaserquerschitte eines Muskels.

5 Kreislaufsystem und Blut

Das Kreislaufsystem umfaßt Herz (➚ Kap. 11.5), Blutgefäße und das Blut als flüssiges Organ.

5.1 Kreislauf

Aufbau

> Lungenkreislauf · Körperkreislauf · Hochdrucksystem · Niederdrucksystem · Pfortader · Vasa publica · Vasa privata · Umgehungskreislauf · Endarterien · venöser Rückstrom

Der Kreislauf wird in einen kleinen und einen großen unterteilt, ➚ Abb. 5.1.

Lungenkreislauf
- Der **kleine Kreislauf** führt das Blut aus der rechten Herzkammer (Ventriculum dextrum) über die Aa. pulmonales, das Lungenkapillarsystem und die Vv. pulmonales zum linken Vorhof (Atrium sinistrum).

Körperkreislauf
- Der **große Kreislauf** fördert das Blut aus dem linken Ventrikel über die Aorta, die Organarterien, die Kapillarsysteme der Organe und die Organvenen durch die Vv. cavae zum rechten Vorhof.

> In der Klinik ist eine weitere Unterteilung gängig:
> Unter dem **Hochdrucksystem** fasst man den linken Ventrikel und die Arterien des großen Kreislaufs zusammen.
> Als **Niederdrucksystem** bezeichnet man alle übrigen Teile des Kreislaufsystems.

Besonderheiten
- Die **Pfortader** nimmt eine Sonderstellung im großen Kreislauf ein: Blut, das bereits das Kapillarsystem des Magen-Darm-Traktes durchflossen hat wird noch einmal durch das Kapillarsystem der Leber geleitet. Dort werden die im Darm resorbierten Kohlenhydrate und Aminosäuren in körpereigene Stoffe umgewandelt und z.T. gespeichert. Das in den Organen liegende zweite Kapillarsystem wird auch als Rete mirabile (Wundernetz) bezeichnet.
- An Leber und Lunge unterscheidet man **zwei Gefäßsysteme**:
  – Die Lungenarterien leiten Blut zur Sauerstoffaufnahme in die Lunge. Diese Gefäße werden **Vasa publica** genannt, weil sie anschließend den ganzen Organismus versorgen. **Vasa privata** nennt man die Bronchialarterien, die das Lungengewebe selber versorgen.
  – An der Leber zählt die Pfortader mit ihren Ästen zu den Vasa publica. Die im Darm resorbierten Stoffe stehen später dem ganzen Körper zur Verfügung. Die Vasa privata entsprechen den Leberarterien.

5 Kreislaufsystem und Blut

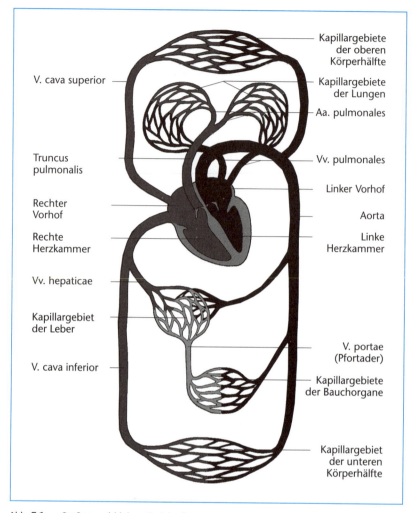

Abb. **5.1**: Großer und kleiner Kreislauf

Kollateralkreisläufe
- **Umgehungskreisläufe** verknüpfen die Gefäße des Kreislaufsystems durch zahlreiche Querverbindungen miteinander. Die wichtigsten sind die portokavalen Anastomosen, ↗ Kap. 12.12.

Endarterien
- **Arterien ohne Anastomosen**: Bei einem Gefäßverschluss ist kein Kollateralkreislauf möglich; das im Versorgungsgebiet liegende Gewebe stirbt ab.

Venöser Rückstrom
Um den **Rückfluss** des Blutes zum Herzen zu gewährleisten, bedarf es verschiedener Mechanismen:
- **Venenklappen** verhindern die Strömungsumkehr in den Venen entsprechend dem hydrostatischen Druck. Bei Blutfluss in Richtung Herz legen sie sich der Venenwand an. Bei Strömungsumkehr werden sie mit Blut gefüllt, blähen sich auf und verschließen für kurze Zeit das Lumen.

- **Muskelpumpen** entstehen durch Muskelkontraktion. Diese spannt die den Muskel umgebende Faszie. Dabei wird auf die ebenfalls im Faszienschlauch liegenden Gefäße Druck ausgeübt. Dieser befördert das Blut weiter.
- **Körperbewegungen** erzeugen ebenfalls einen Pumpmechanismus, ähnlich der Muskelpumpe. Dabei wird durch Bewegung zum einen die Körperfaszie gespannt, zum anderen werden die Venen regelrecht ausgedrückt, wie z. B. beim Gehen die Venen der Fußsohle.

5.2 Gefäße

Differenzierung	Arterien · Arteriolen · Kapillaren · Venulen · Venen
Gefäßarten	Entsprechend den Anforderungen des Organismus gibt es verschiedene Typen von Blutgefäßen:
Arterien	größere Blutgefäße, die vom Herzen wegführen
Arteriolen	kleinere Gefäße mit einem Lumen von 60 μm
Kapillaren	feinste Gefäße von 15 μm. Sie vermitteln vornehmlich den Stoffaustausch zwischen Blut und Gewebe
Venulen	kleinere Venen, die von den Kapillaren gespeist werden
Venen	Zusammenfluß mehrerer Venulen. Sie führen das Blut zum Herzen.

> Vorsicht! Arterielles Blut ist nicht immer sauerstoffreich, venöses nicht immer sauerstoffarm! Die Lungenarterien leiten sauerstoffarmes Blut zur Lunge, während sauerstoffreiches Blut über die Lungenvenen zum Herzen zurückfließt. In der Arterie und Vene der Nabelschnur verhält es sich ähnlich (s. u.)!

Aufbau	Intima · Media · Adventitia · Arterien vom elastischen/muskulären Typ · ungefenstertes/gefenstertes/diskontinuierliches Endothel · Venen · Venulen · Perizyten
Allgemeines	Der **allgemeine Bauplan** von Herz und Gefäßen zeigt von innen nach außen drei Schichten:

- **Tunica interna** (Intima) aus einschichtigem, sehr flachem Epithel (Endothel), Basalmembran und Bindegewebe. Am Herzen wird diese Schicht Endokard genannt.
- **Tunica media** (Media) aus glatter Muskulatur entspricht dem Myokard des Herzens.
- **Tunica externa** (Adventitia) als Bindegewebsschicht, die am Herzen Epikard heißt.

Arterien	Es gibt zwei verschiedene Arterienarten:

- **Arterien vom elastischen Typ** besitzen eine Membran aus gefenstertem elastischen Gewebe. Diese ist in die Tunica media eingelagert. Die Gefäße dienen als Windkessel: Beim Auswurf des Blutes aus dem Herzen erweitern sie sich,

ziehen sich anschließend wieder zusammen und sorgen so für gleichmäßigen Blutfluß.
- **Arterien vom muskulären Typ** zeigen ringförmig angeordnete Muskelfasern, die in die Gefäßwand eingelassen sind. So können Gefäßlumen und Durchblutungsausmaß verändert werden. Die Muskelfasern werden durch das vegetative Nervensystem innerviert. Aber auch elastisches Gewebe findet sich bei diesem Typus: Zwischen Intima und Media liegt die Membrana elastica interna, zwischen Media und Adventitia die Membrana elastica externa.

Kapillaren

Kapillarwände bestehen lediglich aus einer Intima. Diese wiederum gliedert sich in Endothelzellen, Basalmembran sowie perikapilläre Zellen (Perizyten s. u.). Nach dem Endothelaufbau kann man drei Arten von Kapillaren unterscheiden:
- **ungefenstertes Endothel**: Endothelzellen kleiden die Kapillaren lückenlos aus,
- **gefenstertes Endothel**: kleine intrazelluläre Poren erleichtern den Stoffdurchtritt,
- **diskontinuierliches Endothel**: zwischen den Endothelzellen bestehen Lücken, eine Basalmembran fehlt.

Venen

Venen sind grundsätzlich gebaut wie Arterien vom muskulären Typ. Unterschiede sind:
- dünnere mit mehr Bindegewebe durchsetzte Schichten (der Blutdruck ist niedriger),
- eine stärkere Muskelschicht an den Venen der Beine als an den Armvenen (der hydrostatische Druck ist größer),
- Längsmuskelzüge an den großen Venen des Rumpfes,
- die Adventitia imponiert als stärkste Schicht. Von ihr strahlt Bindegewebe in Nachbargewebe ein und hält so viele Venen offen.
- Venen haben Klappen aus Endothelfalten. Klappenlos sind die Venen in Gehirn, Leber, Niere und meist auch die Gefäße oberhalb der Ventilebene des Herzens, ↗ Kap. 11.5.

Ulcus cruris: Bei anlagebedingter Schwäche der Venen kann langes Stehen (= großer hydrostatischer Druck) zum Nachgeben der Venenwand führen. Dadurch wird das Lumen weiter und die Venenklappen schließen bei Strömungsumkehr nicht mehr vollständig. Das Blut staut sich, was wiederum zu stärkerer Erweiterung der Gefäße führt. Schließlich wird das Gewebe nicht mehr ausreichend ernährt und es entstehen die charakteristischen Geschwüre an den Beinen.

Venulen

Kleinste Venen werden Venulen genannt. Es gibt drei Typen:
- **Postkapilläre Venulen** zeigen einen ähnlichen Wandbau wie die Kapillaren, haben aber einen größeren Durchmesser.
- **Sammelvenulen** haben ein größeres Lumen und sind meist von vielen Perizyten umgeben.
- **Muskuläre Venulen** besitzen in der Media ein bis zwei Lagen glatter Muskelzellen.

Hilfszellen

Perizyten sind Zellen, die mit ihren weit verzweigten Ausläufern das Endothelrohr umgeben.

| **Gefäßversorgung und Innervation** | Vasa vasorum · vegetatives Nervensystem |

Vasa vasorum sind in die Wand großer Blutgefäße eingebaut und sichern deren Ernährung. Die kleineren Gefäße werden per Diffusion aus dem Blutstrom versorgt. Die **Innervation** der Gefäße erfolgt durch das vegetative Nervensystem.

5.3 Blut

- Ein erwachsener Mensch hat ca. 6 l Blut.
- Während der Schwangerschaft nimmt das Blutvolumen um 30 % zu.
- Blut besteht jeweils zur Hälfte aus Plasma und Zellen. Die Zellen lassen sich unterteilen in Erythrozyten, Leukozyten und Thrombozyten.

| **Plasma** | Transportmittel |

Plasma gilt als das universelle Transportmittel des Körpers. Es befördert Nährstoffe und Flüssigkeit zu den einzelnen Zellen und besteht aus Eiweiß, Wasser, Ionen sowie den transportierten Stoffen.

| **Erythrozyten** | 8 µm · 120 Tage · Sauerstoff · Kohlendioxyd |

Rote Blutkörperchen transportieren CO_2 und O_2 im Blut und bringen es so zu den Organen.

Vorkommen	$4-6 \times 10^{12}/l$
Form und Größe	• runde bikonkave gut verformbare Scheiben • Durchmesser 8 µm
Lebensdauer	• 120 Tage • Mit zunehmendem Alter der Erythrozyten nimmt ihre Verformbarkeit ab. Über ein Maschenwerk in der Milz werden die weniger flexiblen Erythrozyten ausgefiltert, ↗ Kap. 12.7.
Mikroskopie	• Erythrozyten besitzen weder einen Zellkern noch Organellen. Folglich sind sie nicht teilungsfähig und können keine Proteine synthetisieren.

! Da die Größe im Gegensatz zur Form relativ konstant ist, dienen die Erythrozyten unter dem Lichtmikroskop als Größenmaßstab zur Beurteilung anderer Zellen!

| **Leukozyten** | Abwehr · Chemotaxis · Diapedese · myeloische Reihe · Monozyten · neutrophile/eosinophile/basophile Granulozyten · lymphatische Reihe · Lymphozyten |

Weiße Blutkörperchen dienen der Körperabwehr. Sie nutzen das Blut nur als Transportmedium, um zu ihren Wirkorten zu gelangen.
- Durch Chemotaxis werden sie in bestimmte Gebiete gelockt. Dort gelangen sie per Diapedese durch die Wand der Kapillaren und postkapillären Venulen in das Gewebe. Ihre Anzahl im Blut ist somit nicht immer gleich.

5 Kreislaufsystem und Blut

- Nach ihrem Bildungsort trennt man die myeloischen Leukozyten, die im Knochenmark gebildet werden (Monozyten und Granulozyten) von den lymphatischen Leukozyten, die im Lymphsystem entstehen (Lymphozyten).

Differenzierung

Monozyten stehen durch ihre Makrophagentätigkeit im Dienst der Immunabwehr, ↗ Kap. 6. Sie können in das Gewebe wandern und finden sich dort als Histiozyten (Gewebsmakrophagen).

Vorkommen
- bis zu 10 % der Leukozyten

Durchmesser
- 15–20 µm

Mikroskopie
- im Zytoplasma finden sich zahlreiche kleine Granula mit Proteinen
- die vielen Mitochondrien liefern die Energie für Reparaturvorgänge und Proteinsynthese

- **Granulozyten** besitzen eine Vielzahl an Granula, nach denen man sie unterscheidet.

	Anteil an Leukozyten	Größe	Mikroskopie	Funktion
neutrophile	55–65 %	9–12 µm	• stark gelappter Kern • wenige Zellorganellen • Granula mit antibakteriellen Enzymen (Lysozym)	Phagozytose von Bakterien
eosinophile	2–4 %	8–15 µm	• zweilappiger Kern • nur wenige Organellen • leuchtend rote Granula	• Phagozytose von Antigen-Antikörper-Komplexen • Inaktivierung von Histamin
basophile	0,5–1 %	ca. 10 µm	Der Kern wird durch die vielen großen Granula, die sich dunkelblau anfärben, verdeckt.	Histamin- und Heparinausschüttung
Lymphozyten	25–40 %	7 µm	Der runde Kern füllt die Zelle nahezu ganz aus	Immunabwehr, ↗ Kap. 6

Tab. 5.1: Differenzierung der Granulozyten

Thrombozyten Megakaryozyten · Gerinnung

5.3 Blut

Blutplättchen

Vorkommen	• Thrombozyten sind strenggenommen nur Bestandteile der Megakaryozyten (s. u.), • finden sich mit 200.000–300.000 Stück/µl Blut
Durchmesser	• 2 µm
Mikroskopie	• enthalten zahlreiche Organellen und Granula
Funktion	• Thrombozyten schütten aus den Granula Serotonin, Fibrinogen und Plättchenfaktor III aus. Dadurch und durch ihre Fähigkeit zur Aggregation wirken sie auf die Gerinnung.

Blutzellbildung

Erythropoese · Granulozytopoese · Monozytopoese · Thrombozytopoese · Lymphozytopoese

- Die Blutzellbildung geht von pluripotenten Hämozytoblasten des Knochenmarks aus. Diese differenzieren sich zu den Stammzellen der Erythrozyten, Granulozyten, Monozyten, Lymphozyten und Thrombozyten.
- **Erythrozytopoese**
  - Proerythroblast: ist die nur noch unipotente Erythrozyten-Stammzelle,
  - basophiler Erythroblast: Beginn der Hämoglobineinlagerung,
  - polychromaphiler Erythroblast: Verlust der Teilungsfähigkeit,
  - acidophiler Erythroblast (Normoblast): aktiver Ausschluß des Zellkerns,
  - Retikulozyt: enthält noch RNA-Reste. Er reift innerhalb von einem Tag zum Erythrozyten. Im Blut gesunder Menschen ist er die einzige Erythrozytenvorstufe.
- **Granulozytopoese**
  - Die Entwicklung der drei Arten verläuft gemeinsam. Die Differenzierung erfolgt durch die Einlagerung der Granula.
  - Myeloblast: noch ungranulierte Stammzelle,
  - Promyelozyt: enthält große Lysosomen,
  - Myelozyt: hat einen runden Kern und dichte Granula,
  - Metamyelozyt (jugendlicher Granulozyt): der Kern ist eingebuchtet,
  - Stabkerniger: Kern ist hufeisen- oder stabförmig. Beginn der amöboiden Beweglichkeit.

 Anstieg der Myelozyten und Metamyelozyten im Blut ist ein Hinweis auf erhöhten Bedarf (Infekt). Klinisch bezeichnet man dies als Linksverschiebung.

- **Monozytopoese**: Einzige Vorstufe des Monozyten ist der größere Monoblast, der einen runden Kern hat.
- **Thrombozytopoese**: Aus den Megakaryoblasten gehen die Megakaryozyten (Knochenmarksriesenzellen) hervor. Diese teilen sich in viele Thrombozyten auf.
- **Lymphozytopoese**: ↗ Kap. 6.1.3

5.4 Kreislauf vor und nach der Geburt

Fetaler Kreislauf Plazenta · Anreicherung · Mischblut · Hämoglobin · Lungenatmung · Kurzschlüsse

Pränatal ist die Plazenta wie jedes andere Organ auch in den Kreislauf eingeschaltet. In ihr wird immer nur ein Teil des fetalen Blutes mit Sauerstoff angereichert. Dieses sauerstoffreiche Blut vermischt sich im rechten Vorhof mit dem sauerstoffarmen des übrigen Körpers. Den Körper erreicht also Mischblut. Der Fetus versucht den offensichtlichen O_2-Mangel durch einen höheren Hämoglobin-Gehalt und eine stärker O_2-bindende Hämoglobin-Variante (Hb_F) auszugleichen.

	pränatal	postnatal
V. umbilicalis	führt sauerstoff- und nährstoffreiches Blut zum Feten	verschließt sich zum Lig. teres hepatis
Ductus venosus (Arantii)	leitet das Blut unter Umgehung der Leber zum rechten Vorhof	obliteriert zum Lig. venosum. Die Leber wird in den Kreislauf eingeschaltet.
Foramen ovale	Verbindung zwischen rechtem und linkem Vorhof, Umgehung des Lungenkreislaufes	Die Lunge wird durchblutet; von ihr strömt nun Blut in den linken Vorhof. Dort steigt der Druck an und verschließt das Foramen.
Ductus arteriosus (Botalli)	Hierüber gelangt das Blut aus der A. pulmonalis direkt in die Aorta.	Der hohe Sauerstoffgehalt des Blutes durch die Lungenatmung verschließt den Ductus u.a. durch Bradykininausschüttung zum Lig. arteriosum.
Aa. umbilicales	münden in die Plazenta und entsorgen so die Abbauprodukte des Feten	obliterieren, so dass der Blutrückfluss und damit ein Verbluten des Neugeborenen verhindert wird. Aus den Arterien gehen rechtes und linkes Lig. umbilicale mediale hervor.

Tab. **5.2**: Wichtige Gefäße vor und nach der Geburt

Immun- und Abwehrsystem

6.1 Lymphatische Organe

- dienen der spezifischen Abwehr,
- bilden und beherbergen Lymphozyten.

Übersicht

primäre lymphatische Organe	sekundäre lymphatische Organe
• Knochenmark, ↗ Kap. 1.4 • fetale Leber • Thymus, ↗ Kap. 11.4	• Gesamtheit aller Lymphbahnen • zwischengeschaltete Lymphknoten • lymphatischer Rachenring (s. u.) • weiße Pulpa der Milz, ↗ Kap. 12.7 • lymphatisches System des Darms und des Respirationstraktes

Tab. **6.1**: Lymphatische Organe

Funktion
- Lymphatische Stammzellen reifen zu Lymphozyten.
- Diese werden mit spezifischen Antigenen ausgestattet und lernen, zwischen körpereigen und fremd zu unterscheiden.
- Speicherung und Bildung immunkompetenter Zellen

6.1.1 Lymphbahnen

Aufbau
- Lymphbahnen durchziehen den Körper mit einem dichten Kapillarnetz, ohne dabei ein Kreislaufsystem zu bilden.
- Sie beginnen blind und münden früher oder später in Venen.

Aufgaben
- Lymphbahnen befördern pro Tag etwa 2 l Lymphe, die aus dem Interstitium aufgenommen wird. Der Lymphstrom wird durch Gefäßklappen reguliert.

6 Immun- und Abwehrsystem

Wichtige Lymphgefäße

Abflußgebiet	Lymphstamm	Verlauf
Kopf, Hals	Truncus jugularis	geht aus den tiefen Halslymphknoten hervor und mündet links in den Ductus thoracicus und rechts in den Ductus lymphaticus dexter
Arm, Brustwand und Rücken	Truncus subclavius	mündet rechts in den Ductus lymphaticus dexter, links in den Angulus venosus
Mediastinum	Truncus bronchomediastinalis	mündet rechts in den Ductus lymphaticus dexter, links in den Ductus thoracicus
Darm	Truncus intestinalis	vereinigen sich auf Höhe von L_2 zur Cisterna chyli, die den Anfang des Ductus thoracicus (Milchbrustgang) markiert. Der Ductus mündet in den linken Venenwinkel.
Bein, Becken, Bauchwand und Gesäß	Truncus lumbaris	führen Lymphe zur Cisterna chyli

Tab. **6.2**: Abflussgebiet, Lymphstamm und Verlauf wichtiger Lymphgefäße

6.1.2 Lymphknoten (Nodi lymphatici)

- finden sich im ganzen Körper verteilt und sind in die Lymphbahnen eingeschaltet

Differenzierung

- **Regionale Lymphknoten** enthalten Lymphe aus bestimmten Organen oder Regionen. Wichtig sind sie am Hals, unter den Achseln und in der Leiste.
- **Sammellymphknoten** erhalten Lymphe aus den regionalen Lymphknoten.

 Lymphogene Metastasen (Tochtergeschwülste) von Tumoren bilden sich zuerst in den regionären Lymphknoten. Darum werden letztere bei Krebsoperationen im Regelfall entfernt, bei Bestrahlungen werden sie miteinbezogen.

Histologie

- Kapsel · Trabecula · Randsinus · Intermediärsinus · Marksinus · Rinde · Parakortikalzone · Mark
- Solitärfollikel · Primärfollikel · Sekundärfollikel

- Lymphknoten sind bohnenförmig und 1–3cm groß, ↗ Abb. 6.1
- **Kapsel**: aus festem Bindegewebe. Vasa afferentia und Vas efferens durchbrechen sie.
- **Trabecula** strahlen von der Kapsel nach innen aus. Mit der Kapsel zusammen bilden sie ein grobes Bindegewebsgerüst.
- **Sinus lymphatici** sind weite Bahnen, durch die die Lymphe fließt. Im Bereich der Randsinus unmittelbar unter der Kapsel münden die Vasa afferentia. Die Marksinus bilden ein dichtes Netzwerk im Bereich des Hilum. Intermediärsinus verbinden beide miteinander.
- **Rinde** (Cortex): hier befinden sich viele Sekundärfollikel (s. u.),

6.1 Lymphatische Organe

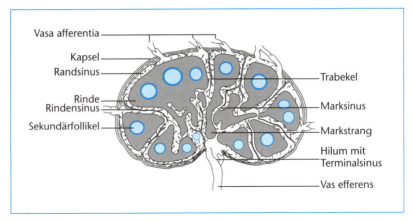

Abb. **6.1**: Aufbau eines Lymphknotens

- **Parakortikalzone**: besteht aus lockeren T-Lymphozytenhaufen,
- **Mark** (Medulla): Stränge lymphatischen Gewebes zwischen den Marksinus. Hier finden sich vornehmlich B-Lymphozyten.
- **Lymphfollikel** (Folliculi lymphatici)
  - kommen in den meisten lymphatischen Organen vor,
  - sind Ansammlungen von Lymphozyten,
  - **Solitärfollikel** treten einzeln, z. B. in der Schleimhaut des Darms oder der Atemwege, auf,
  - **Primärfollikel** finden sich fast nur bei Feten und Neugeborenen. Die Lymphozyten sind gleichmäßig im Follikel verteilt. Sie zeigen, daß der Organismus noch keinen Antigenkontakt hatte.
  - **Sekundärfollikel** bestehen aus einer lymphozytendichten Randzone und einer zentral helleren Reaktionszone. In den Sekundärfollikeln kommen v. a. B-Lymphozyten vor.

 Gesunde Lymphknoten sind weich und deshalb nicht zu tasten. Bei Krankheit können sie anschwellen, hart werden und sind dann auch zu ertasten.

Funktion

Filterung · Aktivierung der B-Lymphozyten

- Filterung der Lymphe,
- körperfremde und fremdartige körpereigene Zellen (z. B. Krebszellen) werden soweit wie möglich unschädlich gemacht. Dazu kommt die Lymphe in den Lymphknoten in Kontakt mit Makrophagen, die zur Phagozytose fähig sind.
- Aktivierung von B-Lymphozyten (s. u.).

 Entfernung von Lymphknoten (z. B. nach Brustamputationen) führt zu einem Lymphödem im zugehörigen Abflussgebiet. Durch Bewegungsübungen und Hochlagern der entsprechenden Körperteile kann der Lymphrückfluss unterstützt und dem Ödem entgegengewirkt werden.

6.1.3 Lymphozyten

machen etwa 25 % der 4000 bis 8000 Leukozyten/µl Blut aus.

B-Lymphozyten

Knochenmark · humorale Immunität · Plasmazellen · Antikörper

- erwerben ihre Immunkompetenz in der fetalen Leber und im Knochenmark. Im Blut machen sie nur etwa 5–10 % der zirkulierenden Lymphozyten aus. Sie tragen spezifische Rezeptoren an ihrer Oberfläche und sind die Träger der humoralen Immunität.
- **Plasmazellen** entstehen nach Aktivierung durch Antigene aus den B-Zellen. Sie produzieren Antikörper (Immunglobuline). I.d.R. kommen sie nicht im Blut vor, sondern nur in den lymphatischen Organen, der Tränendrüse und chronischen Entzündungsherden.
- **B-Gedächtniszellen** bleiben z. T. in den Keimzentren zurück. Bei erneutem Antigenkontakt werden dort sofort die entsprechenden B-Lymphozyten zur Proliferation und Bildung von Plasmazellen angeregt. Die Krankheit bricht im Optimalfall gar nicht erst aus.

Impfungen: Bei der passiven Immunisierung werden Antikörper auf einen Organismus übertragen. Dieser kann so vor der entsprechenden Erkrankung geschützt werden, da er bei einer Infektion nicht erst Antikörper bilden muss. Er kann sofort Abwehrmaßnahmen ergreifen. Bei der aktiven Immunisierung wird eine abgeschwächte Form des Erregers injiziert. Der Körper bildet eigene Antikörper.

T-Lymphozyten

Thymus · zelluläre Immunität · T-Gedächtnis-/T-Helfer-/T-Suppressor-/T-Killer-Zellen

- werden im Thymus geprägt. In der Pubertät ist die Zahl der T-Lymphozyten ausreichend groß, so daß sich der Thymus langsam zurückbildet. Sie stellen im Blut etwa 65–75 % der Lymphozyten, finden sich aber meistens in den lymphatischen Organen.
- Als Träger der zellulären Immunität sitzen auf ihrer Oberfläche antigenspezifische Rezeptoren.
- **T-Gedächtniszellen** besitzen bereits spezifische Antigenrezeptoren. Sie wandeln sich nach Antigenkontakt z. T. in T-Lymphoblasten um und differenzieren sich weiter zu den entsprechenden Effektorzellen. Einige Zellen bleiben auch nach einer Infektion als Gedächtniszellen erhalten.
- **T-Helferzellen** werden durch Antigenkontakt aktiviert und stimulieren die entsprechenden B- und T-Lymphozyten. Sie aktivieren Phagozyten, die Angreifer direkt vernichten können.

Das **HIV** vernichtet eine Subpopulation der T-Helferzellen, die CD_4-Zellen. Die Stimulation der B- und T-Lymphozyten erfolgt nicht, das Immunsystem wird geschwächt. Die Zahl der CD_4-Zellen wird zur Verlaufsbeobachtung der Infektion herangezogen!

- **T-Suppressorzellen** hemmen die Stimulierung der B- und T-Lymphozyten und verhindern, dass körpereigenes Gewebe zerstört wird.
- **T-Killerzellen** (zytotoxische Zellen) sind die eigentlichen Effektorzellen der T-Zellen. Sie binden an körperfremde MHC-I-Proteine und vernichten die Zellen, auf denen diese exprimiert werden.

Natürliche Killerzellen

Non-A-, Non-B-Lymphozyten · Phagozytose · Zytokine

- werden auch Non-B-, Non-T-Zellen genannt. Sie haben weder Oberflächenantigene der T-Reihe, noch bilden sie Antikörper wie die B-Zellen.
- Ihre Aufgabe besteht in der ersten, noch unspezifischen Abwehr von Tumorzellen und virusinfizierten Zellen. Darum können sie phagozytieren und Zytokine bilden.

6.1.4 Lymphatisches System des Darms

Das lymphatische System des Darms liegt v. a. in der Submukosa des Verdauungstraktes in Form zahlreicher Sekundärfollikel, z. B. Peyer-Plaques im Ileum. Diese sind in der Lage als lokale Immunantwort IgA-Antikörper zu bilden, ↗ Kap. 12.3.

6.1.5 Lymphatischer Rachenring

Der lymphatische Rachenring besteht aus Tonsilla palatina (Gaumenmandel), Tonsilla pharyngealis (Rachenmandel), Tonsilla tubaria (Ohrtrompetenmandel) und Tonsilla lingualis (Zungenmandel). Ihre Aufgabe ist die Abwehr von Erregern, die über den Nasen-Rachen-Raum in den Körper eindringen.
↗ Kap. 14.3.2

6.2 Immunreaktionen

Man unterscheidet die angeborene von der erworbenen Immunität. I.d.R. folgen beide aufeinander und sind durch Wechselwirkungen miteinander verknüpft.

6.2.1 Unspezifische Abwehr (angeborene Immunität)

Mechanismen:
- **Haut** als Abwehrorgan verhindert das Eindringen von Bakterien,
- **Magensäure** vernichtet mit den Speisen aufgenommene Bakterien,
- **Flimmerepithel** der Luftwege filtert mit der Atemluft aufgenommene Fremdstoffe aus,
- **Phagozyten** finden sich in den verschiedenen Geweben und fressen nicht in den Körper gehörende Teilchen.

Primärkontakt ist der erste Kontakt mit einem Antigen. Als fremd erkannte Zellen werden z. B. durch Phagozytose vernichtet. Daran beteiligt sind Granulozyten und Mastzellen, Makrophagen, Killerzellen und das Komplementsystem.

6.2.2 Spezifische Abwehr (erworbene Immunität)

- richtet sich immer nur gegen einen einzigen Angreifer,
- wird hauptsächlich durch die lymphatischen Organe getragen.

Sekundärkontakt: Die Analyse von Antigenen führt zur Bildung spezifischer Antikörper. Beteiligt sind B-Lymphozyten, T-Lymphozyten und MHC-Proteine der Klasse I und II.

- **humorale Immunität**: Abgabe der Antikörper in das Blut,
- **zelluläre Immunität**: Ausbildung spezifischer Rezeptoren auf Abwehrzellen, die die fremden Zellen binden und schließlich zerstören können.

Transplantation: Nach der Übertragung eines Organs auf einen anderen Menschen ist es von entscheidender Bedeutung, das Immunsystem des Körpers zu unterdrücken. Das transplantierte Organ würde von seinem Empfänger sonst funktionsuntüchtig gemacht und zerstört werden. Da die Lymphozyten wegen ihrer großen Zahl aber nur unspezifisch ausgeschaltet werden können, werden neben der gewünschten Suppression auch notwendige Abwehrmaßnahmen des Körpers unterdrückt.

7 Haut und Hautanhangsgebilde

7.1 Haut

- hat eine Oberfläche von 1,8m² und macht etwa 16 % des Körpergewichtes aus,
- ist eines der größten Organe des menschlichen Körpers.

Aufbau

- Epidermis · Stratum corneum · Stratum lucidum · Stratum granulosum · Stratum spinosum · Stratum basale
- Korium · Stratum papillare · Stratum reticulare
- Subkutis

	Hautschicht	vorkommende Zellen
Oberhaut	Epidermis	mehrschichtig verhorntes, gefäßloses Plattenepithel, das aus vier Schichten besteht (von oben nach unten):
– Hornschicht	• Stratum corneum	die verhornten Keratinozyten haben weder einen Zellkern noch Organellen und sind durch einen Lipid-Kitt miteinander verbunden
– helle Schicht	• Stratum lucidum	findet sich nur an der Leistenhaut. Hier verlieren die Zellen ihre Kerne.
– Körnerschicht	• Stratum granulosum	flache Keratinozyten, die ihren Kern noch erkennen lassen
– Stachelzellschicht	• Stratum spinosum	polygonale Zellen, die aus der Basalzellschicht hervorgehen und durch Desmosomen (Stacheln des lichtmikroskopischen Bildes) miteinander verbunden sind. Hier liegen auch die Langerhans-Zellen, die eine wichtige Rolle in der Antigen-präsentation spielen.
– Basalzellschicht	• Stratum basale	iso- bis hochprismatische Stammzellen der Epidermis wandern innerhalb von 30 Tagen durch die Hautschichten zur Epidermisoberfläche. Außerdem findet man hier Melanozyten (produzieren Melanin), Langerhans- und Merkel-Zellen (s. u.)
Lederhaut	Korium (Dermis)	straffe, stützende Bindegewebsschicht, die der Epidermis eng anliegt. Auch hier lassen sich zwei Lagen unterscheiden:
– papilläre Dermis	• Stratum papillare	sie ist mit den Reteleisten der Epidermis verzahnt und besteht aus lockerem kollagenem Bindegewebe. In den Papillen liegen Kapillaren und Rezeptororgane.
– retikuläre Dermis	• Stratum reticulare	grenzt basal an die Subkutis. Elastische Fasern sorgen für die Elastizität der Haut, kollagene Fasern sichern ihre Reißfestigkeit, Kollagenbündel sind etwas gröber.
Subkutis	Subkutis	besteht aus lockerem Bindegewebe und Fett. In ihr verlaufen die Gefäße.

Tab. **7.1**: Hautschichten und ihre Zellen

7 Haut und Hautanhangsgebilde

Gefäßversorgung und Innervation	Stratum papillare · freie Nervenendigungen · Merkel-Zellen · Vater-Pacini-Körperchen · Meissner-Tastkörperchen

Blut: Die Arterien der Subkutis verzweigen sich im Stratum reticulare. Ausläufer der Gefäßplexus erreichen das Stratum papillare. Der venöse Abfluss erfolgt über die Gefäße der Subkutis.
Lymphe: Von den Papillen aus wird sie den regionalen Lymphknoten zugeführt.
Nerven: Die höchste Nervendichte findet sich an Händen, Gesicht und Genitalien. Die Zellkörper (Perikaryen) der die Haut versorgenden Nerven liegen sämtlich in den Hinterhörnern der Spinalganglien, ↗ Abb. 1.11.

- **Freie Nervenendigungen** nehmen mechanische, thermische und nozizeptive Veränderungen wahr,
- **Merkel-Zellen** vermitteln Druckempfindungen,
- **Vater-Pacini-(Lamellen-)Körperchen** sind Rezeptoren der Dermis für Vibration,
- **Meissner-Tastkörperchen** finden sich v. a. im Stratum papillare von Händen und Füßen und sind berührungsempfindlich.

Funktion	Schutz · Regulierung von Temperatur und Wasserhaushalt · Abwehr

- Schutz gegenüber physikalischen Noxen wie z. B. dem Durchdringen von UV-Strahlen,
- Verhindern des Verlusts von Körperflüssigkeiten und Unterstützung der Körpertemperaturregulierung,
- Instandhaltung des inneren Gleichgewichts des Organismus,
- Außenposten der Immunabwehr.

Embryologie	· Ektoderm · Epidermis · Drüsen · Haare · Nägel · Mesoderm · Dermis · Subkutis

Epidermis: In der 4. Woche beginnt die Entwicklung aus dem Ektoderm. Die Anhangsgebilde wie Drüsen, Haare und Nägel sind Abkömmlinge der Epidermis. Dermis und Subkutis sind mesodermaler Herkunft.

7.2 Hautanhangsgebilde

Haare	· Lanugohaare · Vellushaare · Terminalhaare · Haarschaft · Wurzel · Bulbus · M. arrector pili

Haare finden sich am ganzen Körper. Ausnahmen sind die Leistenhaut an Fußsohle und Handfläche, die Glans penis und der Introitus vulvae.

Differenzierung	**Haartypen:** Man unterscheidet Lanugohaare (pränatal, dünn und lang), Vellushaare (kurz, zart, schwach koloriert) und Terminalhaare (länger, dicker, dunkler).
Aufbau	↗ Abb. 7.1 **Haarschaft** (Cuticula): besteht aus verhornten Zellen, die den Kortex (Rinde) umschließen. Der Kortex ist ebenfalls aus verhornten pigmentierten Zellen aufgebaut,

7.2 Hautanhangsgebilde

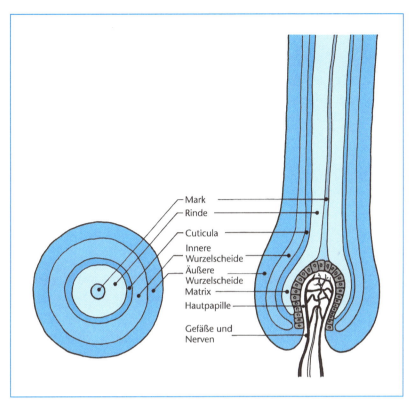

Abb. 7.1: Aufbau des Haarfollikels

die für die Haarfarbe verantwortlich sind. Die Medulla (Mark) besteht aus kubischen Zellen. Bei Terminalhaaren unterscheidet man zwischen einer inneren und äußeren Medulla.

Haarwurzel: wird von der äußeren und inneren Wurzelscheide umschlossen. Die äußere Scheide nennt man auch Haarbalg. Sie ist eine Fortsetzung der proliferierenden Epidermisschicht.

Haarbulbus (Haarzwiebel): hier liegen Wachstumszellen und Melanozyten. Von unten stülpt sich die Haarpapille vor, die das Haar versorgt.

M. arrector pili: kontrahiert sich bei Kälte, Furcht und Erregung, stellt das Haar auf und erzeugt die sog. Gänsehaut.

Drüsen

Talgdrüsen · Schweißdrüsen

Talgdrüsen sind den Haarfollikeln zugeordnet und fehlen nur an unbehaarten Körperpartien. Sie sezernieren den öligen Talg (Sebum) durch holokrine Sekretion in den Haarfollikel, von wo aus er auf die Hautoberfläche gelangt.

Schweißdrüsen sind röhrenförmig geschlängelt und liegen in der Dermis. Ihr wässriges Sekret sezernieren sie teils ekkrin, teils apokrin.

Brustdrüse ↗ Kap. 10.2.2

7 Haut und Hautanhangsgebilde

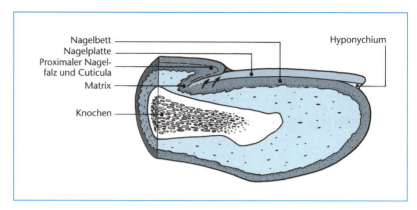

Abb. **7.2**: Aufbau des Fingernagels

Nägel

Nägel bestehen aus einer dicht gepackten Schicht Keratin. Sie schützen Finger- und Zehenkuppe, unterstützen das Greifen und die taktile Empfindung in den Fingerspitzen.

Aufbau

➚ Abb. 7.2
Matrix: enthält teilungsaktive Zellen, die durch Reifung, Keratinisierung und Wachstum die Nagelplatte, den eigentlichen Nagel, formen.
Nagelplatte: ist 0,3–0,5mm dick und wächst pro Tag 0,1mm. Fingernägel wachsen schneller als Zehennägel.
Nagelbett (Hyponychium): bildet kleinere Mengen Keratin und liegt der Nagelplatte eng an. Am distalen Nagelrand verdickt sich das Nagelbett und löst sich etwas von der Nagelplatte.
Kapillaren der Nagelumgebung geben dem Nagel seine rosige Farbe.
Lunula nennt man den distalen weißen Rand des Nagels.
Paronychium heißt der seitlich verdickte Nagelfalz.

8 Obere Extremität

8.1 Schultergürtel

besteht aus zwei Gelenken:
- **Art. sternoclavicularis** verbindet die Extremitas sternalis des Schlüsselbeins mit der Incisura clavicularis des Brustbeins.
- **Art. acromioclavicularis** ist das Gelenk zwischen Akromion und Extremitas acromialis des Schlüsselbeins.

Knochen

Klavikula · Scapula

Klavikula

Schlüsselbein
- 12–15 cm lang und leicht s-förmig gebogen,
- wichtige Strukturen sind die Extremitas acromialis und die Extremitas sternalis,
- dient Muskeln als Ursprungs- und Ansatzort, wird aber nicht von ihnen bedeckt. Über die Klavikula ziehen die Nn. supraclaviculares (tastbar!).

 Schlüsselbeinfrakturen folgen in der Häufigkeit gleich denen des Radius. Besondere Gefahr besteht dabei für die unterhalb der Klavikula verlaufende A. und V. subclavia sowie den Plexus brachialis!

Scapula

Schulterblatt
- kann nicht vom Thorax abgehoben werden, sondern gleitet auf ihm entlang.
- liegt als dünne Knochenplatte der dorsalen Rumpfwand an. Man merke sich:

ventral	Facies costalis, Acromion (wichtiger Befestigungspunkt für Knochen und Bänder)
dorsal	Facies posterior, Spina scapulae, Fossa supraspinata, Fossa infraspinata
Ränder	Margo medialis/lateralis/superior, Incisura scapulae, Lig. transversum
lateral	Cavitas glenoidalis (Schultergelenkspfanne), Tuberculum supraglenoidale, Tuberculum infraglenoidale, Angulus superior/inferior

! Die Scapula bietet vielen Muskeln Befestigungsfläche. Der große Bedarf an Fläche wird über einen dünnen Knochen mit relativ niedrigem Gewicht erreicht!

Kapsel- und Bandapparat

- Art. acromioclaviculare · Lig. acromioclaviculare · Lig. coracoclaviculare
- Art. sternoclaviculare · Lig. sternoclaviculare anterius · Lig. sternoclaviculare posterius · Lig. interclaviculare · Lig. costoclaviculare

Art. acromioclaviculare

Akromioklavikulargelenk (laterales Schlüsselbeingelenk)
- ist ein Kugelgelenk, das der Drehung der Scapula dient,
- Lig. acromioclaviculare zieht vom Akromion zur Clavicula und verstärkt das Gelenk nach ventral,

8 Obere Extremität

- Lig. coracoclaviculare zieht vom Proc. coraceideus zur Clavicula und setzt sich aus zwei Teilen zusammen:
  - das Lig. trapezoideum hemmt die Bewegung nach vorn,
  - das Lig. conoideum sichert das Gelenk bei Bewegungen nach hinten.

Art. sternoclavicularis

Sternoklavikulargelenk (mediales Schlüsselbeingelenk)
- ist ein Kugelgelenk mit Discus articularis. Dieser unterteilt die Gelenkhöhle in zwei Kammern.
- ist die einzige gelenkige Verbindung zwischen Thorax und Extremität.
- Die Gelenkflächen sind inkongruent! Das Gelenk muss also durch Bänder gesichert werden:
  - Lig. sternoclaviculare anterius verhindert das Zurückführen der Schulter,
  - Lig. sternoclaviculare posterius hemmt das Vorwärtsführen der Schulter,
  - Lig. interclaviculare verbindet die beiden medialen Schlüsselbeingelenke miteinander und hemmt das Senken der Klavikula,
  - Lig. costoclaviculare zieht von der Klavikula zur ersten Rippe und hemmt die Verschieblichkeit nach kranial.

! Beide Gelenke des Schultergürtels sind zwar Kugelgelenke, werden aber in ihren Freiheitsgraden durch Weichteile und straffe Bänder eingeschränkt.

Muskeln

- Mm. subclavius · pectoralis major · pectoralis minor · serratus anterior · sternalis
- Mm. levator scapulae · rhomboideus minor · rhomboideus major · latissimus dorsi

M. subclavius	U	Oberseite der 1. Rippe
	A	Unterseite der Klavikula
M. sternocleidomastoideus	U	Manubrium sterni, sternales Ende der Klavikula
	A	Proc. mastoideus, Os occipitale
M. pectoralis major	U	mediale Hälfte der Klavikula, Sternum und Knorpel der 2.–5. Rippe, vorderes Blatt der Rektusscheide
	A	Crista tuberculi majoris des Humerus
M. pectoralis minor	U	3.–5. Rippe
	A	Proc. coracoideus
M. serratus anterior	U	Rippen 1–9
	A	Angulus superior der Scapula, Margo medialis der Scapula, Margo medialis und Angulus inferior der Scapula
M. sternalis		liegt am Rand des Sternums. Form und Ausdehnung sind variabel.

Tab. 8.1: Ursprung und Ansatz der ventralen Muskeln des Schultergürtels

 Der **M. pectoralis major** ist fest mit der Fascia pectoralis verwachsen. Bei Brustkrebs kann der Tumor die Faszie und den Muskel infiltrieren. Die Brustdrüse ist dann weniger verschieblich!

8.1 Schultergürtel

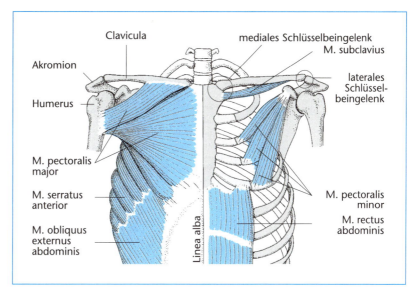

Abb. **8.1**: Ventrale Schultergürtelmuskulatur; auf der linken Seite ist die obere Muskelschicht abgetragen.

M. trapezius	U	Os occipitale, Procc. spinosi C_1 – Th_{12}
	A	laterales Drittel des Schlüsselbeins, Acromion, Spina scapulae
M. levator scapulae	U	Tubercula posteriora der Procc. transversi C_{1-4}
	A	Angulus superior und Margo medialis der Scapula
M. rhomboideus minor	U	Procc. spinosi $C_{6,7}$, Lig. nuchae
	A	Margo medialis der Scapula oberhalb der Spina scapulae
M. rhomboideus major	U	Procc. spinosi Th_{1-4}
	A	Margo medialis der Scapula unterhalb der Spina scapulae
M. latissimus dorsi	U	Angulus inferior der Scapula, Procc. spinosi von Th_7 bis L_5, Os sacrum und Fascia thoracolumbalis, Rippe 10–12, vorderes Blatt der Rektusscheide
	A	Crista tuberculi minoris des Humerus

Tab. **8.2**: Ursprung und Ansatz der dorsalen Muskeln des Schultergürtels

Innervation und Funktion

Heben/Senken/Anteversion/Retroversion der Klavikula ·
Schwenken des Angulus inferior scapulae nach hinten/vorne

8 Obere Extremität

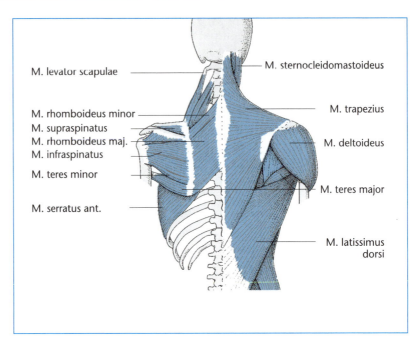

Abb. 8.2: Schultermuskulatur und dorsale Schultergürtelmuskulatur

Heben der Klavikula (60°)	M. sternocleidomastoideus, M. trapezius (Pars descendens)	N. accessorius
Senken der Klavikula (10°)	M. pectoralis minor	Nn. pectorales mediales/laterales
	M. subclavius	N. subclavius
Anteversion der Klavikula (20°)	M. serratus anterior	N. thoracicus longus
	M. pectoralis major	Nn. pectorales mediales/laterales
Retroversion der Klavikula (20°)	M. trapezius (Pars ascendens)	N. accessorius
	M. levator scapulae, Mm. rhomboideus major/minor	N. dorsalis scapulae
	M. latissimus dorsi	N. thoracodorsalis
Schwenken des Angulus inferior der Scapula nach vorne	M. serratus anterior	N. thoracicus longus
	M. trapezius	N. accessorius
Schwenken des Angulus inferior der Scapula nach hinten	M. levator scapulae, Mm. rhomboideus major/minor	N. dorsalis scapulae

Tab. 8.3: Funktion und Innervation der Schultergürtelmuskulatur

Lähmung des N. accessorius führt zur Lähmung des M. trapezius: Schultergürtel und Arm können nicht mehr kräftig gehoben werden.
Lähmung des N. thoracicus longus bewirkt den Ausfall des M. serratus anterior. Der Arm kann nicht mehr kraftvoll gehoben werden, die Abduktion ist nur bis 90° möglich. Folge: Scapula alata (flügelartiges Abstehen der Scapula vom Thorax).
Lähmung des N. dorsalis scapulae hat die Lähmung des M. levator scapulae und der Mm. rhomboidei zur Folge.

! Verschiedene Lehrbücher benutzen unterschiedliche Einteilungen der Muskelgruppen. Davon sollte man sich nicht nervös machen lassen. Wichtig sind letztlich Topographie und Funktion der Muskeln.

8.2 Schultergelenk und Oberarm

Im Schultergelenk (Art. humeri) artikuliert die Scapula (Schulterblatt) mit dem Humerus (Oberarm). Es handelt sich um ein Kugelgelenk mit drei Freiheitsgraden.

Knochen
- Scapula · Cavitas glenoidalis · Labrum glenoidale
- Humerus · Caput humeri · Collum chirurgicum/anatomicum · Tuberculum majus/minus · Crista tuberculi majoris/minoris

Schulterblatt
- **Scapula**: Man suche im Atlas und am Präparat die Cavitas glenoidalis (Schulterpfanne) sowie das Labrum glenoidale (Pfannenlippe). Weitere Einzelheiten zum Schulterblatt sind bereits oben erwähnt worden.

Oberarm
- **Humerus** (proximaler Teil): Wichtige Knochenpunkte sind Caput humeri (Oberarmkopf), Collum anatomicum/chirurgicum, Tuberculum majus/minus, Crista tuberculi majoris/minoris, Tuberositas deltoidea.

Kapsel- und Bandapparat

Kapsel · Labrum glenoidale · Collum anatomicum · Ligg. glenohumeralia · Lig. coracohumerale · Lig. coracoacromiale · Bursa subacromialis · Bursa subdeltoidea

Kapsel: Sie entspringt am Labrum glenoidale der Scapula und inseriert am Collum anatomicum des Humerus. Da der Oberarmkopf im Verhältnis zur Schulterpfanne sehr groß ist, hat das Gelenk großen Bewegungsspielraum. Damit die Kapsel diesen Raum nicht einschränkt, ist sie weit und schlaff.

8 Obere Extremität

 Schulterluxationen haben ihre Ursache im Missverhältnis der Größen von Gelenkkopf und -pfanne in Verbindung mit der weiten, schlaffen Gelenkkapsel. Die Muskulatur kann sich bei Krafteinwirkungen von außen nicht immer schnell genug kontrahieren, um die Stabilität zu sichern. Dann tritt das Caput humeri aus der Gelenkpfanne, meist nach unten vorne!

Bänder
- Ligg. glenohumeralia verstärken die Kapsel an der Vorderseite,
- Lig. coracohumerale zieht vom Proc. coracoideus zu den Tubercula majoris und minoris,
- Lig. coracoacromiale gehört nicht direkt zum Schultergelenk, überdeckt es aber dachartig.

Schleimbeutel sollen die Reibung zwischen Muskeln und Knochen vermindern.
- Bursa subacromialis liegt unter dem Akromion der Gelenkkapsel auf,
- Bursa subdeltoidea findet sich zwischen M. deltoideus und Tuberculum majus humeri.

Muskeln: M. supraspinatus · M. infraspinatus · M. teres major · M. teres minor · M. latissimus dorsi · M. deltoideus · M. subscapularis · M. coracobrachialis · M. pectoralis major

Muskel		
M. supraspinatus	U	Fossa supraspinata
	A	Tuberculum majus humeri
M. infraspinatus	U	Fossa infraspinata
	A	Tuberculum majus humeri
M. teres minor	U	lateraler Rand der Scapula
	A	Tuberculum majus humeri
M. teres major	U	Angulus inferior scapulae
	A	Crista tuberculi minoris
M. latissimus dorsi	U	Procc. spinosi Th$_7$ – L$_5$, Crista iliaca, Rippen 10–12
	A	Crista tuberculi minoris
M. deltoideus	U	Spina scapulae, Acromion, laterales Drittel der Klavikula
	A	Tuberositas deltoidea des Humerus
M. subscapularis	U	Facies costalis der Scapula
	A	Tuberculum minoris humeri
M. coracobrachialis	U	Proc. coracoideus
	A	Vorderseite des Oberarms
M. pectoralis major	U	mediale Hälfte der Klavikula, Sternum, vorderes Blatt der Rektusscheide
	A	Crista tuberculi majoris

Tab. **8.4**: Ursprung und Ansatz der Muskeln des Schultergelenks

8.2 Schultergelenk und Oberarm

 Rotatorenmanschette nennt man in der Klinik die Muskeln, die das Dach des Schultergelenks bilden: M. supraspinatus, M. infraspinatus, M. subscapularis und M. teres minor.

Innervation und Funktion

Adduktion · Abduktion · Innenrotation · Außenrotation · Anteversion · Retroversion

Bewegung	Muskel	Nerv
Adduktion (40°)	M. pectoralis major	Nn. pectorales medialis/lateralis
	M. teres minor	N. axillaris
	M. teres major, M. latissimus dorsi	N. thoracodorsalis
Abduktion (180°)	M. supraspinatus	N. suprascapularis
	M. deltoideus	N. axillaris
Innenrotation (70°)	M. subscapularis	N. subscapularis
	M. pectoralis major	Nn. pectorales medialis/lateralis
	M. coracobrachialis	N. musculocutaneus
	M. teres major, M. latissimus dorsi	N. thoracodorsalis
	M. deltoideus	N. axillaris
Außenrotation (70°)	M. infraspinatus	N. suprascapularis
	M. deltoideus, M. teres minor	N. axillaris
Anteversion (170°)	M. deltoideus	N. axillaris
	M. pectoralis major	Nn. pectorales medialis/lateralis
	M. coracobrachialis, M. biceps brachii	N. musculocutaneus
Retroversion (180°)	M. deltoideus	N. axillaris
	M. teres major, M. latissimus dorsi	N. thoracodorsalis

Tab. **8.5**: Funktion und Innervation der Muskeln des Schultergelenks

Topographie

Fossa axillaris · mediale/laterale Achsellücke

Achselgrube

Fossa axillaris nennt man die vertiefte Hautzone zwischen den beiden Achselfalten. Durch die Achselhöhle ziehen die Leitungsbahnen des Armes (Plexus brachialis, A. und V. axillaris sowie Lymphgefäße). Ihre Leitstruktur bildet der M. coracobrachialis.

Richtung	begrenzende Struktur
ventral	Mm. pectoralis major/minor
dorsal	M. subscapularis, M. teres major, M. latissimus dorsi
medial	M. serratus anterior
lateral	proximales Humerusende, M. coracobrachialis, Caput breve des M. biceps brachii

Tab. **8.6**: Grenzen der Fossa axillaris

8 Obere Extremität

Achsellücken: Zwischen M. teres major und minor besteht ein Spaltraum, der durch den M. triceps brachii in zwei Hälften geteilt wird.
- Mediale Achsellücke: wird von der A. circumflexa scapulae als Ast der A. subscapularis durchquert,
- laterale Achsellücke: wird vom N. axillaris und der A. circumflexa posterior humeri durchzogen.

Leitungsbahnen

A. und V. axillaris · Nodi lymphatici brachiales · Nodi lymphatici pectorales · Nodi lymphatici axillares · Plexus brachialis · Pars supraclavicularis · Pars infraclavicularis · Medianusgabel

Gefäße

A. axillaris ist die Fortsetzung der A. subclavia. Nach Verlassen der Fossa axillaris wird sie zur A. brachialis. Wichtige Äste sind die A. thoracoacromialis, die A. thoracica lateralis, die A. subscapularis und die Aa. circumflexa anterior/posterior humeri.

V. axillaris wird aus gleichnamigen Begleitvenen der Arterien gespeist. Zusätzlich münden in sie auch die V. cephalica, die Vv. brachiales und die Vv. thoracoepigastricae.

Wichtige Lymphknotenstationen sind die Nodi lymphatici brachiales, die Nodi lymphatici pectorales und die Nodi lymphatici axillares.

Nerven

Plexus brachialis: bildet sich aus den Rr. anteriores der Spinalnerven $C_5 - Th_1$ unter Beteiligung von C_4 und Th_2. Die ventralen Spinalnervenäste formieren sich zunächst zu drei Trunci, aus denen sich später die Faszikel bilden, ↗ Abb. 8.3.

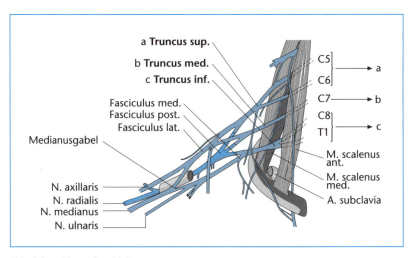

Abb. **8.3**: Plexus brachialis

8.3 Ellenbogengelenk und Unterarm

	Trunci	ventrale Anteile der Trunci	dorsale Anteile der Trunci
C₅	Truncus superior	Fasciculus lateralis (lateral der A. axillaris)	Fasciculus posterior (hinter der A. axillaris)
C₆			
C₇	Truncus medius		
C₈	Truncus inferior	Fasciculus medialis (medial der A. axillaris)	
Th₁			

Tab. 8.7: Bildung des Plexus brachialis

- Topographisch lassen sich die Äste des Plexus brachialis in einen supra- und einen infraklavikulären Abschnitt teilen.
  - Die **Pars supraclavicularis** gibt noch im Bereich der Faszikelbildung folgende Nerven ab: N. dorsalis scapulae, N. thoracicus longus, N. subclavius, N. suprascapularis, Nn. pectorales medialis/lateralis, N. subscapularis, N. thoracodorsalis.
  - Aus der **Pars infraclavicularis** entspringen: N. axillaris, N. medianus (s. u.), N. musculocutaneus, N. cutaneus brachii medialis, N. cutaneus antebrachii medialis, N. ulnaris und N. radialis.

 Humerusfrakturen betreffen besonders häufig das Collum chirurgicum. Ganz in der Nähe verläuft der N. axillaris nach distal und ist deshalb bei Frakturen besonders gefährdet.

- **Medianusgabel**: Aus je einem Ast des medialen und lateralen Faszikels entsteht der N. medianus. Er begleitet die A. axillaris und gibt distal drei Nervenäste ab (N. interosseus antebrachii anterior, R. palmaris uervi mediani, Nu. digitales palmares communes).

8.3 Ellenbogengelenk und Unterarm

In der Art. cubiti (Ellenbogengelenk) artikulieren Humerus, Radius und Ulna.

Knochen
- Humerus · Corpus humeri · Sulcus nervi radialis · Fossa olecrani · Condylus humeri · Capitulum humeri · Trochlea humeri · Epicondylus medialis · Epicondylus lateralis
- Radius · Corpus radii · Caput radii · Collum radii · Tuberositas radii
- Ulna · Olecranon · Proc. coronoideus · Incisura trochlearis · Incisura radialis

Zur Orientierung an den Knochen suche man die wichtigsten Punkte auf.

Oberarmknochen
- **Humerus** (distaler Teil): Corpus humeri (Schaft), Sulcus nervi radialis, Fossa olecrani, Condylus humeri, Capitulum humeri, Trochlea humeri, Epicondylus medialis, Epicondylus lateralis.

8 Obere Extremität

Speiche
- **Radius** (proximaler Teil): Corpus radii, Caput radii, Collum radii, Tuberositas radii.

Elle
- **Ulna** (proximaler Teil): Olecranon (Ellenbogen), Proc. coronoideus, Incisura trochlearis, Incisura radialis.

Kapsel- und Bandapparat

Art. humeroulnaris · Art. humeroradialis · Art. radioulnaris proximalis · Capsula articularis · Lig. collaterale ulnare · Lig. collaterale radiale · Lig. anulare radii

Gelenke: Die drei Knochen des Ellenbogens sind durch drei Gelenke miteinander verbunden.
- **Art. humeroulnaris**: artikulierende Flächen sind die Trochlea humeri und die Incisura trochlearis der Ulna. Es handelt sich um ein Scharniergelenk mit einem Freiheitsgrad.
- **Art. humeroradialis**: ist das Gelenk zwischen Capitulum humeri und Caput radii. Hier sind Scharnier- und Drehbewegungen möglich.
- **Art. radioulnaris proximalis**: verbindet Caput radii und Incisura radialis. Hier erfolgt lediglich die Ein- und Auswärtsdrehung des Radius (Radgelenk).

Kapsel: Alle drei Teilgelenke des Ellenbogens sind von einer gemeinsamen Gelenkkapsel umgeben. Der Gelenkinnenraum ist entsprechend groß.

Entzündungen des Ellenbogens befallen immer alle drei Teilgelenke, da diese durch die gemeinsame Kapsel miteinander kommunizieren.

Bänder
- **Lig. collaterale ulnare**: verläuft vom Epicondylus medialis humeri zur Incisura trochlearis der Ulna,
- **Lig. collaterale radiale**: beginnt am Epicondylus lateralis humeri und strahlt in das Lig. anulare radii ein,
- **Lig. anulare radii**: zieht von der Vorderseite der Ulna um das Collum radii zur Hinterseite der Elle.

Radiusluxationen treten v. a. im Kleinkindesalter auf. Bei kräftigem Zug an der Hand des Kindes rutscht das Caput radii aus der Halterung des Lig. anulare radii!

Muskeln
- Flexoren · M. biceps brachii · M. brachialis · M. coracobrachialis
- Extensoren · M. triceps brachii · M. anconeus

Die Muskulatur läßt sich funktionell und genetisch in Flexoren und Extensoren trennen:

Beuger
- **Flexoren** liegen auf der Oberarmvorderseite und werden vom N. musculocutaneus innerviert.

8.3 Ellenbogengelenk und Unterarm

– M. biceps brachii	U	• Caput longum: Tuberculum supraglenoidale • Caput breve: Proc. coracoideus
	A	Tuberositas radii, Fascia antebrachii (über die Aponeurosis musculi bicipitis brachii)
– M. brachialis	U	Vorderfläche des Humerus, Septum intermusculare brachii mediale und laterale
	A	Tuberositas ulnae, Kapsel des Ellenbogengelenks
– M. coracobrachialis	U	Proc. coracoideus
	A	medial am mittleren Humerusdrittel

Tab. **8.8**: Ursprung und Ansatz der Flexorengruppe der Oberarmmuskulatur

Strecker

Extensoren liegen auf der Oberarmrückseite und werden vom N. radialis innerviert.

– M. triceps brachii	U	• Caput longum: Tuberculum infraglenoidale • Caput *mediale*: dorsale Fläche des Humerus *medial* des Sulcus nervi radialis • Caput *laterale*: dorsale Fläche des Humerus *lateral* des Sulcus nervi radialis
	A	Olecranon
– M. anconeus	U	Epicondylus lateralis humeri
	A	Olecranon, Hinterseite der Ulna

Tab. **8.9**: Ursprung und Ansatz der Extensorengruppe der Oberarmmuskulatur

Innervation und Funktion

Flexion · Extension · Pronation · Suppination

Flexion (150°)	M. biceps brachii, M. brachialis	N. musculocutaneus
	M. brachioradialis, M. extensor carpi radialis longus	N. radialis
	M. pronator teres, M. flexor carpi radialis	N. medianus
Extension (0°)	M. triceps brachii, M. anconeus	N. radialis
Pronation (90°)	M. pronator teres, M. pronator quadratus, M. flexor carpi radialis	N. medianus
Suppination (85°)	M. biceps brachii	N. musculocutaneus
	M. suppinator, M. brachioradialis	N. radialis

Tab. **8.10**: Funktion und Innervation der Oberarmmuskulatur

 Lähmung des N. radialis macht das Strecken im Ellenbogengelenk unmöglich, da alle Extensoren ausgefallen sind.

8 Obere Extremität

 Lähmung des N. musculocutaneus schwächt die Flexion, da die beiden stärksten Beuger ausfallen.

Leitungsbahnen
- Flexorenloge · A. brachialis · V. basilica · N. medianus · N. cutaneus antebrachii medialis
- Extensorenloge · A. profunda brachii · N. radialis · V. cephalica · N. ulnaris · N. musculocutaneus
- Fossa cubitalis · A. radialis · A. ulnaris · V. mediana cubiti · N. cutaneus antebrachii medialis · N. cutaneus antebrachii lateralis · R. profundus nervi radialis · R. superficialis nervi radialis

Muskellogen: Sämtliche Muskeln des Oberarms werden von der Fascia brachii eingehüllt. Medial zieht von der Faszie das Septum intermusculare brachii mediale zum Humerus. Lateral verläuft das Septum intermusculare brachii laterale. Die beiden Septen trennen die Extensoren- von der Flexorenloge. In den Logen gelangen Gefäße und Nerven nach distal.
- **Flexorenloge:** liegt ventral der Muskelsepten. Leitstrukturen sind die Mm. biceps brachii und coracobrachialis. In ihr verlaufen folgende Strukturen:
  - **A. brachialis:** ist die Fortsetzung der A. axillaris distal der hinteren Achselfalte. Sie zieht von der Achselgegend bis zur Ellenbeuge direkt unter der Haut entlang. Im Bereich der Ellenbeuge teilt sie sich in die A. radialis und ulnaris.
  - **V. basilica:** zieht von der Ellenbeuge nach proximal und durchbricht am Hiatus basilicus in der Mitte des Oberarms die Fascia brachii. In der Regio axillaris mündet sie in die V. axillaris.
  - **N. medianus:** folgt im Oberarmbereich der A. brachialis. Kurz vor der Ellenbeuge kreuzt er über die Arterie hinweg zur Medialseite.
  - **N. cutaneus antebrachii medialis:** schließt sich der V. basilica an und teilt sich am Hiatus basilicus in den R. anterior und den R. ulnaris.
- **Extensorenloge:** verläuft dorsal der Muskelsepten und wird noch einmal in eine Haupt- und Nebenstraße unterteilt.
- Die Hauptstraße liegt dorsal dem Humerus an. Ihre Leitstruktur ist der M. triceps brachii.
  - **A. profunda brachii:** ist der stärkste Ast der A. brachialis und beginnt an der hinteren Achselfalte. In ihrem Verlauf begleitet sie den N. radialis.
  - **N. radialis:** entspringt aus dem Fasciculus dorsalis des Plexus brachialis. In der Regio axillaris liegt er dorsal der A. brachialis. Im Sulcus nervi radialis windet er sich schraubenartig um den Humerus. Zwischen M. brachialis und M. brachioradialis gelangt er auf die Vorderseite des Arms.

 Humerusschaftfrakturen sind besonders für den N. radialis gefährlich. Sein schraubenartiger Verlauf um den Oberarmknochen prädestiniert ihn für Rupturen bei Frakturen!

- Die Nebenstraße liegt medial direkt unter dem Septum intermusculare mediale. Leitstruktur ist der M. flexor carpi ulnaris.
  - **V. cephalica:** ist eine Hautvene, die im Sulcus bicipitis lateralis nach kranial verläuft. Sie überquert den M. biceps brachii und mündet schließlich in die V. axillaris.

- **N. ulnaris**: entspringt aus dem Fasciculus medialis des Plexus brachialis. An der Medialseite des Oberarms verläuft er dorsal des Septum intermusculare brachii mediale zum Sulcus nervi ulnaris am Epicondylus medialis. Zwischen den beiden Köpfen des M. flexor carpi ulnaris gelangt er zur Flexorenseite des Unterarms.
- **N. musculocutaneus**: durchbohrt den M. coracobrachialis und verläuft weiter zwischen M. biceps brachii und M. brachialis.

Fossa cubitalis

Ellenbeuge: sinkt ohne scharfe Grenzen zwischen den Flexoren des Oberarms und den Unterarmmuskeln ein.
- **Aa. radialis** und **ulnaris**: gehen aus der A. brachialis als Endäste hervor.
- **V. mediana cubiti**: mündet in der Ellenbeuge oberflächlich in die V. basilica.

 Blutentnahmen werden meist aus einer der oberflächlichen Venen der Ellenbeuge (V. mediana cubiti) oder des Unterarms durchgeführt. Dazu staut man den Rückfluss des Blutes mittels Stauriemen. Die Gefäße füllen sich und sind leichter zu sehen und zu tasten.

- **N. cutaneus antebrachii medialis**: liegt an der Medialseite der Fossa cubitalis,
- **N. cutaneus antebrachii lateralis**: verläuft an der lateralen Seite weiter distalwärts,
- **R. profundus nervi radialis**: ist der motorische Ast des N. radialis. Er biegt um das Collum radii nach dorsal und innerviert die Extensoren.
- **R. superficialis nervi radialis**: führt die sensiblen Fasern des N. radialis und verläuft gemeinsam mit der A. radialis entlang des M. brachioradialis zur Hand.

8.4 Handwurzel

fasst mehrere Gelenke zusammen:
- **Art. radioulnaris distalis**: Die Incisura ulnaris des Radius steht in diesem Gelenk mit der Circumferentia articularis der Ulna in Verbindung.
- **Art. radiocarpalis**: Die Gelenkpfanne bilden die Facies articularis des Radius und der distal der Ulna liegende Discus articularis. Der Gelenkkopf besteht aus der proximalen Reihe der Handwurzelknochen.
- **Art. mediocarpalis**: verbindet die beiden Reihen der Handwurzelknochen miteinander.
- **Artt. intercarpales**: sind die Gelenke zwischen den Handwurzelknochen.

Knochen

- Radius · Proc. styloideus · Incisura ulnaris · Facies articularis carpi
- Ulna · Corpus ulnae · Margo interosseus · Margo posterior · Caput ulnae · Proc. styloideus
- Ossa carpalia · Os scaphoideum · Os lunatum · Os triquetrum · Os pisiforme · Os trapezium · Os trapezoideum · Os capitatum · Os hamatum

8 Obere Extremität

Speiche	• **Radius**: Man sollte sich über die Lage des Proc. styloideus, die Incisura ulnaris und die Facies articularis carpi orientieren.
Elle	• **Ulna**: Hier suche man das Corpus ulnae, den Margo interosseus, den Margo posterior, das Caput ulnae und den Proc. styloideus.
Handwurzel	• **Ossa carpalia**: acht Knochen, die in zwei Reihen angeordnet sind. – In der **proximalen Reihe** findet man vom Radius ausgehend in Richtung Ulna folgende Anordnung: Os scaphoideum (Kahnbein), Os lunatum (Mondbein), Os triquetrum (Dreiecksbein) und Os pisiforme (Erbsenbein). – Die **distale Reihe** wird (ebenfalls von radial nach ulnar betrachtet) gebildet aus: Os trapezium (Trapezbein), Os trapezoideum (Trapezoidbein), Os capitatum (Kopfbein) und Os hamatum (Hakenbein).
Kapsel- und Bandapparat	• Art. radioulnaris distalis · Membrana interossea · Recessus sacciformis · Discus articularis • Art. radiocarpalis · Gelenkpfanne · Gelenkkopf · Kapsel · Bänder • Artt. intercarpales · Artt. mediocarpales
Distales Radioulnargelenk	**Art. radioulnaris distalis** • **Gelenkkapsel**: ist an der Knorpel-Knochen-Grenze befestigt und weist den Recessus sacciformis auf. Dieser sichert den Bewegungsspielraum für Drehbewegungen. • **Discus articularis**: zwischen Proc. styloideus ulnae und Facies ulnaris des Radius; schafft die Verbindung zwischen Elle und Handwurzelknochen. • **Membrana interossea**: spannt sich zwischen dem Margo interosseus beider Unterarmknochen aus. Sie verhindert zum einen Längsverschiebungen von Radius und Ulna gegeneinander, zum anderen dient sie einigen Unterarmmuskeln als Ursprungsfläche.
Proximales Handgelenk	**Art. radiocarpalis** • Die **Gelenkkapsel** ist an der Knorpel-Knochen-Grenze der beteiligten Knochen befestigt und mit dem Discus articularis verwachsen. • Fünf **Bänder** sichern das Gelenk und verstärken die Kapsel:

Band	Ursprung	Ansatz
Lig. collaterale carpi radiale	Proc. styloideus radii	Os scaphoideum
Lig. collaterale carpi ulnare	Proc. styloideus ulnae	Os triquetrum, Os pisiforme
Lig. radiocarpale palmare	Radius	Os lunatum, Os capitatum
Lig. ulnocarpale palmare	Ulna	Os capitatum
Lig. radiocarpale dorsale	Radius	Os lunatum, Os triquetrum

Tab. **8.11**: Bänder des proximalen Handgelenks

Interkarpalgelenke	**Artt. intercarpales** • Die **Gelenkspalten** kommunizieren miteinander, eine gemeinsame Kapsel fehlt jedoch. • Drei **Bänder** verbinden die dorsalen bzw. ventralen Seiten der Handwurzelknochen miteinander: die Ligg. intercarpalia dorsalia/palmaria und das Lig. carpi radiatum.

8.4 Handwurzel

Distales Handgelenk — **Art. mediocarpalis**
- Der **Gelenkspalt** ist mit dem der Interkarpalgelenke verbunden.
- Die **Gelenkkapsel** ist auch hier an der Knorpel-Knochen-Grenze befestigt. An der Palmarseite ist die Kapsel straff, dorsal jedoch sehr weit.

Muskeln — oberflächliche Flexoren · tiefe Flexoren · oberflächliche Extensoren · tiefe Extensoren · radiale Extensoren

Die Unterarmmuskeln lassen sich in Strecker und Beuger teilen. Beide Gruppen werden durch den Margo posterior der Ulna und die Membrana interossea getrennt.

Beuger
- **Flexoren** liegen palmar und ulnar. Sie werden vom N. medianus und vom N. ulnaris innerviert.

Muskel		
– M. pronator teres	U	• Caput humerale: Epicondylus medialis humeri • Caput ulnare: Proc. coronoideus ulnae
	A	laterale und dorsale Fläche des Radius
– M. flexor carpi radialis	U	Epicondylus medialis humeri
	A	Basis des Os metacarpale II
– M. palmaris longus	U	Epicondylus medialis humeri
	A	Palmaraponeurose
– M. flexor carpi ulnaris	U	• Caput humerale: Epicondylus medialis humeri • Caput ulnare: Olecranon, proximale 2/3 der Ulna
	A	Os pisiforme, über das Lig. pisometacarpale zum Os metacarpale V und über das Lig. pisohamatum zum Os hamatum
– M. flexor digitorum superficialis	U	• Caput humeroulnare: Epicondylus medialis humeri, Proc. coronoideus ulnae • Caput radiale: Vorderfläche des Radius
	A	Mittelphalangen II–V

Tab. **8.12**: Ursprung und Ansatz der oberflächlichen Schicht der Flexorengruppe des Unterarms

– M. flexor digitorum profundus	U	• Pars ulnaris: Vorderfläche der Ulna • Pars radialis: Membrana interossea antebrachii
	A	palmar an den Endphalangen II–V
– M. flexor pollicis longus	U	Vorderfläche des Radius, Membrana interossea antebrachii
	A	palmar an der Endphalanx des Daumens
– M. pronator quadratus	U	distal an der Vorderfläche der Ulna
	A	distal an der Vorderkante des Radius

Tab. **8.13**: Ursprung und Ansatz der tiefen Schicht der Flexorengruppe des Unterarm

Strecker
- **Extensoren** liegen dorsal und radial. Sie werden vom N. radialis innerviert. Man unterscheidet eine oberflächliche und eine tiefe Schicht sowie die radialen Extensoren.

8 Obere Extremität

– M. extensor digitorum	U	Epicondylus lateralis humeri, Fascia antebrachii
	A	Dorsalaponeurose II–V
– M. extensor digiti minimi	U	Epicondylus lateralis humeri, Fascia antebrachii
	A	Dorsalaponeurose des V. Fingers
– M. extensor carpi ulnaris	U	• Caput humerale: Epicondylus lateralis humeri • Caput ulnare: Olecranon, Facies posterior und Margo posterior der Ulna
	A	dorsal an der Basis des Os metacarpale V

Tab. 8.14: Ursprung und Ansatz der oberflächlichen Schicht der Extensorengruppe des Unterarms

– M. supinator	U	Epicondylus lateralis humeri, Lig. collaterale radiale, Lig. anulare radii
	A	Vorder- und Seitenfläche des Radius
– M. abductor pollicis longus	U	Membrana interossea antebrachii, dorsale Fläche von Radius und Ulna
	A	Radial am Os metacarpale I und am Os trapezium
– M. extensor pollicis brevis	U	Membrana interossea antebrachii, dorsale Fläche des Radius
	A	dorsal an der Grundphalanx des Daumens
– M. extensor pollicis longus	U	Membrana interossea antebrachii, dorsale Fläche der Ulna
	A	dorsal an der Endphalanx des Daumens
– M. extensor indicis	U	Membrana interossea antebrachii, distal dorsale Fläche der Ulna
	A	Dorsalaponeurose des II. Fingers

Tab. 8.15: Ursprung und Ansatz der tiefen Schicht der Extensorengruppe des Unterarms

– M. brachioradialis	U	Crista supracondylaris lateralis, Margo lateralis humeri, Membrana interossea brachii laterale
	A	distal am Margo lateralis des Radius, proximal am Proc. styloideus
– M. extensor carpi radialis longus	U	Crista supracondylaris lateralis
	A	dorsal an der Basis des Os metacarpale II
– M. extensor carpi radialis brevis	U	Epicondylus lateralis humeri
	A	dorsal an der Basis des Os metacarpale III

Tab. 8.16: Ursprung und Ansatz der radialen Extensorengruppe des Unterarms

Innervation und Funktion

Suppination · Pronation · Radialabduktion · Ulnarabduktion · Palmarflexion · Dorsalextension

8.4 Handwurzel

Supination (90°)	M. biceps brachii	N. musculocutaneus
	M. brachioradialis, M. suppinator, Mm. extensor pollicis longus/brevis, M. extensor indicis, M. abductor pollicis longus	N. radialis
Pronation (85°)	M. pronator teres, M. pronator quadratus, M. flexor carpi radialis, M. palmaris longus	N. medianus
	M. brachioradialis, M. extensor carpi radialis longus	N. radialis
Radialabduktion (15°)	Mm. extensor carpi radialis longus/brevis, M. extensor pollicis brevis, M. abductor pollicis longus	N. radialis
	M. flexor carpi radialis	N. medianus
Ulnarabduktion (40°)	M. extensor carpi ulnaris	N. radialis
	M. flexor carpi ulnaris	N. ulnaris
Palmarflexion (80°)	M. flexor carpi radialis, Mm. flexor digitorum superficialis/profundus, M. flexor pollicis longus, M. palmaris longus	N. medianus
	M. flexor carpi ulnaris	N. ulnaris
Dorsalextension (70°)	Mm. extensor carpi radialis longus/brevis, M. extensor digitorum, M. extensor digiti minimi, M. extensor carpi ulnaris, M. extensor indicis	N. radialis

Tab. 8.17: Funktion und Innervation der Unterarmmuskulatur

Topographie — Canalis carpi · Retinaculum flexorum · Retinaculum extensorum · Sehnenscheiden

Canalis carpi

Karpaltunnel: Beim Querschnitt durch die Handwurzel erkennt man, daß die Handwurzelknochen ein auf dem Kopf stehendes U bilden. Der radiale U-Schenkel entsteht durch die Ossa scaphoideum und trapezium. Den ulnaren Schenkel bilden Os pisiforme und der Hamulus ossis hamatus.

Haltebänder

Retinaculum flexorum: verschließt den Karpal*kanal* kaudal zum Karpal*tunnel*. Es hält so die Flexorensehnen bei Palmarflexion am Skelett. Auf dem Halteband finden sich die Sehne des M. palmaris longus, die A. und V. ulnaris sowie die Rr. palmares des N. medianus und des N. ulnaris. Durch den Karpaltunnel verlaufen vier Sehnen des M. flexor digitorum superficialis, vier Sehnen des M. flexor digitorum profundus, die Sehne des M. flexor pollicis longus und der N. medianus.
Retinaculum extensorum: führt die Sehnen der Strecker bei Dorsalextension im Handgelenk, sodaß sich diese nicht vom Skelett abheben. Es bildet sich als quer verlaufender Verstärkungszug der Unterarmfaszie über den Führungskanälen der dorsalen Hand.

Karpaltunnelsyndrom (Medianuskompressionssyndrom): Die durch den Karpaltunnel verlaufenden Sehnen können den N. medianus komprimieren. Folgen sind die Atrophie der Daumenballenmuskulatur sowie Sensibilitätsstörungen der Hohlhand und der Finger I–III sowie der radialen Seite des IV. Fingers.

67

8 Obere Extremität

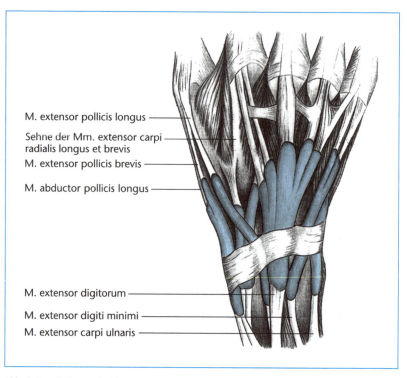

Abb. 8.4: Sehnenscheiden unter dem Retinaculum extensorum, Aufsicht auf den Handrücken bzw. dorsal auf das Handgelenk

Vaginae tendinosae

Sehnenscheiden verhindern, daß die Sehnen am Retinaculum reiben, ↗ Abb. 8.4.
- **Dorsal** gibt es sechs Sehnenfächer, in denen jeweils eine Sehnenscheide liegt. Von radial nach ulnar finden sich Sehnen folgender Muskeln:
  - M. abductor pollicis longus und M. extensor pollicis brevis,
  - Mm. extensor carpi radialis longus und brevis,
  - M. extensor pollicis longus,
  - M. extensor digitorum, M. extensor indicis,
  - M. extensor digiti minimi,
  - M. extensor carpi ulnaris.
- **Ventral** werden die Muskelsehnen ebenfalls durch Sehnenscheiden geführt. Diese sind zusätzlich durch die Vaginae fibrosae digitorum manus bindegewebig verstärkt. Die Sehnen ordnen sich wie folgt an:
  - M. flexor pollicis longus wird alleine in einer Sehnenscheide geführt,
  - Mm. flexores digitorum II–V sind kurz hinter dem Retinaculum flexorum in der Vagina synovialis communis musculorum flexorum gebündelt. Die Sehne des M. flexor digitorum V verläuft ohne Unterbrechung in der Sehnenscheide weiter. Die Sehnen der Finger II–IV verlassen die gemeinsame Sehnenscheide und werden im Bereich der Phalangen jeweils einzeln umhüllt.

Leitungsbahnen

A. radialis · A. ulnaris · A. interossea antebrachii · V. cephalica · V. basilica · V. mediana cubiti · N. radialis · N. ulnaris · N. medianus · Hautnerven

Arterien	**A. radialis**: geht aus der A. brachialis hervor und setzt deren oberflächlichen Weg fort. An der Grenze zwischen Extensoren- und Flexorenloge zieht sie unter dem Rand des M. brachioradialis zur Hand. Zwischen der Sehne des M. flexor carpi radialis und dem Radius kann man den Puls tasten. **A. ulnaris**: geht ebenfalls aus der A. brachialis hervor. Zwischen dem M. flexor digitorum superficialis und dem M. flexor digitorum profundus zieht sie zur Hand. Neben der Sehne des M. flexor carpi ulnaris kann man ihren Puls fühlen. Ihr Hauptast ist die A. interossea communis. Sie teilt sich sogleich in die Aa. interossea anterior und posterior. Die vordere Arterie verläuft palmar der Membrana interossea, die hintere dorsal davon.
Venen	**Oberflächliche** Venen des Unterarms: • **V. cephalica**: beginnt an der Dorsalseite des Daumens und zieht über die radiale Seite des Unterarms zur Ellenbeuge. Anastomosen zu anderen Venen sind zahlreich und variabel. • **V. basilica**: beginnt am ulnaren Handrücken und verläuft über die mediale Seite des Unterarms zur Ellenbeuge. • **V. mediana cubiti**: verbindet in der Ellenbeuge die V. basilica und cephalica. ! Zahlreiche Anastomosen am Unterarm sind variabel und haben in der Praxis eher untergeordnete Bedeutung! **Tiefe** Venen des Unterarms entsprechen in Verlauf und Namen den Arterien! Die Vv. radialis und ulnaris münden schließlich in die Vv. brachiales.

Nerven	• **N. radialis**: teilt sich in der Ellenbeuge in den R. superficialis und den R. profundus.
	  – **R. superficialis**: führt den sensiblen Anteil und schließt sich in seinem Verlauf der A. radialis an. Parallel zu ihr verläuft er am Rand des M. brachioradialis zur Hand. Im distalen Unterarm verzweigt er sich mehrfach.
	  – **R. profundus**: durchbohrt den M. suppinator und gelangt so auf die Dorsalseite des Unterarms. Dort verzweigt er sich und entsendet Äste zu den Extensoren.
	• **N. ulnaris**: gelangt über den Epicondylus medialis humeri zum Unterarm. Unter dem M. flexor carpi ulnaris zieht er zur Hand. In der Mitte des Unterarms begleitet er die A. ulnaris.
	• **N. medianus**: verlässt in der Ellenbeuge die Nachbarschaft zur A. brachialis, tritt durch den M. pronator teres und verläuft zwischen M. flexor digitorum superficialis und M. flexor digitorum profundus zur Hand. Auf diesem Weg teilen sich mehrere Äste zu den Flexoren ab. Im distalen Unterarm verläuft er unter der Sehne des M. palmaris longus und durchzieht mit den Sehnen der Fingerbeuger den Karpaltunnel.

8.5 Mittelhand und Finger

- **Artt. carpometacarpales**: sind Amphiarthrosen zwischen den distalen Handwurzelknochen und den Basen der Ossa metacarpi II–V,
- **Art. carpometacarpalis pollicis**: ist ein eigenes Gelenk zwischen dem Os trapezium und der Basis des Os metacarpale I,
- **Artt. intermetacarpales**: verbinden die Basen der Mittelhandknochen II–V,
- **Art. metacarpophalangealis pollicis**: Daumengrundgelenk,

8 Obere Extremität

- **Artt. metacarpophalangeales II–V:** sind die Fingergrundgelenke; die Köpfe der Mittelhandknochen stehen mit den Basen der Phalangen in Verbindung.
- **Artt. interphalangeales manus:** verbinden die Mittel- und Endgelenke der Finger.

Knochen	Ossa metacarpalia I–V · Basis/Corpus/Caput metacarpale · Digiti II–V · Phalanx proximalis/medialis/distalis · Pollex · Phalanx proximalis/distalis

Mittelhandknochen
- **Ossa metacarpalia** nennt man die Knochen der Mittelhand (Metacarpus). Sie verbinden die Handwurzel (Carpus) mit den Fingern (Digiti). An den Mittelhandknochen bezeichnet man von proximal nach distal Basis, Corpus und Caput metacarpale.

Fingerknochen
- **Phalanges** sind die Knochen der Finger. Die Finger werden vom Daumen ausgehend von I bis V durchnummeriert.
  - Der Daumen (Pollex) besteht als einziger aus einer Phalanx proximalis und einer Phalanx distalis.
  - Die Finger II–V besitzen zusätzlich eine Phalanx media. Analog zu den Ossa metacarpalia beschreibt man an den Phalangen Basis, Corpus und Caput. Die Phalanx distalis endet mit der Tuberositas phalangis distalis.

Kapsel- und Bandapparat	Artt. carpometacarpales · Art. carpometacarpalis pollicis · Artt. intermetacarpales · Art. metacarpophalangealis pollicis · Artt. metacarpophalangeales II–V · Artt. interphalangeales manus

Artt. carpometacarpales verbinden Handwurzel und Mittelhandknochen.
- Die einzelnen Gelenkhöhlen stehen untereinander und mit denen der Interkarpalgelenke in Verbindung.
- Die Gelenkkapsel ist an der Knorpel-Knochen-Grenze befestigt.
- Bänder verstärken die Kapsel.
  - Ligg. carpometacarpalia palmaria verlaufen zwischen den Knochen an der palmaren Seite.
  - Ligg. carpometacarpalia dorsalia verbinden die Knochen auf der dorsalen Seite.
  - Lig. pisometacarpale zieht vom Os pisiforme zur Basis des Os metacarpale V.

Art. carpometacarpalis pollicis ist das Gelenk zwischen Os trapezium und I. Mittelhandknochen.
- Anatomisch betrachtet handelt es sich um ein Sattelgelenk.
- Die schlaffe Gelenkkapsel und die inkongruenten Gelenkflächen erlauben jedoch auch eine geringe Drehung um die Längsachse.

Artt. intermetacarpales verbinden die Mittelhandknochen miteinander.
- Die einzelnen Gelenkspalten kommunizieren mit dem Karpometakarpalgelenk.
- Drei straffe Bändergruppen sorgen für Halt in den Gelenken:
  - Ligg. metacarpalia palmaria verbinden die Basen der Mittelhandknochen palmar,
  - Ligg. metacarpalia dorsalia fixieren die Basen der Ossa metacarpalia am Handrücken,
  - Ligg. metacarpalia interossea verlaufen zwischen den einander zugekehrten Seiten der Basen der Mittelhandknochen.

Art. metacarpophalangealis pollicis ist das Gelenk zwischen den Mittelhandknochen des Daumens und der Daumenphalanx.
- Es handelt sich um ein Scharniergelenk, das durch kräftige Kollateralbänder fixiert wird.

8.5 Mittelhand und Finger

- In der Gelenkkapsel findet sich medial und lateral je ein Sesambein, an dem die Thenarmuskeln (s. u.) inserieren.

Artt. metacarpophalangeales II–V verbinden Mittelhandknochen und die Phalangen II–V.
- Die Kugelgelenke werden in ihrem Bewegungsumfang durch Ligg. collateralia eingeschränkt.
- Die Gelenkkapsel ist an der Knorpel-Knochen-Grenze befestigt und relativ weit. Palmar wird sie durch die Ligg. palmaria verstärkt.

Artt. interphalangeales manus bilden die Gelenke zwischen den Phalangen.
- Der Kopf dieser Scharniergelenke wird durch das Caput phalangis gebildet. Die Pfanne ist die Basis phalangis.
- Die Gelenkkapsel wird auch hier durch Ligg. palmaria verstärkt, die Bewegungen durch Ligg. collateralia fixiert.

Muskeln

Muskeln der Hohlhand · Thenargruppe · Hypothenargruppe

Die Handmuskulatur bildet drei Gruppen: Muskeln der Hohlhand (mittlere Muskelgruppe), Muskeln des Daumenballens (Thenargruppe) und Muskeln des Kleinfingerballens (Hypothenargruppe).

Muskeln der Hohlhand

Mm. lumbricales I–IV	U	radial an den Sehnen des M. flexor digitorum profundus
	A	Dorsalaponeurose der Finger II–V
Mm. interossei palmares I–III	U	Ossa metacarpalia II, IV und V
	A	Dorsalaponeurose der Finger II, IV und V
Mm. interossei dorsales I–IV	U	Ossa metacarpalia I–V
	A	Dorsalaponeurose der Finger II–IV

Tab. **8.18**: Ursprung und Ansatz der Muskeln der Hohlhand

Muskeln des Daumenballens

M. abductor pollicis brevis	U	Retinaculum flexorum, Os scaphoideum
	A	Phalanx proximalis des Daumens, laterales Sesambein
M. flexor pollicis brevis	U	• Caput superficiale: Retinaculum flexorum • Caput profundum: Os trapezium, Os trapezoideum, Os capitatum
	A	Phalanx proximalis des Daumens, laterales Sesambein
M. opponens pollicis	U	Retinaculum flexorum, Os trapezium
	A	Vorderfläche des Os metacarpale I
M. abductor pollicis	U	• Caput obliquum: Basis des Os metacarpale II, Os capitatum, Os hamatum • Caput transversum: palmare Fläche des Os metacarpale III
	A	Phalanx proximalis des Daumens, mediales Sesambein

Tab. **8.19**: Ursprung und Ansatz der Muskeln der Thenargruppe

8 Obere Extremität

Muskeln des Kleinfingerballens

M. abductor digiti minimi	U	Retinaculum flexorum, Os pisiforme
	A	Phalanx proximalis des V. Fingers
M. flexor digiti minimi brevis	U	Retinaculum flexorum, Hamulus ossis hamati
	A	Phalanx proximalis des V. Fingers
M. opponens digiti minimi	U	Retinaculum flexorum, Hamulus ossis hamati
	A	Os metacarpale V
M. palmaris brevis	U	Palmaraponeurose
	A	Haut über dem Kleinfingerballen

Tab. **8.20**: Ursprung und Ansatz der Muskeln der Hypothenargruppe

Innervation und Funktion

- Fingergrundgelenke · Palmarflexion · Dorsalextension · Abduktion · Adduktion
- Fingermittel- und -endgelenke II–V · Flexion · Extension
- Daumensattelgelenk · Abduktion · Adduktion · Opposition · Reposition
- Daumengrundgelenk · Flexion · Extension
- Daumenendgelenk · Flexion · Extension

Fingergrundgelenke II–V

Artt. metacarpophalangeales

Palmarflexion	Mm. interossei, Mm. lumbricales, M. flexor digiti minimi brevis, M. flexor digitorum profundus	N. ulnaris
	M. flexor digitorum superficialis	N. medianus
Dorsalextension	M. extensor digitorum, M. extensor digiti minimi, M. extensor indicis	N. radialis
Abduktion	Mm. interossei dorsales, M. abductor digiti minimi	N. ulnaris
Adduktion	Mm. interossei palmares, M. flexor digitorum profundus	N. ulnaris
	M. flexor digitorum superficialis	N. medianus

Tab. **8.21**: Funktion und Innervation der Muskeln der Fingergrundgelenke II–V

Fingermittel- und -endgelenke II–V

Artt. interphalangeales proximales/distales II–V

Flexion	M. flexor digitorum superficialis	N. medianus
	M. flexor digitorum profundus	N. ulnaris
Extension	Mm. interossei, Mm. lumbricales	N. ulnaris
	M. extensor digitorum	N. radialis

Tab. **8.22**: Funktion und Innervation der Muskeln der Fingermittel- und -endgelenke II–V

8.5 Mittelhand und Finger

Daumensattelgelenk   **Art. carpometacarpalis pollicis**

M. abductor pollicis longus	N. radialis
M. abductor pollicis brevis	N. medianus
M. adductor pollicis, M. interosseus dorsalis I	N. ulnaris
M. abductor pollicis brevis, M. flexor pollicis brevis, M. opponens pollicis	N. medianus
M. adductor pollicis	N. ulnaris
M. extensor pollicis longus, M. extensor pollicis brevis, M. abductor pollicis longus	N. radialis

- Abduktion
- Adduktion
- Opposition
- Reposition

Tab. **8.23**: Funktion und Innervation der Daumenmuskulatur I

Daumengrundgelenk   **Art. metacarpophalangealis pollicis**

M. abductor pollicis brevis, M. flexor pollicis brevis, M. flexor pollicis longus	N. medianus
M. adductor pollicis	N. ulnaris
Mm. extensor pollicis longus/brevis	N. radialis

- Flexion
- Extension

Tab. **8.24**: Funktion und Innervation der Daumenmuskulatur II

Daumenendgelenk   **Art. interphalangealis distalis pollicis**

M. flexor pollicis longus	N. medianus
M. extensor pollicis longus	N. radialis

- Flexion
- Extension

Tab. **8.25**: Funktion und Innervation der Daumenmuskulatur III

Typische Ausfallerscheinungen bei Lähmung:
- **N. radialis**: Alle Dorsalextensoren fallen aus, der Faustschluss ist nicht mehr kraftvoll (Fallhand).
- **N. ulnaris**: Ausfall der Mm. interossei und der ulnaren Seite der Mm. lumbricales. Als Folge sind die Fingergrundgelenke gestreckt, die Mittel- und Endgelenke gebeugt. Der Daumen ist abduziert und reponiert (Krallhand).
- **N. medianus**: Die Beuger im Mittel- und Endgelenk der Finger I–III fallen aus. Die Finger werden in Extensionsstellung gehalten (Schwurhand).

Topographie   Palmaraponeurose

Palmaraponeurose: Die Sehne des M. palmaris longus setzt sich fächerförmig in die Hohlhand fort und verbindet sich mit der Hohlhandfaszie zu einer derben Sehnenplatte. Über die Retinacula cutis wird die Haut an der Aponeurose fixiert. Die Mm.

8 Obere Extremität

palmaris longus und brevis spannen die Sehnenplatte beim Faustschluß. Durch Muskeln und Retinacula wird das feste Zugreifen überhaupt erst möglich!

Leitungsbahnen Arcus palmaris superficialis/profundus · N. ulnaris · N. medianus · Rete carpale dorsale manus · N. ulnaris · N. medianus

Hohlhand

– Gefäße Zwei Gefäßbögen versorgen die Hohlhand.
- **Arcus palmaris superficialis**: entsteht aus den beiden Rr. palmares superficiales der Aa. radialis und ulnaris. Er findet sich zwischen den Flexorensehnen und der Palmaraponeurose. Aus ihm entspringen die Aa. digitales palmares communes. Diese verlaufen nach distal und teilen sich an den Fingergrundgelenken in die Aa. digitales palmares propriae. Der gleichnamige Venenbogen begleitet den oberflächlichen Hohlhandbogen.
- **Arcus palmaris profundus**: geht aus der Vereinigung der Rr. palmares profundi der Aa. radialis und ulnaris hervor. Von diesem Gefäßbogen gehen die Aa. metacarpales palmares ab. Diese anastomosieren mit den Aa. digitales palmares communes. Der Arcus venosus palmaris profundus sorgt für den Rückfluß des Blutes.

– Nerven **N. ulnaris**: Am distalen Unterarm teilt er sich in je einen Ast zum Handrücken (R. dorsalis nervi ulnaris) und zur Hohlhand (R. palmaris nervi ulnaris). Der R. palmaris teilt sich wie der N. radialis in einen oberflächlichen (sensiblen) und einen tiefen (motorischen) Ast.
N. medianus: gelangt durch den Canalis carpi zur Palmarseite der Hand. Dort gibt er motorische Äste und einen starken sensiblen Ast ab.

Handrücken

– Gefäße Das **Rete carpale dorsale** sichert die Versorgung des Handrückens. Es entsteht aus der Vereinigung der A. carpalis dorsalis (ex A. radialis) und der A. interossea posterior (ex A. ulnaris). Die Venen bilden das Rete venosum dorsale manus.

– Nerven Die radiale Hälfte des Handrückens wird vom N. radialis innerviert, die ulnare vom N. ulnaris.

9 Untere Extremität

9.1 Hüftgelenk

Im Hüftgelenk (Art. coxae) artikuliert die Hüftpfanne des Beckens (Acetabulum) mit dem Kopf des Oberschenkelknochens (Caput femoris).

Knochen

Acetabulum · Os ilii · Os ischii · Os pubis · Caput femoris · Collum femoris · Trochanter major/ minor · Corpus femoris · Linea aspera

Hüftpfanne

Das **Acetabulum** setzt sich aus drei Teilen zusammen, deren Grenzen die Form eines Y bilden:
- kranial liegt der Teil, der zum Os ilii gehört,
- ventral bildet das Os pubis einen Abschnitt der Hüftpfanne,
- dorsokaudal befindet sich das Os ischii.
- Man suche im Atlas und am Präparat folgende Knochenpunkte: Facies lunata, Fossa acetabuli, Incisura acetabuli, Labrum acetabulare.

Oberschenkelknochen

Femur: Wichtige Aspekte sind Caput femoris, Collum femoris, Trochanter major, Trochanter minor, Corpus femoris und Linea aspera.

 Kollodiaphysenwinkel: Der Femurkopf geht im Bereich des Collum femoris nicht gerade in den Schaft über, sondern ist um 128° gegen den Schaft abgewinkelt.
Bei der **Coxa valga** ist der Zentrumkollodiaphysenwinkel (CCW) größer als 128°, bei der **Coxa vara** ist er kleiner als 128°.

Band- und Kapselapparat

Kapsel · Linea intertrochanterica · Crista intertrochanterica · Lig. iliofemorale · Lig. ischiofemorale · Lig. pubofemorale · Lig. capitis femoris · Lig. transversum acetabuli

Kapsel
- entspringt am Pfannenrand und zieht ventral zur Linea intertrochanterica des Femurs. Dorsal ist sie proximal der Crista intertrochanterica am Schenkelhals befestigt;
- ist nicht fest mit dem Labrum acetabulare der Pfanne verwachsen,
- ist relativ weit und schränkt so den großen Bewegungsspielraum des (Nuss-)Gelenks kaum ein.

Bänder
- sind die stabilsten Strukturen des menschlichen Körpers.

9 Untere Extremität

Band	Ursprung	Ansatz
Lig. iliofemorale	Os ilii	• ziehen zur Linea intertrochanterica und strahlen in die Gelenkkapsel ein • Die ringförmige Zona orbicularis hält alle drei Bänder zusammen.
Lig. ischiofemorale	Os ischii	
Lig. pubofemorale	Os pubis	
Lig. capitis femoris	Rand der Incisura acetabuli	verläuft intraartikulär zur Fovea capitis femoris und hat keine mechanische Funktion
Lig. transversum acetabuli	Rand der Incisura acetabuli	Incisura acetabularis

Tab. 9.1: Bänder des Hüftgelenks

 Hüftluxation: Verrenkung im Hüftgelenk, bei der der Femurkopf aus der Gelenkpfanne tritt.
- angeboren: entwickelt sich durch Belastung meist erst postnatal aufgrund eines unzureichend ausgebildeten Pfannendachs (Hüftdysplasie).
- traumatisch: Folge großer Gewalteinwirkung. Besondere Bedeutung kommt der notfallmäßigen Reposition zu, da sonst die Gefahr besteht, die Rr. acetabularis aus der A. circumflexa femoris medialis bzw. der A. obturatoria zu verletzen, die im Kindesalter im Lig. capitis femoris eingelagert sind. Beim Erwachsenen spielen die Gefäße für die Versorgung des Femurs keine wesentliche Rolle mehr.

Muskeln

- M. glutaeus maximus · M. glutaeus medius · M. glutaeus minimus · M. tensor fasciae latae · M. gemellus superior · M. gemellus inferior · M. quadratus femoris · M. obturator externus
- M. iliopsoas · M. psoas major · M. psoas minor · M. iliacus · M. piriformis · M. obturator internus

9.1 Hüftgelenk

M. glutaeus maximus	U	Rückseite des Os sacrum, angrenzender Teil des Os ilii, Fascia thoracolumbalis
	A	Tuberositas glutaea, Fascia lata, Tractus iliotibialis
M. glutaeus medius	U	Labium externum der Crista iliaca, Linea glutaealis anterior/ posterior
	A	Trochanter major
M. glutaeus minimus	U	Linea glutaealis anterior/ inferior
	A	Trochanter major
M. tensor fasciae latae	U	Spina iliaca anterior superior
	A	Tractus iliotibialis
M. gemellus superior	U	Spina ischiadica
	A	Sehne des M. obturator internus
M. gemellus inferior	U	Tuber ischiadicum
	A	Sehne des M. obturator internus
M. quadratus femoris	U	Tuber ischiadicum
	A	Crista intertrochanterica
M. obturator externus	U	knöcherner Rahmen des Foramen obturatum, Membrana obturatoria
	A	Fossa trochanterica

Tab. **9.2**: Ursprung und Ansatz der äußeren Hüftmuskeln

M. iliopsoas		
– M. psoas major	U	• ventral Th_{12} – L_4 • dorsal Procc. costales der Lendenwirbel
	A	Trochanter minor
– M. psoas minor	U	Th_{12} und L_1
	A	Fascia iliaca, Arcus iliopectineus
– M. iliacus	U	Fossa iliaca
	A	Trochanter minor
M. piriformis	U	Facies pelvica des Os sacrum
	A	Spitze des Trochanter major
M. obturator internus	U	knöcherner Rahmen des Foramen obturatum, Membrana obturatoria
	A	Fossa trochanterica

Tab. **9.3**: Ursprung und Ansatz der inneren Hüftmuskeln

9 Untere Extremität

Innervation und Funktion

Flexion · Extension · Abduktion · Adduktion · Innenrotation · Außenrotation

Flexion	M. tensor fasciae latae	N. glutaeus superior
	M. iliopsoas (M. psoas major, M. psoas minor, M. iliacus), M. rectus femoris, M. sartorius, M. pectineus	N. femoralis
	M. obturatorius externus, M. adductor longus	N. obturatorius
	M. glutaeus medius (ventraler Teil), M. glutaeus minimus (ventraler Teil)	N. glutaeus superior
Extension	M. glutaeus maximus	N. glutaeus inferior
	M. glutaeus medius (dorsaler Teil), M. glutaeus minimus (dorsaler Teil)	N. glutaeus superior
	M. adductor magnus (dorsaler Teil)	N. obturatorius
	M. semimembranosus, M. semitendinosus, M. biceps femoris (Caput longum)	N. ischiadicus
	M. obturatorius internus, M. piriformis	direkter Ast des Plexus sacralis
Abduktion	M. glutaeus maximus (proximaler Teil)	N. glutaeus inferior
	M. glutaeus medius, M. glutaeus minimus, M. tensor fasciae latae	N. glutaeus superior
	M. piriformis	N. ischiadicus
	M. rectus femoris, M. sartorius	N. femoralis
Adduktion	M. glutaeus maximus (distaler Teil)	N. glutaeus inferior
	M. quadratus femoris	N. ischiadicus
	M. adductor longus, M. adductor brevis, M. adductor magnus, M. obturatorius externus, M. pectineus, M. gracilis	N. obturatorius
	M. iliopsoas	N. femoralis
	M. semimembranosus, M. semitendinosus, M. biceps femoris	N. ischiadicus
Innenrotation	M. glutaeus medius (ventrolateraler Teil), M. glutaeus minimus (ventrolateraler Teil), M. tensor fasciae latae	N. glutaeus superior
	M. adductor magnus	N. obturatorius
Außenrotation	M. glutaeus maximus	N. glutaeus inferior
	M. glutaeus medius (dorsomedialer Teil), M. glutaeus minimus (dorsomedialer Teil)	N. glutaeus superior
	M. psoas major, M. iliacus, M. rectus femoris, M. pectineus, M. sartorius	N. femoralis
	M. gemellus superior, M. gemellus inferior, M. obturator internus, M. quadratus femoris, M. piriformis	Plexus sacralis
	M. biceps femoris	N. ischiadicus
	M. obturator externus, M. adductor longus, M. adductor brevis	N. obturatorius

Tab. **9.4**: Innervation und Funktion der Hüftmuskulatur

9.1 Hüftgelenk

Topographie

Anulus femoralis · Canalis femoralis · Tractus iliotibialis

Anulus femoralis (Schenkelring) nennt man den Eingang in den Canalis femoralis. Er wird durch das bindegewebige Septum femorale verschlossen. Seine Grenzen sind das Leistenband, das Pecten ossis pubis, das Lig. lacunare und die V. femoralis.
Canalis femoralis (Schenkelkanal): reicht vom Anulus femoralis bis zum Hiatus saphenus (s. u.). Er wird nicht von Gefäßen durchzogen. Bei Schenkelhernien kann sich allerdings der Darm in den Kanal vorschieben.
Tractus iliotibialis ist eine Verstärkungssehne der Fascia lata an der Außenseite des Oberschenkels. Er entspringt an der Crista iliaca und reicht bis zum Condylus lateralis des Schienbeins. Als Zuggurtung fängt er einen Teil der Biegekräfte auf, die ansonsten auf den Femur einwirken würden. Zusätzlich hilft er bei der Stabilisierung des Kniegelenks.

Leitungsbahnen

- A. femoralis · A. epigastrica superior · A. circumflexa iliaca superficialis · Aa. pudendae externae · Rr. scrotales anteriores · Rr. labiales anteriores · Rr. inguinales · A. profunda femoris · A. circumflexa femoris lateralis · A. circumflexa femoris medialis · Aa. perforantes · A. descendens genicularis
- V. femoralis · V. poplitea · V. saphena magna · V. profunda femoris · V. iliaca externa
- Nodi lymphatici inguinales superficiales · Nodi lymphatici iliaci externi · Nodi lymphatici inguinales profundes
- Plexus lumbosacralis · Plexus lumbalis · N. iliohypogastricus · N. ilioinguinalis · N. genitofemoralis · N. cutaneus femoris lateralis · N. obturatorius · N. femoralis · Plexus sacralis · N. glutaeus superior · N. glutaeus inferior · N. cutaneus femoris posterior · N. ischiadicus · N. tibialis · N. fibularis communis

Arterie

A. femoralis: die Fortsetzung der A. iliaca externa. Durch die Lacuna vasorum gelangt sie unter dem Leistenband zum Bein. Sie verläuft medial am Hüftgelenk vorbei in die Fossa iliopectinea und tritt hinter dem M. sartorius in den Adduktorenkanal. Ihre Äste sind:
- **A. epigastrica superior**, zieht über das Leistenband zur Haut des Unterbauches,
- **A. circumflexa iliaca superficialis**, verläuft parallel zum Leistenband auf die Spina iliaca anterior superior zu. Dort anastomosiert sie mit der A. circumflexa iliaca profunda.
- **Aa. pudendae externae**, erreichen medial die Haut. Rr. scrotales anteriores/ Rr. labiales anteriores innervieren sensibel das Skrotum bzw. die großen Labien. Rr. inguinales gelangen zur Haut der Leistengegend.
- **A. profunda femoris**, ↗ Kap. 9.2

Vene

V. femoralis: nimmt im Hiatus saphenus die V. saphena magna und die V. profunda femoris auf. In der Lacuna vasorum setzt sie sich in die V. iliaca externa fort.

Lymphknoten

Die **Nodi lymphatici inguinales** bestehen aus einer oberflächlichen und einer tiefen Gruppe.
- **Nodi lymphatici inguinales superficiales** gruppieren sich um die V. saphena magna und das Leistenband. Sie leiten die Lymphe der vorderen Bauchwand, der Dammregion, des äußeren Genitalbereichs und der Oberfläche des Beins in die Nodi lymphatici iliaci externi.

- **Nodi lymphatici inguinales profundes** finden sich entlang der V. femoralis im Hiatus saphenus. Sie drainieren die Lymphe aus der Tiefe des Beins in die Nodi lymphatici iliaci externi.

Nerven

Plexus lumbosacralis: entsteht als Nervengeflecht aus den Rr. anteriores der Spinalnerven Th_{12} bis $S_{3/4}$. Der Übersicht halber wird dieses Geflecht in zwei Teile gegliedert: Plexus lumbalis und Plexus sacralis.
- **Plexus lumbalis**: entsteht aus den Rr. anteriores von L_{1-3} mit Teilen von Th_{12} und L_4. Der kräftige Truncus lumbosacralis verbindet ihn mit dem Plexus sacralis. Die wichtigsten Äste des Plexus lumbalis sind:
  - **N. iliohypogastricus**: steigt hinter der Niere und vor dem M. quadratus lumborum zur Crista iliaca ab. Er innerviert die Haut der Hüfte und über der Symphyse, die Mm. obliquus internus und transversus abdominis.
  - **N. ilioinguinalis**: zieht ebenfalls hinter der Niere und vor dem M. quadratus lumborum abwärts. Beim Mann gelangt er mit dem Samenstrang durch den Leistenkanal. Er innerviert die Bauchmuskulatur, die Haut der medialen Leistengegend, des angrenzenden Oberschenkels und der Regio pubica.
  - **N. genitofemoralis**: durchbohrt den M. psoas major und spaltet sich in zwei Äste. Der R. genitalis zieht mit dem Funiculus spermaticus durch den Leistenkanal. Motorisch versorgt er den M. cremaster und die Tunica dartos. Sensible Äste gehen zur Haut des Skrotums bzw. der großen Labien ab. Der R. femoralis erreicht durch die Lacuna vasorum die Haut in der Umgebung des Hiatus saphenus.
  - **N. cutaneus femoris lateralis**: findet sich in der Fossa iliaca auf dem M. iliacus. Er zieht durch die Lacuna musculorum und endet mit sensiblen Ästen an der lateralen Seite des Oberschenkels.
  - **N. femoralis**: der stärkste Nerv des Plexus lumbalis. Durch die Lacuna musculorum erreicht er lateral der Vasa femoralia die Fossa iliopectinea. Dort spaltet er sich in drei Äste auf: Rr. musculares, Rr. cutanei anteriores und den N. saphenus, der durch den Adduktorenkanal zum Unterschenkel zieht.
  - **N. obturatorius**: begleitet am medialen Rand des M. psoas major den Ureter. Er kreuzt unter den Vasa iliaca communia und tritt durch den Canalis obturatorius zur medialen Gruppe des Oberschenkels. Er ist der einzige Nerv der durch das kleine Becken zieht!
- **Plexus sacralis**: bildet sich aus den Rr. anteriores der Segmente $L_5 - S_3$ mit Anteilen von L_4 und S_4. Das Geflecht liegt auf dem M. piriformis im kleinen Becken. Wichtige Äste sind:
  - **N. glutaeus superior**, zieht durch das Foramen suprapiriforme zu den Mm. glutaeus medius/ minimus und tensor fasciae latae,
  - **N. glutaeus inferior**, gelangt durch das Foramen infrapiriforme zum M. glutaeus maximus,
  - **N. cutaneus femoris posterior**, verläuft ebenfalls durch das Foramen infrapiriforme. Er versorgt sensibel die Haut auf der Oberschenkelrückseite bis in die Kniekehle.
  - **N. ischiadicus**, der stärkste Nerv des Körpers; entsteht aus den Segmenten L_4 S_3. Er verlässt das kleine Becken durch das Foramen infrapiriforme. Zwischen den Flexoren des Oberschenkels zieht er nach distal. Auf der Hälfte des Oberschenkels spaltet er sich in den N. tibialis und den N. fibularis communis.

9.2 Oberschenkel und Kniegelenk

Im Kniegelenk (Art. genus) ist der Oberschenkel (Femur) mit dem Schienbein (Tibia) verbunden. Auf beiden gleitet ventral die Kniescheibe (Patella).

Knochen

Femur · Condylus medialis/lateralis · Facies patellaris · Tibia · Condylus medialis/lateralis · Tuberositas tibiae · Patella · Facies articularis · Apex/Basis patellae

Oberschenkel
- **Femur** (distaler Teil): Man suche Condylus medialis und lateralis, die Facies patellaris, die Fossa intercondylaris und Epicondylus medialis und lateralis.

Schienbein
- **Tibia** (proximaler Teil): Wichtige Punkte sind Condylus medialis, Condylus lateralis und die Tuberositas tibiae.

Kniescheibe
- Die **Patella** ist als Sesambein in die Sehne des M. quadriceps femoris eingelagert. Man orientiere sich über die Facies articularis, die Basis und den Apex patellae.

 Beim Genu valgum (X-Bein) weicht das Kniegelenk aus der Achse des gestreckten Beins nach innen ab, beim Genu varum (O-Bein) nach außen!

Band- und Kapselapparat

Kapsel · Membrana fibrosa · Membrana synovialis · Recessus suprapatellaris/subpopliteus · Lig. collaterale tibiale · Lig. collaterale fibulare · Lig. patellae · Lig. cruciatum anterius/posterius · Retinaculum patellae mediale/laterale · Meniscus medialis/lateralis · Bursa suprapatellaris · Bursae subcutaneae prepatellares

Kapsel
- Sie ist sehr weit und ermöglicht einen großen Bewegungsraum des Gelenks.
- Am **Femur** entspringt sie ventral oberhalb der Knorpel-Knochen-Grenze. Dorsal beginnt sie an der Linea intercondylaris und am Knorpelrand der Femurkondylen.
- An der **Tibia** liegt der Kapselansatz an der Knorpel-Knochen-Grenze des Schienbeinkopfes.
- Die beiden Kapselschichten (Membrana fibrosa, Membrana synovialis) verlaufen teilweise getrennt voneinander: Zwischen den beiden Blättern der Kapsel liegen die Kreuzbänder und das Corpus adiposum infrapatellare.
- Sie setzt sich in Aussackungen fort.
  – Recessus suprapatellaris oberhalb der Patella,
  – Recessus subpopliteus ist kleiner und liegt an der dorsalen Seite des Gelenks.

Bänder

! haben am Kniegelenk eine besondere Bedeutung: Die Gelenkflächen sind inkongruent und durch den zweibeinigen Gang des Menschen extremen Belastungen ausgesetzt!

Band		Ursprung/Ansatz	Besonderes
Lig. collaterale tibiale	U	Epicondylus medialis	mit der Gelenkkapsel verwachsen
	A	Medialseite der Tibia	
Lig. collaterale fibulare	U	Epicondylus lateralis	unabhängig von der Gelenkkapsel
	A	Caput fibulae	
Lig. patellae	U	Sehne des M. quadriceps femoris	das Band schließt die Kniescheibe ein
	A	Tuberositas tibiae	
Lig. cruciatum anterius	U	Fossa intercondylaris des Femurs	wickeln sich bei *Innenrotation ineinander*, bei *Außenrotation auseinander*
	A	Area intercondylaris anterior der Tibia	
Lig. cruciatum posterius	U	Fossa intercondylaris des Femurs	
	A	Area intercondylaris posterior der Tibia	

Tab. **9.5**: Bänder des Kniegelenks

- **Retinacula patellae mediale und laterale** nennt man die distalen Sehnenfasern der Mm. vastus lateralis bzw. medialis. Diese ziehen mit queren Zügen zur Kniescheibe und mit Längszügen zu den Tibiakondylen.

Menisci

Menisci bestehen aus Faserknorpel. Sie vergrößern die artikulierenden Flächen zwischen den stark gekrümmten Femurkondylen und dem flachen Tibiaplateau.
- **Meniscus medialis**: C-förmig und mit der Gelenkkapsel sowie dem Lig. collaterale tibiale verwachsen. Er umgreift mit seinen beiden Enden einen Teil des lateralen Meniskus.
- **Meniscus lateralis**: bildet einen fast geschlossenen Ring, der ausschließlich mit der Kapsel, nicht aber mit dem Lig. collaterale fibulare verbunden ist.

Bei Bewegungen im Kniegelenk verformen sich die beiden Menisci und verschieben sich auf dem Tibiaplateau. Dabei ist der mediale Meniskus für Verletzungen anfälliger, da er nicht so beweglich ist wie der laterale.

Schleimbeutel

Bursae sind spaltartige Hohlräume, die Gelenkschmiere enthalten. Sie finden sich an besonders druckbelasteten Stellen (z. B. zwischen Knochen und Muskeln oder Sehnen). Ihre Aufgabe ist es, den Druck gleichmäßig zu verteilen und das Aufeinandergleiten zweier Bewegungselemente zu erleichtern.
- **Bursa suprapatellaris**: liegt oberhalb der Kniescheibe zwischen der Sehne des M. quadriceps femoris und dem Femur. Sie steht mit der Gelenkhöhle in Verbindung.

9.2 Oberschenkel und Kniegelenk

- **Bursae subcutaneae prepatellares**: liegen vor der Kniescheibe. Die Bursa subcutanea befindet sich unter der Haut, die Bursa subfascialis unter der Faszie und die Bursa subtendinea unter dem Lig. patellae.

Muskeln

- M. biceps femoris · M. semimembranosus · M. semitendinosus · M. sartorius
- M. quadriceps femoris · M. articularis genus
- M. pectineus · M. adductor longus · M. adductor brevis · M. adductor magnus · M. gracilis

Nach den Hauptbewegungen kann man Flexoren, Extensoren und Adduktoren voneinander trennen:

! Die Einteilung der Muskeln ist nicht einheitlich. Der Autor hat sich bemüht die funktionellen Aspekte, die für den Mediziner ausschlaggebend sind, in den Vordergrund zu stellen.

Flexoren

M. biceps femoris	U	• Caput longum: Tuber ischiadicum • Caput breve: Linea aspera
	A	Caput fibulae
M. semimembranosus	U	Tuber ischiadicum
	A	Condylus medialis der Tibia, Faszie des M. popliteus
M. semitendinosus	U	Tuber ischiadicum
	A	über den Pes anserinus (s. u.) am Condylus medialis der Tibia
M. sartorius	U	Spina iliaca anterior superior
	A	über den Pes anserinus (s. u.) am Condylus medialis der Tibia

Tab. **9.6**: Ursprung und Ansatz der Flexorengruppe des Oberschenkels

! **Ischiokrurale Muskeln** nennt man die Muskelgruppe, die am Tuber ischiadicum entspringt und am Unterschenkel ansetzt: M. biceps femoris (Caput longum), M. semitendinosus, M. semimembranosus!

Extensoren

M. quadriceps femoris	U	• M. rectus femoris: Spina iliaca anterior inferior, Acetabulum • M. vastus lateralis: Basis des Trochanter major, Linea aspera • M. vastus medialis: Linea aspera • M. intermedius: Vorderseite des Femurschafts
	A	Tuberositas tibiae
M. articularis genus	U	distal an der Vorderfläche des Femurs
	A	Kniegelenkskapsel

Tab. **9.7**: Ursprung und Ansatz der Extensorengruppe des Oberschenkels

9 Untere Extremität

M. pectineus	U	Pecten ossis pubis
	A	Linea pectinea femoris
M. adductor longus	U	Corpus ossis pubis, Symphyse
	A	mittleres Femurdrittel an der Linea aspera
M. adductor brevis	U	Ramus inferior ossis pubis
	A	oberes Femurdrittel an der Linea aspera
M. adductor magnus	U	Ramus inferior ossis pubis, Ramus ossis ischii, Tuber ischiadicum
	A	oberes und mittleres Drittel des Femurs an der Linea aspera, Epicondylus medialis, Membrana vastoadductoria
M. gracilis	U	Ramus inferior ossis pubis
	A	über den Pes anserinus am Condylus medialis der Tibia

Tab. **9.8**: Ursprung und Ansatz der Adduktorengruppe des Oberschenkels

Innervation und Funktion

Flexion · Extension · Innenrotation · Außenrotation

Flexion	M. biceps femoris, M. semimembranosus, M. semitendinosus	N. ischiadicus
	M. sartorius	N. femoralis
	M. gracilis	N. obturatorius
	M. gastrocnemius, M. popliteus	N. tibialis
Extension	M. quadriceps femoris	N. femoralis
	M. glutaeus maximus	N. glutaeus inferior
	M. tensor fasciae latae	N. glutaeus superior
Innenrotation	M. semimembranosus, M. semitendinosus	N. ischiadicus
	M. popliteus	N. tibialis
	M. sartorius	N. femoralis
	M. gracilis	N. obturatorius
Außenrotation	M. biceps femoris	N. ischiadicus

Tab. **9.9**: Funktion und Innervation der Oberschenkelmuskulatur

Topographie

Fascia lata · Septum intermusculare mediale/laterale · Tractus iliotibialis · Hiatus saphenus · Canalis adductorius · Hiatus tendineus · Pes anserinus superficialis

Oberschenkelfaszie

Fascia lata: umgibt als derbe Faszie die Oberschenkelmuskulatur. Sie ist oben am Lig. inguinale und dem Labium externum der Crista iliaca befestigt. Distal inseriert sie am Condylus lateralis femoris, der Patella und dem Caput fibulae und findet ihre Fortsetzung in der Fascia cruris.

9.2 Oberschenkel und Kniegelenk

- **Muskellogen**: Von der Faszie ziehen das Septum intermusculare femoris laterale und das Septum intermusculare femoris mediale zum Femur. Sie trennen die Flexoren- von der Extensorengruppe. Die Mm. sartorius, gracilis und tensor fasciae latae haben eigene Muskellogen.
- **Tractus iliotibialis**: sehniger Verstärkungszug der Fascia lata an der Außenseite des Oberschenkels. Er reicht von der Crista iliaca bis zum Condylus lateralis der Tibia und strahlt in den M. tensor fasciae latae und den M. glutaeus maximus ein.
- **Hiatus saphenus**: ovale Öffnung in der Fascia lata des Oberschenkels direkt unterhalb des Leistenbandes. Sie wird durch die siebartig durchlöcherte Fascia cribrosa verschlossen. Durch die Öffnungen treten die V. saphena magna und Lymphgefäße.

Adduktorenkanal	**Canalis adductorius**: entsteht als Rinne zwischen den Mm. adductor longus und magnus sowie dem M. vastus medialis. Die Rinne wird durch die Membrana vastoadductoria überbrückt und zum Kanal geschlossen. Durch den Kanal ziehen die A. und V. femoralis.
Adduktorenschlitz	**Hiatus tendineus** (adductorius): Spalte zwischen dem sehnigen und muskulären Ansatz des M. adductor magnus. Durch den Schlitz treten die A. und V. femoralis in die Kniekehle.
Gänsefuß	**Pes anserinus superficialis** nennt man die Sehnenplatte an der medialen Seite der Tibia, dicht unterhalb des Kniegelenks. Sie wird durch die verbreiterten Endsehnen der Mm. sartorius, gracilis und semitendinosus gebildet. Als Pes anserinus profundus bezeichnet man die Endsehne des M. semimembranosus, die in drei Zipfeln am Condylus medialis der Tibia endet.
Muskel- und Gefäßfach	**Lacuna musculorum et vasorum**: Lücke zwischen Os pubis und Leistenband. Sie wird durch den Arcus iliopectineus unterteilt. • Muskelfach: durchzogen vom M. iliopsoas, N. femoralis und dem N. cutaneus femoris lateralis, • Gefäßfach: dient dem Durchtritt der Vasa femoralia und Lymphbahnen.
Leitungsbahnen	A. femoralis · A. profunda femoris · A. circumflexa femoris lateralis · A. circumflexa femoris medialis · Aa. perforantes · A. descendens genicularis · V. femoralis · V. saphena · N. genitofemoralis · N. cutaneus femoris lateralis · N. obturatorius · N. femoralis · N. glutaeus superior · N. glutaeus inferior · N. cutaneus femoris posterior · N. ischiadicus

A. femoralis: tritt hinter dem M. sartorius in den Adduktorenkanal (s.o.). Durch den Hiatus tendineus erreicht sie die Fossa poplitea.
- **A. profunda femoris** verlässt als stärkster Ast die A. femoris 4cm unterhalb des Leistenbandes. Mit ihren Ästen versorgt sie die Oberschenkelmuskulatur.
  - **A. circumflexa femoris** *lateralis*, wendet sich nach *lateral* und durchbohrt den M. vastus lateralis.
  - **A. circumflexa femoris** *medialis*, biegt nach *medial* und später nach dorsal ab. Ihre Äste versorgen die Adduktoren und die ischiokrurale Muskulatur.
  - **3–5 Aa. perforantes** durchbohren (perforieren) die Adduktoren, versorgen sie und sichern die Durchblutung der dorsalen Oberschenkelmuskulatur.

9 Untere Extremität

- **A. descendens genicularis**, geht im Adduktorenkanal aus der A. femoralis hervor. Mit der gleichnamigen Vene und dem N. saphenus zieht sie durch die Membrana vastoadductoria.

Venen

V. femoralis: geht in der Fossa poplitea aus der V. poplitea hervor. Sie begleitet die gleichnamige Arterie und nimmt im Hiatus saphenus die V. saphena magna und die V. profunda femoris auf. In der Lacuna vasorum setzt sie sich in die V. iliaca externa fort.

V. saphena magna: ist die größte Hautvene des Beins und verläuft an der Innenseite des Oberschenkels zum Venenstern an der V. femoralis. Oft wird sie von der V. saphena accessoria begleitet.

Nerven

N. femoralis: erreicht durch die Lacuna musculorum lateral der Vasa femoralia die Fossa iliopectinea. Dort spaltet er sich in drei Äste auf: Rr. musculares, Rr. cutanei anteriores und den N. saphenus, der durch den Adduktorenkanal zum Unterschenkel zieht.

N. ischiadicus: verlässt das kleine Becken durch das Foramen infrapiriforme. Zwischen den Flexoren des Oberschenkels zieht er nach distal. Auf der Hälfte des Oberschenkels spaltet er sich in den N. tibialis und den N. fibularis communis.

N. glutaeus superior: zieht durch das Foramen suprapiriforme zu den Mm. glutaeus medius/minimus und tensor fasciae latae.

N. glutaeus inferior: gelangt durch das Foramen infrapiriforme zum M. glutaeus maximus.

N. cutaneus femoris posterior: verläuft ebenfalls durch das Foramen infrapiriforme. Er versorgt sensibel die Haut auf der Oberschenkelrückseite bis in die Kniekehle.

9.3 Unterschenkel und Sprunggelenke

- **Oberes Sprunggelenk**: Tibia und Fibula artikulieren über die Malleolengabel mit der Trochlea tali.
- **Unteres Sprunggelenk**: lässt sich in Art. subtalaris (hinten) und Art. talocalcaneonavicularis (vorne) teilen.
  - **Art. subtalaris**: hinteres Teilgelenk zwischen der Facies articularis talaris posterior des Calcaneus und der Facies articularis calcanea posterior des Talus,
  - **Art. talocalcaneonavicularis**: vorderes Teilgelenk zwischen Talus, Calcaneus, Os naviculare und dem Lig. calcaneonaviculare plantare (Pfannenband).

Knochen

- Art. talocruralis · Malleolengabel · Tibia · Margo anterior · Margo interosseus · Malleolus medialis · Incisura fibularis · Fibula · Caput fibulae · Collum fibulae · Corpus fibulae · Malleolus lateralis · Talus · Trochlea tali · Collum tali · Caput tali · Facies malleolaris medialis/lateralis · Proc. lateralis/posterior tali · Sulcus tendinis musculi flexori hallucis longi · Facies articularis calcanea posterior
- Art. subtalaris · Facies articularis talaris posterior · Facies articularis calcanea posterior
- Art. talocalcaneonavicularis · Talus · Calcaneus · Os naviculare · Lig. calcaneonaviculare plantare

9.3 Unterschenkel und Sprunggelenke

Art. talocruralis

> Das obere Sprunggelenk ist ein Scharniergelenk. Die Beweglichkeit im Fuß wird jedoch durch das untere Sprunggelenk (s. u.) vergrößert!

- **Malleolengabel** nennt man die zusammengesetzte Gelenkfläche, die den proximalen Teil des oberen Sprunggelenkes bildet. Sie entsteht dadurch, daß die distalen Enden von Tibia und Fibula über die Syndesmosis tibiofibulare miteinander verbunden sind. Die Ligg. tibiofibulare anterius und posterius sichern den Zusammenhalt ebenso wie die Membrana interossea cruris.

– Schienbein
- **Tibia**: überträgt distal die Hauptlast des Körpers vom Knie- auf das obere Sprunggelenk. Im Atlas und am Präparat suche man folgende wichtige Strukturen: Margo anterior, Margo interosseus, Malleolus medialis, Incisura fibularis.

– Wadenbein
- **Fibula**: dient im wesentlichen als Muskelursprung und zur Federung im oberen Sprunggelenk. Wichtige Knochenpunkte sind: Caput fibulae, Collum fibulae, Corpus fibulae und Malleolus lateralis.

– Sprungbein
- **Talus**: der am weitesten nach kranial reichende Fußwurzelknochen. Man sollte kennen: Trochlea tali, Collum tali, Caput tali, Facies malleolaris medialis/lateralis, Proc. lateralis/posterior tali, Sulcus tendinis musculi flexoris hallucis longi, Facies articularis calcanea posterior.

> Die **Chopart-Gelenklinie (Articulatio tarsi transversa)** beschreibt eine Linie zwischen Taluskopf und Kalkaneus einerseits sowie Os naviculare und Os cuboideum andererseits. Im 18. Jahrhundert wurde die Amputation des Fußes nicht selten im Verlauf dieser Linie durchgeführt. Viele Anatomen beschreiben darum die Verbindung dieser Knochen als eigenes Gelenk.

Band- und Kapselapparat

- Oberes Sprunggelenk · Kapsel · Lig. deltoideum · Lig. talofibulare anterius · Lig. talofibulare posterius · Lig. calcaneofibulare
- Art. subtalaris · Kapsel · Lig. talocalcaneum mediale/laterale/interosseum · Lig. calcaneofibulare · Lig. deltoideum
- Art. talocalcaneonavicularis · Kapsel · Lig. calcaneonaviculare plantare · Lig. talonaviculare

Oberes Sprunggelenk
- **Kapsel**
  – ist an der Knorpel-Knochen-Grenze der beiden Unterschenkelknochen und des Talus befestigt. Am Collum tali reicht sie weiter nach distal.
  – ist vorne und hinten dünn und weit, an den Seiten durch Kollateralbänder verstärkt.
  – Außen- und Innenknöchel liegen nur mit ihren Gelenkflächen intrakapsulär.
- **Bänder** sichern die Gelenkführung.

9 Untere Extremität

Band	Ansatz	Ursprung
Lig. deltoideum • pars tibionavicularis • pars tibiotalaris anterior • pars tibiotalaris posterior • pars tibiocalcanea	Malleolus medialis	• Os naviculare • vorderer Talusbereich • hinterer Talusbereich • Sustentaculum talocalcanei
Lig. talofibulare anterius	Malleolus lateralis	Collum tali
Lig. talofibulare posterius		Proc. posterius tali
Lig. calcaneofibulare		laterale Fläche des Calcaneus

Tab. **9.10**: Bänder des oberen Sprunggelenks

Unteres Sprunggelenk
Art. subtalaris
- **Kapsel**: an den Rändern der Gelenkflächen fixiert.
- **Bänder**: verstärkende Ligamente der Kapsel sind die Lig. talocalcaneum mediale/laterale/interosseum, Lig. calcaneofibulare, Pars tibiocalcanea des Lig. deltoideum.

! Man sollte sich über den Verlauf der Bänder nur orientieren. Genaue Kenntnisse der schwierigen Topographie bleiben dem Spezialisten vorbehalten!

Art. talocalcaneonavicularis
- **Kapsel**: beginnt und endet jeweils an der Knorpel-Knochen-Grenze.
- **Bänder**
  – Lig. calcaneonaviculare plantare (Pfannenband): das wichtigste Band des Fußes. Es zieht vom Sustentaculum tali des Calcaneus und dem Corpus tali zur plantaren und medialen Fläche des Os naviculare. Es verhindert, daß der Talus nach medial-kaudal gleitet.
  – Lig. talonaviculare: verläuft vom Caput tali zum Os naviculare.

Muskeln

- M. gastrocnemius · M. soleus · M. plantaris
- M. flexor digitorum longus · M. tibialis posterior · M. flexor hallucis longus · M. popliteus
- M. tibialis anterior · M. extensor hallucis longus · M. extensor digitorum longus · M. peronaeus tertius
- M. peronaeus longus · M. peronaeus brevis

Die Muskeln lassen sich nach Lage und Innervation in drei große Gruppen trennen: Flexoren, Extensoren und Wadenbeinmuskeln (Peroneusgruppe). Die Flexoren teilen sich noch einmal in eine oberflächliche und tiefe Schicht.

oberflächliche Flexoren

M. gastrocnemius	U	• Caput mediale: Condylus medialis femoris • Caput laterale: Condylus lateralis femoris
	A	mit der Achillessehne am Tuber calcanei
M. soleus	U	Caput und Collum fibulae, Linea musculi solei tibiae
	A	mit der Achillessehne am Tuber calcanei
M. plantaris	U	Condylus lateralis femoris
	A	medial am Tuber calcanei

Tab. **9.11**: Ursprung und Ansatz der oberflächlichen Schicht der Unterschenkelflexoren

9.3 Unterschenkel und Sprunggelenke

tiefe Flexoren

Muskel		
M. flexor digitorum longus	U	Facies posterior der Tibia, Fibula
	A	Basis der Endphalangen II–V
M. tibialis posterior	U	Tibia, Fibula, Membrana interossea
	A	Tuberositas ossis navicularis, Ossa cuneiformia, Ossa metatarsalia II–III
M. flexor hallucis longus	U	Facies posterior der Tibia (distale zwei Drittel), Membrana interossea cruris
	A	Endphalanx der Großzehe, über die Sehne des M. flexor digitorum longus an den Endphalangen II–III
M. popliteus	U	zwischen Condylus lateralis und Epicondylus lateralis, Außenmeniskus, Gelenkkapsel des Kniegelenks
	A	Tibia oberhalb der Linea musculi solei

Tab. **9.12**: Ursprung und Ansatz der tiefen Schicht der Flexoren des Unterschenkels

Extensoren

Muskel		
M. tibialis anterior	U	Condylus lateralis, Facies lateralis der Tibia, Membrana interossea cruris
	A	Os cuneiforme mediale (plantare Fläche), Basis des Os metatarsale I
M. extensor hallucis longus	U	Facies medialis der Fibula, Membrana interossea cruris
	A	dorsal an der Phalanx distalis der Großzehe
M. extensor digitorum longus	U	Condylus lateralis der Tibia, Margo anterior der Fibula, Membrana interossea cruris
	A	Margo anterior der Fibula
M. peroneus tertius	U	Margo anterior der Fibula
	A	Os metatarsale V

Tab. **9.13**: Ursprung und Ansatz der Extensoren des Unterschenkels

Peroneusgruppe

Muskel		
M. peroneus longus	U	Seitenfläche der Fibula (oberes Drittel), Caput fibulae, Septum intermusculare anterius/posterius
	A	Os cuneiforme mediale, Os metatarsale I
M. peroneus brevis	U	Seitenfläche der Fibula (mittleres und unteres Drittel), Septum intermusculare anterius/posterius
	A	Tuberositas ossis metatarsalis V

Tab. **9.14**: Ursprung und Ansatz der Wadenbeinmuskeln (Peroneusgruppe)

9 Untere Extremität

Innervation und Funktion

Plantarflexion · Dorsalextension · Supination · Pronation

Plantarflexion	M. triceps surae (M. gastrocnemius, M. soleus), M. flexor digitorum longus, M. flexor hallucis longus, M. tibialis posterior	N. tibialis
Dorsalextension	M. tibialis anterior, M. extensor digitorum longus, M. extensor hallucis longus, M. peroneus tertius	N. fibularis profundus
Supination	M. tibialis anterior	N. fibularis profundus
	M. triceps surae (M. gastrocnemius, M. soleus), M. tibialis posterior, M. flexor hallucis longus, M. flexor digitorum longus	N. tibialis
Pronation	M. extensor digitorum longus, M. peroneus tertius	N. fibularis profundus
	M. peroneus longus, M. peroneus brevis	N. fibularis superficialis

Tab. **9.15**: Funktion und Innervation der Unterschenkelmuskulatur

Topographie

Muskelscheidewände · Muskellogen · Retinaculum musculi peroneorum · Retinaculum musculi extensorum · Retinaculum musculi flexorum

Muskelscheidewände
- Septum intermusculare cruris anterius: trennt die Extensoren von der Peroneusgruppe,
- Septum intermusculare cruris posterius: separiert die Peroneusgruppe von den Flexoren.

Muskellogen: entstehen durch die Gruppenfaszien und Muskelscheidewände. Sie stehen in der Kniekehle miteinander in Verbindung. Man unterscheidet Extensorenloge, Peroneusloge und Flexorenloge. Letztere lässt sich in eine oberflächliche und eine tiefe Flexorenloge teilen.

Retinacula: wie an der Hand finden sich auch am Fuß Haltebänder zur Fixierung der Sehnen.
- **Retinacula musculi peroneorum**: halten die Sehnen der Peroneusgruppe hinter und unter dem Malleolus lateralis der Fibula,
- **Retinaculum musculi extensorum**: fixiert die Sehnen der Extensoren an der Ventralseite der Sprunggelenke,
- **Retinaculum musculi flexorum**: befestigt die Sehnen der Flexoren am Malleolus medialis und dem Sustentaculum tali. Im Malleolarkanal verlaufen auch die A. und V. tibialis posterior und der N. tibialis.

Leitungsbahnen

- Flexorenloge · A. tibialis posterior · Vv. tibiales posteriores · N. tibialis
- Extensorenloge · A. tibialis anterior · Vv. tibiales anteriores · N. fibularis profundus
- Peroneusloge · N. fibularis communis · N. fibularis profundus · N. fibularis superficialis

Flexorenloge
- **A. tibialis posterior**: setzt die A. poplitea distal der Kniekehle fort. Unter dem M. soleus gelangt sie in die Muskelloge und gibt bald darauf die A. fibularis ab. Im Bereich des Malleolus medialis zieht sie durch den Malleolarkanal. Ihre Endäste (A. plantaris medialis/lateralis) versorgen die Fußsohle.

- **Vv. tibiales posteriores**: erhalten Zuflüsse aus dem Rete venosum dorsale pedis und den Vv. fibulares. Mit der gleichnamigen Arterie verlaufen sie zur Kniekehle. Dort vereinigen sie sich mit den Vv. tibiales anteriores zur V. poplitea.
- **N. tibialis**: begleitet die Arterie von der Kniekehle an. Er innerviert alle Flexoren und teilt sich im Malleolarkanal in den N. plantaris medialis/lateralis.

Extensorenloge
- **A. tibialis anterior**: geht in der Kniekehle aus der A. poplitea hervor. Am Unterrand des M. popliteus durchstößt sie die Membrana interossea cruris. Zwischen M. tibialis anterior und den Zehenstreckern verläuft sie zum Fußrücken.
- **Vv. tibiales anteriores**: werden aus dem Rete venosum plantare gespeist. Mit der Arterie verlaufen sie zur Kniekehle, wo sie mit den Vv. tibiales posteriores die V. poplitea bilden.
- **N. fibularis profundus**: spaltet sich in der Peroneusloge vom N. fibularis superficialis ab und innerviert alle Extensoren. Er tritt ebenfalls durch die Membrana interossea cruris und zieht dann mit der A. tibialis anterior zum Fußrücken.

Peroneusloge
- **N. fibularis communis**: trennt sich im distalen Oberschenkel vom gemeinsamen Verlauf mit dem N. tibialis. Am medialen Rand des M. biceps femoris gelangt er zum Caput fibulae und tritt dort in die Muskelloge ein. Dann teilt er sich in den
  - N. fibularis profundus zu den Extensoren und den
  - N. fibularis superficialis, der die Peroneusgruppe innerviert und mit seinem Hautast den Fußrücken sensibel versorgt.

9.4 Fußwurzel, Mittelfuß und Zehen

- **Artt. tarsometatarsales** (Lisfranc-Gelenklinie): verbinden die Fußwurzel mit dem Mittelfuß,
- **Artt. Metatarsophalangeales**: die Gelenke zwischen den Köpfen des Mittelfusses und den Basen der Phalanges proximales.

Knochen

Artt. tarsometatarsales · Ossa tarsi · Talus · Calcaneus · Os naviculare · Os cuneiforme mediale/intermedium/laterale · Os cuboideum · Ossa metatarsi I – V · Basis · Corpus · Caput · Artt. metatarsophalangeales · Ossa digitorum · Phalanx proximalis/media/distalis

- **Fußwurzelknochen (Ossa tarsi)** sind in einer proximalen und einer distalen Reihe angeordnet.
  - proximale Reihe: Talus, Calcaneus, Os naviculare,
  - distale Reihe: Os cuneiforme mediale/intermedium/laterale, Os cuboideum,
  - sind über die mit den Mittelfußknochen verbunden.

! Die wichtigsten Fußwurzelknochen sind die der proximale Reihe. Ihre Knochenpunkte wurden bereits weiter oben aufgeführt!

- **Mittelfußknochen (Ossa metatarsi)** werden wie die Mittelhandknochen von I – V (medial nach lateral) durchnummeriert. Man unterscheidet an ihnen Basis, Corpus und Caput.
- **Zehenknochen (Ossa digitorum)** sind wie die Fingerknochen gegliedert. Die Großzehe hat zwei, alle anderen Zehen drei Glieder (Phalanx proximalis/media/distalis).

9 Untere Extremität

Band- und Kapselapparat

Bänder
- **Mittelfuß und Fußwurzel**: Jeweils benachbarte Knochen sind miteinander durch ein Ligamentum verbunden. Die Namen ergeben sich aus den verbundenen Knochen, sind jedoch für den allgemein tätigen Arzt von untergeordneter Bedeutung.
- **Zehen**: Kollateralbänder sichern die Scharniergelenke der Zehen.

Muskeln
- M. abductor hallucis · M. flexor hallucis brevis · M. adductor hallucis
- M. flexor digitorum brevis · M. quadratus plantae · Mm. lumbricales I–IV · Mm. interossei plantares · Mm. interossei dorsales
- M. abductor digiti minimi · M. flexor digiti minimi brevis · M. opponens digiti minimi
- M. extensor hallucis brevis · M. extensor digitorum brevis

Die Muskeln gliedern sich in Muskeln der Fußsohle (Flexoren) und des Fußrückens (Extensoren). Die Flexoren lassen eine weitere Unterteilung in eine mediale, eine mittlere und eine laterale Gruppe zu.

Muskel		
M. abductor hallucis	U	Proc. medialis des Tuber calcanei, Plantaraponeurose
	A	Gelenkkapsel des Großzehengrundgelenkes, Phalanx proximalis der Großzehe
M. flexor hallucis brevis	U	Ossa cuneiformia, Lig. calcaneocuboideum plantare
	A	– Caput mediale: über das mediale Sesambein an der Phalanx proximalis der Großzehe – Caput laterale: über das laterale Sesambein an der Phalanx proximalis der Großzehe
M. adductor hallucis	U	– Caput obliquum: Os cuneiforme laterale, Os cuboideum, plantare Bänder – Caput transversum: Gelenkkapseln der Zehengrundgelenke II–V, Lig. metatarsale transversum profundum
	A	laterales Sesambein, Phalanx proximalis der Großzehe

Tab. **9.16**: Ursprung und Ansatz der medialen Gruppe der Flexoren (Muskeln der Großzehe)

9.4 Fußwurzel, Mittelfuß und Zehen

Muskel		
M. flexor digitorum brevis	U	Tuber calcanei, Plantaraponeurose (proximaler Teil)
	A	plantare Basis der Phalanx media II–V
M. quadratus plantae	U	Calcaneus, Lig. plantare longum
	A	Sehne des M. flexor digitorum longus
Mm. lumbricales I–IV	U	Sehnen des M. flexor digitorum longus – I einköpfig – II–IV zweiköpfig
	A	mediale Fläche der Phalanges proximales II–V, Dorsalaponeurose der Zehen II–V
Mm. interossei plantares	U	medial-plantare Fläche der Mittelfußknochen III–V, Lig. plantare longum
	A	mediale Fläche der Phalanges proximales III–V, Dorsalaponeurose der Zehen III–V
Mm. interossei dorsales	U	einander zugedrehte Flächen der Mittelfußknochen I–V
	A	– I Grundphalanx und Dorsalaponeurose der II. Zehe – II–IV Grundphalanx und Dorsalaponeurose der Zehen II–IV

Tab. **9.17**: Ursprung und Ansatz der mittleren Gruppe der Flexoren

Muskel		
M. abductor digiti minimi	U	Proc. lateralis des Tuber calcanei, Plantaraponeurose
	A	Tuberositas ossis metatarsalis V, Phalanx proximalis der Kleinzehe
M. flexor digiti minimi brevis	U	Basis des Os metatarsale V, Lig. plantare longum
	A	plantare Basis der Grundphalanx der Kleinzehe
M. opponens digiti minimi	U	Lig. plantare longum
	A	plantare und seitliche Fläche des Os metatarsale V

Tab. **9.18**: Ursprung und Ansatz der lateralen Gruppe der Flexoren (Muskeln der Kleinzehe)

Muskel		
M. extensor hallucis brevis	U	dorsale Seite des Calcaneus, Lig. talocalcaneum interosseum
	A	Phalanx proximalis der Großzehe
M. extensor digitorum brevis	U	dorsale Seite des Calcaneus
	A	Dorsalaponeurose der Zehen II–IV

Tab. **9.19**: Ursprung und Ansatz der Extensoren

9 Untere Extremität

Innervation und Funktion

Dorsalextension · Plantarflexion · Abduktion · Adduktion

Dorsalextension	M. extensor hallucis longus, M. extensor digitorum longus, M. extensor hallucis brevis, M. extensor digitorum brevis	N. fibularis profundus
Plantarflexion	M. flexor hallucis longus, M. flexor digitorum longus	N. tibialis
	M. flexor hallucis brevis, M. flexor digitorum brevis,	N. plantaris medialis
	M. flexor digiti minimi brevis, Mm. interossei dorsales, Mm. interossei plantares, Mm. lumbricales	N. plantaris lateralis
Abduktion	M. abductor hallucis, M. abductor digiti minimi, Mm. interossei dorsales	N. plantaris lateralis
Adduktion	M. adductor hallucis, Mm. lumbricales, Mm. interossei plantares	N. plantaris lateralis

Tab. 9.20: Funktion und Innervation der Fußmuskulatur

Topographie

Längsbogen · aktive/passive Verspannung · Querbogen · aktive Verspannung

Statik des Fußskeletts
Fußwurzel- und Mittelfußknochen bilden gemeinsam mit ihren Bändern einen Längs- und Querbogen. Die Bögen sorgen für gute Federung und Dämpfung beim Gehen.
- **Längsbogen**: wird durch aktive und passive Verspannung fixiert.
  - **aktive Verspannung** erfolgt durch die Sehnen folgender Muskeln: M. flexor hallucis longus, M. flexor digitorum longus, M. tibialis anterior/posterior, M. adductor hallucis und M. flexor digitorum brevis.
  - **passive Verspannung** bewirken die folgenden Bänder: Lig. plantare longum, Lig. calcaneocuboideum plantare, das Pfannenband, die interossären Bänder und die Plantaraponeurose.
- **Querbogen**: wird durch folgende Muskeln aktiv verspannt: M. adductor hallucis, M. peroneus longus, M. tibialis posterior.

Plattfuß: Das Längsgewölbe ist abgeflacht. Der Vorfuß wird in Abduktion und Pronation gehalten. Therapie: manuelle und/oder apparative Korrektur mit anschließender Fixation durch Verbände, Gipsschale.
Hohlfuß: Das Längsgewölbe ist verstärkt. Der Vorfuß ist proniert, der Rückfuß supiniert. Therapie: Einlagen, evtl. Op.
Spreizfuß: Das Quergewölbe ist eingesunken. Die Metatarsalia sinken ab, der Vorfuß ist verbreitert. Therapie: konservativ z. B. durch Einlagen.
Knickfuß: Das mediale Fußgewölbe ist abgeflacht. Die Ferse steht in Valgusstellung. Therapie: Fußgymnastik, Einlagen, orthopädische Schuhe, u. U. Op.

Leitungsbahnen

- A. dorsalis pedis · Rete venosum dorsale pedis · N. fibularis profundus
- A. tibialis posterior · A. plantaris medialis · A. plantaris lateralis · Arcus plantaris profundus · N. tibialis · N. plantaris medialis · N. plantaris lateralis

Fußrücken
- **A. dorsalis pedis**: setzt die A. tibialis anterior distal der Retinacula musculorum extensorum fort. Ihr Puls kann zwischen den ersten beiden Zehenstrahlen getastet werden. Mit einem Ast der A. arcuata bildet sie den Gefäßbogen des Fußrückens. Ein Ast dringt in die Tiefe und anastomosiert dort mit der A. plantaris lateralis im Arcus plantaris profundus.
- **Rete venosum dorsale pedis**: wird aus den Gefäßen des Fußrückens gespeist und leitet das Blut in die V. saphena magna und die V. saphena parva ab.
- **N. fibularis profundus**: begleitet die A. dorsalis pedis auf den Fußrücken. Sensibel innerviert er die Haut zwischen erster und zweiter Zehe.

Fußsohle
- **A. tibialis posterior**: teilt sich im Bereich des Malleolarkanals in ihre beiden Endäste
  - **A. plantaris medialis** zieht lateral vom M. abductor hallucis longus zur Großzehe,
  - **A. plantaris lateralis** gelangt an den medialen Rand des Kleinzehenballens und tritt dann in die Tiefe. Dort bildet sie mit einem Ast der A. dorsalis pedis den Arcus plantaris profundus.
- **N. tibialis**: spaltet sich ebenfalls im Malleolarkanal in seine beiden Endäste
  - **N. plantaris medialis**: verzweigt sich an der Fußsohle und innerviert sensibel die Zehen II–V,
  - **N. plantaris lateralis**: verläuft mit der gleichnamigen Arterie und innerviert sensibel die Zehen I–II.

10 Leibeswand

Zu ihr gehören Rücken, Brust- und Bauchwand sowie das Becken.

10.1 Rücken

10.1.1 Wirbelsäule (Columna vertebralis)

Gliederung

C_{1-7} · Th_{1-12} · L_{1-5} · S_{1-5} · $Co_{1-3/5}$ · Lordose · Kyphose · Skoliose

32–34 Wirbel bilden die Wirbelsäule:
- 7 Halswirbel (Vertebrae cervicales, HWK = Halswirbelkörper 1–7, C_{1-7}),
- 12 Brustwirbel (Vertebrae thoracicae, BWK = Brustwirbelkörper 1–12, Th1–12),
- 5 Lendenwirbel (Vertebrae lumbales, LWK = Lendenwirbelkörper 1–5, L_{1-5}),
- 5 Kreuzbeinwirbel (S_{1-5}) sind im Os sacrum (Kreuzbein) zu einem Knochen verschmolzen,
- 3–5 Steißwirbel ($Co_{1-3/5}$) sind meist zurückgebildet, weshalb ihre Zahl schwanken kann.

Gestalt

Beim Blick von der Seite erkennt man zwei charakteristische Krümmungen, die die doppelte S-Form der Wirbelsäule bedingen, ↗ Abb. 10.1.
- **Lordosen** sind Krümmungen nach ventral. Sie finden sich im HWS- und LWS-Bereich.
- **Kyphosen** sind Krümmungen nach dorsal. Sie finden sich im BWS- und Sakral-Bereich.

 Skoliosen sind seitliche Verwindungen und im Gegensatz zu Lordosen und Kyphosen immer pathologisch!

Knochen
- Corpus vertebrae · Arcus vertebrae · Foramen vertebrale · Foramen intervertebrale · Atlas · Axis · Os sacrum · Os coccygis
- Discus intervertebralis · Foramen intervertebrale · Artt. zygapophysiales · Lig. longitudinale anterius · Lig. longitudinale posterius · Lig. flavum · Lig. intertransversarium · Lig. interspinale · Lig. supraspinale

Aufbau

Der **Bauplan** der Wirbel ist grundsätzlich gleich und beinhaltet den Wirbelkörper (Corpus vertebrae), die Wirbelbögen (Arcus vertebrae), das Wirbelloch (Foramen vertebrale) und das Zwischenwirbelloch (Foramen intervertebrale). Pro Wirbel finden sich sieben Fortsätze.

10.1 Rücken

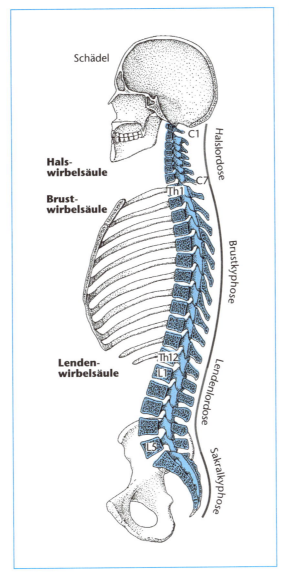

Abb. **10.1**:
Wirbelsäulenkrümmungen

- 4 Gelenkfortsätze (je zwei Processus articulares superiores und inferiores),
- 2 Querfortsätze (Procc. transversi),
- 1 Dornfortsatz (Proc. spinosus).

Abweichungen von diesem Bauplan kommen durch die unterschiedliche mechanische Belastung innerhalb der Wirbelsäulenabschnitte zustande.
- **HWS**: Die Druckbelastung ist gering, die Wirbelkörper sind klein. Über den Uncus corporis sind die Wirbel häufig direkt miteinander verbunden (Unkovertebralgelenke). Die Foramina transversaria (für A. und V. vertebralis) und die gegabelten Procc. spinosi ermöglichen die eindeutige Zuordnung zur HWS. Der Proc.

spinosus von C_7 steht besonders weit ab. Dieser Wirbel heißt deshalb auch Vertebra prominens.
- **BWS**: Zusätzliche Gelenkflächen bilden die Verbindungen zu den Rippen (Fovea costalis processus transversi, Fovea costalis superior).
- **LWS**: Die hohe Druckbelastung wird durch große Wirbelkörper kompensiert. Von anderen Wirbeln abweichende Fortsätze sind:
  – Proc. costalis als Rippenrudiment,
  – Proc. accessorius, der dem Proc. transversus entspricht,
  – Proc. mamillaris als Ansatzpunkt für Rückenmuskeln.

Bestimmte Wirbelkörper zeigen einen gänzlich anderen Aufbau.

C_1

- **Atlas**: Er artikuliert einerseits direkt mit dem Os occipitale des Schädels, andererseits mit dem Axis. Er hat keinen Wirbelkörper, sondern je einen Bogen nach ventral und dorsal (Arcus anterior/posterior atlantis). Die seitliche Verdickung der Bögen heißt Massa lateralis. Auf den Bögen finden sich entsprechende Gelenkflächen (Tuberculum posterius, Facies articularis superior/inferior, Fovea dentis).

C_2

- **Axis**: Der aus dem Wirbelkörper nach oben ragende Stift (Dens axis) ermöglicht die Drehung des Kopfes.

Kreuzbein

- **Os sacrum**: Die ventrale Seite (Facies pelvica) ist dem Becken zugewandt und weist Querlinien als Grenzen der miteinander verschmolzenen Wirbel auf. Dorsal sind die Knochenkämme (Crista sacralis mediana/lateralis) Reste der verschiedenen Fortsätze. Wichtig sind weiterhin Basis ossis sacrum, Promontorium, Proc. articularis superior, Linea transversa, Foramina sacralia pelvina, Foramina intervertebralia, Canalis sacralis und Hiatus sacralis.

Steißbein

- **Os coccygis**: Die Wirbel sind verkümmerte Rudimente des Schwanzes, Wirbelbögen fehlen gänzlich.

Lumbalisation nennt man das Lösen des ersten Kreuzbeinwirbels vom Os sacrum.
Sakralisation ist das Verschmelzen von L_5 mit dem Os sacrum. Beides bleibt klinisch meist symptomlos.

Einheit

Als **Bewegungssegment** bezeichnet man den der Bewegung zwischen zwei Wirbeln dienenden Raum und die dazu gehörenden Bandscheiben, Zwischenwirbellöcher, Wirbelbogengelenke und Bänder.

– Discus intervertebralis

- **Bandscheiben** (Zwischenwirbelscheiben): liegen zwischen den Wirbeln von C_2 bis S_1. Sie bestehen aus einem Faserring (Anulus fibrosus) und einem gallertigen Kern (Nucleus pulposus). Ihre Aufgabe besteht in der Federung der knöchernen Verbindung zweier Wirbel.

10.1 Rücken

 Bandscheibenschäden: Bei Überanspruchung der Disci drückt der Nucleus pulposus zunächst gegen den Faserring und wölbt diesen vor. Ist der Druck nach ventral-lateral gerichtet, wird die aus dem Rückenmark austretende Nervenwurzel komprimiert (**Bandscheibenprotrusion**). Das dislozierte Bandscheibenmaterial kann wieder zurückverlagert werden. Bei einem **Bandscheibenvorfall** (Prolaps) hingegen reißt der Anulus fibrosus ein und der Nucleus pulposus drückt direkt auf die Nervenwurzel. Eine spontane Rückverlagerung ist nicht möglich.

- Foramen intervertebrale
  - **Zwischenwirbelloch:** Öffnung für den N. spinalis, den R. meningeus und einen Arterienast zum Rückenmark (R. spinalis).

  Wände der Foramina intervertebralia:

ventral	Bandscheibe, Corpus vertebrale
dorsal	Proc. superior des unteren Wirbels
kranial	Incisura vertebralis inferior des oberen Wirbels
kaudal	Incisura vertebralis superior des unteren Wirbels

! Am **Os sacrum** vereinigen sich die Foramina intervertebralia zu einem Kanal und münden nach vorne mit dem Foramen sacrale pelvicum nach ventral, mit dem Foramen sacrale posterius nach dorsal.

- Artt. zygapophysiales
  - **Wirbelbogengelenke** (s. u.).

Gelenke	Art. zygapophysiales · Art. atlantooccipitalis · Artt. atlantoaxialis medialis/lateralis · Lig. apicis dentis · Ligg. alaria · Lig. cruciforme atlantis · Lig. transversum atlantis · Fasciculi longitudinales

Gelenke und Bänder der Wirbelsäule:

Synchondrosis vertebrae
- **Knorpelhaft** zwischen Bandscheiben und Wirbelkörpern.

Artt. zygapophysiales
- **Wirbelbogengelenke:** sind Diarthrosen (echte Gelenke) zwischen den Procc. articulares zweier benachbarter Wirbel. In den verschiedenen Wirbelsäulenabschnitten haben die Fortsätze unterschiedliche Stellungen.

Bereich	Stellung der Fortsätze	mögliche Bewegung
HWS	fallen flach nach hinten ab	Vor- und Rückneigung
BWS	gekrümmt mit Mittelpunkt in der Bandscheibe	Rotation (v. a. im unteren Brustbereich)
LWS	gekrümmt mit Mittelpunkt im Proc. spinosus	eingeschränkte Rotation

Tab. **10.1:** Stellung der Wirbelkörperfortsätze in verschiedenen Wirbelsäulenabschnitten

10 Leibeswand

Ligamenta

- **Bänder** zwischen den verschiedenen Fortsätzen sind Syndesmosen (Bandhaft).

Band	Verlauf
Lig. longitudinale anterius	über die Vorderseite der Wirbelkörper
Lig. longitudinale posterius	entlang der Vorderwand des Wirbelkanals
Lig. flavum	verbindet die Abschnitte der Wirbelbögen, die hinter den Wirbelbogengelenken liegen
Lig. intertransversarium	zwischen zwei benachbarten Procc. transversarii
Lig. interspinale	zwischen zwei benachbarten Procc. spinosi
Lig. supraspinale	zieht über die Spitzen der Procc. spinosi hinweg und wird im Nacken zum Lig. nuchae

Tab. 10.2: Bandverbindungen zwischen den Wirbelkörperfortsätzen

Oberes Kopfgelenk

- **Art. atlantooccipitalis**: ist ein paariges Gelenk zwischen der Facies articularis superior des Atlas und dem Os occipitale. Es wird durch drei Bänder gesichert.

Band	Verlauf
Membrana atlantooccipitalis anterior	Fortsetzung des Lig. longitudinale anterior
Membrana tectoria	Fortsetzung des Lig. longitudinale posterior
Membrana atlantooccipitalis posterior	Fortsetzung des Lig. flavum

Tab. 10.3: Bänder der Art. atlantooccipitalis

Untere Kopfgelenke

- **Art. atlantoaxialis mediana**: ist ein unpaares Gelenk zwischen Arcus anterior atlantis und Lig. transversum atlantis. Beide umschließen den Dens axis und führen ihn bei der Kopfdrehung.
- **Art. atlantoaxialis lateralis**: verbindet als paariges Gelenk die Procc. articulares laterales von Atlas und Axis.

Band	Verlauf
Lig. apicis dentis	verbindet das Foramen magnum mit der Spitze (Apex) des Dens axis
Ligg. alaria	ziehen vom Dens axis zum lateralen Rand des Foramen magnum
Lig. cruciforme atlantis	
• Lig. transversum atlantis	zieht von der rechten zur linken Massa lateralis des Atlas und umschließt dabei den Dens axis
• Fasciculi longitudinales	beide ziehen von C_2 zum ventralen Rand des Foramen magnum

Tab. 10.4: Bänder der unteren Kopfgelenke

10.1 Rücken

Funktion Statik · Beweglichkeit · Federung · Schutz des Rückenmarks · Blutbildung

- **Statik** des Körpers wird durch die Wirbelsäule gewährleistet. Sie hält den Körper in einer aufrechten Position.
- **Große Beweglichkeit** wird durch viele Bewegungssegmente erreicht. Der Kopf kann aus nahezu jeder Körperposition zur Orientierung in die Vertikale gebracht werden.
- **Erschütterungen** werden durch multisegmentale Bauweise abgefedert und das Gehirn auf diese Weise geschützt.
- **Geschützt** im Wirbelkanal verläuft das Rückenmark und verbindet das Gehirn mit der Peripherie.
- **Blutbildung** erfolgt im roten Knochenmark.

Embryonalentwicklung Somiten · Mesenchymgewebe · Wirbelbildung · Chorda dorsalis · Myotome

- Aus dem paraaxialen Mesoderm gehen die **Somiten** hervor. Von den Somiten wandert Mesenchymgewebe in die Umgebung der Chorda dorsalis und lagert sich säulenartig an. Die metamere Säule läßt bereits die spätere Wirbelsäule erahnen.
- Nach der **Wirbelbildung** verkümmert die Chorda dorsalis fast vollständig. Im Bereich der Bandscheibe wird sie vermutlich zum Nucleus pulposus.
- Ebenfalls aus den Somiten gehen die Myotome hervor. Aus ihnen entwickelt sich ab der 8. Entwicklungswoche die Rumpfmuskulatur.

10.1.2 Rückenmuskulatur

! Im Folgenden wird die Muskulatur lediglich schematisch erläutert. Für den praktisch tätigen Arzt ist der **Überblick** über die Rückenmuskeln entscheidender, als die Kenntnis von Einzelheiten!

Gliederung autochtone Rückenmuskeln · oberflächliche Rückenmuskeln

Zwei genetische Muskelgruppen bilden die Rückenmuskulatur:
Oberflächliche Rückenmuskeln liegen über den primären Rückenmuskeln und werden von den Rr. anteriores der Spinalnerven innerviert. Sie gehen aus dem Extremitätenblastem hervor und sind erst sekundär auf den Rücken vorgewachsen. Funktionell gehören sie zur Muskulatur der oberen Extremität und werden dort besprochen, ↗ Kap. 8.1.
Autochtone (tiefe) Rückenmuskeln werden in ihrer Gesamtheit auch als M. erector spinae zusammengefasst. Sie haben sich von Anfang an im Rückenbereich entwickelt. Deshalb sind sie in der Tiefe zu finden und werden von Rr. posteriores der Spinalnerven innerviert. Man unterscheidet den medialen und den lateralen Trakt.
- **Medialer Trakt**: läßt sich in ein transversospinales und ein interspinales System gliedern.
  - **transversospinales System**: Die Muskeln ziehen von Proc. transversus zu Proc. spinosus. Dabei können bis zu sieben Wirbel übersprungen werden. Bei einseitiger Kontraktion erfolgt eine Rotation, bei beidseitiger Kontraktion eine Dorsalflexion.
  - **interspinales System**: Die Muskeln verlaufen zwischen den Procc. spinosi und führen zur Dorsalflexion.

- **Lateraler Trakt**: besteht aus dem intertansversalen, dem spinotransversalen und dem sakrospinalen System.
  - **intertransversales System**: spannt sich zwischen den Procc. transversi aus und bewirkt eine Lateralflexion.
  - **spinotransversales System**: verbindet die Procc. spinosi und transversi miteinander. Bei einseitiger Kontraktion resultiert die Rotation nach ipsilateral, beidseitige Kontraktion führt zur Dorsalflexion.
  - **sakrospinales System**: von gemeinsamem Ursprung an Os sacrum, Procc. spinosi, Labium externum der Crista iliaca und Fascia thoracolumbalis zieht es zu Wirbelsäule und Rippen. Einseitige Anspannung bewirkt die Lateralflexion, beidseitige Verkürzung die Dorsalflexion.

> ! Leider ist die Literatur hierzu verwirrend. Es finden sich zahlreiche Einteilungen der autochtonen Rückenmuskeln. Letztlich zählt, daß ein System schlüssig verstanden wird und erklärt werden kann!

Faszien

Zwei **Faszien** sind im Rückenbereich von Bedeutung.
- **Fascia nuchae**: trennt durch ihre Ummantelung die autochtonen von den oberflächlichen Rückenmuskeln. Medial ist sie mit dem Lig. nuchae verwachsen.
- **Fascia thoracolumbalis**: umhüllt die autochtone Rückenmuskulatur im Brust- und LWS-Bereich. In der LWS ist sie deutlich kräftiger als in der BWS. Sie besteht aus zwei Blättern, die sich lateral des M. iliocostalis vereinigen.
  - Tiefes Blatt: ist an der 12. Rippe, den Procc. costales der LWS und der Crista iliaca befestigt,
  - oberflächliches Blatt: entspringt an den Procc. spinosi.

Gefäßversorgung

Arterien

Wirbelsäulenabschnitt	Arterie
HWS	A. vertebralis, A. cervicalis profunda und A. cervicalis ascendens
BWS	Aa. intercostales posteriores
Lumbosakralbereich	Aa. lumbales, A. iliolumbalis, A. sacralis lateralis

Tab. 10.5: Arterien der verschiedenen Wirbelsäulenabschnitte

Venen

- Plexus venosus vertebralis internus verläuft innerhalb des Wirbelkanals,
- Plexus venosus vertebralis externus anterior: vor den Wirbelkörpern verlaufend steht er mit dem hinteren Geflecht in Verbindung,
- Plexus venosus vertebralis externus posterior liegt zwischen den Procc. spinosi und Procc. transversi.

10.2 Brustwand

Die Brustwand erhält ihre knöcherne Form durch den Brustkorb (Thorax). Dieser wird durch Muskeln verspannt und umgibt schützend die Brusthöhle (Cavitas thoracis) mit ihren Organen.

10.2 Brustwand

10.2.1 Knöcherner Thorax und Muskulatur

Aufbau — Grenzen · Apertura thoracis superior/inferior

Grenzen

• kranial	verjüngt sich der Thorax und läuft in die Apertura thoracis superior aus
• kaudal	ist die Öffnung der Apertura thoracis inferior um ein vielfaches weiter
• ventral	ist der untere Rand dreieckig ausgeschnitten
• dorsal	bildet die Wirbelsäule den Abschluß

Chronische Lungenerkrankungen führen in vielen Fällen zu einer dauerhaften Inspirationsstellung der Rippen. Der Thorax verändert dadurch seine Form vom Kegel zum Faß!

Nachbarschaft

Zwei Öffnungen verbinden den Brustraum mit dem Hals bzw. Bauch.
- Die **Apertura thoracis superior** wird vom BWK I, den 1. Rippen und dem Manubrium sterni begrenzt. Durch sie ziehen:
  - Trachea, Ösophagus, Apex pulmonis und gelegentlich die Schilddrüse,
  - Truncus brachiocephalicus, A. carotis communis, A. subclavia, Aa. thoracicae internae,
  - Vv. brachiocephalicae, Vv. thoracicae internae,
  - Ductus thoracicus, Truncus bronchomediastinalis,
  - Nn. phrenici, Nn. vagi und Truncus sympathicus,
- Die **Apertura thoracis inferior** wird begrenzt durch BWK XII, die 10.–12. Rippe, den Arcus costalis und den Proc. xiphoideus des Sternums.

Knochen — Sternum · Os costale · Cartilago costalis · Caput costae · Collum costae · Corpus costae · Tuberculum costae · Angulus costae · Costae verae/spuriae

Brustbein

- **Sternum**: Man orientiere sich über Manubrium sterni (Handgriff), Corpus sterni (Körper), Proc. xiphoideus (Schwertfortsatz), Incisura clavicularis, Incisura jugularis, Incisurae costales, Symphysis manubriosternalis, Synchondrosis xiphosternalis.

Sternalpunktion: Aus dem oberen Anteil des Corpus sterni kann man bei Verdacht auf Blutkrankheiten rotes Knochenmark für Untersuchungen gewinnen. Weniger schmerzvoll und riskant ist die Entnahme aus dem Beckenkamm, die somit klinisch häufiger Anwendung findet.

Rippen

- **Costae**: Wichtige Knochenpunkte sind Rippenknochen (Os costale), Rippenknorpel (Cartilago costalis), Caput costae, Collum costae, Corpus costae, Facies articularis tuberculi costae, Angulus costae und Sulcus costae.
  - Die **Rippen I–VII** sind echte Rippen (Costae verae). Sie sind einzeln am Sternum befestigt.
  - Die **Rippen VIII–XII** sind falsche Rippen (Costae spuriae). Sie haben keine direkte Verbindung zum Sternum. Die Rippen VIII–X legen sich an den Arcus costalis an, während die XI. und XII. Rippe frei in der Bauchwand enden.

10 Leibeswand

Gelenke Art. sternocostalis · Art. capitis costae · Art. costotransversaria

- **Art. sternocostalis** heißt die Verbindung zwischen Sternum und Rippen. Ligg. sternocostalia radiata verstärken das Gelenk. Bei Atembewegungen werden die vorderen Abschnitte der Rippen gehoben und gesenkt.
- **Art. capitis costae** ist das Gelenk zwischen Rippenkopf und Wirbelkörper. Dabei berührt das Caput costae der ersten zehn Rippen immer zwei Wirbel. XI. und XII. Rippe stehen genau auf Höhe von Th_{11} bzw. Th_{12}. Das Lig. capitis costae radiatum zieht vom Rippenkopf zu den Wirbelkörpern, das Lig. capitis costae intraarticulare zur Bandscheibe.
- **Art. costotransversaria** verbinden das Tuberculum costae und den Proc. transversus des entsprechenden Wirbels. Vom Collum costae zieht das Lig. costotransversarium zum Wirbel.

Muskulatur Mm. intercostales externi/interni · Membrana intercostalis externa/interna

Mm. intercostales externi	U	äußerer Rand der Crista costae
	A	oberer Rand der nächsttieferen Rippe
Mm. intercostales interni	U	oberer Rand der Rippen
	A	unterer Rand der nächsthöheren Rippe
M. transversus thoracis	\multicolumn{2}{l}{ist beim Menschen sehr variabel angelegt und oft zurückgebildet. Er entspricht dem M. obliquus abdominis des Bauches.}

Tab. 10.6: Ursprung und Ansatz der Muskeln des Thorax

> ! Äußere und innere Interkostalmuskeln füllen nicht die ganze Länge des Interkostalraumes aus. Die **Membrana intercostalis externa** dichtet den Thorax zwischen den Rippenknorpeln ab. Die **Membrana intercostalis interna** sorgt für den Verschluss bis zur Wirbelsäule.

Faszienverhältnisse Je eine **Faszie** umgibt Thorax und Interkostalmuskeln innen und außen:
- **Fascia endothoracica**: liegt der Knochenhaut der Rippen und den Mm. intercostales interni an (also strenggenommen im Thorax). Die Pleura costalis bedeckt als Teil des Brustfells die Faszie.
- **Fascia thoracica**: liegt der Knochenhaut der Rippen und den Mm. intercostales externi außen an (also strenggenommen auf dem Thorax).

Gefäßversorgung und Innervation · A. thoracica interna · Aa. intercostales posteriores · Vv. intercostales anteriores · Vv. intercostales posteriores

Arterien
- **A. thoracica interna**: verläuft auf der Innenseite der Muskeln etwa fingerbreit lateral des Sternumrandes. Oberhalb des Zwerchfells teilt sie sich in ihre Endäste: A. epigastrica superior und A. musculophrenica. Zusätzlich gibt sie die Rr. intercostales anteriores, die A. pericardiacophrenica und Äste zu Mediastinum, Thymus, Bronchien, Sternum und Brust ab.
- **Aa. intercostales posteriores**: Sie verlaufen am Unterrand der Rippe. Die 1. und 2. entspringen aus dem Truncus costocervicalis, die 3. bis 11. aus der Aorta thoracica.

10.2 Brustwand

 Pleurapunktion: Um die Aa. intercostales nicht zu verletzen wird die Nadel am Oberrand der Rippen eingestochen.

Venen
- **Vv. intercostales anteriores** münden in die Vv. brachiocephalicae.
- **Vv. intercostales posteriores** fließen in die Vv. azygos und hemiazygos.

Innervation und Funktion
- Die **äußeren Interkostalmuskeln** sind Atemhilfsmuskeln bei der Inspiration,
- die **inneren Interkostalmuskeln** bei der Exspiration.
- Gemeinsam werden sie von den Rr. anteriores der Nn. intercostales innerviert.

10.2.2 Brust (Mamma)

- liegt verschieblich der Fascia pectoralis auf. Ligg. suspensoria befestigen sie auf der Faszie.

! Männliche und weibliche Brust sind grundsätzlich gleich aufgebaut. Die männliche Brustdrüse wächst allerdings während der Pubertät nicht so stark wie die weibliche.

Aufbau

12–25 Drüsenlappen · Lobuli · Mamille · Warzenhof · Gll. areolares

- **12–25 Drüsenlappen** (Lobi) bilden die Brustdrüse. Die Lappen sind durch Binde- und Fettgewebe miteinander verbunden.
- **Septen** können kleinere Lobuli (Läppchen) abgrenzen.
- In die **Brustwarze** (Papilla mammaria, Mamille) münden einzeln die Ausführungsgänge der Drüsenlappen.
- **Warzenhof** (Areola mammae): stark pigmentierte Umgebung der Mamille. Apokrine Schweißdrüsen (Gll. areolares) und freie Talgdrüsen fetten und befeuchten die Areola.

Gefäßversorgung und Innervation

Rr. mammarii mediales/laterales · Rr. mammarii der Nn. cutanei laterales · Venenplexus · V. thoracica interna · V. thoracica lateralis · Nodi lymphatici

Blutversorgung

Bereich	Arterien	Venen
medial	Rr. mammarii mediales aus der A. thoracica interna	• entsprechen den Arterien und bilden einen Plexus um den Warzenhof • der Plexus fließt in die V. thoracica interna und die V. thoracica lateralis
lateral	Rr. mammarii laterales aus der A. axillaris	
Corpus mammae	Rr. mammarii aus den Rr. cutanei laterales der Aa. intercostales II–V	

Tab. **10.7**: Gefäßversorgung der Brust

10 Leibeswand

Lymphgefäße

Der **Lymphabfluß** erfolgt radiär von der Brustwarze weg. Die regionalen Lymphknoten liegen als
- Nodi lymphatici paramammarii um die Mamille herum gruppiert,
- Nodi lymphatici parasternales entlang der A. und V. thoracica interna,
- Nodi lymphatici axillares in der Achselhöhle,
- Nodi lymphatici cervicales laterales profundi supraclaviculares kranial der Klavikula.

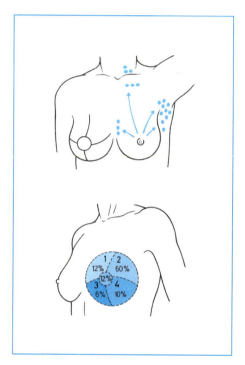

Abb. **10.2**: Lymphabflußwege der Mamma und Häufigkeit von Krebserkrankungen in den einzelnen Brustquadranten.

 Mammakarzinom: Bei Amputationen der Brust müssen auch immer die Lymphknotenstationen ausgeräumt werden. Ihre Kenntnis ist somit von großer Bedeutung. Mehr als die Hälfte aller Mammakarzinome entwickelt sich im lateralen oberen Quadranten der Brust. ↗ Abb. 10.2

Histologie und Funktion

apokrine Schweißdrüse · tubulo-alveoläre Gänge · Ductus lactifer · Sinus lactifer · Funktion in Pubertät/Schwangerschaft/Stillzeit/Abstillzeit

Histologie
- Die Brust ist eine stark modifizierte **apokrine tubulo-alveoläre Schweißdrüse**.
- Ein **Ausführungsgang** (Ductus lactifer) entspringt aus jedem Lappen. Die Gänge bestehen aus ein- bis zweischichtigem, kubisch bis hochprismatischem Epithel.
- **Sinus lactifer** (Milchsäckchen): Erweiterung des Ductus vor der Mündung auf der Mamille.

10.3 Bauchwand

	Funktion
Pubertät	• **Bis zur Pubertät** befinden sich die Milchdrüsen im Ruhezustand. Dann vermehrt sich das Gewebe, so dass sich der Warzenhof stärker von der Brust abhebt. Anschließend wächst auch der Drüsenkörper.
Gravidität	• **In der Schwangerschaft** sezerniert die Plazenta Hormone, die zu weiterem Wachstum der Brustdrüsen führen. Die Drüsenschläuche sprossen aus und bilden Alveolen.
Mamma lactans	• **Während der Stillzeit** wird die Milchsekretion durch Prolaktin aus dem Hypophysenvorderlappen ausgelöst. Die Produktion erfolgt, solange Milch abgesaugt wird. Die Milch besteht aus Eiweiß, Lipiden, Wasser, Kohlenhydraten, Salzen und Vitaminen.
Abstillen	• **Nach der Stillzeit** nimmt die Drüse wieder einen Ruhezustand ein, der dem vor der Schwangerschaft ähnelt.
Entwicklung	Ektoderm · Milchleiste · Mesenchym · epitheliale Knospen · Milchgänge
Embryo	• **6.–7. Woche**: Eine Ektodermverdickung (Milchleiste) erstreckt sich von der Achselhöhle bis in die Leistengegend. Ihr thorakaler Anteil wächst in das darunterliegende Mesenchym vor und sprießt aus, der abdominelle Teil bildet sich langsam zurück. • **Epitheliale Knospen** gehen aus der Milchleiste hervor und wachsen langsam heran. • **15–25 Milchgänge** differenzieren sich schließlich aus den Knospen.

 Ektope Mamillen: Da sich die Milchleiste von der Achselhöhle bis in die Leistengegend erstreckt, können bei Entwicklungsstörungen in diesem gesamten Bereich Brustwarzen auftreten.

10.3 Bauchwand

Als Bauchwand wird der Bereich zwischen Thorax und Becken bezeichnet.

10.3.1 Regionen und Muskulatur

Aufbau	Regio hypochondriaca dextra · Regio epigastrica · Regio hypochondriaca sinistra · Regio lateralis dextra · Regio umbilicalis · Regio lateralis sinistra · Regio inguinalis dextra · Regio pubica · Regio inguinalis sinistra · Linea alba

Neun Regionen lassen sich unterteilen. Die folgende Tabelle läßt sich auf die Bauchwand projizieren!

10 Leibeswand

Rechtslaterale Regionen	Mediale Regionen	Linkslaterale Regionen
Regio hypochondriaca dextra (rechte Rippenbogengegend)	Regio epigastrica (Epigastrium, Magengegend)	Regio hypochondriaca sinistra (linke Rippenbogengegend)
Regio lateralis dextra (rechte Flanke)	Regio umbilicalis (Nabelbereich)	Regio lateralis sinistra (linke Flanke)
Regio inguinalis dextra (rechte Leistengegend)	Regio pubica (Hypogastrium, Schambeinbereich)	Regio inguinalis sinistra (linke Leistengegend)

Tab. **10.8**: Regionen der Bauchwand

An der **Linea alba** sind die Mm. obliqui beider Seiten über eine gemeinsame Sehne verbunden. Diese fehlt am Unterbauch, da alle Sehnen in die Rektusscheide einstrahlen (s. u.).

Muskeln: M. rectus abdominis · Mm. obliquus internus/externus abdominis · M. transversus abdominis · M. quadratus lumborum · M. pyramidalis · Rektusscheide

Muskel		
M. rectus abdominis	U	Vorderfläche der Rippe V–VII, Proc. xyphoideus
	A	Symphyse, R. superior ossis pubis
M. obliquus externus abdominis	U	Außenfläche der Rippe VI–XII
	A	vorderes Blatt der Rektusscheide, Linea alba, Crista iliaca, Spina iliaca anterior superior
M. obliquus internus abdominis	U	Lig. inguinale, Spina iliaca anterior superior, Crista iliaca, tiefes Blatt der Fascia thoracolumbalis
	A	Rippe IX–XII, vorderes und hinteres Blatt der Rektusscheide, Linea alba
M. transversus abdominis	U	Innenfläche der Rippe VII–XII, tiefes Blatt der Fascia thoracolumbalis, Procc. costarii, Crista iliaca, Spina iliaca, Lig. inguinale
	A	hinteres Blatt der Rektusscheide (unterhalb der Linea arcuata vorderes Blatt), Linea alba
M. quadratus lumborum	U	Crista iliaca
	A	Rippe XII, Procc. costales L_{1-4}
M. pyramidalis (kann fehlen)	U	Symphyse, Crista pubica
	A	Linea alba

Tab. **10.9**: Ursprung und Ansatz der Bauchwandmuskulatur

Rektusscheide: besteht aus einem vorderen und einem hinteren Blatt. Sie umhüllt und führt den M. rectus abdominis, die Vasa epigastrica superior und inferior, die Nn. intercostales V–XI, den N. subcostalis sowie den M. pyramidalis, falls vorhanden. Das hintere Blatt endet in einer bogenförmigen Kontur (Linea arcuata).

10.3 Bauchwand

Bildung der Rektusscheide oberhalb der Linea arcuata:	
• vorderes Blatt	Aponeurose des M. obliquus externus abdominis und Lamina anterior der Sehnenplatte des M. obliquus internus abdominis
• hinteres Blatt	Aponeurose des M. transversus abdominis und Lamina posterior der Aponeurose des M. obliquus internus abdominis
Bildung der Rektusscheide unterhalb der Linea arcuata:	
• vorderes Blatt	Aponeurosen aller drei Bauchmuskeln
• hinteres Blatt	Fascia transversalis und Peritoneum

Innervation und Funktion

Vorneigen · Seitneigen · Rumpfrotation · Verspannen der Bauchwand · Bauchpresse · Atmung · Spinalnerven Th_{7-12} · Th_5-L_1 · Th_{5-12}

Vorneigen	• M. rectus abdominis	Spinalnerven Th_{7-12}
	• M. obliquus internus abdominis bei beidseitiger Kontraktion	Spinalnerven Th_8-L_1
	• M. obliquus externus abdominis bei beidseitiger Kontraktion	Spinalnerven Th_{5-12}
Seitneigen	• M. obliquus internus abdominis bei einseitiger Kontraktion	Spinalnerven Th_8-L_1
	• M. obliquus externus abdominis bei einseitiger Kontraktion	Spinalnerven Th_{5-12}
Rumpfrotation rechts	linker M. obliquus externus und rechter M. obliquus internus	Spinalnerven Th_{5-12} und Spinalnerven Th_8-L_1
Rumpfrotation links	rechter M. obliquus externus und linker M. obliquus internus	Spinalnerven Th_{5-12} und Spinalnerven Th_8-L_1

Tab. 10.10: Funktion und Innervation der Bauchmuskulatur

Zusätzlich beteiligen sich fast alle genannten Muskeln an folgenden Aufgaben:
- sie dichten die Bauchhöhle nach ventral ab,
- sie verspannen die Bauchwand: Das Volumen der Bauchorgane schwankt im Tagesverlauf enorm (Nahrungsaufnahme). Durch die Muskulatur kann der Bauchraum auf den Bedarf der Organe eingestellt werden.
- Die Bauchpresse hilft beim Geburtsvorgang, beim Husten oder auch bei der Darmentleerung.
- Bei der Bauchatmung wird die Bauchdecke reflektorisch relaxiert, so dass die Bauchorgane bei tiefer Inspiration nach kaudal ausweichen können. Dadurch kann sich die Lunge weiter nach unten ausdehnen.

Faszienverhältnisse

Fascia transversalis · Fascia pelvis parietalis · Fascia diaphragmatis pelvis superior · Fascia iliaca · Fascia spermatica interna

Fascia transversalis: besteht aus mehreren Anteilen und bedeckt neben dem M. transversus abdominis auch die gesamte Bauchwand. Auf ihrer Innenseite ist sie fest mit dem Peritoneum parietale verbunden.

- Fascia pelvis parietalis: überzieht die Wand des Beckens,
- Fascia diaphragmatis pelvis superior: liegt der abdominalen Fläche des Zwerchfells an,
- Fascia iliaca: überkleidet den M. quadratus lumborum und iliopsoas,
- Fascia spermatica interna: im Bereich des Anulus inguinalis superficialis wird sie durch den Deszensus der Hoden nach kaudal mitgezogen.

10.3.2 Leistenkanal (Canalis inguinalis)

Lage

vordere Bauchwand · Lig. inguinale · Regio subinguinalis · Lacuna vasorum · Lacuna musculorum

Der Leistenkanal, ↗ Abb. 10.3
- verläuft in der vorderen Bauchwand von oben lateral nach unten medial,
- durchzieht die Schichten der Bauchwand und hat aufgrund des schrägen Verlaufs eine Länge von ca. 4 cm.
- **Lig. inguinale** (Leistenband): zieht von der Spina iliaca anterior superior zum Tuberculum pubicum,
- **Regio subinguinalis**: Raum zwischen Leistenband und knöchernem Becken,
- **Arcus iliopectineus**: unterteilt die Regio subinguinalis in Lacuna vasorum und musculorum:
  - **Lacuna vasorum** wird von A. und V. femoralis (Arterie liegt lateral, Vene medial), R. femoralis des N. genitofemoralis und Lymphknoten durchzogen.
  - **Lacuna musculorum** wird vom M. iliopsoas, dem N. femoralis und dem N. cutaneus femoris lateralis durchlaufen.

Aufbau

Anulus inguinalis superficialis/profundus · Grenzen · Inhalt

Innerer Leistenring

Anulus inguinalis profundus: ist der Ausgang des Leistenkanals. Er liegt in der Fascia transversalis etwa 2 cm kranial des Lig. inguinale und wird dort nicht so scharf begrenzt wie der äußere Ring. Über der Öffnung senkt sich das Peritoneum zur Fossa inguinalis lateralis ein.

Äußerer Leistenring

Anulus inguinalis superficialis: bildet den Eingang in den Leistenkanal. Er entsteht durch das Crus mediale und das Crus laterale des M. obliquus externus abdominis. Die beiden Schenkel des Muskels werden durch die querverlaufenden Fibrae intercrurales und Fasern des Lig. inguinale verstärkt.

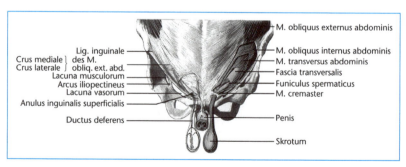

Abb. **10.3**: Leistenkanal beim Mann

Richtung	Begrenzung
oben	unterer freier Rand der Mm. transversus abdominis und obliquus internus abdominis
unten	Lig. inguinale, kaudale Fasern der Aponeurose des M. obliquus externus abdominis (als Lig. reflexum)
vorne	Aponeurose des M. obliquus externus abdominis
hinten	Fascia transversalis, Plica umbilicalis lateralis

Tab. **10.11**: Grenzen des Leistenkanals

Inhalt des Leistenkanals bei der Frau
- Lig. teres uteri mit der A. ligamenti teres uteri,
- N. ilioinguinalis,
- R. genitalis des N. genitofemoralis,

Inhalt des Leistenkanals beim Mann
- Funiculus spermaticus (Samenstrang): Er wird eingehüllt von der Fascia spermatica interna, dem M. cremaster mit der Fascia cremasterica und den Vasa cremasterica sowie der Fascia spermatica externa. In ihm verlaufen
  – Ductus deferens (Samenleiter) mit der A. und V. ductus deferentis,
  – Plexus pampiniformis mit A. und V. testicularis,
  – Lymphgefäße und vegetative Nervenfasern.
- N. ilioinguinalis,
- R. genitalis des N. genitofemoralis.

Embryonal-entwicklung

Hoden · extraperitonealer Deszensus · Hernien

- Ab dem 3. Monat wandern die Hoden zunächst nur passiv durch das relativ schnelle, kopfwärts gerichtete Wachstum hinter dem Peritoneum nach kaudal an den Leistenkanal heran.
- Im 7. Entwicklungsmonat sinken die Hoden aktiv extraperitoneal (!) durch den Leistenkanal in das Skrotum. Dabei nehmen sie den Ductus deferens, Blutgefäße, Nerven, Muskulatur und Faszien mit. Noch pränatal erreichen sie das Skrotum.

Da der Hoden in einer Aussackung der Leibeswand liegt, die sich in das Skrotum fortsetzt, hat die Hülle des Samenstrangs den gleichen Aufbau wie die Leibeswand.

Beim männlichen Neugeborenen gelten die komplett deszendierten Hoden als Zeichen der reifen Geburt.

10 Leibeswand

Schicht des Funiculus spermaticus	entsprechende Schicht der Bauchwand
Skrotalhaut	Kutis
Tunica dartos	Subkutis
Fascia spermatica externa	oberflächliche Bauchfaszie, Aponeurose des M. obliquus externus abdominis
M. cremaster	Fasern der Mm. obliquus internus abdominis und transversus abdominis
Fascia spermatica interna	Fascia transversalis
Tunica vaginalis testis	Fascia transversalis
• Periorchium (Lamina parietalis)	Peritoneum parietale
• Cavum serosum	Peritonealspalt
• Epiorchium (Lamina visceralis)	Peritoneum viscerale

Tab. **10.12**: Schichten des Funiculus spermaticus und der Bauchwand im Vergleich

Hernien: Steigt der Druck im Bauchraum an (z. B. bei der Bauchpresse) werden die Eingeweide gegen die Bauchwand gedrückt. Die Lücken der Bauchwand werden dabei besonders belastet und können u. U. nachgeben. Peritoneum oder Darm können sich in eine so vergrößerte Lücke schieben. Die häufigste Bruchpforte (75 %) ist der Leistenkanal.

Leistenhernien: Man unterscheidet mediale (direkte) von lateralen (indirekten) Hernien.
- **Mediale Hernien** sind immer erworben. Sie treten medial der Vasa epigastrica inferiora über die Fossa inguinalis medialis durch die Bauchwand.
- **Laterale Hernien** können sowohl angeboren als auch erworben sein. Die Bruchpforte liegt lateral der Vasa epigastrica inferiora.
  - **angeborene laterale Hernien**: Ursache ist ein nicht obliterierter Proc. vaginalis peritonei. Eingeweide schieben sich in den Processus hinein und folgen ihm durch den Leistenkanal.
  - **erworbene laterale Hernien**: Die Fossa inguinalis lateralis vertieft sich zunächst. Das Peritoneum kann über den Anulus inguinalis profundus in den Leistenkanal vordringen.

10.4 Becken

10.4.1 Knöchernes Becken (Pelvis)

Aufbau

Linea terminalis · großes Becken · kleines Becken · Beckeneingang · Beckenausgang · Conjugata vera · Diameter transversa · Geschlechtsunterschiede

Das knöcherne Becken
- ist mit der Wirbelsäule zu einem stabilen Ring zusammengeschlossen,
- wird aus drei Knochen gebildet: Os sacrum in der Mitte, zwei Ossa coxae (Hüftbeine) lateral.

Gliederung
- **Linea terminalis**: trennt großes und kleines Becken voneinander. Der Beckeneingang ist herzförmig. Das Promontorium ragt dorsal in die Lichtung vor. Der Beckenausgang ist rautenförmig. Die ventrale Spitze der Raute ist der Unterrand der Symphysis pubica, die dorsale Spitze bildet das Steißbein (Os coccygis).
- **großes Becken**: endet an der Linea terminalis und bildet die untere Begrenzung für den Bauchraum und die Bauchorgane. Es wird fast ausschließlich von den Beckenschaufeln (Alae ossis ilii) gebildet.
- **kleines Becken**: beginnt an der Linea terminalis mit dem Beckeneingang und enthält die Beckeneingeweide. Es ist der Kyphose des Os sacrum entsprechend gekrümmt und endet mit dem Beckenausgang.

Wichtige Beckenmaße
- Conjugata vera (11 cm): zwischen Dorsalseite der Symphysis pubica und Promontorium,
- Diameter transversa (13 cm): Querdurchmesser zwischen linkem und rechtem Tuber ischiadicum.

Geschlechtsunterschiede
  – **Mann**: Die Durchmesser des großen wie kleinen Beckens sind kleiner, da der Mann keinen Geburtskanal bereitzustellen braucht. Beim Mann bilden die Rr. inferiores des Os pubis einen spitzen Winkel (Angulus subpubicus).
  – **Frau**: Die Durchmesser des Beckens sind größer (Geburtsvorgang), der Angulus subpubicus wird zum erweiterten Areus subpubicus.

Knochen

Os sacrum · Os coxae · Os ilii · Os ischii · Os pubis

Os sacrum: Man orientiere sich im Kap. 10.1.1 Wirbelsäule noch einmal über das Kreuzbein.
Os coxae überträgt die Last des aufgerichteten Körpers auf die Beine und besteht aus drei Knochen.
- **Os ilii**: Corpus ossis ilii, Eminentia iliopubica, Ala ossis ilii, Crista iliaca, Spina iliaca anterior superior/inferior, Fossa iliaca, Spina iliaca posterior superior/inferior, Tuberositas iliaca, Facies auricularis, Linea arcuata, Facies glutaealis.
- **Os ischii**: Corpus ossis ischii, Tuber ischiadicum, Ramus ossis ischii, Tuberculum obturatorium anterius/posterius.
- **Os pubis**: Corpus ossis pubis, Ramus inferior/superior ossis pubis, Facies symphysialis, Crista pubica, Tuberculum pubicum, Pecten ossis pubis, Crista obturatoria.

Gelenke	Art. sacroiliaca · Art. sacropubica · Symphysis pubica

Art. sacroiliaca: echtes Gelenk zwischen den Facies auriculares von Os sacrum und Os ilii. Durch die starken Ligg. sacroiliaca anterior/interossea/posterior wird es in seiner Beweglichkeit eingeschränkt.
Art. sacropubica: ist eine Syndesmose zwischen Os sacrum und Os pubis, die durch zwei kräftige Bänder ergänzt wird.
- Lig. sacrotuberale bedeckt nahezu die gesamte Rückseite des Os sacrums,
- Lig. sacrospinale zwischen unteren Kreuzbeinsegmenten und Spina ischiadica.

Symphysis pubica: verbindet beide Ossa pubica. Zwischen ihnen liegt der faserknorpelige Discus interpubicus als Stoßdämpfer.

Leitungsbahnen	Foramen obturatum · Canalis obturatorius · Foramen ischiadicum majus · Foramen suprapiriforme · Foramen infrapiriforme · Foramen ischiadicum minus

	Lage	Struktur
Foramen obturatum	zwischen R. und Corpus ossis ischii und Os pubis	Membrana obturatoria verschließt es fast gänzlich
Canalis obturatorius	in der Faszie des M. obturatorius und durch das Foramen obturatum verlaufend	• Vasa obturatoria • N. obturatorius
Foramen ischiadicum majus	zwischen Incisura ischiadica major, Lig. sacrotuberale und sacrospinale	Der M. piriformis teilt das Foramen in zwei Abschnitte
Foramen suprapiriforme	oberhalb des M. piriformis	• Vasa glutaea superior • N. glutaeus superior
Foramen infrapiriforme	unterhalb des M. piriformis	• N. ischiadicus • Vasa pudenda interna, N. pudendus • Vasa glutaea inferior, N. glutaeus inferior • N. cutaneus femoris posterior
Foramen ischiadicum minus	zwischen Incisura ischiadica minor, Lig. sacrotuberale und sacrospinale	• M. obturator internus • Vasa pudenda interna und N. pudendus

Tab. **10.13**: Foramina des Beckens und sie durchziehende Strukturen

10.4.2 Beckenboden

Gliederung	• Regio perinealis · Regio analis · Regio urogenitalis • obere und untere Beckenetage
Oberfläche	• **Regio perinealis** (Dammgegend): rautenförmiger Bereich um Geschlechtsorgan und After.

	Grenzen der Regio perinealis	Nachbarschaft
ventral	Symphysis pubica	Regio pubica der Bauchwand
lateral	Rr. inferiores ossis pubis und Os ischii	Regio femoralis (Oberschenkel)
dorsal	Unterränder der großen Gesäßmuskeln	Regio glutealis (Gesäßgegend)

Tab. **10.14**: Grenzen und Nachbarschaft der Regio perinealis

10.4 Becken

- **Regio analis** ist das Gebiet um den Anus zwischen Steißbeinspitze und Tuber ischiadicum (Sitzbeinhöcker).
- **Regio urogenitalis** wird der Bereich ventral der Regio analis zwischen Symphyse und den Rr. inferiores des Os pubis genannt.

Tiefe

Zwei Etagen werden im Becken durch das Diaphragma pelvis getrennt:
- **obere Etage**: subperitonealer Bindegewebsraum, Fascia diaphragmatis pelvis superior und inferior, Diaphragma pelvis.
- **untere Etage**: Spatium perinei profundum und superficiale (tiefer und oberflächlicher Dammraum), Membrana perinei, Fascia perinei superficialis.

Aufbau

Diaphragma pelvis · Levatortor · Diaphragma urogenitale · Membrana perinei · Muskelplatte · M. transversus perinei profundus · M. sphincter urethrae · Centrum tendineum

- **Diaphragma pelvis**: innere Muskelschicht, die den Beckenausgang trichterförmig verschließt. Zwei Muskeln bilden den Trichter: M. levator ani und M. coccygeus (s. u.). Fasern des M. levator ani dienen dem Rektum als Schließmuskel und bilden den **Levator-Spalt** (Levator-Tor). Auf beiden Schenkeln des Levator-Tors liegen Harnblase, Rektum und Prostata bzw. Uterus. Über das Tor treten Harnröhre (Urethra), Scheide (Vagina) und Afterkanal durch den Beckenboden. Das Diaphragma urogenitale verschließt den Levatorspalt von unten.
- **Diaphragma urogenitale**: Muskelplatte zwischen Os pubis und Tuber ischiadicum. Sie umschließt die Harnröhre (Urethra) und die Vagina, lässt aber den Canalis analis als Endabschnitt des Rektums frei. Das Diaphragma urogenitale besteht aus einer Bindegewebsplatte (Membrana perinei) und einer darüber liegenden Muskelschicht. Am Hinterrand des Diaphragma urogenitale strahlen von vier Seiten Muskelfasern ein und bilden eine Sehnenplatte (Centrum tendineum).
  - **Membrana perinei**: wird nach kaudal durch Muskeln verstärkt (M. ischiocavernosus, M. bulbospongiosus, M. transversus perinei superficialis).
  - **Muskelplatte**: besteht im wesentlichen aus M. transversus perinei profundus und M. sphincter urethrae.

Richtung	Begrenzende Muskulatur
ventral	M. bulbospongiosus
lateral	Mm. transversus perinei profundus und superficialis
dorsal	M. sphincter ani externus

Tab. 10.15: Aufbau der Muskelplatte des Diaphragma urogenitale

10 Leibeswand

	Schichten des Beckenbodens, ↗ Abb. 10.4	Inhalt
	Beckenorgane	Blase, Mastdarm und Geschlechtsorgane
	Peritoneum	
obere Etage	Spatium subperitoneale	Bindegewebe zwischen Peritoneum und Diaphragma pelvis, das nicht zu den Beckenorganen gehört
	Fascia diaphragmatis pelvis superior	bildet mit der Fascia diaphragmatica pelvis inferior, der Fascia pelvis parietalis/visceralis die Fascia pelvis
	Diaphragma pelvis	M. levator ani
	Fascia diaphragmatis pelvis inferior	s.o.
untere Etage	Spatium perinei profundum (tiefer Dammraum)	• kranial Fortsetzung in das Levatortor • dorsal Übergang in die Fossa ischioanalis • enthält die Muskeln des Diaphragma urogenitale sowie Leitungsbahnen
	Membrana perinei	• entspricht der unteren Faszie des Diaphragma urogenitale • trennt tiefen und oberflächlichen Dammraum voneinander
	Spatium perinei superficiale (oberflächlicher Dammraum)	• zwischen Membrana perinealis und Fascia perinei superficialis • enthält den M. transversus perinei superficialis und Leitungsbahnen
	Fascia perinei superficialis	oberflächliche Dammfaszie
	Subkutis (Unterhaut)	
	Kutis (Haut)	

Tab. **10.16**: Schichten und Inhalt des Beckenbodens

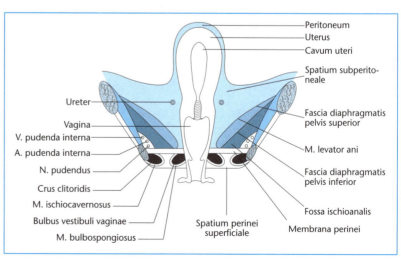

Abb. **10.4**: Beckenboden der Frau (Frontalschnitt)

10.4 Becken

Muskulatur

> M. levator ani · M. pubococcygeus · M. pubovaginalis · M. levator prostatae ·
> M. iliococcygeus · M. puborectalis · M. coccygeus ·
> Mm. transversus perinei profundus/superficialis · M. sphincter urethrae ·
> M. sphincter ani externus · M. bulbospongiosus · M. ischiocavernosus

Der M. levator ani wird aus vier Einzelmuskeln gebildet: M. pubococcygeus, M. pubovaginalis bzw. M. levator prostatae, M. iliococcygeus und M. puborectalis.

Muskel		
M. levator ani	U	Os pubis, Fascia obturatoria, Spina ischiadica, Lig. sacrospinale
	A	Os coccygis
M. coccygeus	U	Spina ischiadica, Lig. sacrospinale
	A	Os sacrum, Os coccygis
M. transversus perinei profundus	U	Symphyse, Rr. inferiores ossis pubis
	A	Tuber ischiadicum
M. transversus perinei superficialis	U	M. transversus perinei profundus
	A	Centrum tendineum
M. sphincter ani externus	U	Centrum tendineum
	A	Lig. anococcygeum
M. bulbospongiosus	U	• Trigonum urogenitale, M. sphincter ani externus • Diaphragma urogenitale, M. sphincter ani externus
	A	• Corpus cavernosum clitoridis • Corpus spongiosum penis
M. ischiocavernosus	U	R. ossis ischii
	A	Tunica albuginea
M. sphincter urethrovaginalis		zieht um die Urethra zur Vagina

Tab. **10.17**: Ursprung und Ansatz der Beckenbodenmuskulatur

Innervation und Funktion

Plexus sacralis · N. pudendus

Entwicklungsgeschichtlich betrachtet kann man zwei Muskelgruppen voneinander abteilen.
- **ehemalige Schwanzmuskeln**: M. levator ani und M. coccygeus. Sie werden von Ästen des Plexus sacralis innerviert ($S_{3,\,4}$). Die Nerven treten von oben an die Muskeln heran.
- **ehemaliger Kloakenschließmuskel**: Diaphragma urogenitale und M. sphincter ani externus. Sie werden durch den N. pudendus innerviert.

11 Brusthöhle (Cavum thoracis)

Grenzen

Zwerchfell · obere Thoraxapertur · Rippen · Wirbelsäule

- **Kaudal** bildet das Zwerchfell die Grenze zur Bauchhöhle,
- **kranial** trennt die obere Thoraxapertur Brusthöhle und Hals voneinander,
- **ventral, lateral und dorsal** wird die Ausdehnung durch Rippen und Wirbelsäule limitiert.

Inhalt

Pleurahöhlen · oberes/unteres Mediastinum

In der Brusthöhle unterscheidet man Pleurahöhlen (Brustfellhöhlen) und Mediastinum (Mittelfellraum).
Pleurahöhlen dienen den beiden Lungen als Verschieberaum bei Atembewegungen. Darum stimmt ihre Form in etwa mit der der Lungen überein.
Mediastinum ist der Raum zwischen beiden Brustfellhöhlen. Es lässt sich unterteilen in ein oberes und ein unteres Mediastinum, ↗ Abb. 11.1.

- **oberes Mediastinum**: Hier liegen Thymus, Trachea, Ösophagus, V. cava. superior, Arcus aortae, Truncus brachiocephalicus, A. pericardiacophrenica, Ductus thoracicus, N. vagus, N. phrenicus und der Truncus sympathicus.
- **unteres Mediastinum**: lässt sich unterteilen in vorderes, mittleres und hinteres Mediastinum.
  - ventral: A. pericardiacophrenica, N. phrenicus, Bindegewebe,
  - medial: Herz und Herzbeutel,
  - dorsal: Ösophagus, Aorta thoracica, V. azygos, V. hemiazygos, Ductus thoracicus und Truncus sympathicus.

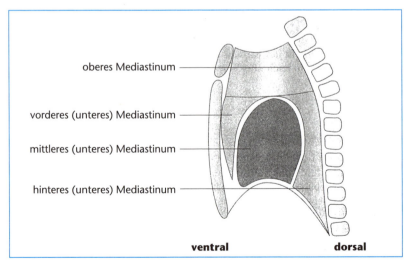

Abb. **11.1**: Gliederung des Mediastinums

11.1 Luftröhre (Trachea)

- Die Luftröhre zählt mit Kehlkopf (↗ Kap. 14.3.3), Bronchien und Lunge zu den unteren Atemwegen.
- Den unteren werden die oberen Atemwege gegenübergestellt: Nase (↗ Kap. 15.3) und Rachen (↗ Kap. 14.3.1).

Lage

- Ringknorpel · Hauptbronchus · Pars cervicalis · Pars thoracica
- Truncus brachiocephalicus · V. brachiocephalica · Plexus thyroideus impar · Ösophagus · N. vagus dexter · Lobus superior · V. azygos · Aortenbogen · A. carotis communis · N. laryngeus recurrens · Lymphknoten

- Die Luftröhre beginnt unterhalb des Ringknorpels (Cartilago cricoidea) in Höhe von $C_{6/7}$.
- Sie zieht über 10–12 cm bis zur Bifurcatio tracheae ($Th_{4/5}$), wo sie sich in einen rechten und einen linken Hauptbronchus teilt.
- Der rechte Hauptbronchus verläuft nahezu senkrecht, während der linke eher bogenförmig abzweigt. Somit gelangen beim Verschlucken Fremdkörper fast immer in den rechten Hauptbronchus.
- Nach ihrer Lage unterscheidet man den Hals- (Pars cervicalis) vom Brustteil (Pars thoracica).

Nachbarschaft

ventral	Schilddrüse, Thymus, Truncus brachiocephalicus, V. brachiocephalica sinistra, Plexus thyroideus impar
dorsal	Ösophagus, N. vagus dexter (legt sich rechts hinten an)
rechts	Lobus superior der rechten Lunge, Pleura, V. azygos, V. cava
links	Aortenbogen, A. carotis communis, N. laryngeus recurrens

Im gesamten Verlauf finden sich Lymphknoten als Filterstationen der Lymphgefäße.

Aufbau

Cartilagines tracheales · Ligg. anularia · Pars membranacea · Carina tracheae

- 16–20 hufeisenförmige **Knorpelspangen** (Cartilagines tracheales) bilden das Gerüst.
- **Bänder** (Ligamenta anularia) verspannen die Knorpelstücke miteinander. Bewegungen beim Schlucken oder Atmen sind aber dennoch möglich.
- **Pars membranacea**: Platte glatter Muskulatur (M. trachealis). Zwischen den offenen Enden der Hufeisen bildet sie die Rückwand der Luftröhre.
- **Carina tracheae** (Sporn): entsteht an der Bifurkation durch Aufgabelung in die beiden Hauptbronchien.

Gefäßversorgung und Innervation

Rr. tracheales · Rr. bronchiales

Blut: Die wichtigsten Gefäße der Trachea sind Rr. tracheales der A. thyroidea inferior. Im Bereich der Carina tracheae anastomosieren sie mit den Rr. bronchiales aus der Aorta thoracica. **Innerviert** wird die Trachea über Äste des N. laryngeus recurrens.

11 Brusthöhle (Cavum thoracis)

Histologie und Funktion

Tunica mucosa · Tunica fibromusculocartilaginea · Tunica adventitia

- Die Trachea verbindet Kehlkopf und Bronchien und führt letzteren angewärmte und angefeuchtete Atemluft zu.
- Sie besteht von innen nach außen aus drei Schichten:
  - **Tunica mucosa**: mehrreihiges Flimmerepithel mit deutlicher Basalmembran, Becherzellen und seromukösen Drüsen. Die Flimmerhärchen (Kinozilien) des Epithels transportieren Fremdkörper und Sekret zum Rachen.
  - **Tunica fibromusculocartilaginea**: Wand aus Knorpelspangen, Ligg. anularia und Muskelzellen des M. trachealis.
  - **Tunica adventitia**: äußere Bindegewebsschicht, die die Luftröhre mit ihrer Umgebung verbindet.

Embryonalentwicklung

Vorderdarm · Septum oesophagotracheale · Ösophagusatresie

Die Trachea entsteht erst bei Verlängerung des Vorderdarms zum Ösophagus durch kontinuierliche Abschnürung vom embryonalen Vorderdarm. Dabei bildet sich vorübergehend das Septum oesophagotracheale.

 Störungen des Abschnürvorganges können zur Ausbildung eines Fistelganges zwischen Ösophagus und Trachea führen. Die Trachea hat ein dickes, der Ösophagus ein dünnes Epithel. Daher kommt es eher zu einer Atresie des Ösophagus mit Fistelung in die Trachea als umgekehrt.

11.2 Lunge (Pulmo)

Lage

Thorax · Apex pulmonis · Facies costalis · Facies mediastinalis · Facies diaphragmatica

- Die Lunge füllt im Thorax den Raum aus, den Mediastinum, Zwerchfell und Brustwand bilden.

Nachbarschaft

angrenzende Strukturen		
Mm. scaleni, A. und V. subclavia, Plexus brachialis		
Pleuraspalt, Pleurablätter, Fascia endothoracica		
	links	rechts
ventral	rechter Vorhof, Aorta ascendens, Thymus und N. phrenicus	linker Ventrikel, linker Vorhof, N. phrenicus
dorsal	Ösophagus, N. vagus, V. azygos, Ductus thoracicus	Aorta descendens
kranial	Trachea, V. cava superior, V. azygos und V. brachiocephalica dextra	A. und V. subclavia, N. vagus
Zwerchfell, links Magen und Milz, rechts Leber		

- Apex pulmonis
- Facies costalis
- Facies mediastinalis
- Facies diaphragmatica

Tab. 11.1: Nachbarschaftsbeziehungen der Lunge

11.2 Lunge (Pulmo)

Aufbau
- Pleura visceralis · Pleura parietalis · Pleuraspalt · Recessus costodiaphragmaticus/costomediastinalis/phrenicomediastinalis
- Hilum pulmonis · Lig. pulmonale
- Hauptbronchus · Lappenbronchus · Lungenlappen · Segmentbronchus · Lungensegmente

Brustfell

Pleura: umgibt die Lunge.
- **Pleura visceralis** (Lungenfell): überzieht wie eine dünne Haut die rechte und linke Lunge bis auf das Hilum.
- **Pleura parietalis** (Rippenfell): bedeckt die Innenseite des Brustkorbs, die Seitenflächen des Mediastinums ohne Lungenhilum und die kraniale Seite des Zwerchfells ohne Mediastinum.
- **Pleuraspalt**: ist der Raum zwischen beiden Pleurablättern. Er ist etwas größer als die Lunge, so dass Reserveräume für die tiefe Inspiration entstehen. Die wichtigsten sind Recessus costodiaphragmaticus, costomediastinalis und phrenicomediastinalis. Eine seröse Flüssigkeit zwischen den beiden Pleurablättern sorgt einerseits für eine Gleitschicht zwischen den Pleurablättern. Andererseits bewirkt sie durch Kohärenzadhäsion, dass die Lunge die Bewegungen der Brustwand mitmacht.

Entzündungen können zu einer Flüssigkeitsansammlung im Pleuraspalt führen (Pleuraerguss). Ein solcher Erguss kann einige Liter betragen und muss unter Umständen mittels Pleurapunktion entlastet werden.

Lungenhilum

Hilum pulmonis ist die medial gelegene Eintrittsstelle der Hauptbronchien, Nerven und Gefäße. Vom Lungenhilum zieht das Lig. pulmonale als Pleuraduplikatur (Umschlagfalte von viszeraler zu parietaler Pleura) zum Zwerchfell, ↗ Abb. 11.2.

Lungen

Linke Lunge: ist etwas kleiner als die rechte, da sich das Herz ebenfalls im linken Thorax befindet.
Rechte Lunge: wird durch die Leber etwas nach oben gedrückt.

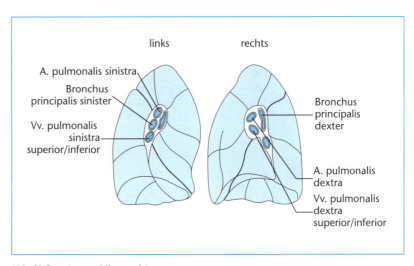

Abb. **11.2**: Lungenhilus und Lungensegmente

11 Brusthöhle (Cavum thoracis)

Bronchialsystem

Abschnitt des Bronchialsystems	zugehöriges Lungengebiet
Hauptbronchus	rechte und linke Lunge
Lappenbronchus (Bronchus lobaris)	• rechts: Lobus superior/medius/inferior (Ober-, Mittel- und Unterlappen) • links: Lobus superior/inferior (Ober- und Unterlappen)
Segmentbronchus (Bronchus segmentalis)	• rechts: oben 3, mittig 2, unten 5 Segmente • links: oben 5, unten 4 Segmente

Tab. 11.2: Bronchialbaum und zugehörige Lungengebiete

Die weitere Differenzierung erfolgt mikroskopisch (s. u.).

Bei Operationen an der Lunge ist die Differenzierung zwischen verschiedenen Segmenten unumgänglich. Der Operateur orientiert sich an den Venen, um die einzelnen Segmente zu unterscheiden.

Gefäßversorgung und Innervation

- Rr. bronchiales · Vv. bronchiales
- A. pulmonalis · V. pulmonalis superior dextra/sinistra · V. pulmonalis inferior dextra/sinistra
- Nodi lymphatici pulmonales/tracheobronchiales/paratracheales
- N. vagus · Truncus sympathicus

Zwischen der Gefäßversorgung der Lunge selbst (Vasa privata) und den Gefäßen, die Lunge und großen Kreislauf miteinander verbinden (Vasa publica), muss man unterscheiden.

- **Vasa privata**
  - **Rr. bronchiales** der Aorta thoracica sichern die Versorgung der Lunge.
  - **Vv. bronchiales** leiten das Blut der Bronchialkapillaren in die V. azygos, aber auch in die Vv. pulmonales selber. Es gelangt also kein vollständig arterialisiertes Blut zum Herzen.
- **Vasa publica**
  - **Äste der A. pulmonalis** verlaufen mit den Bronchien zur Lungenbasis und verzweigen sich dort entlang der einzelnen Segmente. Das arterialisierte Blut sammelt sich in den Lungenvenen (!).
  - **Zwei große Venenstämme** (V. pulmonalis superior/inferior) gehen aus jeder Lunge hervor und münden meist unabhängig voneinander in den linken Vorhof.

Eine **Lungenembolie** ist der Verschluss der Lungenschlagader oder ihrer Äste. Je weiter das Lumen des verschlossenen Gefäßes ist, desto schwerwiegender sind die Folgen. Allerdings sterben die Patienten nicht am Ausfall der Lunge. Vielmehr muss das Blutvolumen, das vorher durch zwei Lungen gepumpt wurde, jetzt durch eine Lunge geschleust werden. Das bedeutet, daß das Herz einen größeren Druck aufbauen muss. Meist kommt es dabei zur massiven Überlastung des rechten Herzens mit dessen Versagen.

11.2 Lunge (Pulmo)

Lymphgefäße führen Blutbestandteile drei wichtigen Lymphknotengruppen zu: Nodi lymphatici pulmonales liegen am Lungenhilum, Nodi lymphatici tracheobronchiales an der Bifurcatio tracheae und den Hauptbronchien, Nodi lymphatici paratracheales entlang der Trachea.

Bei **operativ therapierten Lungentumoren** müssen neben dem Tumorgewebe auch die Lymphknoten entfernt werden. Die Kenntnis ihrer Lage ist also auch in der Klinik von großer Bedeutung.

Nerven verlaufen mit unterschiedlichen Qualitäten im Plexus bronchialis um die Bronchien.
- Parasympathische Fasern kommen aus dem N. vagus,
- sympathische Fasern erreichen die Bronchien über die Brustganglien.

Pharmakologisch kann man die Ventilationsbedingungen verändern: Den Sympathikus erregende Stoffe erweitern die Bronchien, den Sympathikus hemmende Stoffe sorgen für die Konstriktion.

Histologie und Funktion

Hauptbronchus · Bronchus lobaris · Bronchus lobularis · Bronchiolus terminalis · Bronchiolus respiratorius · Ductus alveolaris · Alveole

Histologie

Lungenabschnitt	Feinbau
Hauptbronchus	wie Trachea
Bronchus *lobaris* (*Lappen*bronchien)	ähnlich wie Trachea, aber • mehr elastische Fasern, • Knorpel bildet flache, unregelmäßige Platten
Bronchus *lobularis* (*Läppchen*bronchien)	• nur noch einreihiges respiratorisches Epithel • glatte Muskulatur umgibt schraubenförmig die Schleimhaut (M. spiralis) und kann das Lumen verändern • weniger Knorpel
Bronchiolus terminalis	im Epithel überwiegen kubische Zellen mit Flimmerhaaren, aber auch sekretorische Clara-Zellen
Bronchiolus respiratorius	in der Wand finden sich schon Alveolen, im Epithel überwiegen die sekretorischen Zellen
Ductus alveolaris	Gang aus flachem Epithel
Lungenbläschen (Alveole)	• das Oberflächenepithel zeigt Pneumozyten vom Typ I (vermitteln den Gasaustausch), Pneumozyten Typ II (bilden Surfactant-Faktor), Kapillarendothel, Bindegewebszellen und Alveolarmakrophagen • das kollagene Bindegewebe ist retikulär und elastisch • das Kapillarnetz zeigt eine deutliche Basalmembran

Tab. **11.3**: Histologischer Aufbau der einzelnen Lungenabschnitte

11 Brusthöhle (Cavum thoracis)

Funktion **Atmung**: Durch aktive Atembewegungen wird die am Thorax befestigte Pleura parietalis mitbewegt. Es entsteht ein Unterdruck im Pleuraspalt, der über die Pleura visceralis auf die Lunge wirkt und so für ihre Entfaltung sorgt.

 Bei **Linksherzinsuffizienz** kommt es zu einem Rückstau des Blutes in den Lungenkreislauf. Dann phagozytieren Alveolarmakrophagen in den Bronchialraum geratene Erythrozyten. Im Sputum kann man die entsprechenden Makrophagen als sog. Herzfehlerzellen nachweisen.

Embryologie Schlunddarm · Lungenknospe · Pleuroperikardfalte · Zwerchfell · Lungenhilum · pseudoglanduläre Phase · kanalikuläre Phase · alveoläre Phase

- Beide **Lungen** entstehen aus einer Ausstülpung des Schlunddarms (Lungenknospe).
- Die **Lungenknospen** wachsen in die frühe Pleurahöhle vor. Die Wand der Pleurahöhle wird zum Überzug für die Lungenknospen (Pleura visceralis).
- An der Umschlagseite von viszeraler zu parietaler Pleura bleibt der **Lungenhilus** frei.
- Die **Pleuroperikardfalte** sorgt für die vollständige Abtrennung von der Perikardhöhle, die Entwicklung des **Zwerchfells** für die Trennung von der Peritonealhöhle. In der Pleurahöhle entsteht durch die Trennung der für die Atmung nötige Unterdruck.
- Die weitere Entwicklung der Lunge durchläuft drei Phasen:
  - **pseudoglanduläre Phase**: Die Lungenanlage wächst wie eine exokrine Drüse in das umgebende Mesenchym ein und teilt sich dabei dichotom.
  - **kanalikuläre Phase**: Die Endverzweigungen der ersten Phase teilen sich noch weiter. Die Masse des zur Bildung von Alveolen befähigten Gewebes nimmt zu.
  - **alveoläre Phase**: Differenzierung von drüsenartigem zu lungenspezifischem Gewebe.

11.3 Speiseröhre (Ösophagus)

Lage 25–30 cm · Cartilago cricoidea · Kardia · Pars cervicalis/thoracalis/abdominalis

Die Speiseröhre
- stellt sich beim Erwachsenen als 25–30 cm langer Schlauch dar,
- reicht vom Ringknorpel (Cartilago cricoidea, $C_{6/7}$) bis zur Mündung in den Magen (Kardia).

In IMPP-Fragen wird oft nach der Länge des Ösophagus gefragt. Diese ist nicht zu verwechseln mit dem Abstand von der Zahnreihe zum Mageneingang (40 cm).

11.3 Speiseröhre (Ösophagus)

	Lage	Nachbarschaft
Pars cervicalis	etwa in Körpermittellinie	• ventral: Trachea • lateral: Schilddrüse und Nebenschilddrüse, N. laryngeus recurrens, Karotisscheide • dorsal: Wirbelsäule
Pars thoracalis	durch Aortenbogen nach rechts verdrängt	• ventral: Trachea bzw. linker Hauptbronchus • lateral: Pleura und Lungen • dorsal: Wirbelsäule • ventral: im Herzbeutel der linke Vorhof
Pars abdominalis	biegt unter dem Zwerchfell bogenförmig nach links zum Magen um	• ventral: Peritoneum, linker N. vagus • dorsal: rechter N. vagus • rechts: linker Leberlappen

Tab. **11.4**: Nachbarschaftsbeziehungen des Ösophagus

Die **Nähe von Ösophagus und Herz** macht man sich in der kardiologischen Diagnostik zunutze: Über den Ösophagus wird ein Ultraschallkopf eingeführt, mit dessen Hilfe man die Herzfunktion beurteilen kann. Besonders im Bereich des linken Vorhofs lassen sich Thromben oder Ablagerungen gut erkennen.

Aufbau

Muskelschlauch · Engstellen

- Die Speiseröhre ist ein dehnbarer Muskelschlauch, der sich der Form eines Bissens anpassen kann.
- **Physiologische Engstellen** finden sich dennoch an drei Orten:
  – $C_{6/7}$: am Beginn der Speiseröhre dorsal direkt unterhalb des Ringknorpels
  – Th_4: Kreuzung von Aorta und linkem Hauptbronchus über den Ösophagus
  – $Th_{11/12}$: Durchtritt durch das Zwerchfell im Hiatus oesophageus

Magenoperationen: Hierbei erweist sich die Dehnbarkeit der Speiseröhre als großer Vorteil. Bei (Teil-) Resektionen kann man sie um 1–2 cm in den Bauchraum hineinziehen und so den Verlust des Resektats ausgleichen.

Gefäßversorgung und Innervation

- Aa. subclavia, thyroidea inferior · Rr. oesophagei · Aa. phrenica inferior, gastrica sinistra
- Vv. thyroideae inferiores · Vv. azygos, hemiazygos · V. gastrica sinistra
- N. vagus · Truncus sympathicus

Gefäße

	Arterien	Venen
Pars cervicalis	A. subclavia, A. thyroidea inferior	Vv. thyroideae inferiores
Pars thoracica	Rr. oesophagei der Aorta thoracica	V. azygos und V. hemiazygos
Pars abdominalis	A. phrenica inferior, A. gastrica sinistra	V. gastrica sinistra

Tab. **11.5**: Gefäßversorgung des Ösophagus

11 Brusthöhle (Cavum thoracis)

> **Ösophagusvarizen**: Bei einem Stau der V. portae (z. B. bei Leberzirrhose) können sich die Venen der Speiseröhre erweitern. Diese Varizen können bei Ruptur zu lebensgefährlichen Blutungen führen.

Nerven verlaufen im Plexus oesophagealis

Nervenqualität	Ursprung	Wirkung
sympathisch	Ganglion cervicothoracicum über den Truncus sympathicus	Abnahme der Peristaltik
parasympathisch	N. vagus	Zunahme der Peristaltik

Tab. **11**.6: Innervation des Ösophagus

Histologie und Funktion

- Tunica mucosa · Tela submucosa · Tunica muscularis · Tunica adventitia

Die Wand des Ösophagus besteht aus vier Schichten.

Mukosa

Tunica mucosa
- Lamina epithelialis: mehrschichtig unverhorntes Plattenepithel,
- Lamina propria mucosa: lockeres Bindegewebe,
- Lamina muscularis mucosae: schraubenförmig angeordnete Ringmuskulatur.

Submukosa

Tela submucosa: hier liegen Nerven, Gefäße und die Gll. oesophageae, die die Schleimhaut befeuchten. Sie nehmen zum Magen hin an Zahl ab.

Muskelwand

Tunica muscularis: innen verläuft eine Ring-, außen eine Längsmuskelschicht. Im oberen Drittel der Speiseröhre findet sich quergestreifte, im mittleren Drittel quergestreifte und glatte, im unteren Drittel nur glatte Muskulatur.

Adventitia

Tunica adventitia: Bindegewebe verbindet den Ösophagus mit der Umgebung. An einigen Stellen findet sich Serosaüberzug.

> Fragen und Präparate zur Speiseröhre führen Prüfer häufig zur Histologie des gesamten Verdauungstraktes (vgl. Kap. 12.2, 12.3, 12.4).

> **Ösophagusdivertikel**: Am Übergang vom Rachen in die Speiseröhre verläuft die Muskulatur nicht einheitlich in einer Richtung. Es entsteht ein muskelschwaches Dreieck an der Rückseite der Speiseröhre. Die Mukosa kann hier zu einem Blindsack (Divertikel) ausgestülpt werden. In ihm können sich Speisereste und Bakterien ansammeln. Es entwickelt sich eine Divertikulitis.

Aufgabe der Speiseröhre ist die Beförderung des Speisebreis aus Mund und Rachen in den Magen.

Embryologie	Entoderm · Vorderdarm · N. vagus
	Entoderm: aus ihm geht die Speiseröhrenanlage als Vorderdarm hervor, **Vorderdarm**: der kaudale Abschnitt enthält die Anlage von Ösophagus und Magen und steigt hinter dem Herzen ab.

11.4 Thymus (Bries)

Lage	oberes Mediastinum · Sternum · Aortenbogen · V. cava superior · Vv. brachiocephalicae · Pleura mediastinalis · N. phrenicus · Perikard

- Der Thymus liegt im oberen Mediastinum.

Nachbarschaft		
	ventral	Thymus und Sternum
	dorsal	Aortenbogen, V. cava superior und Vv. brachiocephalicae
	lateral	Pleura mediastinalis, N. phrenicus
	kranial	Sternum
	kaudal	Perikard (Herzbeutel)

Aufbau	Kapsel · zwei Lappen · Involution

- **Kapsel**: Dichtes kollagenes Bindegewebe umgibt die beiden Lappen (Lobi) des Organs.
- **Lappen** werden durch bindegewebige Septen in kleinere Läppchen (Lobuli, s. u.) unterteilt.
- **Größe**: Beim Neugeborenen ist das Organ etwa 5 × 2 cm groß. Im Kleinkindesalter wächst der Thymus weiter. Bis zur Pubertät bleibt die Größe erhalten. Dann ist die Zahl der T-Lymphozyten ausreichend groß, sodaß sich der Thymus langsam zurückbildet (Involution). Beim älteren Erwachsenen ist eine makroskopische Abgrenzung meist nicht mehr möglich.

Gefäßversorgung und Innervation	A. thoracica interna · Aorta thoracica · V. brachiocephalica · N. vagus · Truncus sympathicus

Gefäße		
	Arterien	kleinere Abgänge der A. thoracica interna und der Aorta thoracica
	Venen	Der venöse Abfluß erfolgt über die V. brachiocephalica.
Innervation	Nerven	Äste von N. vagus und Truncus sympathicus

Histologie und Funktion	Lobuli · Cortex · T-Lymphozyten · Medulla · Hassal-Körperchen · Immunkompetenz · zelluläre Abwehr
Histologie	**Lichtmikroskopisch** unterscheidet man in den Lobuli Rinde (Cortex) und Mark (Medulla). Beide bestehen aus retikulärem Bindegewebe, das epithelialen Ursprungs ist.

11 Brusthöhle (Cavum thoracis)

- **Rinde** ist dunkler gefärbt als das Mark. Dies ergibt sich aus der dicht gedrängten Anordnung von Lymphozyten. Mehrheitlich handelt es sich dabei um T-Lymphozyten.
- Im **Mark** finden sich Lymphoblasten, Lymphozyten sowie Epithelzellen. Charakteristisch sind die sog. Hassall-Körperchen (Corpuscula thymi). Es handelt sich dabei um zwiebelschalenartig angeordnete Epithelkugeln. Ihre Funktion ist noch nicht geklärt.

Funktion

Der Thymus gehört zu den **primär lymphatischen Organen** und bildet T-Lymphozyten für die zelluläre Immunität, ↗ Kap. 6.2.2.
- **Knochenmark**: Von hier wandern in der Fetal- und Kleinkindeszeit Prä-T-Lymphozyten in die Thymusrinde ein.
- **Mitotische Teilungen** sorgen für eine Vermehrung und Verkleinerung der Zellen, die in Richtung Rinde vorgeschoben werden.
- **Immunkompetenz** erwerben die Zellen auf dem Weg zur Rinde und werden dadurch zu T-Lymphozyten.
- **Sekundär lymphatische Organe** werden von reifen T-Lymphozyten über das Blut erreicht. Dort besiedeln Lymphozyten die T-Zell-Regionen.

> ! Um in der Prüfung weitere Fragen zum lymphatischen System nicht scheuen zu müssen, empfiehlt es sich, noch einmal Kap. 6. Immun- und Abwehrsystem zu wiederholen.

Embryologie

3. und 4. Schlundtasche

Der Thymus geht aus der dritten und vierten Schlundtasche hervor. Beide verschmelzen miteinander und steigen in das obere Mediastinum ab.

> ! Berücksichtigt man, dass der morphologische Ursprung des Thymus im Darmrohrepithel liegt, wird verständlich, dass man unter dem Mikroskop neben Lymphozyten auch Abkömmlinge von Epithelzellen findet.

 Thymusaplasie: Eine Entwicklungsstörung führt verständlicherweise zu stark beeinträchtigter Abwehrlage des Organismus. Die betroffenen Kinder sind infektanfällig und in ihrer Entwicklung empfindlich gestört.

11.5 Herz (Cor)

Lage

- mittleres Mediastinum · Perikard · 45°-Drehung
- Lunge · Sternum · Zwerchfell · Ösophagus · Aorta descendens

Orientierung

- Das Herz liegt im mittleren Mediastinum vom Perikard (Herzbeutel) umgeben.
- Es ist nach links verschoben (2/3 liegen links der Mittellinie) und 45° um seine drei Hauptachsen gedreht:
  – Der rechte Ventrikel liegt dem Zwerchfell an, die Herzspitze ist nach links abgekippt.
  – Der rechte Ventrikel ist weiter nach vorne gedreht, der linke weiter nach hinten.
  – Die Herzspitze berührt die Brustwand, während der linke Vorhof nach hinten gekippt den Ösophagus erreicht.

11.5 Herz (Cor)

Nachbarschaft

- Vernachlässigt man, dass das Herz von Perikard umgeben ist, ergeben sich folgende Lagebeziehungen:

rechter Vorhof	Mittel- und Unterlappen der rechten Lunge
rechter Ventrikel	Sternum, Zwerchfell (darunter die Leber)
linker Vorhof	Ösophagus, Aorta descendens
linker Ventrikel	Lingula und Unterlappen der linken Lunge

Aufbau

- Apex cordis · Basis cordis · Sulcus coronarius · Auricula dextra/sinistra · Sulcus interventricularis anterior/posterior
- Atrium dextrum/sinistrum · Vv. cava superior/inferior · Vv. pulmonales · Ventriculus dexter/sinister · Truncus pulmonalis · Aorta ascendens
- Septum interatriale · Septum interventriculare · Septum atrioventriculare
- Trikuspidalklappe · Mitralklappe · Pulmonalklappe · Aortenklappe · Herzskelett

Herzoberfläche

Am Präparat sollte man folgende Strukturen zeigen können:
- **Apex cordis** (Herzspitze) als Teil des linken Ventrikels. Achtung: Beim Herzen liegt die Spitze unten!
- **Basis cordis** (Herzbasis): liegt der Spitze kranial gegenüber.
- **Sulcus coronarius**: Einschnitt zwischen Vorhöfen und Kammern, in dem der Sinus coronarius verläuft.
- **Auricula dextra/sinistra** (rechtes/linkes Herzohr): Teil des rechten/linken Vorhofes.
- **Sulcus interventricularis anterior**: Furche, in der der R. und die V. interventricularis anterior verlaufen. Außerdem markiert er auf der Herzoberfläche die Grenze zwischen beiden Ventrikeln.
- **Sulcus interventricularis posterior**: Furche, in der der R. und die V. interventricularis posterior verlaufen. Gleichzeitig stellt er die Grenze zwischen rechtem und linkem Ventrikel an der Hinterwand des Herzens dar.

Binnenstruktur

Vier Hohlräume bilden das Herz:
- **Rechter Vorhof** (Atrium dextrum) mit dem glattwandigen Sinus venarum cavarum und den Mm. pectinati. Außerdem suche man das Ostium venae cavae superioris/inferioris, den Sinus coronarius sowie die Fossa ovalis als Rudiment des Foramen ovale.
- **Linker Vorhof** (Atrium sinistrum) mit den Mm. pectinati in der Auricula sinistra, den Vv. pulmonales, dem Ostium venarum pulmonalium, der Valvula foraminis ovalis und dem Limbus fossae ovalis.
- **Rechte Kammer** (Ventriculus dexter, rechter Ventrikel) mit dem glattwandigen Conus arteriosus, den groben Trabeculae carneae, dem Ostium atrioventriculare dextrum, dem Ostium trunci pulmonalis sowie den Mm. papillares mit den Chordae tendineae.
- **Linke Kammer** (Ventriculus sinister, linker Ventrikel) mit der glatten aber kurzen Ausflussbahn, den Trabeculae carneae, dem Ostium atrioventriculare sinistrum und den Mm. papillares mit ihren Chordae tendineae.

Einflussbahnen sind die Mündungen in die Vorhöfe:
- rechter Vorhof
  - V. cava superior (obere Hohlvene)

– V. cava inferior (untere Hohlvene)
       – Venen des Sinus coronarius
    • linker Vorhof
       – Vv. pulmonalis dextra superior/inferior
       – Vv. pulmonalis sinistra superior/inferior
    Ausflussbahnen verlassen das Herz über die Ventrikel:
    • rechter Ventrikel: Truncus pulmonalis
    • linker Ventrikel: Aorta (ascendens)

Septum

Scheidewand: trennt rechtes und linkes Herz voneinander.
• Vorhofscheidewand (Septum interatriale): entsprechend dem Druck in den Vorhöfen ist sie recht dünn.
• Kammerscheidewand (Septum interventriculare): ist zum größten Teil sehr dick, da der Druck in den Ventrikeln relativ groß ist. Auf Höhe der Ventilebene wird sie allerdings so dünn wie das Septum interatriale.
• Vorhof-Kammer-Scheidewand (Septum atrioventriculare): dünne Wand zwischen rechtem Vorhof und linker Kammer. Rechter Vorhof und rechte Kammer werden wie der linke Vorhof und die linke Kammer hingegen von den Atrioventrikularklappen (AV-Klappen) getrennt.

Ventile

Herzklappen, ↗ Abb. 11.3
• Sie begrenzen jeweils die einzelnen Hohlräume und sorgen für eine gleichbleibende Strömungsrichtung des Blutes.
• Die Ventilebene wird außen durch den Sulcus coronarius markiert.
• **Segelklappen** verschließen die Öffnungen zwischen Vorhöfen und Kammern (AV-Klappen). Sie sind über die Chordae tendineae an den Mm. papillares befestigt und verhindern das Durchschlagen der Klappen bei Strömungsumkehr des Blutes.
   – **Trikuspidalklappe** (Valva atrioventricularis dextra): trennt rechten Vorhof und rechten Ventrikel,
   – **Mitralklappe** (Valva atrioventricularis sinistra): grenzt linken Vorhof und linke Kammer voneinander ab.
• **Taschenklappen** (Semilunarklappen) haben in etwa die Form eines Halbmondes. Sie sind an der Wand der Gefäße so befestigt, dass sich bei Strömungsumkehr die drei Taschen mit Blut füllen, aufblähen und so die Öffnung zwischen Ausflussbahnen und Ventrikeln verschließen.

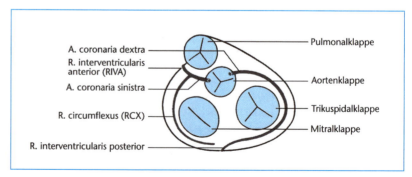

Abb. 11.3:   Aufsicht auf die Ventilebene des Herzens

- **Pulmonalklappe** (Valva trunci pulmonalis): zwischen rechtem Ventrikel und Truncus pulmonalis,
- **Aortenklappe** (Valva aortae): schließt die linke Kammer gegen die Aorta ab.

Das **Herzskelett** besteht aus derbem kollagenem Bindegewebe. Es
- trennt die Muskulatur der Vorhöfe und Kammern voneinander. Dadurch wird eine ungeordnete Erregungsleitung verhindert.
- dient über die Anuli fibrosi als Ursprung für die Klappensegel. Zwischen Mitral- und Aortenklappe sind die Anuli zum Trigonum fibrosum ausgezogen.

Gefäßversorgung und Innervation

A. coronaria dextra · R. interventricularis posterior · A. coronaria sinistra · R. interventricularis anterior · R. circumflexus · Vv. interventricularis anterior/posterior · Truncus sympathicus · N. vagus

Arterien: Die Hauptstämme entspringen noch innerhalb der Taschenklappen direkt aus der Aorta und verlaufen im Sulcus coronarius.

	A. coronaria dextra (RCA)	A. coronaria sinistra (LCA)
Verlauf	im Sulcus coronarius von der Auricula dextra	teilt sich nach 1 cm im Sulcus coronarius in beide Endäste
Endäste	R. interventricularis posterior (RIVP) im Sulcus interventricularis posterior	• R. interventricularis anterior (RIVA) im Sulcus interventricularis anterior • R. circumflexus (RCX) im Sulcus coronarius sinister
Versorgungsgebiet	• rechter Vorhof • Wand des rechten Ventrikels bis auf die Umgebung des Sulcus interventricularis anterior • Wand der linken Kammer im Bereich des Sulcus interventricularis posterior • dorsaler Teil des Septum interventriculare	• linker Vorhof • Wand des rechten Ventrikels im Bereich des Sulcus interventricularis anterior • Wand des linken Ventrikels bis auf die Umgebung des Sulcus interventricularis posterior • ventraler und mittlerer Abschnitt des Septum interventriculare

Tab. 11.7: Verlauf und Versorgungsgebiete der Koronararterien

Venen: Die größeren Gefäße sammeln sich im Sinus coronarius und münden in den rechten Vorhof. Die Abflussgebiete entsprechen den Versorgungsbereichen der gleichnamigen Arterien.
- **V. interventricularis anterior**: steigt im Sulcus interventricularis anterior auf,
- **V. interventricularis posterior**: verläuft gemeinsam mit dem R. interventricularis posterior.

Nerven: Das vegetative Nervensystem moduliert die Eigendynamik des Herzens. Sympathische und parasympathische Nervenfasern bilden um die Vv. pulmonales und die Aorta ascendens ein dichtes Geflecht (Plexus cardiacus). Über die Koronargefäße erreichen die Nerven auch die Herzwand.
- **Sympathische Fasern** kommen aus den Hals- und Brustganglien des Truncus sympathicus zum Herzen. Wirkung: Herzfrequenz ↑, Muskelkraft ↑, Überleitungszeit ↓.
- **Parasympathische Fasern** erreichen das Herz als Äste des N. vagus. Wirkung: Herzfrequenz ↓, Muskelkraft ↓, Überleitungszeit ↑.

11 Brusthöhle (Cavum thoracis)

Histologie und Funktion

- Epikard · Tela subepicardiaca · Myokard · Tela subendocardialis · Endokard · Endothel · Stratum subendotheliale · Stratum myoelasticum
- Schlagvolumen · Anspannungsphase · Austreibungsphase · Erschlaffungsphase · Füllungsphase · Herztöne
- Sinusknoten · AV-Knoten · His-Bündel · Tawara-Schenkel · Purkinje-Fasern

Histologie: Hier ein Überblick über das gesamte Herz von außen nach innen.
- **Epikard** ist die Herzaußenhaut (Lamina visceralis des Perikards). Seine Aufgabe ist es, das reibungsarme Gleiten des Herzens im Herzbeutel zu garantieren. Dies wird durch einschichtiges kubisch bis flaches Epithel (Mesothel) gewährleistet. Zwischen Epikard und Myokard liegt die Tela subepicardiaca. Sie sorgt für Einbettung der Gefäße in eine ebene Herzoberfläche.
- **Myokard** bezeichnet den Herzmuskel, ↗ Kap. 1.5.2. Zwischen den Vorhöfen ist das Myokard relativ dünn. Zwischen den Kammern hingegen ist die Muskelschicht wegen des größeren Drucks und der daraus folgenden größeren Arbeit etwa doppelt so dick. Die Tela subendocardialis trennt Myo- und Endokard. Sie enthält Gefäße und Nerven des Erregungsleitungssystems.
- **Endokard** nennt man die gefäßlose Herzinnenhaut. Die Klappensegel der Herzklappen sind Endokardduplikaturen, die durch Faserstrukturen verstärkt sind. Das Endokard besteht aus drei Lagen.
  - Stratum myoelasticum aus elastischem Bindegewebe mit glatten Muskelzellen,
  - Stratum subendotheliale aus feinfaserigem Bindegewebe,
  - Endothel aus einschichtigem, sehr flachem Plattenepithel.

 Herzinsuffizienz: Wächst das Herz durch große Belastung (z. B. Bluthochdruck) zu sehr, kommt es zu einem Missverhältnis zwischen Blutzufuhr und -bedarf des Herzmuskels. Die Sauerstoffversorgung reicht nicht mehr aus, die Herzarbeit nimmt ab, die Situation verschlechtert sich weiter. Der Gang zum Arzt ist unumgänglich!
Herzinfarkt: Da Muskulatur generell nicht regenerieren kann, kommt es bei einem Herzinfarkt (Unterversorgung eines Herzmuskelareals mit Sauerstoff) zum irreversiblen Untergang der Muskulatur. Es bildet sich eine Narbe, die die Kontraktilität des Herzens vermindert. Weniger Muskelmasse bedeutet gleichzeitig auch weniger Kraft. Die Belastbarkeit sinkt!

Schlagvolumen

Funktion: Pro Herzschlag werden von der rechten und linken Kammer jeweils 70 ml Blut in den kleinen bzw. großen Kreislauf ausgeworfen. Weitere 70 ml bleiben als Restvolumen in den Kammern zurück. Vier Aktionsphasen werden unterschieden:

11.5 Herz (Cor)

Herzaktion

Phase	Aktion
Anspannungsphase	• Schluss der AV-Klappen bis zur Öffnung der Taschenklappen • alle Klappen sind geschlossen, das Volumen bleibt gleich • Der Druck im Ventrikel steigt langsam über den in Aorta und Truncus pulmonalis.
Austreibungsphase	• zwischen Öffnung und Verschluss der Taschenklappen • das Blut wird aus den Ventrikeln ausgetrieben
Erschlaffungsphase	• Schluss der Taschenklappen bis zum Öffnen der AV-Klappen • alle Klappen sind geschlossen, das Volumen bleibt gleich • Der Druck in den Vorhöfen steigt an, bis er den in den Kammern überschritten hat.
Füllungsphase	• zwischen Öffnen und Schließen der AV-Klappen • die Kontraktion der Vorhöfe beschleunigt die Füllung der Ventrikel • Die Ventilebene wird nach kranial auf die Vorhöfe zubewegt, so dass die Ventrikel das Blut der Vorhöfe aufnehmen.

Tab. **11**.8: Aktionsphasen der Herzfunktion

 Herztöne erlauben eine Beurteilung der Herzaktion. Der 1. Herzton kommt durch den Schluss der AV-Klappen zustande. Der 2. Herzton wird durch den Schluss der Taschenklappen verursacht.

Erregungsleitung   Das Herz schlägt nach einem eigenen Rhythmus, der vom autonomen Nervensystem modifiziert wird.

Sinusknoten   **Nodus sinuatrialis** (Keith-Flack-Knoten): liegt nahe des Sinus venarum cavarum und arbeitet unabhängig vom Nervensystem. Von ihm gehen rhythmische Erregungen aus (Sinusrhythmus, in Ruhe 70 Schläge/min), die sich über die Vorhöfe ausbreiten. An der Grenze zwischen Vorhöfen und Kammern verhindert das bindegewebige Herzskelett eine ungeordnete Überleitung auf die Ventrikel. Nur im Trigonum fibrosum dextrum findet sich eine Lücke, durch die die Erregung auch die Kammern erreichen kann.

AV-Knoten   **Atrioventrikularknoten** (Nodus atrioventricularis): verzögert die Überleitung der Erregung von den Vorhöfen auf die Kammern. Er erzeugt aber auch einen eigenen Rhythmus, der wegen der geringeren Frequenz aber vom Sinusrhythmus überlagert wird. Beim Ausfall des Sinusknotens übernimmt er die Schrittmacherfunktion mit einem Ersatzrhythmus von 40/min.

His-Bündel   **Truncus atrioventricularis**: folgt dem AV-Knoten und setzt sich über das Herzskelett in die Kammern fort. Er verläuft weiter an der rechten Seite der Kammerscheidewand und teilt sich schließlich.

Tawara-Schenkel   **Crus dextrum/sinistrum**: gehen aus dem sich teilenden His-Bündel hervor. Auf jeder Seite der Kammerscheidewand ziehen sie in Richtung Herzspitze.
Purkinje-Fasern: sind die Fortsetzung der Tawara-Schenkel zur Kammermuskulatur und den Mm. papillares. Vom Myokard sind sie kaum zu unterscheiden.

11 Brusthöhle (Cavum thoracis)

Embryologie

- Herzschlauch · Herzanlage · Endokardschläuche · Zusammenschluß
- Herzschleife · Wachstum · Kreislauf
- Vierkammerherz · Vorhofscheidewand · Kammerscheidewand · Aorta · Truncus pulmonalis · Taschenklappen · Segelklappen

Herz

Das Herz entwickelt sich aus dem mittleren Keimblatt (Mesoderm) über drei Entwicklungsstufen, ↗ Abb. 11.4

Herzschlauch

- **Herzanlage**: geht paarig aus dem Mesoderma cardiogenicum hervor. Durch die Eröffnung eines Spaltes in dieser Anlage entsteht die primitive Herzbeutelhöhle.
- **Zwei Endokardschläuche** liegen am 20. Entwicklungstag nebeneinander. In ihrer Umgebung entstehen erste Anlagen von Myo- und Epikard.
- **Zusammenschluss**: Durch Wachstum und Krümmung des Embryos werden die unteren Enden der Endokardschläuche um 180° nach oben geklappt und gelangen neben die oberen Enden. In der Mitte verschmelzen beide Schläuche miteinander.

Herzschleife

- **Wachstum**: Am 23. Entwicklungstag fängt das Herz an zu schlagen und wächst nun schneller als seine Umgebung. Dadurch krümmt es sich zunächst nach rechts, dann nach rückwärts. Einflußbahn und Vorhof steigen dorsal an.

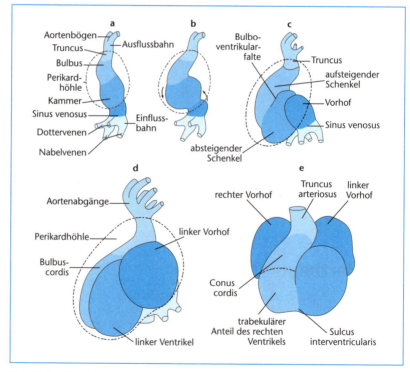

Abb. **11.4**: Entwicklung des Herzens; a–d von ventrolateral, e von ventral.
a) Ende 3. Woche
b) Mitte 4. Woche
c) und d) Ende 4. Woche
e) Beginn 5. Woche

- **Kreislauf**: Das Blut kommt jetzt über den Sinus venosus in das Atrium primitivum. Vom gemeinsamen Vorhof gelangt es durch den Canalis atrioventricularis in die gemeinsame Kammer (Ventriculus primitivus). Bulbus cordis und Truncus arteriosus bilden die gemeinsame Ausflußbahn des Herzens.

Vierkammerherz
- **Vorhofscheidewand**: Zwischen rechtem und linkem Vorhof wächst von hinten oben das Septum primum nach unten. Es verschließt die Verbindung zwischen beiden Vorhöfen (Foramen interatriale primum). Währenddessen bildet sich in seinem oberen Anteil das Foramen interatriale secundum. Vor diese Öffnung legt sich nun unvollständig das Septum secundum. Durch das verbleibende Foramen ovale ist der Blutstrom weiter möglich. Nach der Geburt verschließt sich das Foramen ovale durch die veränderten Blut-/Druckverhältnisse.
- **Kammerscheidewand**: Der Vorhof-Kammer-Kanal dehnt sich aus und zwei Endokardkissen wachsen von hinten und vorne ein. Sie trennen die späteren AV-Klappen ab. Die Kissen vereinigen sich mit dem Septum primum und helfen beim Verschluss des Foramen primum. In der 6. Woche wächst das Septum interventriculare von unten zwischen die beiden Kissen und gewährleistet den Blutstrom, bis die Verbindung von linkem Ventrikel und Aorta vollzogen ist.

Große Gefäße

Aorta und Truncus pulmonalis: Nachdem Vorhöfe und Kammern voneinander getrennt sind, bildet sich im Truncus arteriosus das Septum aorticopulmonale. Im Bulbus cordis findet es seine Fortsetzung als schraubenförmig verlaufendes Septum spirale. Das Septum spirale wächst auf die Kammerscheidewand zu und verschließt das Foramen interventriculare. Dadurch wird der Blutstrom aus der linken Kammer in die Aorta, aus der rechten Kammer in den Truncus pulmonalis geleitet.

Ventile

Klappen
- Die **Taschenklappen** gehen aus Bindegewebswülsten hervor, die durch das Septum aorticopulmonale geteilt werden. Durch Gewebeabbau entstehen aus den Wülsten Taschen.
- Die **Segelklappen** entstehen aus Endokardkissen und darunter liegendem Herzmuskel. Zwischen einzelnen Muskelsträngen entstehen Hohlräume. Während die Kissen zu den Segeln werden, entstehen aus den Muskelsträngen die Papillarmuskeln und die Chordae tendineae.

11.6 Herzbeutel (Perikard)

- umgibt schützend das Herz und ermöglicht ihm die freie Bewegung. Er ist straffer gebaut als Pleura oder Peritoneum, hat aber vergleichbare Aufgaben.
- Er besteht aus zwei Schichten:
  - **Pericardium fibrosum**: zugfeste Fasern auf der Außenseite,
  - **Pericardium serosum**: Überzug auf der Innenseite, der dem Epikard anliegt.
- **Umschlagfalten** des Perikards sind
  - arteriell: zwischen Aorta ascendens und Arcus aortae sowie um den Truncus pulmonalis an der Aufspaltung in die Aa. pulmonales,
  - venös: gemeinsame Falte um die Vv. cavae und die Vv. pulmonales.

- Durch die Umschlagfalten ergeben sich zwei Perikardaushöhlungen:
  - **Sinus transversus pericardii**: zwischen Arterien und Venen kann man am eröffneten Perikard den Finger durchführen und sie so voneinander unterscheiden,
  - **Sinus obliquus pericardii**: zwischen rechten und linken Vv. pulmonales entsteht ein Blindsack, da alle Venen von einer einzigen Falte umschlossen werden.

 Perikarderguss: Bei Entzündung des Herzmuskels kann es zur Absonderung von Flüssigkeit in den Herzbeutel kommen. Da dieser sehr reißfest ist und sich nicht erweitern kann, steigt der auf das Herz wirkende Druck an. Ist der Druck so groß, dass sich die Vorhöfe nicht mehr richtig füllen, spricht man von einer Herzbeuteltamponade.

11.7 Projektion der Brusteingeweide auf die vordere Brustwand

Luftröhre: Die Bifurcatio tracheae befindet sich ca. 12 cm unterhalb des Ringknorpels (Cartilago cricoidea) in Höhe von ICR II.
Lungengrenzen
- Sternallinie: bis zur VI. Rippe rechts und zur IV. Rippe links,
- mittlere Axillarlinie: bis zur VIII. Rippe,
- Skapularlinie: bis zur X. Rippe,
- Paravertebrallinie: bis zur XI. Rippe.

Herz
- **Konturen**, ↗ Abb. 11.5

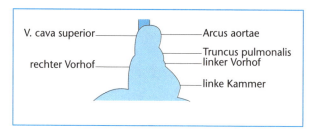

Abb. **11.5**: Konturen des Herzens im Röntgenbild

11.8 Leitungsbahnen der Brusthöhle

Röntgenbild		Anatomie	Topographie
rechts	oberer Bogen	V. cava superior	lateral des rechten Sternalrandes
	unterer Bogen	rechter Vorhof	zwischen den Rippenansätzen III – VI
links	1. Bogen	Aortenbogen	1. ICR, lateral des Sternums
	2. Bogen	Truncus pulmonalis	2. ICR und II. Rippe
	3. Bogen	linker Vorhof	3. ICR und III. Rippe
	4. Bogen	linker Ventrikel	5. ICR, 2 cm über die Medioklavikularlinie hinaus

Tab. 11.9: Anatomie und Topographie des Röntgenbildes

 Herzgröße: Vereinfacht kann man sagen, daß ein Herz dann als vergrößert gilt, wenn seine Breite im Röntgenbild die Hälfte der Brustkorbbreite überschreitet.

- **Klappen**

Herzklappe	Projektion	Auskultation
Aortenklappe	4. ICR links am Sternalrand	2. ICR rechts parasternal
Pulmonalklappe	III. Rippe links am Sternalrand	2. ICR links parasternal
Trikuspidalklappe	Sternum in Höhe der V. Rippe	4. ICR links parasternal
Mitralklappe	IV./V. Rippe links am Sternalrand	5. ICR rechts in Medioklavikularlinie

Tab. 11.10: Projektion und Auskultationspunkte der Herzklappen

! Die Stellen der Auskultation sind mit den Projektionsstellen der Klappen nicht identisch, da die Geräusche durch den Blutstrom fortgeleitet werden!

11.8 Leitungsbahnen der Brusthöhle

Arterien Aorta ascendens · Arcus aortae · Aorta descendens · Aorta thoracica · Truncus pulmonalis

Die **Aorta** ist wie ein Spazierstock geformt. Man kann drei große Abschnitte unterscheiden:

aufsteigende Aorta
- **Aorta ascendens (Pars ascendens aortae)**: entspringt direkt aus dem Herzen und ist von Perikard umgeben.
  - Bulbus aortae: Erweiterung im Anfangsbereich,
  - Sinus aortae: Ausbuchtungen der drei Segelklappentaschen, aus denen die Koronargefäße entspringen,

11 Brusthöhle (Cavum thoracis)

- Versorgungsgebiet: Herzmuskulatur,
- Nachbarschaft: links liegen Truncus pulmonalis und linker Vorhof, rechts grenzt vorne der rechte Vorhof, hinten die V. cava superior an.

Aortenbogen

- **Arcus aortae**: beginnt an der Umschlagstelle des Perikards und endet am Isthmus aortae. Er verläuft von vorne rechts nach hinten links. Wichtige Äste sind der Truncus brachiocephalicus, die linke A. carotis communis und die linke A. subclavia.
- **Nachbarschaftsbeziehungen des Aortenbogens:**

diffus	Plexus cardiacus (s.o.), Glomus aorticum und Lymphknoten
ventral	linker N. vagus, Ast des N. laryngeus recurrens zum Kehlkopf, Vv. brachiocephalicae vereinigen sich zur V. cava superior
dorsal	mittlere Ösophagusenge, linker Hauptbronchus
kaudal	rechte A. pulmonalis

absteigende Aorta

- **Aorta descendens** (**Pars descendens aortae**) lässt sich weiter unterteilen:
  - **Aorta abdominalis** (Bauchaorta, ↗ 12.12),
  - **Aorta thoracica** (Brustaorta): liegt zunächst neben der Wirbelsäule, im weiteren Verlauf rückt sie zunehmend in die Mediallinie. Wichtige Äste sind die Aa. intercostales posteriores III–XI hinter der V. azygos, Rr. bronchiales, oesophageales, pericardiaci, mediastinales sowie die Aa. phrenicae superiores.
- **Nachbarschaftsbeziehungen der Aorta descendens:**

diffus	Lymphknoten
ventral	linker Vorhof und Ösophagus
dorsal	rechts Ductus thoracicus
links	linke Lunge

Lungenschlagadern

Truncus pulmonalis: wird gemeinsam mit der Aorta von Epikard umgeben. Zwischen den Truncus pulmonalis und den Isthmus aortae spannt sich das Lig. arteriosum (obliterierter Ductus arteriosus botalli). Er verläuft von ventral nach dorsokranial und gabelt sich T-förmig.
- A. pulmonalis dextra: zieht hinter der Aorta ascendens und der V. cava superior zur rechten Lunge,
- A. pulmonalis sinistra: verläuft vor dem linken Hauptbronchus über die Vv. pulmonales sinister zur linken Lunge.

Venen

V. cava superior · V. cava inferior · V. azygos · V. hemiazygos

obere Hohlvene

V. cava superior: entsteht durch Vereinigung der beiden Vv. brachiocephalicae und mündet ohne Klappen in den rechten Vorhof. In die obere Hohlvene mündet nur die V. azygos.

11.8 Leitungsbahnen der Brusthöhle

– Nachbarschaft	ventral	Herzbeutel und Aorta ascendens
	dorsal	A. und V. pulmonalis dexter
	rechts	rechter Lobus pulmonalis superior bzw. Pleura
	links	linker Vorhof, Arcus aortae und Truncus pulmonalis

untere Hohlvene	**V. cava inferior**: aus dem Bauchraum führt sie Blut der unteren Körperhälfte zum Herzen. Der thorakale Abschnitt der Vene ist sehr kurz, da das Herz dem Diaphragma direkt aufsitzt. An der Mündungsstelle in den rechten Vorhof verhindert eine Endokardfalte den Rückstrom des Blutes.
hintere Längsvene	**V. azygos**: setzt den Verlauf der V. lumbalis ascendens fort und liegt rechts der Brustwirbelkörper. Sie nimmt im Brustbereich die Vv. intercostales auf. Ihre linksseitige Entsprechung ist die V. hemiazygos.

Nerven und Lymphgefäße

Truncus sympathicus · N. vagus · N. phrenicus · Ductus thoracicus

Grenzstrang	**Truncus sympathicus**: verläuft mit seinem Brustteil beiderseits der Brustwirbelsäule. Die Rr. interganglionares verbinden die Brustganglien miteinander.
X. Hirnnerv	**N. vagus**: verläuft im Thorax mit dem Ösophagus. Der linke N. vagus liegt ventral, der rechte dorsal der Speiseröhre. Wichtige Äste im Brustbereich: • N. laryngeus recurrens schlingt sich durch den Deszensus des Herzen um den Aortenbogen (s.o.), • Rr. cardiaci, Rr. bronchiales und der Plexus oesophagealis ziehen zu den gleichnamigen Organen.
Zwerchfellnerv	**N. phrenicus**: ist ein vorwiegend motorischer Ast des Plexus cervicalis. Er enthält hauptsächlich Fasern aus C_4. Auf der Vorderseite des M. scalenus anterior gelangt er in das Mediastinum. Im Brustbereich liegt er vor dem Lungenhilum. Lateral des Perikards verläuft er im Bindegewebe zwischen Pleura mediastinalis und Pericardium fibrosum gemeinsam mit der A. pericardiacophrenica.
Milchbrustgang	**Ductus thoracicus**: ist ca. 40 cm lang und verläuft zwischen Wirbelsäule und Aorta thoracica. Er befördert Lymphe von der unteren Körperhälfte, der linken Kopfhälfte, linker Schulter und Arm. Er endet an der Vereinigungsstelle von V. jugularis interna und V. subclavia zur linken V. brachiocephalica (Venenwinkel). Dort verhindert eine Klappe den Blutrückfluss in die Lymphbahn.
Ductus lymphaticus dexter	Lymphe aus der rechten oberen Körperhälfte gelangt über den Ductus lymphaticus dexter in den rechten Venenwinkel.

12 Bauchhöhle (Cavitas abdominalis)

Die Bauchhöhle ist der Raum zwischen Zwerchfell und Beckenboden sowie ventraler und dorsaler Leibeswand.

Gliederung

Peritoneum · Cavitas peritonealis · Spatium retroperitoneale · intraperitoneal · primär/sekundär retroperitoneal · extraperitoneal

Die Bauchhöhle wird innen vom Bauchfell (Peritoneum) ausgekleidet und lässt sich in Bauchfellhöhle und Retroperitoneum unterteilen.

Bauchfellhöhle

- **Cavitas peritonealis** ist allseits von Peritoneum ausgekleidet und besteht aus drei Etagen.

Etage	Lage	Inhalt
Oberbauch	zwischen Diaphragma und Colon bzw. Mesocolon transversum	Magen, Duodenum, Leber und Gallenblase, Pankreas, Milz
Unterbauch	zwischen Mesocolon transversum und Beckeneingang	Dünndarm ohne Duodenum, Dickdarm ohne Rektum
Becken	kaudal des Beckeneingangs	Harnblase, innere Geschlechtsorgane, Rektum

Tab. **12.1**: Abschnitte der Cavitas peritonealis

Retroperitonealraum

- **Spatium retroperitoneale** ist ein Bindegewebsspalt zwischen hinterer Bauchwand und dorsalem Peritoneum parietale. Es reicht von der Zwerchfellunterseite bis zum Promontorium und setzt sich nach kaudal in den subperitonealen Bindegewebsraum des Beckens fort.

Lokalisation der Organe

Lagemöglichkeiten der Bauchorgane ergeben sich aus den Räumen der Bauchhöhle:
- **Intraperitoneale Organe** werden grundsätzlich allseits von Peritoneum eingehüllt (z. B. Magen, Milz, Leber, Dünndarm, Colon transversum und Colon sigmoideum). An einigen Stellen bilden sich Bauchfellduplikaturen (Mesos) aus.
- **Retroperitoneale Organe** sind nur auf einer Seite von Peritoneum bedeckt.
  – primär retroperitoneal: Die Organe haben von Beginn ihrer Entwicklung an nur geringen Kontakt mit dem Peritoneum.
  – sekundär retroperitoneal: Die Eingeweide befinden sich ursprünglich intraperitoneal. Im Laufe der Entwicklung legen sie sich jedoch der hinteren Bauchwand an. Dadurch bildet sich der Peritonealüberzug auf der Rückseite des Organs zurück (Duodenum, Pankreas, Colon ascendens und descendens).
- **extraperitoneal**: es besteht kein Berührungspunkt mit Peritoneum.

12.1 Bauchfell (Peritoneum)

 Operationen, die mit der Eröffnung der Bauchhöhle einhergehen, bergen i.d.R. ein größeres Risiko, als Eingriffe mit extraperitonealem Zugang.
Infektionen können sich über die einzelnen Etagen hinaus ausbreiten, da zwischen ihnen kein Abschluss besteht. Eine Perforation des Darms (z. B. bei Blinddarmentzündung) kann zur Infektion des Bauchfells führen (Peritonitis). Die große Resorptionsfläche unterstützt die Keimaufnahme und bedingt oft lebensbedrohliche Zustände!

12.1 Bauchfell (Peritoneum)

Lage

Peritoneum viscerale · Peritoneum parietale

- **Peritoneum viscerale**: überzieht die Oberfläche der meisten Bauchorgane,
- **Peritoneum parietale**: bedeckt die Innenseite der Bauchwand und kleidet die Bauchhöhle von innen aus.

Aufbau

Duplikaturen · Bursa omentalis · Omentum minus · Omentum majus · Recessus subphrenici · Recessus subhepatici · Recessus duodenalis superior · Recessus duodenalis inferior · Recessus ileocaecalis superior · Recessus ileocaecalis inferior · Recessus retrocaecalis

Duplikaturen des Peritoneums vereinigen sich gelegentlich zu Bändern, die der Befestigung der Organe am Bauchfell oder untereinander dienen. An einigen Stellen entstehen sogar kleine Räume und Taschen.
- **Omentum majus**: nimmt seinen Ursprung an der großen Kurvatur des Magens und besteht aus drei Teilen.
  - Lig. gastrosplenicum verläuft zur Milz,
  - Lig. gastrocolicum zieht zum Colon transversum. Die Fortsetzung des Bandes bildet den schürzenförmigen Teil des großen Netzes.
  - Lig. gastrophrenicum verbindet Magen und Zwerchfell.
- **Omentum minus** zieht von der kleinen Kurvatur des Magens zur Leber und lässt sich in zwei Anteile unterteilen:
  - Lig. hepatogastricum verläuft zwischen Magen und Leber,
  - Lig. hepatoduodenale verbindet Leber und Duodenum. Hinter dem freien Rand des Bandes liegt das Foramen omentale (epiploicum) als Eingang in die Bursa omentalis.
- **Bursa omentalis** ist ein spaltförmiger Nebenraum der Bauchhöhle, der nur durch das Foramen epiploicum (omentale) zugänglich ist.

12 Bauchhöhle (Cavitas abdominalis)

Grenzen und Nachbarschaftsverhältnisse der Bursa omentalis

ventral	Omentum minus, Magen
dorsal	Lig. gastrocolicum, Pankreas, linke Niere und Nebenniere, Aorta, V. cava inferior
kranial	Lobus caudatus der Leber, Zwerchfell
kaudal	Colon transversum, Mesocolon transversum
rechts	Leber, Duodenum, V. cava inferior
links	Milz, Lig. gastrosplenicum, Lig. gastrophrenicum

- **Weitere Bauchfelltaschen** sind die Recessus subphrenici, die Recessus subhepatici, die Recessus duodenales superior und inferior, die Recessus ileocaecales superior und inferior sowie der Recessus retrocaecalis.

Innervation

Nn. intercostales · N. iliohypogastricus · N. ilioinguinalis · Eingeweidenerven

Bauchfellabschnitt	Nerven
Peritoneum parietale	sensible Äste der Nn. intercostales, des N. iliohypogastricus und des N. ilioinguinalis
Peritoneum viscerale	vegetative Eingeweidenerven

Tab. 12.2: Innervation des Peritoneums

 Akute Peritonitis: Wegen der guten sensiblen Innervation gehen Bauchfellentzündungen mit heftigen Schmerzen einher. Trotz guter intensivmedizinischer Betreuung liegt die frühe postoperative Letalität immer noch bei 50 %!

Histologie und Funktion

- Mesothelzellen · Lamina propria
- Abschluss · Sekretion · Abwehr · Befestigung

Feinbau
Von außen nach innen ergibt sich folgender Aufbau:
- **Mesothelzellen** (Serosazellen) bilden eine platte Zellschicht, an deren Oberfläche sich Mikrovilli finden. Diese sind mit Flüssigkeit überzogen, wodurch die Oberfläche des Bauchfells spiegelnd glatt erscheint.
- **Lamina propria** bildet unter dem Epithel eine dünne Bindegewebsschicht. Stellenweise sitzt sie einer Tela subserosa auf.

Aufgaben
- Die Bauchhöhle wird luftdicht abgeschlossen.
- Die Oberfläche des Peritoneums dient der Resorption.
- Lymphozyten, Granulozyten, Makrophagen und Mastzellen des Peritoneums beteiligen sich an den Abwehraufgaben des Körpers.
- Durch die Gekröse (Mesos) werden die Baucheingeweide befestigt.

- Die Mesothelzellen des Peritoneums sezernieren eine seröse Flüssigkeit in den Peritonealspalt. Diese ermöglicht die Verschieblichkeit intraperitoneal gelegener Organe.

 Peritonitis: Nach einer Entzündung des Bauchfells kann es zu Verklebungen des Peritoneums kommen. Die Verschieblichkeit der Organe geht verloren. Es kann sich ein Ileus entwickeln.

Embryonalentwicklung

primitiver Darmkanal · Darmrohr · dorsales Mesenterium · ventrales Mesenterium

Der **primitive Darmkanal** bildet anfangs ein fast gerades Rohr (Darmrohr), das durch die Mitte der Bauchhöhle verläuft. Über die Mesenterien erfolgt die Befestigung an der vorderen und hinteren Wand der Bauchhöhle.

Mesenterien

- **dorsales Mesenterium**: reicht vom Ösophagusende bis zum Rektum und sorgt für die Fixierung an der dorsalen Bauchwand. Über die Mesenterialwurzel erreichen Nerven und Gefäße den Dünndarm. Aus ihm geht später das Omentum majus hervor.
- **ventrales Mesenterium**: erstreckt sich vom unteren Ösophagusende bis zum oberen Duodenum und fixiert beide Organe an der ventralen Leibeswand. Aus ihm entwickelt sich später das Omentum minus.

12.2 Magen (Ventriculus, Gaster)

Der Magen ist ein Hohlmuskel, dessen Lage, Größe und Form stark schwanken kann.

Lage

intraperitoneal · Ösophagus · Duodenum · Leber · Bauchwand · Pankreas · Milz · linke Niere · Aorta · Vasa mesentericae superiores · Zwerchfell · Colon transversum

Der Magen
- liegt intraperitoneal im linken Oberbauch zwischen Th_{11} und L_3,
- ist fast vollständig von Peritoneum überzogen,
- ist kranial mit dem Ösophagus verbunden,
- geht kaudal in das Duodenum (Zwölffingerdarm) über.

Nachbarschaftsbeziehungen:

ventral	Leber, Rippen und Bauchwand
dorsal	Pankreas (getrennt durch die Bursa omentalis), Milz, linke Niere und Nebenniere (retroperitoneal), Aorta, A. und V. mesenterica superior
kranial	Zwerchfell, Lunge
kaudal	Colon transversum
kleinkurvaturseitig	Leber
großkurvaturseitig	Colon transversum, Milz und Bauchwand

12 Bauchhöhle (Cavitas abdominalis)

Zwerchfellhernien: Die Durchtrittsstellen des Ösophagus oder der großen Leitungsbahnen lassen im Zwerchfell Schwachstellen entstehen. Es kann zu einer Verlagerung von Baucheingeweiden in den Brustraum kommen. Der Magen gelangt dann z. B. durch den Hiatus oesophageus in den Brustraum.

Aufbau

- kleine Kurvatur · Incisura angularis · Omentum minus · Lig. hepatogastricum · Lig. hepatoduodenale
- große Kurvatur · Genu gastrici · Omentum majus · Lig. gastrosplenicum · Lig. gastrocolicum · Lig. gastrophrenicum
- Kardia · Ostium cardiacum · Fundus · Incisura cardiaca · Plica cardiaca · Korpus · Pylorus · Antrum pyloricum · Canalis pyloricus · Ostium pyloricum

Zwei Biegungen verleihen dem Magen seine Form.

Curvatura gastrica minor
- **kleine Kurvatur** ist nach rechts konkav. Im unteren Drittel knickt sie zur Incisura angularis ein. An ihr ist das Omentum minus befestigt (Lig. hepatogastricum und Lig. hepatoduodenale).

Curvatura gastrica major
- **große Kurvatur**: zeigt nach links. Das Genu gastrici liegt gegenüber der Incisura angularis der kleinen Kurvatur. Von der großen Biegung nimmt das Omentum majus seinen Ursprung (Lig. gastrosplenicum, Lig. gastrocolicum und Lig. gastrophrenicum).

Vier Abschnitte gehen ohne scharfe Grenzen ineinander über:

Mageneingang
- **Kardia** (Pars cardiaca) ist der an den Ösophagus grenzende Teil mit dem Ostium cardiacum (Magenmund). Die Schleimhaut des Magens ist von der des Ösophagus scharf abgrenzbar. Die Muskulatur des Ösophagus hingegen geht fließend in die des Magens über.

Magenkuppel
- **Fundus** (gastricus) ist eine Ausbuchtung oberhalb des Mageneingangs. Außen bildet die Incisura cardiaca die Grenze zwischen Fundus und Kardia, innen entspricht dem die Plica cardiaca.

Abdomen-Übersichtsaufnahmen werden, wenn möglich, im Stehen aufgenommen. Dabei sammelt sich Luft im Bereich des Fundus an. Diese sog. Magenblase ist keine pathologische Luftansammlung, sondern physiologisch!

Magenkörper
- **Corpus** (gastricum): beginnt unterhalb des Mageneingangs und reicht bis an den Pförtner heran. Peristaltische Wellen sorgen in diesem Bereich für ein Durchmischen der Nahrung und des Magensafts.

Pförtnerabschnitt
- **Pylorus** (Pars pylorica): beginnt am Ende des Corpus mit dem Antrum pyloricum und setzt sich in den Canalis pyloricus fort. Der Pförtner verschließt das Ostium pyloricum (unterer Magenmund) und steuert die Magenentleerung. Die Ringmuskelschicht ist hier deshalb stärker als in den anderen Abschnitten des Magens.

12.2 Magen (Ventriculus, Gaster)

Gefäßversorgung und Innervation

- Aa. gastricae breves · Aa. gastrica dextra/sinistra · Aa. gastroomentalis dextra/ sinistra · Vv. gastrica dextra/sinistra · V. praepylorica · Vv. gastricae breves · Vv. gastroomentalis dextra/sinistra
- Nodi lymphatici gastrici dextri/sinistri · Nodi lymphatici lienales · Nodi lymphatici gastroomentales dextri/sinistri · Nodi lymphatici pylorici
- Truncus sympathicus · Nn. splanchnici · Ganglion coeliacum · Trunci vagales anterior/posterior

Gefäße bilden an den Kurvaturen jeweils Arkaden.

Gebiet	Arterien	Venen
Fundus	Aa. gastricae breves	Vv. gastricae breves
kleine Kurvatur	• A. gastrica sinistra aus dem Truncus coeliacus • A. gastrica dextra aus der A. hepatica propria	• Vv. gastrica dextra und sinistra in die V. portae hepatis • V. praepylorica in die V. gastrica dextra
große Kurvatur	• A. gastroomentalis sinistra aus der A. lienalis (splenica) • A. gastroomentalis dextra aus der A. gastroduodenalis	• Vv. gastricae breves in die V. lienalis (splenica) • V. gastroomentalis sinistra in die V. lienalis • V. gastroomentalis dextra in die V. mesenterica superior

Tab. **12.3**: Blutversorgung des Magens

Lymphbahnen folgen den Venen.

Abflussgebiet	Lymphknoten	weiterer Abfluss
kleine Kurvatur	Nodi lymphatici gastrici dextri/sinistri	über die Nodi lymphatici coeliaci in die Trunci intestinales
große Kurvatur	Nodi lymphatici lienales	
Fundus	Nodi lymphatici gastroomentales dextri/sinistri	
Pylorus	Nodi lymphatici pylorici	

Tab. **12.4**: Lymphabfluß des Magens

 Magenkrebs: Wenn die regionären Lymphknoten befallen sind, verkleben sie oft mit der Umgebung. Die Trennung der einzelnen Strukturen und die Unterscheidung zwischen gesundem und krankem Gewebe kann in solchen Fällen schwer sein!

Nerven haben sympathische und parasympathische Qualität.
- **Sympathische Nervenfasern** regulieren die Peristaltik des Magens und verengen die Gefäße.
  - präganglionäre Fasern kommen vom Grenzstrang (Truncus sympathicus) und ziehen als Nn. splanchnici zum Ganglion coeliacum,
  - postganglionäre Fasern verlassen das Ganglion und ziehen zum Magen.

- **Parasympathische Nervenfasern** innervieren sowohl die Magenmuskulatur als auch die Magendrüsen. Mit der Speiseröhre gelangen die beiden Nn. vagi durch den Hiatus oesophageus in den Bauchraum.
  - Der Truncus vagalis anterior liegt auf der Vorderseite des Mageneingangs und entspricht dem linken N. vagus.
  - Der Truncus vagalis posterior liegt auf der Rückseite des Mageneingangs und entspricht dem rechten N. vagus.
  - Beide Vagusstämme verzweigen sich entlang der kleinen Kurvatur am ganzen Magen.
- **Intrinsisches Nervensystem** besteht aus dem Plexus myentericus (Auerbach-Plexus) in der Tunica muscularis und dem Plexus submucosus (Meißner-Plexus) in der Tela submucosa. Die Plexus arbeiten autonom, werden aber von sympathischen und parasympathischen Nervenfasern beeinflusst.

Magenentleerungsstörungen beruhen oft auf einem Ungleichgewicht zwischen Sympathikus und Parasympathikus. Der Korpus ist schlaff, während der Pylorus sich kontrahiert, der Ausgang also verschlossen ist. Regt man die Peristaltik an, öffnet sich auch der Pylorus wieder.

Histologie und Funktion

- Tunica mucosa · Tunica submucosa · Tunica muscularis · Tela subserosa · Tunica serosa
- Gll. cardiacae · Gll. gastricae propriae · Hauptzellen · Belegzellen · Nebenzellen · APUD-Zellen
- Speicherung · Transport · Salzsäure · Verdauungsenzyme · Intrinsic-Faktor

Der Grundbauplan entspricht dem des Ösophagus, weist aber im Detail einige Unterschiede auf.

Mukosa

Tunica mucosa: besteht aus drei Lagen.
- **Lamina epithelialis**: einschichtig hochprismatisches Epithel, das Schleim zum Schutz der Magenwand sezerniert.
- **Lamina propria mucosae**: gestreckt schlauchförmige Drüsen werden von Bindegewebe umschlossen. Die Drüsen reichen bis in die tiefer gelegene
- **Lamina muscularis mucosae**: von hier strahlt glatte Muskulatur teilweise in das Schleimhautbindegewebe ein.

Submukosa

Tela submucosa: besteht aus lockerem Bindegewebe, in das Gefäße und Nerven (Meißner-Plexus) eingelagert sind.

Muskularis

Tunica muscularis besteht im Magen im Gegensatz zum übrigen Verdauungskanal aus drei Schichten glatter Muskulatur (sonst zwei).
- **Fibrae obliquae** bilden innen eine unvollständige Muskellage aus schrägen Fasern,
- **Stratum circulare** liegt als Ringmuskelschicht in der Mitte,
- **Stratum longitudinale** ist die äußere Längsmuskelschicht. Zwischen Ring- und Längsmuskelschicht liegt der Plexus myentericus.

Subserosa

Tela subserosa: dünne Bindegewebsschicht des Peritoneums.

12.2 Magen (Ventriculus, Gaster)

Serosa

Tunica serosa ist der Peritonealüberzug der Bauchorgane. Sie bedeckt den Magen bis auf die Hinterseite der Kardia.

 Magengeschwür: Ein Schleimüberzug soll den Magen vor Selbstverdauung schützen. Wird das Gleichgewicht zwischen Verdauungsenzymen und Schleim gestört, entstehen Defekte in der Schleimhaut, die zu lebensgefährlichen Blutungen führen können.

Magenoberfläche

Verschiedene Strukturen sorgen für eine Vergrößerung der Schleimhautoberfläche.
- **Plicae gastricae** sind grobe Falten, die an der großen Kurvatur die Magenstraßen bilden. Sie entstehen durch Aufwerfungen von Mukosa und Submukosa.
- **Areae gastricae** sind Felderungen der Magenschleimhaut, die durch flache Furchen begrenzt sind.
- **Plicae villosae** kann man erst mit dem Mikroskop erkennen. Sie finden sich innerhalb der Areae gastricae und sind zottenartige Erhebungen.
- **Foveolae gastricae** sind kleinste Öffnungen zwischen den Plicae villosae. Auf ihnen münden die Magendrüsen.

Exokrine Magendrüsen liegen in der Schleimhaut verteilt. Die Drüsenkörper befinden sich sämtlich in der Lamina propria mucosae und erreichen mit dem Drüsenhals die Lamina muscularis mucosae.

Kardia
- **Gll. cardiacae** erscheinen im Mikroskop hell und erzeugen Schleim. Damit dieser gut abfließen kann, sind die Tubuli sehr weit.

Fundus und Korpus
- **Gll. gastricae propriae** (Hauptdrüsen): setzen sich im wesentlichen aus drei Zellen zusammen.

Zelle	Lage	Produkt	Besonderes
Hauptzellen	Drüsenbasis	Pepsinogen	stellen 50 % der Schleimhaut
Belegzellen	auf halber Höhe der Drüsen	H^+-Ionen zur Bildung von HCl; Intrinsic-Faktor	azidophil
Nebenzellen	Drüsenhals	saurer Schleim	zahlreiche Mitosen sorgen für Ersatz von Epithel und Hauptzellen

Tab. **12.5**: Zellen der Fundus- und Korpusdrüsen und ihre Funktion

Pylorus
- **Gll. pyloricae** sind teils geknäuelt und erscheinen hell. Sie erzeugen Schleim und Gastrin. Ihre Drüsenschläuche sind nicht ganz so weit wie die der Gll. cardiacae, aber stärker verzweigt.

Endokrine Drüsenzellen finden sich ebenfalls in der Magenwand. Sie gehören zum APUD-System und sezernieren Gastrin. Die Gastrinausschüttung regt die Hauptzellen zur Produktion von Pepsinogen an.

Aufgaben des Magens
- Die Nahrung wird vorübergehend gespeichert.

12 Bauchhöhle (Cavitas abdominalis)

- Kleine Nahrungsmengen werden fraktioniert an den Dünndarm abgegeben.
- Salzsäure eliminiert mit der Nahrung aufgenommene Bakterien.
- Verdauungsenzyme spalten die Nährstoffe in verwertbare Einheiten.
- Der Intrinsic-Faktor ist für die Resorption von Vitamin B_{12} im Dünndarm notwendig.

> **Gastrektomie**: Wird der Magen entfernt, muss Vitamin B_{12} parenteral appliziert werden, da die normale Resorption wegen des fehlenden Intrinsic-Faktors nicht möglich ist. Außerdem müssen die Patienten über den ganzen Tag verteilt kleine Mahlzeiten zu sich nehmen (bis zu neun Stück)!

Embryonalentwicklung

primitives Darmrohr · Halsbereich · Deszensus · große/kleine Kurvatur · 1. Magendrehung · 2. Magendrehung

Das **primitive Darmrohr** enthält u. a. die Magenanlage. Diese entwickelt sich zunächst im Halsbereich. Mit dem Deszensus des Herzens und des Zwerchfells erfolgt auch der Abstieg des Magens. Dabei wird der ursprünglich kurze Ösophagus stark verlängert. Große und kleine Kurvatur entwickeln sich durch unterschiedlich schnelles Wachstum von Hinter- und Vorderwand. Zwei Drehungen bringen den Magen in seine endgültige Lage, ↗ Abb. 12.1.

Längsdrehung

- Die **1. Magendrehung** erfolgt 90° um die Längsachse nach rechts.
  - Die große Kurvatur gelangt von dorsal nach links, die kleinere von ventral nach rechts.
  - Entsprechend verändert sich auch die Lage der Nn. vagi: der rechte Vagusstamm gelangt nach dorsal, der linke liegt dem Magen schließlich ventral an.
  - Das Mesogastrium dorsale wird durch die Magendrehung nach links ausgezogen, das Mesogastrium ventrale nach rechts. Dadurch entsteht die Bursa omentalis als Raum zwischen Magen und hinterer Bauchwand.

Sagittale Drehung

- Die **2. Magendrehung** erfolgt 30° um die sagittale Achse. Jetzt weist die große Kurvatur nach unten und links, die kleine nach oben und rechts.

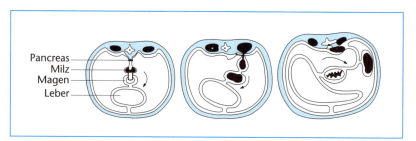

Abb. **12.1**: Magendrehung

12.3 Dünndarm (Intestinum tenue)

Lage

- Duodenum · Pylorus · Flexura duodenojejunalis · Oberbauch
- Jejunum · Ileum · Flexura duodenojejunalis · Colon ascendens · Fossa iliaca dextra · Mesenterium

Der Dünndarm
- schließt sich an den Pylorus an und geht an der Valva ileocaecalis (Bauhin-Klappe) in das Kolon über,
- lässt sich in Duodenum, Jejunum und Ileum unterteilen.

Zwölffingerdarm

Duodenum: reicht vom Pylorus 30 cm bis zur Flexura duodenojejunalis. Es liegt C-förmig im Oberbauch. Der Anfangsteil (Pars superior) findet sich intraperitoneal, die anderen Abschnitte sekundär retroperitoneal.

Nachbarschaftsbeziehungen des Duodenums:

Pars superior	rechter Leberlappen und Lobus quadratus der Leber, Gallenblase, A. gastroduodenalis, V. portae hepatis, Ductus choledochus
Pars descendens	rechte Niere und Nebenniere, Ureter, Ductus choledochus, Ductus pancreaticus, Pankreaskopf, Flexura colica dextra, Mesocolon transversum
Pars horizontalis	Pankreaskopf, Aorta abdominalis, V. cava inferior, A. und V. mesenterica superior
Pars ascendens	Pankreas, Wirbelsäule, Aorta

Ileus: Durch die engen Nachbarschaftsbeziehungen zwischen Dünndarm und Gallenblase kann es im Rahmen einer Gallenblasenentzündung zur Fistelung in das Duodenum kommen. Der Gallenstein kann in den Darm gelangen und dort einen Darmverschluss verursachen!

Leerdarm und Krummdarm

Jejunum und Ileum: beginnen an der Flexura duodenojejunalis und gehen an der Fossa iliaca dextra in das Colon ascendens über. Sie liegen intraperitoneal geschlängelt im Unterbauch und werden vom Kolon eingerahmt. Da man sie nicht scharf voneinander trennen kann, werden
- die oralen 2/5 distal des Duodenums als Jejunum definiert und
- die aboralen 3/5 als Ileum bezeichnet.

Nachbarschaftsbeziehungen von Jejunum und Ileum:

kranial	Colon transversum, Mesocolon transversum
kaudal	Harnblase
ventral	Omentum majus, Rückseite der vorderen Bauchwand
dorsal	Colon sigmoideum
rechts	Colon ascendens
links	Colon descendens

12 Bauchhöhle (Cavitas abdominalis)

Aufbau

Duodenum · Pars superior · Pars descendens · Pars horizontalis · Pars ascendens · Jejunum · Ileum

Zwölffingerdarm

Das **Duodenum** lässt sich in vier Abschnitte unterteilen.
- **Pars superior**: beginnt am Pylorus in Höhe von L_1 mit der erweiterten Ampulla duodeni (Bulbus duodeni). An der Flexura duodeni superior mündet der obere Abschnitt in die Pars descendens duodeni.
- **Pars descendens**: reicht von der Flexura duodeni superior bis zur Flexura duodeni inferior und liegt sekundär retroperitoneal. Im unpräparierten Situs wird sie von der Wurzel des Mesocolon transversum bedeckt.
  - Plica longitudinalis duodeni: entsteht als Schleimhautfalte durch die Mündung von Ductus choledochus und Ductus pancreaticus.
  - Papilla duodeni major (Papilla vateri): Mündungsstelle des Gallen- und Pankreasgangs,
  - Papilla duodeni minor: hier kann ein als Varietät vorhandener Ductus pancreaticus accessorius münden.

ERCP ist die Abkürzung für die **e**ndoskopisch-**r**etrograde **C**holangio-**P**ankreatikographie. Es handelt sich dabei um eine Röntgenkontrastdarstellung der Gallenblase und ihrer Gänge sowie des Pankreasgangsystems. Das Kontrastmittel wird im Rahmen einer Dünndarmspiegelung unter Röntgenkontrolle retrograd über die Papilla duodeni major eingespritzt.

- **Pars horizontalis**: beginnt an der Flexura duodeni inferior in Höhe von L_3. In ihrem Verlauf überquert sie die Wirbelsäule von rechts nach links und mündet auf der linken Körperseite ohne scharfe Grenze in den aufsteigenden Teil.
- **Pars ascendens**: geht mit fließendem Übergang aus dem horizontalen Teil hervor. Sie endet an der Flexura duodenojejunalis und geht dort in das Jejunum über. Im absteigenden Teil tritt der Dünndarm wieder in die Bauchhöhle. Der M. suspensorius duodeni (Treitz-Muskel) verbindet diesen Abschnitt mit der A. mesenterica superior.

Leerdarm und Krummdarm

Jejunum und Ileum liegen mit ihren Schlingen variabel im Bauchraum. Sie sind jedoch über das Mesenterium fest mit der Rückwand der Bauchhöhle verbunden.

Meckel-Divertikel: Der Ductus vitellinus (Dottergang) wird embryonal als Verbindung zwischen Ileum und Nabel angelegt und verläuft in der Nabelschnur. Bei der Abschnürung des Darmrohrs vom Dottersack obliteriert diese Verbindung. Als Rudiment kann im Ileum 50–100 cm vor der Mündung in das Caecum eine Aussackung bestehen bleiben. Bei einer Entzündung stellt sich eine ähnliche Symptomatik wie bei der Appendizitis ein!

Gefäßversorgung und Innervation

- Aa. supraduodenales superior anterior/posterior · A. pancreaticoduodenalis inferior · Vv. pancreaticoduodenales · Vv. duodenales · Aa. jejunales · Aa. ileales · V. mesenterica superior
- sympathische Fasern · parasympathische Fasern · intrinsisches Nervensystem

12.3 Dünndarm (Intestinum tenue)

Gefäße
- **Duodenum**: wird von zwei Arterien versorgt, mehrere Venen führen das Blut fort.
  - Die A. gastroduodenalis geht aus dem Truncus coeliacus hervor. Sie gibt die Aa. supraduodenales superior anterior und posterior ab, die die beiden oberen Abschnitte durchbluten.
  - Die A. pancreaticoduodenalis inferior der A. mesenterica superior ernährt die unteren beiden Abschnitte.
  - Vv. duodenales und pancreaticoduodenales führen das Blut der V. mesenterica superior zu.
- **Jejunum und Ileum**
  - Aa. jejunales und ileales aus der A. mesenterica superior bilden als funktionelle Endarterien zahlreiche Arkaden an der Darmwand.
  - Die gleichnamigen Venen münden in die V. mesenterica superior.

Lymphgefäße entspringen in den Lymphkapillaren der Darmzotten und begleiten die Arterien.

Qualität	Lage/Verlauf	Funktion
sympathische Fasern	entspringen aus den Nn. splanchnici thoraci; erreichen den Dünndarm über den Plexus coeliacus und den Plexus mesentericus superior	• hemmen die in der Wand liegenden Plexus • Darmperistaltik ↓
parasympathische Fasern	gelangen im Truncus vagalis posterior zum Dünndarm	• stimulieren die in der Wand liegenden Plexus • Darmperistaltik ↑
intrinsisches Nervensystem	liegt in der Wand des Magen-Darm-Kanals; besteht aus Plexus mesentericus und mucosus	• wird von Sympathikus und Parasympathikus gesteuert • Darmperistaltik ↑

Tab. **12.6**: Innervation des Dünndarms

Histologie und Funktion

- Mukosa · Enterozyten · Becherzellen · Paneth-Zellen · APUD-Zellen · Schleimhautbindegewebe · Schleimhautmuskulatur · Submukosa · Muskularis · Subserosa · Serosa
- Plicae circulares · Villi intestinales · Mikrovilli
- Sekretion · Verdauung · Mischen und Befördern · Resorption · Hormonbildung · Abwehr

Der Grundbauplan entspricht dem des Magens, weist aber einige Differenzierungen auf.

Mukosa

Tunica mucosa
- **Lamina epithelialis mucosae**: besteht aus vier verschiedenen Zelltypen.
  - **Enterozyten (Saumzellen)** machen den Großteil des Dünndarmepithels aus und sind durch Desmosomen miteinander verbunden. Dadurch wird der Interzellularraum gegen das Lumen abgedichtet. An ihrer Oberfläche haben sie zahlreiche dichtstehende Mikrovilli. Die Gesamtheit der Mikrovilli wird als Bürstensaum bezeichnet. Die Oberfläche der Mikrovilli ist mit Enzymen besetzt, die der Verdauung und Resorption dienen.

Malabsorptionssyndrom: Ein Mangel an Bürstensaumenzymen kann zur Verdauungsinsuffizienz führen. Die Nahrungsstoffe können im Dünndarm nicht mehr verdaut und resorbiert werden.

- **Becherzellen** sind zwischen die Enterozyten gestreut. Ihr Sekret bildet eine schützende Schleimschicht und sorgt für Gleitfähigkeit des Stuhls. Nach kaudal nimmt ihre Zahl zunächst ab; im Dickdarm finden sich überwiegend Becherzellen.

Gastroenteritis: Schleimhautentzündungen von Magen und Dünndarm können klinisch unter dem Bild eines akuten Brechdurchfalls verlaufen. Die Schleimhaut wird dabei stark gereizt und sezerniert viel Schleim. Durch den Wasser- und Mineralverlust kann eine ausgeprägte Exsikkose entstehen, die in Kombination mit einer Toxinämie in kurzer Zeit zum Kollaps führen kann.

- **Paneth-Zellen** liegen am Grund der Darmkrypten und enthalten Granula mit Lysozym und Peptidasen. Ihre Funktion ist noch nicht eindeutig geklärt. Vermutlich stehen sie im Dienst der Körperabwehr.
- **APUD-Zellen** sind hochprismatisch und haben ein helles Zytoplasma. Sie bilden ein endokrines Zellsystem im Dünndarm. Gemeinsames Merkmal dieser Zellen ist die Bildung biogener Amine (u. a. Serotonin). Sie leiten sich vom neural programmierten Ektoderm ab und bilden den peripheren endokrinen Anteil des Nervensystems. Sie finden sich in fast allen Organen. G-Zellen produzieren Gastrin, das die Magensaftsekretion fördert und die Wasserresorption im Dünndarm hemmt. S-Zellen produzieren Sekretin, das Pankreas und Gallenblase zur Sekretion anregt. A-Zellen kommen im gesamten Magen-Darm-Trakt vor und sezernieren den Insulinantagonisten Glukagon.

Apudom: Die Zellen des APUD-Systems können, wie andere Zellen auch, entarten. Die entsprechenden Tumore sezernieren ungesteuert Hormone. Die häufigste Lokalisation ist das Pankreas.
Zollinger-Ellison-Syndrom: Gastrinproduzierende Tumoren des Pankreas regen durch dauerhaft gesteigerte Gastrinbildung die Magensäuresekretion stark an. Folge sind im oberen Verdauungstrakt auftretende rezidivierende Ulzera mit oft ungewöhnlicher Lokalisation.

Schleimhautbindegewebe
- **Lamina propria mucosae**: enthält in das retikuläre Bindegewebe eingestreute darmassoziierte lymphatische Gewebe in Form von Lymphfollikeln, Lymphozyten und Makrophagen. Dieses wird als **GALT** (**G**ut **a**ssociated **l**ymphatic **t**issue) zusammengefasst.

Schleimhautmuskulatur
- **Lamina muscularis mucosae**: Die Muskelschichten der Schleimhaut verlaufen in Rechts- und Linksspiralen um die Darmwand.

12.3 Dünndarm (Intestinum tenue)

Submukosa — **Tela submucosa**: bildet die Verschiebeschicht zwischen dem Muskelmantel der Tunica muscularis und der Schleimhaut. Zwischen den Kollagenfaserbündeln finden sich Blut- und Lymphgefäße sowie Fasern des Plexus submucosus (Meißner-Plexus). Im Duodenum kann man als Besonderheit die mukösen Gll. duodenales (Brunner-Drüsen) erkennen. Ihre Ausführungsgänge münden in den Lieberkühn-Krypten.

Muskularis — **Tunica muscularis**: sorgt mit ihren Muskelschichten für peristaltische Bewegungen.
- innen: Stratum circulare (Ringmuskelschicht),
- Mitte: dünne Bindegewebsschicht mit dem Plexus myentericus (Auerbach),
- außen: Stratum longitudinale (Längsmuskelschicht).

Subserosa — **Tela subserosa**: kollagenfaseriges Bindegewebe.

Serosa — **Tunica serosa**: entspricht dem Peritoneum viscerale.

Dünndarm-abschnitt	Histologie
Duodenum	• in der Lamina muscularis mucosae liegen die Gll. duodenales (Brunner-Drüsen) • besonders hohe Plicae circulares • sehr dicht stehende und plump wirkende Zotten
Jejunum	• keine Brunner-Drüsen mehr • lange Zotten
Ileum	• sehr niedrige Plicae circulares • nur wenige kurze Zotten • Peyer-Plaques als Folliculi lymphatici aggregati

Tab. **12.7**: Differentialdiagnose der Dünndarmabschnitte

 Zwölffingerdarmgeschwür (Ulcus duodeni): bildet sich meist gemeinsam mit Magengeschwüren. Die häufigste Lokalisation (90 %) sind die ersten 3 cm hinter dem Pylorus!

Oberflächen-vergrößerung — Verschiedene Mechanismen sorgen dafür, daß die **Resorptionsfläche** des Dünndarms auf ca. 100 m^2 vergrößert wird:
- **Plicae circulares** (Kerckring-Falten): Schleimhautfalten, die v. a. im Duodenum vorkommen. Sie ragen in die Darmlichtung vor und entstehen als Aufwerfungen der Tunica mucosa und der Tela submucosa.
- **Villi intestinales** (Darmzotten): liegen an der Oberfläche der gesamten Dünndarmschleimhaut. Strukturell entstehen sie als Falten der Lamina propria mucosae. Die Tela submucosa ist an der Bildung nicht beteiligt. Die Zotten sind gut mit Gefäßen versorgt. In jeder Zotte findet sich ein Lymphgefäß, das die resorbierten Fettsäuren ableitet. Zwischen den Zotten liegen die Lieberkühn-Krypten (Gll. intestinales). Diese reichen bis an die Lamina propria. Ihr enges Lumen besteht aus den Zellen der Lamina epithelialis mucosae (s. u.).
- **Mikrovilli** sind Oberflächendifferenzierungen der Enterozyten.

12 Bauchhöhle (Cavitas abdominalis)

Aufgaben
- Drüsen geben Sekrete in das Darmlumen ab und sorgen so für die Verdauung des Chymus.
- Die Muskulatur durchmischt den Darminhalt und befördert ihn weiter.
- Zellen des Epithels resorbieren die Nahrungsbestandteile und bilden Hormone.
- Das GALT sorgt für eine ausreichende Abwehr von Schadstoffen.

Embryonalentwicklung

- oberer Mitteldarm · Duodenum · Ausweichen nach ventral · Drehung nach rechts · retroperitoneale Lage
- Nabelschleife · Ductus vitellinus · Mesenterium · Nabelbruch

Der Dünndarm geht aus dem oberen Abschnitt des embryonalen Mitteldarms hervor. Das **Duodenum** wird durch die Drehung des Magens aus der Medianebene in seine endgültige Lage gebracht.

Ausweichen
- Während sich der Magen durch schnelleres Wachstum der Hinterwand nach dorsal ausbreitet, weicht das Duodenum nach ventral aus.

Drehung
- Während der Magen die Linksdrehung um die Längsachse vollzieht, dreht sich das Duodenum mit seiner konvexen Fläche nach rechts.

Endposition
- Durch die Magenbewegungen gelangt das Pankreas an die dorsale Rumpfwand. Dort verschmelzen dorsales Mesoduodenum und Peritoneum parietale miteinander. So gelangen Pankreas und Duodenum in eine sekundär retroperitoneale Lage.
- **Jejunum und Ileum** wachsen sehr schnell und dehnen sich in der Bauchhöhle aus.
- An der **Nabelschleife** bleibt der Darm zunächst noch durch den Ductus vitellinus (Dottergang) mit dem Dottersack verbunden.
- Das **Mesenterium** und die darin verlaufende A. mesenterica superior werden dabei lang ausgezogen.
- **Physiologischer Nabelbruch**: Das Volumen der Bauchhöhle reicht nicht aus, um den schnell wachsenden Dünndarm aufzunehmen. Einige Schlingen schieben sich deshalb durch den Nabelring in den Rest des Zöloms vor, werden aber später zurückverlagert.

 Hemmungsfehlbildungen sind Störungen, die auf einem vorzeitigen Stillstand der normalen Organentwicklung beruhen. Ursachen können sowohl mechanische Hindernisse als auch exogene bzw. genetische Faktoren sein.
Omphalozele: Form der Hemmungsfehlbildung, bei der Darmschlingen nach dem physiologischen Nabelbruch nicht wieder in die Bauchhöhle gelangen. Sie bleiben als Bauchwandhernien im Bruchsack aus Nabelschnurhäuten liegen. Durch die große Darmoberfläche und die gute Gefäßversorgung droht den Neugeborenen Auskühlung und Schock.

12.4 Dickdarm (Intestinum crassum)

Der Dickdarm
- beginnt in der Fossa iliaca dextra an der Flexura ileocolica und endet am Anus,
- kann in drei Abschnitte gegliedert werden: Zäkum, Kolon und Rektum, ↗ Kap. 13.1.

> **!** Das Rektum hat an der Verdauung keinen Anteil mehr. Da es nicht mehr in der Bauchhöhle liegt und Fragen zum Rektum eher zur Topographie des Beckens führen, wird es bei den Beckeneingeweiden besprochen, ↗ Kap. 13.

Lage

Flexura ileocolica · Anus · intraperitoneal/retroperitoneal · Nachbarschaft

- Zäkum, Colon transversum und Colon sigmoideum befinden sich intraperitoneal,
- Colon ascendens und Colon descendens liegen sekundär retroperitoneal.

Dickdarmabschnitt	angrenzende Strukturen
Zäkum bis Appendix vermiformis	Peritoneum parietale auf dem M. iliacus, Rückseite der Bauchwand, Dünndarm, evtl. Ovar und/oder Uterus
Colon ascendens bis Flexura colica dextra	Dünndarm, Fascia transversalis, M. quadratus lumborum, ventral Leber, dorsal rechte Niere
Colon transversum und Mesocolon transversum	Leber, Gallenblase, Magen (über das Lig. gastrocolicum), rechte Niere, Pars descendens duodeni, Pankreas, Milz
Flexura colica sinistra und Colon descendens	Dünndarm, linke Niere, Fascia transversalis, M. quadratus lumborum, Facies colica der Milz, linke Niere
Colon sigmoideum und Mesocolon sigmoideum	Dünndarm, Harnblase, Geschlechtsorgane, Ureter, Vasa iliacae communes

Tab. 12.8: Nachbarschaftsbeziehungen des Dickdarms

Aufbau

- Zäkum · Appendix vermiformis · Bauhin-Klappe · Colon ascendens · Colon transversum · Colon descendens · Colon sigmoideum
- Taenia libera · Taenia omentalis · Taenia mesocolica · Haustren · Plicae semilunares · Appendices epiploicae

Blinddarm

- **Zäkum** ist der unterhalb der Einmündung des Ileums blind endende Teil des Dickdarms.
    - **Appendix vermiformis** (Wurmfortsatz): geht als rudimentärer Teil aus dem Zäkum hervor. Sie ist zum lymphatischen Organ umfunktioniert. Grundsätzlich zeigt sie den gleichen Aufbau wie der restliche Dickdarm. Allerdings finden sich in der Schleimhaut zahlreiche Folliculi lymphatici aggregati.

12 Bauchhöhle (Cavitas abdominalis)

 Bei der **Appendizitis** gibt es zwei wichtige Druckschmerzpunkte, die sich auf die Bauchoberfläche projizieren lassen:
Der **McBurney**-Punkt liegt in der Mitte zwischen Nabel und Spina iliaca anterior superior.
Um den **Lanz**-Punkt zu treffen, verbindet man die beiden Spinae iliacae anteriores superiores und drittelt die entsprechende Linie. Das Ende des ersten Drittels von rechts ist der Lanz-Punkt.

- **Bauhin-Klappe** (Valva ileocaecalis) ist ein Verschlussmechanismus in Form zweier Darmlippen: Bakterien, die im Dickdarm von hohem Nutzen sind, dürfen nicht in den Dünndarm gelangen. In der Umgebung der Klappe liegen die Recessus ileocaecalis superior/inferior und der Recessus retrocaecalis.

Grimmdarm
- **Kolon** heißt der Hauptteil des Dickdarms zwischen Zäkum und Rektum.
  - **Colon ascendens**: beginnt am Zäkum und reicht bis zur Flexura colica dextra,
  - **Colon transversum**: umfasst den Darm zwischen der rechten und der linken Flexur,
  - **Colon descendens**: erstreckt sich von der Flexura colica sinistra bis zum Ursprung des Mesocolon sigmoideum,
  - **Colon sigmoideum** (Sigma): zwischen Colon descendens und Rektum.

 Koloskopie: Die Dickdarmspiegelung ermöglicht eine genaue Inspektion des Kolons. Mit Hilfe einer biegsamen Fieberglasoptik kann man die Darmschleimhaut beurteilen und Biopsien entnehmen.

Bereits an der äußeren **Oberfläche** kann man die einzelnen Dickdarmabschnitte unterscheiden:
- **Tänien** sind 1 cm breite Längsmuskelbänder, die an der Dickdarmwand entlangziehen.
  - Taenia libera: Nur sie ist als freies Längsband an Colon ascendens und Colon descendens sichtbar.
  - Taenia omentalis: befindet sich am Ursprung des Omentum majus.
  - Taenia mesocolica: entspringt an der Radix mesocolica.
- **Haustren** wölben sich halbkugelig zwischen den drei Tänien vor. Sie entstehen durch Kontraktion der Ringmuskelschicht und bilden im Darminneren Schleimhautfalten (Plicae semilunares). Mit der Darmperistaltik ändern sie ständig ihre Lokalisation.
- **Appendices epiploicae** sind Fettanhängsel an der Subserosa.

Gefäßversorgung und Innervation
- Aa. caecalis anterior/posterior · A. appendicularis · A. ileocolica · A. colica dextra · A. colica media · A. colica sinistra · Aa. sigmoideae · Aa. rectalis superior/inferior
- Vv. mesenterica superior/inferior · V. portae hepatis
- Plexus mesentericus superior · Plexus mesentericus inferior

12.4 Dickdarm (Intestinum crassum)

Abschnitt	Arterie	Herkunft
Zäkum	Aa. caecalis anterior/posterior	Endäste der A. mesenterica superior
• Appendix	A. appendicularis (in der Mesoappendix)	
Kolon		
• Colon ascendens	A. ileocolica, A. colica dextra	
• Colon transversum	A. colica media	
• Colon descendens	A. colica sinistra	Endäste der A. mesenterica inferior
Sigmoid	Aa. sigmoideae	
Rektum	A. rectalis superior	
	A. rectalis inferior	A. pudenda interna

Tab. **12.9**: Gefäßversorgung des Dickdarms

> Die Arterien bilden zahlreiche arkadenartige Anastomosen, so dass die Versorgungsgebiete nicht scharf voneinander getrennt werden können. Eine Einteilung kann also immer nur Anhaltspunkt sein!

- **Venen** leiten das Blut aus dem Bereich bis zur Flexura colica sinistra in die V. mesenterica superior und von dort in die V. portae hepatis. Colon descendens, Sigmoid und oberes Rektum führen das Blut durch die V. mesenterica inferior der V. portae hepatis zu.

Lymphgefäße drainieren zunächst in die direkte Umgebung der einzelnen Darmabschnitte:
- aus Zäkum und Appendix vermiformis fließt die Lymphe weiter in die Nodi lymphatici ileocolici,
- vom Kolon aus gelangt sie entlang der V. mesenterica inferior zu den Trunci intestinales.

Nerven ziehen mit sympathischen und parasympathischen Fasern geflechtartig zum Darm. Beide Fasertypen modulieren das intrinsische Nervensystem.
- **Plexus mesentericus superior** innerviert den Dickdarm bis zur linken Kolonflexur.
  - Sympathische Fasern stammen aus den Nn. splanchnici thoracici.
  - Parasympathische Fasern gelangen über den Truncus vagalis posterior des N. vagus zum Darm.
- **Plexus mesentericus inferior**: innerviert den Dickdarm von der linken Kolonflexur an.
  - Sympathische Fasern kommen aus dem Plexus aorticus abdominalis.
  - Parasympathische Fasern nehmen ihren Ursprung in den Nn. splanchnici pelvici.

> Die pelvinen Nn. splanchnici sind die einzigen, die zum Parasympathikus gehören!

 Cannon-Böhm-Punkt wird der Endpunkt des N. vagus im Bereich der Flexura colica sinistra genannt. An ihm wechselt die parasympathische Innervation des Verdauungstraktes vom N. vagus auf den Plexus mesentericus inferior!

12 Bauchhöhle (Cavitas abdominalis)

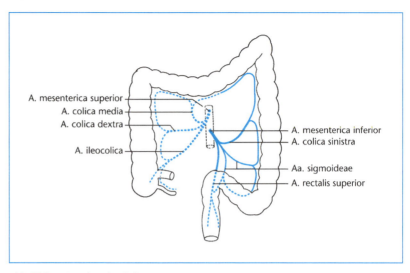

Abb. 12.2: Arterien des Kolons

Histologie und Funktion

- Tunica mucosa · Tela submucosa · Tunica muscularis · Tela subserosa · Tunica serosa
- Eindickung · Gleitfähigkeit

Der **Feinbau** des Dickdarms gleicht dem des Dünndarms bis auf wenige Ausnahmen.
- **Tunica mucosa**
  - **Lamina epithelialis mucosae**: Paneth-Zellen und Zotten fehlen. Becherzellen sind reichlich vorhanden. An einigen Stellen sind die Mikrovilli höher als im Dünndarm.
  - **Lamina propria mucosae**: Nur vereinzelt finden sich verstreut liegende Noduli lymphatici solitarii.
  - **Lamina muscularis mucosae** ist mit der des Dünndarms identisch. Vereinzelt wird sie von Noduli lymphatici durchbrochen.
- **Tela submucosa** enthält Fettgewebe. Die Lieberkühn-Krypten (Gll. intestinales) sind besonders ausgeprägt und tief.
- **Tunica muscularis**: Die Längsmuskelschicht (Stratum longitudinale) ist in den meisten Dickdarmabschnitten dünner als die Ringmuskelschicht (Stratum circulare).
- **Tela subserosa** enthält wie die Tela submucosa Fettgewebe.
- **Tunica serosa** entspricht dem Peritoneum viscerale.

Aufgaben
- Durch Wasserentzug werden die unverdauten Speisereste eingedickt.
- Durch Schleimbeimischung wird der Kot gleitfähig.

Embryonalentwicklung

Mittel- und Hinterdarm · Darmdrehung · Längenwachstum · Mesenterien

Der Dickdarm entwickelt sich aus dem unteren Abschnitt des embryonalen Mitteldarms und dem Hinterdarm.

12.5 Leber (Hepar)

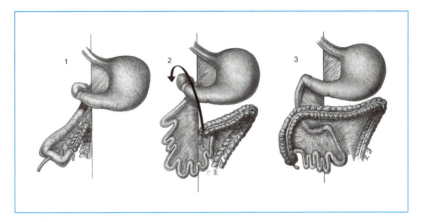

Abb. 12.3: Darmdrehung

Rotation	• **Darmdrehung**, ↗ Abb. 12.3: Durch das Wachstum vollführt die Nabelschleife eine Drehung um 270° gegen den Uhrzeigersinn. Der untere Schenkel der Nabelschleife wird angehoben und nach rechts geschwenkt.
Endposition	Der definitive Situs kommt durch das Längenwachstum zustande. • Das **Zäkum** gelangt an die Unterseite der Leber. • Das **Colon transversum** kreuzt ventral über das Duodenum. • Durch weiteres Längenwachstum erreicht das Zäkum die Fossa iliaca. Gleichzeitig bilden sich **Colon ascendens** und **Colon descendens** aus. • Mesocolon ascendens und descendens verschmelzen jeweils mit der hinteren Bauchwand. Das Colon transversum bleibt durch sein Meso frei beweglich.

12.5 Leber (Hepar)

Die Leber
• ist mit 1,5–2 kg die größte Drüse des menschlichen Körpers.

Lage

intraperitoneal · Oberbauch · Zwerchfell · Rippenbogen · Brustkorb · Bauchwand · Ösophagus · Magen · rechte Nieren · rechte Nebenniere · rechte Lunge · Herz · Gallenblase · Duodenum · Kolon

• sie liegt intraperitoneal im Oberbauch direkt unter dem Zwerchfell und im Schutz des Rippenbogens.

 Hepatomegalie: Ist die Leber bei starker Inspiration unterhalb des Rippenbogens zu tasten, so gilt sie als vergrößert. Eine Ausnahme bildet die Leber des Kindes, die in der Relation größer ist und den Rippenbogen sogar um einige Zentimeter überragen kann!

12 Bauchhöhle (Cavitas abdominalis)

Nachbarschaftsverhältnisse der Leber:

ventral	Brustkorb, Rückseite der Bauchwand (Leberfeld des Epigastriums)
dorsal	Ösophagus, Magen, rechte Niere und Nebenniere
kranial	Zwerchfell, rechte Lunge, Herz
kaudal	Gallenblase, Duodenum, Flexura colica dextra, Colon transversum

Aufbau	• Glisson-Kapsel · Margo inferior • Facies diaphragmatica · Area nuda · Lig. coronarium · Lig. triangulare dextrum · Lig. triangulare sinistrum · Lig. falciforme hepatis • Facies visceralis · Fissura ligamenti teretis · Fissura ligamenti venosi · Fossa vesicae biliaris · Sulcus venae cavae · Porta hepatis
Lappen	• **Leberlappen**: Lobus dexter, Lobus sinister, Lobus quadratus und Lobus caudatus bilden die vier Teile der Leber.
Kapsel	• **Glisson-Kapsel**: Die Bindegewebskapsel hat mit ihren Faserzügen Kontakt mit dem intrahepatischen Bindegewebe.
Äußeres	• **Form**: Von vorne betrachtet erscheint die Leber dreieckig. Der untere Rand des Dreiecks (Margo inferior) trennt die beiden Hauptseiten voneinander.
Zwerchfellseite	• **Facies diaphragmatica**: schmiegt sich dem Zwerchfell (Diaphragma) an. Stellenweise ist sie direkt mit dem Zwerchfell verwachsen (Area nuda). Die Grenze dieser Fläche wird durch das Lig. coronarium gebildet. – Lig. triangulare dextrum ist der rechte Ausläufer des Lig. coronarium. – Lig. triangulare sinistrum und Appendix fibrosa bilden die linken Fortsätze. – Lig. falciforme hepatis entsteht durch die ventrale Vereinigung der beiden Schenkel des Lig. coronarium. Es teilt die Lebervorderseite in einen Lobus sinister und einen Lobus dexter.
Eingeweideseite	• **Facies visceralis**: verläuft von schräg vorne unten nach hinten oben. Die verschiedenen Organe der Umgebung hinterlassen ihre Eindrücke auf der fixierten Leber. Das sog. Leber-H gliedert die Eingeweideseite. Es entsteht aus folgenden Strukturen: – Fissura ligamenti teretis: Das Lig. teres hepatis ist die obliterierte V. umbilicalis. – Fissura ligamenti venosi: Das Lig. venosum ist der rudimentäre Rest des fetalen Ductus venosus. – Fossa vesicae biliaris: In ihr liegt die Gallenblase. – Sulcus venae cavae: Durch diese Furche verläuft die V. cava inferior. – Porta hepatis: Hier treten der Ductus hepaticus communis, die V. portae hepatis und die A. hepatica propria in die Leber ein. Die Leberpforte trennt die Lobi caudatus und quadratus voneinander.
Gefäßversorgung und Innervation	Vasa privata · A. hepatica propria · Vasa publica · V. portae hepatis · Vv. hepaticae · Nodi lymphatici hepatici · Äste des N. phrenicus · Plexus coeliacus

12.5 Leber (Hepar)

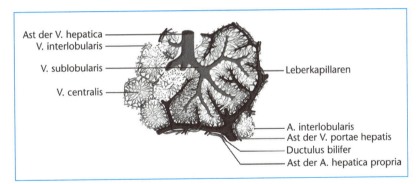

Abb. 12.4: Blutgefäße der Leber

Gefäße, ↗ Abb. 12.4
Die Leber erhält Blut aus zwei Quellen.

Zufluss

- **A. hepatica propria** (Leberschlagader): führt sauerstoffreiches Blut zur Versorgung der Leber selbst (Vas privatum). Sie ist die Fortsetzung der A. hepatica communis nach Abgang der A. gastroduodenalis.
  - Vor der Einmündung in die Leber gehen ab: A. gastrica dextra zur kleinen Kurvatur und A. cystica zu Gallenblase und Ductus cysticus.
  - Nach der Mündung in die Leber teilt sie sich: R. dexter verläuft zum Lobus hepatis dexter und zum rechten Teil des Lobus caudatus. R. sinister versorgt den Lobus hepatis sinister, den Lobus quadratus und die linke Hälfte des Lobus caudatus.
  - Die Äste verlaufen immer gemeinsam mit einem Ast der V. portae hepatis und sind stets kleiner als diese.

 Gefäßvarietäten: Die A. hepatica communis kann statt aus dem Truncus coeliacus ganz oder teilweise aus der A. mesenterica superior entspringen. Das kann bei Lebertransplantationen zu Komplikationen führen!

- **V. portae hepatis** (Pfortader): verläuft im Lig. hepatoduodenale und bringt sauerstoffarmes aber nährstoffreiches Blut zur Verstoffwechselung in die Leber (Vas publicum). Sie entsteht aus der Vereinigung von V. splenica und V. mesenterica superior. An der Porta hepatis teilt sie sich in den R. dexter und den R. sinister. Beide Rami teilen sich weiter, bis sie schließlich zu Vv. interlobulares werden.

Trias hepatis: Äste der A. hepatica propria und der V. portae hepatis verlaufen immer gemeinsam mit den intrahepatischen Gallengängen. Alle drei zusammen werden als Lebertrias oder Glisson-Tr. bezeichnet.

Abfluss

- **Zentralvenen** leiten das Blut aus der Leber. Sie vereinigen sich zu Sammel-, Segment- und Lappenvenen. Aus den Lappenvenen entstehen die Vv. hepaticae. Sie verlaufen ähnlich wie die Lungenvenen an den Grenzen der Segmente. Die Vv. hepatica dextra, sinistra und intermedia münden unmittelbar unter dem Zwerchfell in die V. cava inferior.

12 Bauchhöhle (Cavitas abdominalis)

> ! Man beachte, dass das Blut von der **V. interlobularis** (nicht von der Arterie) zur **V. centralis** strömt! Die Blutversorgung der Leber wird deshalb auch unter dem Begriff venöses Wundernetz zusammengefasst!

Lymphgefäße folgen den Ästen der großen Lebergefäße. Sie drainieren in die Nodi lymphatici hepatici und zum Teil in Lymphknoten des Brustbereichs.

Innervation

Nerven
- Sensible Äste des N. phrenicus ziehen zur Leberkapsel.
- Vegetative Fasern kommen aus dem Plexus coeliacus und treten in die Leber ein.

Histologie und Funktion

- klassisches Leberläppchen · portales Leberläppchen · Leberazinus
- Hepatozyten · gefenstertes Endothel · Kupffer-Sternzellen · Disse-Raum · Bindegewebe
- Blutbildung · Eiweiß · Kohlenhydrate · Fette · Hormone und Fremdstoffe · Gallenflüssigkeit

Verschiedene Definitionen durch verschiedene Betrachtungsmöglichkeiten des Feinbaus der Leber sorgen für Verwirrung:
- **klassisches Leberläppchen** (Lobulus hepaticus): unregelmäßig geformt mit einem Durchmesser von 1mm. Im Zentrum liegt die V. centralis. An der Berührungsfläche mehrerer Läppchen verdichtet sich das Bindegewebe zum periportalen Feld. In den Feldern bilden die zuführenden Blutgefäße (A. und V. interlobularis) sowie die Gallengänge (Ductuli interlobulares) die Glisson-Trias. Das Blut durchströmt den Lobulus von außen nach innen.
- **portales Leberläppchen**: Im Zentrum eines dreieckigen Areals (periportales Feld) befindet sich die Glisson-Trias aus Aa. und Vv. interlobulares sowie den Gallengängen. Das portale Leberläppchen entsteht durch drei aneinandergrenzende Leberläppchen.
- **Leberazinus**: ist rautenförmig gebaut. An den Eckpunkten wechseln sich Zentralvenen und periportale Felder ab, so dass jeweils zwei von ihnen einander gegenüber liegen.

Zellen der Leber
- **Leberzellen** (Hepatozyten): sind groß, besitzen viele Mitochondrien und reichlich ER. Ihre Kerne sind oft polyploid (mehrfacher Chromosomensatz). Desmosomen, Tight junctions und Gap junctions verbinden die Zellen untereinander. Die Hepatozyten lagern sich zu einschichtigen Platten und Balken zusammen. Im Zentrum der Platten liegen die Zentralvenen. In der Peripherie verlaufen die Sinusoide. Diese enthalten Blut sowohl aus den Aa. als auch aus den Vv. interlobulares. In den Sinusoiden erfolgt der Stoffaustausch zwischen dem nährstoffreichen Blut und den Leberzellen.
- **Endothel**: kleidet die Sinusoide unvollständig aus (gefenstertes Endothel). Es besitzt einerseits interzelluläre Öffnungen, andererseits aber auch intrazelluläre Poren. Eine Basalmembran ist nicht vorhanden.
- **Kupffer-Sternzellen**: liegen im Endothelverband und ragen in das Lumen der Sinusoide hinein. Sie können phagozytieren und gehören somit zum mononukleären Phagozytensystem.
- **Disse-Raum**: der perisinusoidale Spaltraum zwischen Endothelzellen und Hepatozyten. In diesem Raum finden sich Ito-Zellen, die Fette und Vitamin A speichern. Da das Endothel der Sinusoide teils aus gefenstertem Endothel besteht,

12.5 Leber (Hepar)

gelangen auch größere Moleküle an die Oberfläche der Hepatozyten. Um die resorbierende Oberfläche zu vergrößern, tragen die Hepatozyten an der Seite, die dem Disse-Raum zugewandt ist, Mikrovilli.
- **Bindegewebe**: stützt die Leberzellplatten und Sinusoide ab. Es ist am Bindegewebe der Portalkanäle verankert. Dieses wiederum steht in Verbindung mit der Leberkapsel (Glisson-Kapsel).

Leberzirrhose: In der gesunden Leber findet sich nur wenig Bindegewebe. Entzündungen oder Vergiftungen (Alkoholabusus!) schädigen und zerstören Leberzellen. Diese werden durch Bindegewebe ersetzt. Überwiegt das narbig verwachsene Bindegewebe, schrumpft die Leber und kann die Strombahn der Pfortader verengen.
Leberresektion: Die Leber ist ein Organ, das viel erträgt. Selbst Resektionen von bis zu 80 % sind möglich, ohne dass die Funktion eingeschränkt wird. Das Lebergewebe wird rasch wieder regeneriert.

Aufgaben
- Während der Embryonalentwicklung beteiligt sich die Leber an der Blutbildung.
- Sie verstoffwechselt Eiweiße, Kohlenhydrate und Fette,
- inaktiviert und entgiftet Hormone und Fremdstoffe und
- bildet pro Tag etwa 1 l Gallenflüssigkeit. Diese besteht aus
  - Cholesterin, Salzen, Schleim und Abfallprodukten des Körpers.
  - Gallensäuren: emulgieren Fette im Darm. Im unteren Ileum werden sie größtenteils rückresorbiert und gelangen über den enterohepatischen Kreislauf wieder zur Leber zurück.
  - Gallenfarbstoff: Abbauprodukt des Hämoglobins, der die charakteristische Färbung des Stuhls erzeugt.

Ikterus: Kann die Galle nicht ausreichend gut abfließen, so treten Gallenbestandteile (Bilirubin und Gallensäure) in die Haut über. Dabei kommt es zur charakteristischen Gelbfärbung der Patienten (Gelbsucht). Nach der Lokalisation der auslösenden Ursache unterscheidet man einen prä-, einen intra- und einen posthepatischen Ikterus.
Lehmstühle: Störungen des Gallenabflusses in den Darm sorgen auch für die Entfärbung des Stuhls. Dieser nimmt eine hellbraune oder sogar weißliche Farbe an.

Embryonalentwicklung

Leberdivertikel · Leberbucht · Pars hepatica · Pars cystica

Anlage

Das **Leberdivertikel** stülpt sich in der 4. Entwicklungswoche an der Grenze zwischen Vorder- und Mitteldarm aus. Es besteht aus der vorderen Anlage der Bauchspeicheldrüse (↗ Kap. 12.8) und der Leberbucht.

Die **Leberbucht** gliedert sich in die Pars hepatica und die Pars cystica.
- **Pars hepatica**
  - Von ihr aus dringen Zellen in das Septum transversum ein und bilden dort das Lebergewebe. Die Entwicklung im und aus dem Septum transversum erklärt auch, warum die Leber in situ eine direkte, bauchfellfreie Kontaktfläche mit dem Zwerchfell hat (Area nuda).
  - Die Hepatozyten wachsen so rasch, dass Mesenchym des Septum transversum zwischen die auswachsenden Zellplatten gelangt. Aus diesem Mesenchym entwickeln sich der bindegewebige Anteil der Leber sowie die Leberkapsel.
  - In das Mesenchym werden die Vv. vitellinae und Teile der rechten V. umbilicalis eingebaut. Die Vv. vitellinae bilden die Vv. hepaticae und die V. cava inferior. Die V. umbilicalis sorgt für Anschluss an das Gefäßsystem der Plazenta und sichert die Versorgung der Leber.
  - Der Einbau der V. umbilicalis in das Lebergewebe führt zum Anstieg des Blutdurchflusses. Da noch nicht das gesamte Blutvolumen die Leber passiert, bildet sich als Entlastung vorübergehend der Ductus venosus aus. Nach der Geburt obliteriert er zum Lig. venosum. Die V. umbilicalis, die mit der Abnabelung ihre Funktion verliert, verödet zum Lig. teres hepatis.
- **Pars cystica**: aus ihr entwickeln sich Gallenblase und Gallengangssystem.

12.6 Gallenblase (Vesica fellea) und Gallenwege

Lage

intrahepatische Gallenwege · extrahepatische Gallenwege · Lig. hepatoduodenale · Fossa vesicae biliaris · Facies visceralis

- **Intrahepatische Gallenwege** durchziehen die Leber.
- **Extrahepatische Gallenwege** führen die Galle zu Gallenblase und Duodenum. Sie verlaufen im Lig. hepatoduodenale.
- **Gallenblase** liegt in der Fossa vesicae biliaris an der Facies visceralis der Leber. Bis auf den Bereich, in dem sie mit der Leber verwachsen ist, liegt die Gallenblase intraperitoneal.

Aufbau

- intrahepatische Gallenwege · Canaliculi biliferi · Herring-Kanälchen · Ductus biliferi · Ductus interlobulares · Ductus hepaticus dexter/sinister
- extrahepatische Gallenwege · Ductus hepaticus communis · Ductus cysticus · Ductus choledochus
- Gallenblase · Fundus · Corpus · Collum

Intrahepatische Gallenwege

Gallenkapillaren

Canaliculi biliferi bilden den Anfang des Gallengangsystems und liegen jeweils zwischen zwei Hepatozyten.

Schaltstücke

Herring-Kanälchen leiten die Galle in die kleinen Gallengänge.

12.6 Gallenblase (Vesica fellea) und Gallenwege

Kleine Gallengänge	**Ductus biliferi** verlaufen gemeinsam mit den Gefäßen!
Zwischenläppchengänge	**Ductus interlobulares** leiten die Galle in Subsegment- und Segmentgänge.
Lebergänge	**Ductus hepaticus dexter/sinister** leiten die Galle aus dem rechten bzw. linken Leberlappen in die äußeren Gallenwege ab. **Extrahepatische Gallenwege**
Gemeinsamer Lebergang	• **Ductus hepaticus communis**: entsteht aus der Vereinigung des rechten und linken Gallengangs in der Leberpforte.
Gallenblasengang	• **Ductus cysticus**: verbindet den Ductus hepaticus communis mit der Gallenblase.
Hauptgallengang	• **Ductus choledochus**: beginnt an der Mündung des Ductus cysticus in den Ductus hepaticus und verläuft entlang des freien Randes des Lig. hepatoduodenale. Er begrenzt den Eingang in die Bursa omentalis und endet an der Papilla duodeni major. Meist mündet er gemeinsam mit dem Ductus pancreaticus über eine Erweiterung (Ampulla hepatopancreatica) in das Duodenum. Der M. sphincter ductus choledochi verschließt den Gallengang vor der Ampulle, der M. sphincter ampullae hepatopancreaticae (M. sphincter oddi) verschließt den Gallengang vor der Mündung in das Duodenum.

PTCA (**p**erkutane **t**rans**h**epatische **C**hol**a**ngiographie): Durch radiologische Verfahren kann man die sonst im normalen Röntgenbild nicht beurteilbare Gallenblase erfassen. Das Kontrastmittel wird mit Hilfe einer Hohlnadel in Lokalanästhesie perkutan unter Ultraschallkontrolle in das Gallenwegssystem eingebracht.

Gallenblase: hat ein Volumen von 80 ml. Sie wird erst gefüllt, wenn beide Sphinkter des Ductus choledochus den Abfluss in das Duodenum verhindern. Die Entleerung erfolgt, sobald sich beide Schließmuskel wieder öffnen. Zur Unterstützung kontrahiert sich zeitgleich die glatte Muskulatur der Gallenblase. Man unterscheidet drei Teile:
- **Fundus** ist der Gallenblasenboden. Er ist von Peritoneum überzogen (liegt also intraperitoneal) und grenzt an die Flexura colica dextra.
- **Corpus** nennt man den Hauptabschnitt, der mit der Leber verwachsen ist.
- **Collum**: bildet den Übergang in den Ductus choledochus. Er ist nicht mit der Leber verwachsen. Die Plica spiralis verhindert den ungewollten Abfluss der Galle.

Cholezystitis: Die Entzündung der Gallenblase kann wegen der Nähe zur Flexura colica dextra auf das Kolon übergreifen. Im Extremfall kann der Dickdarm infiltriert und Gallensteine in ihn abgegeben werden.

Gefäßversorgung und Innervation	A. cystica · Vv. cysticae · Plexus coeliacus · N. phrenicus **Gefäße** • A. cystica ist ein Ast des R. dexter der A. hepatica propria. • Vv. cysticae münden im Lig. hepatoduodenale in die V. portae hepatis.

12 Bauchhöhle (Cavitas abdominalis)

Nerven
- Vegetative Fasern gelangen aus dem Plexus coeliacus zur Gallenblase und verlaufen mit den Gefäßen.
- Sensible Fasern des N. phrenicus innervieren den Peritonealüberzug der Gallenblase.

Histologie und Funktion

intrahepatische Gallenwege · extrahepatische Gallenwege · Gallenblase · Speicherung · Eindickung

intrahepatische Gallenwege

Abschnitt	Aufbau
Canaliculi biliferi	• Die Wand der Kanälchen wird von Zellmembranen der Leberzellen gebildet. • In die Lichtung der Kapillaren ragen Mikrovilli der Hepatozyten. • Die Kapillaren werden durch tight junctions abgedichtet, so daß die Galle nicht in den Disse-Raum gelangt.
Herring-Kanälchen	besitzen einschichtig isoprismatisches Epithel
Ductuli biliferi	bestehen aus flachem einschichtigem Epithel
Ductus interlobulares	besitzen kubisches bis hochprismatisches Epithel
Ductus hepaticus dexter/sinister	hochprismatisches Epithel sitzt einer dicken Lamina propria aus kollagenen Fasern auf

Tab. 12.10: Aufbau der intrahepatischen Gallenwege

extrahepatische Gallenwege

	extrahepatische Gallenwege	Gallenblase
Tunica mucosa	• einschichtiges, stark gefaltetes Epithel aus hochprismatischen Zellen. Diese produzieren Schleim, der die Oberfläche vor der Galle schützt. An ihrer Oberfläche findet sich ein flacher Saum von Mikrovilli. • Die Lamina propria mucosae besteht aus lockerem, elastischem Bindegewebe mit zahlreichen Blutgefäßen.	
Tunica muscularis	besteht nur aus einer dünnen Schicht glatter Muskelzellen	Glatte Muskelzellen sind miteinander verflochten.
Tunica adventitia	ist die lockere Bindegewebsschicht, die die Gallengänge verschieblich mit der Umgebung verbindet	ist im Verwachsungsbereich mit der Leber nicht vorhanden

Tab. 12.11: Aufbau der extrahepatischen Gallenwege und der Gallenblase

Aufgaben: Während die extrahepatischen Gallenwege die Galle zu Duodenum und Gallenblase leiten, sorgt letztere für die Speicherung und Eindickung des Sekrets.

 Gallensteine: Sinkt das Verhältnis von Cholesterin zu Gallensäuren, kann es zur Ausfällung des Cholesterins kommen. An dieses ungelöste Cholesterin lagern sich andere Stoffe an, es entsteht ein Gallenstein. Die prädisponierenden Faktoren sind die „fünf F" der Gallensteine: fat (übergewichtig), fourty (älter als 40 Jahre), female (weiblich), fertile (fruchtbar) und fair (blond).

Embryonal-entwicklung	Pars cystica · Epithelsproß · Leberzellbälkchen · Gallenblasenknospe · Leberstiel

Gallenblase und Gallengangssystem gehen aus der **Pars cystica** der Leberbucht hervor.
- Die **Gallenblase** bildet sich aus einem Epithelspross (Gallenblasenknospe), der in das Mesogastrium ventrale einwächst.
- Das **intrahepatische Gallengangsystem** bildet sich nachträglich. Dazu werden Leberzellbälkchen zu Gallengängen umgebildet und über Gallenkapillaren mit Galle gespeist.
- Das **extrahepatische Gallengangsystem** hat zwei Ursprünge:
  – Der Ductus cysticus geht aus dem Stiel der Gallenblasenknospe hervor.
  – Der Ductus hepaticus communis entwickelt sich aus dem Leberstiel.

Gallengangsatresie: Die Lichtungen der Gallenwege werden erst sekundär in bereits vorhandenen Zellsträngen entwickelt. Bleibt die Bildung der Lichtung aus, staut sich die Galle des Neugeborenen an. Über das Stadium der Leberzirrhose sterben die betroffenen Säuglinge ohne Therapie nach einigen Wochen.

12.7 Milz (Splen, Lien)

Lage	intraperitoneal · Oberbauch · Regio hypochondriaca · Rippe IX–XI · Lig. splenorenale · Lig. gastrosplenicum

Die Milz
- liegt intraperitoneal im linken Oberbauch (Regio hypochondriaca),
- findet sich zwischen der Rippe IX und XI.

Entzündungen können zur Vergrößerung der Milz führen. Diese kann sich in Extremfällen bis zum kleinen Becken ausdehnen!

- Das **Lig. splenorenale** schafft die Verbindung zur hinteren Bauchwand und enthält die Milzgefäße.
- Das **Lig. gastrosplenicum** zieht vom Magen zur Milz

Aufbau	Größe · Form · Extremitas anterior/posterior · Margo superior/inferior · Facies diaphragmatica · Facies visceralis · Hilum splenicum

Form: Die Milz ist 4 cm dick, 7 cm breit und 11 cm lang (merke: 4711!). Sie hat die Form einer Kaffeebohne. Man orientiere sich über die Extremitas anterior/posterior, die Margo superior/inferior, die Facies diaphragmatica, die Facies visceralis sowie die Facies renalis/gastrica/colica.
Hilum splenicum: bildet das Ein- und Austrittsfeld der Gefäße und Nerven. Es liegt auf der konkaven Seite im Bereich der Facies gastrica.

12 Bauchhöhle (Cavitas abdominalis)

Gefäßversorgung und Innervation

- A. splenica · Balkenarterie · Zentralarterie · Pinselarteriole · Hülsenkapillare · Milzsinus · Pulpavene · Balkenvene · V. splenica
- Nodi lymphatici coeliaci · Plexus splenicus

Gefäße

Milzarterien

A. splenica ist der linke Ast des Truncus coeliacus. In ihrem geschlängelten Verlauf findet sie sich am oberen Rand des Pankreas und zieht über das Lig. splenorenale zum Milzhilum.

 Abdomen-Ultraschall: Bei dieser Untersuchung dient die A. splenica (lienalis) als Leitstruktur zum Auffinden des Pankreas!

A. trabecularis

Balkenarterie: geht aus der A. splenica hervor und verläuft muskelstark in den Trabekeln.

A. lymphonoduli

Zentralarterien und ihre Verzweigungen werden von einer mantelartigen Lymphozytenscheide umgeben (*periarterielle Lymphscheide, PALS*). An den Lymphozytenscheiden sind unregelmäßig Lymphozytenansammlungen befestigt (Milzknötchen, Milzfollikel). Diese werden von Ästen der Zentralarterien durchblutet.

A. penicillaris

Pinselarteriolen sind die Äste der Zentralarterien in den Lymphfollikeln.

Vas capillare terminale

Hülsenkapillaren finden sich außerhalb der weißen Pulpa. Ein bis zwei Lagen phagozytierender Zellen umgeben die Kapillaren. Aus den Hülsenkapillaren strömt das Blut in das Hohlraumlabyrinth der Milzsinus.

Sinus splenicus

Milzsinus bilden ein Netz buchtenreicher Röhren. Ihre Wand wird von Endothelzellen ausgekleidet. Blutplasma und -zellen können zwischen den Endothelzellen in das Milzretikulum gelangen.

V. pulpa rubrae

Pulpavenen sind die Fortsetzung der Milzsinus.

V. trabecularis

Balkenvenen werden die Venen im Bereich der Milztrabekel genannt. Sie führen das Blut hilumwärts.

Milzvene

V. splenica: entsteht in Hilumnähe aus mehreren Wurzeln und verläuft hinter dem Pankreas. Nachdem sie die V. mesenterica inferior aufgenommen hat, bildet sie mit der V. mesenterica superior die V. portae hepatis.

Lymphgefäße verlassen die Milz ebenfalls am Hilum. Die entsprechenden Knoten liegen am oberen Rand des Pankreas. Von dort erfolgt der weitere Abfluss zu den Nodi lymphatici coeliaci.

Nerven ziehen als sympathische und parasympathische Fasern mit den Gefäßen zur Milz. Um die Gefäße herum bilden sie den Plexus splenicus.

Histologie und Funktion

- Milzkapsel · Trabeculae splenicae · weiße Pulpa · PALS · Malpighi-Körperchen · rote Pulpa · Retikulumzellen · retikuläre Fasern · Marginalzone · Makrophagen · Marginalsinus
- Lymphozytenbildung · Blutmauserung · Blutbildung

12.7 Milz (Splen, Lien)

Feinbau

Kapsel

Milzkapsel ist mit Peritonealepithel überzogen und besteht aus Kollagenfasern. Beim **Schnitt durch die Milz** kann man schon mit bloßem Auge verschiedene Bereiche voneinander trennen. Neben bindegewebigen Balken finden sich weißliche und rötliche Areale.

Bindegewebige Areale

- **Trabeculae splenicae**: durchsetzen das Organ innen mit einem groben Gerüst. Sie bestehen aus unregelmäßig gestalteten Bindegewebssträngen und schmalen Platten. Durch das Maschenwerk verlaufen Gefäße.

Weiße Areale

- **Weiße Pulpa** ist der lymphatische Milzanteil und besteht aus zwei Teilen.
  - Periarterioläre lymphatische Scheiden (PALS) umgeben manschettenartig die Zentralarterie. Sie bestehen vornehmlich aus T-Lymphozyten mit antigenpräsentierenden Zellen.
  - Milzknötchen (Malpighi-Körperchen, Folliculi lymphatici splenici) liegen eingestreut in der weißen Pulpa. Sie können als Primär- oder Sekundärfollikel (⚡ Kap. 6) vorliegen und sind typischerweise eine B-Lymphozytenregion.

Rote Areale

- **Rote Pulpa** dient der Blutmauserung. Sie besteht aus einem Maschenwerk von Retikulumzellen und retikulären Fasern. Durch dieses Maschenwerk müssen die Erythrozyten hindurch. Alte Erythrozyten sind nicht mehr ausreichend verformbar und werden ausgemustert. Makrophagen bauen die abgefangenen Zellen ab. Das Hämoglobin wird als Bilirubin über die V. portae hepatis zur Leber transportiert, das Eisen wird wiederverwertet.

! Die Farbe der roten Pulpa kommt durch die Erythrozyten zustande. Die Funktion von weißer und roter Pulpa läßt sich also ableiten, nicht nur auswendig lernen!

Grenzbereich

- **Marginalzone** spielt eine wichtige Rolle bei der Lymphozytenzirkulation. Sie umgibt die weiße Pulpa und trennt sie von der roten. In ihr liegen zahlreiche Makrophagen. An ihren Grenzen bildet sie ein Geflecht aus weiten Kapillaren (Marginalsinus). Über diese Sinus können die Lymphozyten die Blutbahn verlassen. Die T-Lymphozyten verweilen an der PALS (s.o.), die B-Lymphozyten wandern zu den Malpighi-Körperchen.

Funktion

Aufgaben
Die Milz
- beteiligt sich an der Lymphozytenbildung,
- dient dem Abbau der Erythrozyten,
- gehört zum lymphatischen System,
- ist in der Fetalperiode an der Blutbildung beteiligt.

Embryonalentwicklung

Milzanlage · Mesogastrium dorsale · Parenchym · Kapsel

Die **Milzanlage** entsteht als Mesenchymverdichtung zwischen beiden Blättern des Mesogastrium dorsale. Aus den Mesenchymzellen werden das Parenchym (bindegewebiges Stützgerüst) und die Organkapsel. Die funktionellen Zellen wandern erst später ein.

12 Bauchhöhle (Cavitas abdominalis)

12.8 Pankreas (Bauchspeicheldrüse)

Lage

sekundär retroperitoneal · Duodenum · L_2 · Ductus choledochus · V. mesenterica inferior · Aorta · Milz · Niere · Vasa mesentericae superiores

- Das Pankreas liegt leicht s-förmig sekundär retroperitoneal.
- Der **Kopf** (Caput pancreatis) befindet sich in der Konkavität des Duodenums auf Höhe von L_2. In das Drüsengewebe eingebettet findet sich oft der Ductus choledochus. Hinter dem Caput pancreatici mündet die V. mesenterica inferior in die V. splenica. Diese vereinigt sich mit der V. mesenterica superior zur V. portae hepatis, ↗ Abb. 12.5.

Pankreatitis: Bei Entzündungen der Bauchspeicheldrüse (z.B. durch Gallensteine an der Papilla vateri oder Alkoholabusus) kann es wegen der engen Beziehung zum Ductus choledochus zu einem Stauungsikterus kommen.

- Der **Körper** (Corpus pancreatici) zieht in Höhe von $L_{1/2}$ über die Wirbelsäule nach links und überquert die Aorta.
- Der **Pankreasschwanz** erreicht das Milzhilum und steht in enger Nachbarschaft zur Niere und ihren Gefäßen.
- Der **Proc. uncinatus** dehnt sich bis hinter die Vasa mesentericae superiores aus.

Aufbau

Läppchen · exokriner Anteil · endokriner Anteil · Caput/Corpus/Cauda pancreatici · Ductus pancreaticus major

- Das Pankreas ist etwa 15 cm lang und wiegt ca. 80 g.
- Die Oberfläche des Organs ist fein gelappt und von einer bindegewebigen Kapsel umgeben. Die Läppchengliederung kann man sowohl makroskopisch sehen als auch tasten.
- **Funktionell** differenziert man einen exokrinen und einen endokrinen Pankreasanteil (s. u.).
- **Topographisch-anatomisch** kann man drei Anteile voneinander trennen.

Caput
  – **Kopf**: Der Proc. uncinatus ist der Teil des Kopfes, der sich um die V. mesenterica schlingt.

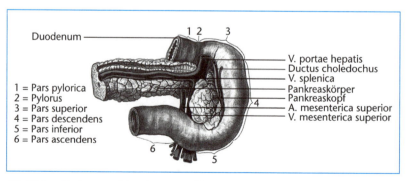

Abb. **12.5**: Pankreas und Duodenum von hinten

12.8 Pankreas (Bauchspeicheldrüse)

Korpus
Cauda

- **Körper**: die dreieckige Schnittfläche zeigt eine vordere, obere und untere Kante.
- **Schwanz**: geht ohne scharfe Grenze aus dem Korpus hervor.
- **Ductus pancreaticus major**: durchzieht alle Anteile und sammelt die kleinen Zuflüsse. Er endet auf der Papilla duodeni major, wo er in das Duodenum mündet. An seinem Ende kann er durch den M. sphincter ductus pancreatici verschlossen werden. Darminhalt und Galle sollen nicht in den Ausführungsgang gelangen. Bei manchen Menschen findet sich zusätzlich ein Ductus pancreaticus accessorius.

Gefäßversorgung und Innervation

A. splenica · A. gastroduodenalis · A. mesenterica inferior · Vv. pancreaticae · Nodi lymphatici pancreaticoduodenales · Plexus coeliacus · Plexus pancreaticus

Drei **Arterien** sichern die Blutversorgung:
- **A. splenica**: gibt die A. pancreatica dorsalis, die A. pancreatica magna und die A. cauda pancreatis ab.
- **A. gastroduodenalis**: ihre Äste sind die Aa. pancreaticoduodenalis superior anterior/posterior und die Aa. retroduodenales.
- **A. mesenterica inferior**: entsendet die A. pancreaticoduodenalis inferior zur Bauchspeicheldrüse.

Vv. pancreaticae münden als kleine Wurzeln in die V. splenica und die V. mesenterica superior.

Lymphgefäße drainieren u. a. in die Nodi lymphatici pancreaticoduodenales. Es besteht also auch hierüber eine Verbindung mit dem Duodenum!

Nerven gelangen als Äste des Sympathikus und des Parasympathikus (N. vagus) zur Bauchspeicheldrüse. Teils entspringen sie direkt aus dem Plexus coeliacus, teils bilden sie den Plexus pancreaticus.

Histologie und Funktion

- exokriner Teil · serös · Azini · Streifenstücke · Schaltstücke · Ausführungsgänge · Trypsinogen · Chymotrypsinogen · α-Amylase · Pankreaslipase
- endokriner Anteil · Langerhans-Inseln · A-Zellen · B-Zellen · PP-Zellen

Exokriner Anteil
- besteht aus einer rein serösen Drüse und ähnelt in seinem Aufbau der Gl. parotis (ebenfalls rein serös!),
- speichert in den Drüsenzellen der Azini Granula.
- Der exokrine Anteil enthält keine Streifenstücke (DD: Gl. parotis).
- Die Schaltstücke bestehen aus flachem bis kubischem einschichtigen Epithel. Oft sind die Epithelzellen in die Azini vorgestülpt (zentroazinäre Zellen).
- Die Ausführungsgänge haben ein hochprismatisches Epithel mit Mikrovilli.
- Produkte der Drüsenzellen sind
  - Trypsinogen und Chymotrypsinogen: diese werden im Darm in ihre aktiven Stufen Trypsin und Chymotrypsin überführt und spalten Enzyme.
  - α-Amylase: spaltet Stärke,
  - Pankreaslipase: baut Triglyceride zu Monoglyceriden und freien Fettsäuren ab.

Bei der **Pankreatitis** dienen Amylase und Lipase als wichtige Parameter zur Verlaufsbeurteilung. Sie sagen jedoch nichts über die Schwere des klinischen Bildes aus.

Endokriner Anteil
- besteht aus den Langerhans-Inseln: Sie setzen sich aus hell gefärbten Zellen v. a. im Schwanzbereich zusammen. Diese enthalten Sekretgranula, anhand derer man die Zellen unterscheiden kann (s. u.).
  - **A-Zellen** bilden das Hormon Glukagon und gehören zum APUD-System, ↗ Kap. 12.3. Glukagon mobilisiert Kohlenhydrate und steigert dadurch den Blutzucker. Es ist der Antagonist des Insulins.
  - **B-Zellen** machen den Hauptteil der hellen Zellen aus und bilden das Insulin. Dieses sorgt für die Speicherung von Glukose in Form von Glykogen und senkt dadurch den Blutzucker.
  - **PP-Zellen** produzieren das pankreatische Polypeptid. Es ist der Antagonist des Gastrins und hemmt die Bildung von Salzsäure im Magen.

> Zahlreiche weitere Zellgruppen sind zwar bekannt und benannt, ihre Funktion ist aber oft noch unklar!

 Bei **Diabetes mellitus** (Zuckerkrankheit) liegt ein Mangel an Insulin vor. Klinisch auffällig sind Blutzuckererhöhung und Zuckerausscheidung im Harn. Da mit dem Zucker auch Wasser verloren geht (große Harnmengen!), leiden die Patienten an großem Durst. Trotz gesteigerter Nahrungsaufnahme kommt es zur Gewichtsreduktion. Die Therapie besteht in einer strengen Diät, u. U. muss Insulin aber auch subkutan gespritzt werden.

Embryonalentwicklung

ventrale/dorsale Anlage · Magendrehung · Verschmelzung · sekundär retroperitoneal · Papilla duodeni major

Die Bauchspeicheldrüse entsteht aus einer dorsalen und einer ventralen Anlage. Beide spriessen aus dem distalen Abschnitt des Vorderdarms aus.
- **ventrale Anlage**: geht aus dem Leberdivertikel hervor, das sich in das ventrale Mesenterium geschoben hat. Sie entwickelt sich nahe der Mündung des Ductus choledochus in den Dünndarm. Bei der Drehung des Darms wird sie nach dorsal verlagert und vereinigt sich dann mit der dorsalen Anlage im Mesoduodenum. Unter Beteiligung eines kleinen Teils der hinteren Anlage differenzieren sich Pankreaskopf und Proc. uncinatus.
- **dorsale Anlage**: entsteht im dorsalen Mesenterium. Während der Magendrehung gelangt sie mit der Mündung des Ductus choledochus hinter dem Duodenum auf die linke Seite. Dort verschmilzt sie mit der ventralen Anlage. Dadurch bleibt nur noch an der Vorderseite der Peritonealüberzug erhalten. Hinten ist das Organ an der dorsalen Bauchwand befestigt. Es liegt also sekundär retroperitoneal und differenziert sich zu Corpus und Cauda pancreatici.
  - Durch Verschmelzung der beiden Teile unterkreuzt der Ductus choledochus den Ductus pancreaticus, beide erhalten die gleiche Mündung in das Duodenum (Papilla duodeni major).
  - Der ursprüngliche Gang des dorsalen Pankreas kann als Ductus pancreaticus accessorius erhalten bleiben und auf einer Papilla duodeni minor münden.

12.9 Niere (Ren)

Lage
- Fasziensack (Fascia renalis) · Nebenniere · Fettpolster (Capsula adiposa)
- A. und V. renalis · Harnleiter · Hilus · LWK 1
- M. quadratus lumborum · M. transversus abdominis · Diaphragma · N. subcostalis, N. iliohypogastricus, N. ilioinguinalis
- V. cava inferior · Duodenum · Leber · Kolon · Aorta · Magen · Pankreas

Orientierung

Die Niere liegt im Retroperitonealraum in einem Fasziensack. Innerhalb der Faszie sitzt die Nebenniere der Niere kappenartig auf. Die Fascia renalis enthält ein Fettpolster, das beide Organe vor Erschütterungen schützt.
- **Fascia renalis**: oben und seitlich geschlossen, unten und medial ziehen A. und V. renalis sowie der Harnleiter zum Nierenhilus.
- **Nierenhilus**: projiziert sich links auf Höhe von LWK1, rechts wird er durch die Leber um 1/2 Wirbelkörper nach unten verdrängt.

Nachbarschaft

	rechte Niere	linke Niere
ventral	Leber und Kolon	Magen, Pankreasschwanz, Flexura colica sinistra
dorsal	M. quadratus lumborum, M. transversus abdominis, Pars lumbalis des Zwerchfells	
medial	V. cava inferior	Aorta abdominalis
kaudal	Pars descendens duodeni	Kolon

Tab. **12.12**: Nachbarschaftsbeziehungen der rechten und linken Niere

Nephritis: Zwischen den dorsal angrenzenden Muskeln und der Niere kreuzen die Nn. subcostalis, iliohypogastricus und ilioinguinalis nach lateral. Eine Irritation dieser Nerven, z. B. bei Nierenentzündungen, führt zur Schmerzausstrahlung in die Leisten- und Genitalregion!

Aufbau
- Organkapsel (Capsula fibrosa) · Nierenrinde · Nierenmark
- Nierenkörperchen (Corpuscula renales, Malpighi-Körperchen) · Glomerulus · Bowman-Kapsel (Capsula glomeruli) · Gefäßpol · Harnpol · Nephron
- Markpyramiden · Lobus renalis · Columnae renales
- Nierenkelche (Calices renales) · Nierenbecken · Harnleiter
- Tubuli renales · Henle-Schleife · Sammelrohr

Kapsel

Die Niere ist von außen nach innen von drei Hüllen umgeben: Fasziensack, Fettkapsel und Organkapsel.

Rinde

Das Nierenparenchym wird in Rinde und Mark unterteilt. In der Nierenrinde befinden sich die Nierenkörperchen und die gewundenen Abschnitte der Tubuli renales.

12 Bauchhöhle (Cavitas abdominalis)

Mark

Die geraden Anteile des Tubulussystems liegen im Nierenmark und münden dort in die 12–18 Markpyramiden. Die Spitzen der Pyramiden (Papillae renales) ragen in die Kelche des Nierenbeckens hinein. Letztere vereinigen sich zu 2–3 größeren Nierenkelchen. Diese wiederum münden in das Nierenbecken, das sich zum Harnleiter verjüngt.
- **Lobus renalis**: Pyramide und zugehöriger Rindenanteil,
- **Columnae renales** (Rindensubstanz): zwischen den Pyramiden.

Nierenkörperchen

- Die Nierenkörperchen (Malpighi-Körperchen) bestehen aus
  - **Glomerulus**: Kapillarknäuel mit gefensterter Endothelzellschicht, durch die größere Moleküle, jedoch keine Blutzellen hindurchtreten können. Zwischen den Kapillarschlingen liegen sternförmige Mesangiumzellen mit Phagozytosefähigkeit und Stützfunktion.
  - **Bowman-Membran**: umhüllt das Glomerulus und besteht aus zwei Blättern. Podozyten (Deckzellen) bilden das innere Blatt, platte Epithelzellen das äußere. Zwischen Bowman-Kapsel und Glomerulus liegt ein Spaltraum, in den der Primärharn abgepresst wird.
  - **Gefäßpol**: inneres und äußeres Blatt der Capsula glomeruli gehen hier ineinander über. Über das Vas afferens gelangt Blut in den Glomerulus und wird nach Filterung über das Vas efferens wieder abgeleitet.
  - **Harnpol**: liegt dem Gefäßpol gegenüber und dient als Abfluss in das Tubulussystem.

Tubuli renales

- Die Tubuli renales werden in vier Abschnitte unterteilt:
  - **proximaler Tubulus** (Hauptstück): Pars recta und Pars convoluta, wird von kubischem Epithel mit Bürstensaum ausgekleidet.
  - **intermediärer Tubulus** (Überleitungsstück): Auskleidung mit Plattenepithel.
  - **distaler Tubulus** (Mittelstück): Pars recta und Pars convoluta, wird von kubischem Epithel ohne Bürstensaum bedeckt.
  - **Verbindungstubulus**: kurze Verbindung zwischen distalem Tubulus und **Sammelrohr**. Letzteres besitzt kubisches bis hochprismatisches Epithel.
- **Henle-Schleife**: besteht aus den geraden Teilen des proximalen Tubulus, dem Intermediärtubulus und den geraden Teilen des distalen Tubulus.
- **Nephron**: Nierenkörperchen und zugehöriger Tubulus (Funktionseinheit der Niere), ↗ Abb. 12.6.

 Der dendritische Typ des Nierenbeckens zeigt meist lange, der ampulläre kurze und plumpe Kelche (wichtige Unterscheidung auf Röntgenbildern in der Urologie!).

Gefäßversorgung und Innervation

- A. und V. interlobaris · A. und V. arcuata · Vas afferens · A. und V. interlobularis
- Plexus renalis · Plexus coeliacus · Nn. splanchnici

Gefäße zur Niere

Die versorgenden Gefäße sind Äste der **A. und V. renalis**.

Gefäße in der Niere

- A. inter*lobaris*: verläuft an den Grenzen der Nierenlappen (*Lobi* renales),
- A. arcuata: zieht ohne (!) Arkadenbildung an der Mark-Rinden-Grenze entlang,

12.9 Niere (Ren)

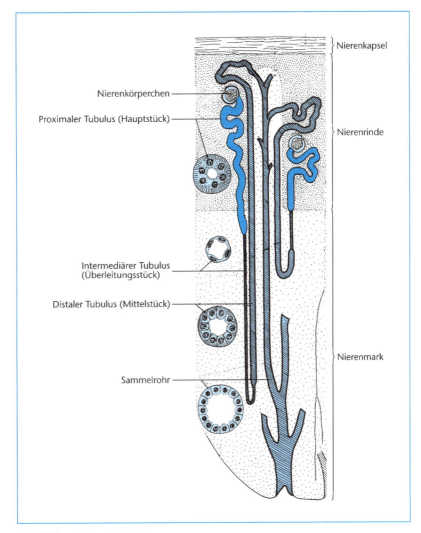

Abb. 12.6:   Aufbau der Nephrone

- A. inter*lobularis*: steigt zwischen zwei Nierenläppchen (*Lobuli* renales) auf,
- Vas afferens: zieht zum Glomerulus,
- Vas efferens: leitet das gefilterte Blut aus dem Glomerulus ab,
- V. interlobularis: nimmt das Blut aus der Nierenrinde auf,
- Vv. arcuatae: bilden untereinander Arkaden,
- Vv. interlobares: ziehen wie die Arterien zwischen den Lobi renales zur V. renalis, die in die V. cava inferior mündet.

Nerven   Aus dem **Plexus coeliacus** entspringt der **Plexus renalis**, der die Niere parasympathisch und sympathisch versorgt. Die sensible Innervation erfolgt über die **Nn. splanchnici**.

12 Bauchhöhle (Cavitas abdominalis)

Funktion	• Filterung · Wasser · Elektrolyt- und Säure-Basen-Haushalt · Blutdruck · Blutbildung • Primärharn · Filterstationen · Tubulussystem • juxtaglomerulärer Apparat · Polkissenzellen · Macula densa · extraglomeruläre Mesangiumzellen
Aufgaben	• Blutreinigung durch Abfiltern von Stoffwechselendprodukten und Giftstoffen, • Regelung des Wasser- und Elektrolythaushaltes, • Steuerung des Säure-Basen-Haushaltes, • Blutdruckregulation durch Eingriff in das Renin-Angiotensin-Aldosteron-System, • Stimulation der Blutbildung durch Produktion von Erythropoetin.
Harnbildung	Der **Primärharn** wird im Nierenkörperchen aus den Kapillaren abgepresst und passiert folgende Stationen:
– Filterstationen	• gefenstertes Kapillarendothel der Glomerula, • Basalmembran, • Schlitzmembran zwischen den Zytoplasmaausläufern der Podozyten.
– Tubulussystem	Am **Harnpol** fließt der Primärharn in das Tubulussystem. • proximaler Tubulus: Abgabe harnpflichtiger Substanzen, Rückresorption von Wasser und für den Körper wichtiger Substanzen → hoher Oberflächenbedarf → Bürstensaumepithel, • intermediärer und distaler Tubulus: Feinregelung des Wasser- und Elektrolythaushaltes.

Juxtaglomerulärer Apparat	Der juxtaglomeruläre Apparat ist der endokrine Teil der Niere und wird gebildet aus
	• **Polkissenzellen**: sind spezielle Mesangiumzellen des Vas afferens, die Renin produzieren und in die Blutdruckregulation eingreifen (s. u.),
	• **Macula densa**: Epithelzellplatte an der Stelle, an der die Pars convoluta des distalen Tubulus den Gefäßpol berührt. Funktion:
	  – Messung der Konzentration von Na^+-Ionen im distalen Tubulus über Chemorezeptoren,
	  – Stimulation der Polkissenzellen zur Reninfreisetzung,
	• **extraglomeruläre Mesangiumzellen**: modifizierte glatte Muskelzellen zwischen Vas afferens und Vas efferens. Die Zellen sezernieren möglicherweise Erythropoetin, das die Blutbildung anregt.

 Nierenarterienstenosen wirken sich auf den juxtaglomerulären Apparat wie ein Blutdruckabfall aus: Renin wird freigesetzt → Umwandlung von Angiotensinogen in Angiotensin I → durch Angiotensin Converting Enzyme (ACE) Umwandlung in Angiotensin II → Vasokonstriktion und Freisetzung von Aldosteron aus der Nebennierenrinde → Aldosteron sorgt für stärkere Na^+- (und damit auch Wasser-) Rückresorption → Blutdruck steigt durch Vasokonstriktion und Volumenvermehrung → klinisch: renaler Bluthochdruck.

Embryonalentwicklung	• Mesoderm · Nephrotome · metanephrogenes Blastem · Ureterknospe • Vorniere · Urniere · Wolff-Gang (Urnierengang) · Samenleiter · Nachniere

Die Entwicklung der Niere erfolgt in vier Schritten.

3. Woche — **Nephrotome** (Nierenabschnitte): differenzieren sich in der dritten Entwicklungswoche aus dem mittleren Keimblatt (Mesoderm). Aus ihnen gehen in zeitlicher Folge drei Nierenanlagen hervor.

3. und 4. Woche — **Vorniere**: entsteht im Kopf- und Halsbereich und bildet sich bis auf den Vorniergang vollständig wieder zurück.

4. und 5. Woche — **Urniere**: bildet sich im Brust- und Lendenbereich. Die Urniere ist möglicherweise kurzzeitig funktionsfähig. Der Vornierengang entwickelt sich zum Urnierengang, aus dem später der Samenleiter hervorgeht.

5.–8. Woche — **Nachniere**: entsteht im Sakralbereich und entwickelt sich zur bleibenden Niere weiter. Die Nachniere geht aus zwei Anlagen hervor:
- Nierenkörperchen und der größte Teil des Tubulussystems entwickeln sich aus dem metanephrogenen Blastem (undifferenziertes Keimgewebe der Niere).
- Harnleiter, Nierenbecken, Nierenkelche und Sammelrohre gehen aus dem kaudalen Ende des Urnierenganges (Ureterknospe) hervor.

Die Ausbildung der Harnwegsanlage und die unterschiedliche Wachstumsgeschwindigkeit der Leibeswand führen zum Aszensus (Aufstieg) der Niere in den Oberbauch.

Nierenzyste: Nierenkanälchen und Sammelrohr wachsen in der Embryonalentwicklung aufeinander zu. Finden die beiden Enden nicht zueinander, endet das Nierenkanälchen blind. Der im Nierenkörperchen gebildete Harn kann nicht abfließen, staut sich an und bildet einen Hohlraum (Nierenzyste).

Entwicklungsstörungen
- **Beckenniere**: der Aszensus unterbleibt, die Niere entwickelt sich im Becken.
- **Hufeisenniere**: beide Nieren verschmelzen am unteren Pol miteinander.
- **Agenesie**: einseitiges Fehlen der Niere.

12.10 Harnleiter (Ureter)

Der Harnleiter
- ist 25–30 cm lang und leitet den Harn vom Nierenbecken zur Harnblase,
- beginnt retroperitoneal am Nierenbecken und endet an der Rückseite der Harnblase.

12 Bauchhöhle (Cavitas abdominalis)

	Pars abdominalis	Pars pelvica	
dorsal	M. psoas, N. genitofemoralis	Ileosakralgelenk • rechts: A. iliaca externa • links: A. iliaca communis	
ventral	Aa. und Vv. testicularis/ovarica • rechts: Duodenum, A. ileocolica, Radix mesenterii • links: A. mesenterica inferior Mesosigmoideum	f A. uterina	m Samenleiter

Tab. 12.13: Nachbarschaftsbeziehungen des Ureters

Aufbau

Pars abdominalis · Pars pelvica · physiologische Ureterengen

- **Pars abdominalis**: reicht vom Nierenbecken bis zur Beckeneingangsebene und wird vom Pertioneum parietale bedeckt.
- **Pars pelvica**: beginnt an der Beckeneingangsebene und endet in der Harnblase.
- **Physiologische Ureterengen** finden sich an drei Stellen:
  – am Übergang vom Nierenbecken in den Ureter,
  – an der Überquerung durch die A. iliaca communis bzw. die A. iliaca externa,
  – beim Durchtritt durch die Blasenwand.

Gefäßversorgung und Innervation

A. renalis · Aa. testicularis/ovarica · A. pudenda interna · A. vesicularis superior · Nodi lymphatici lumbales · vegetative Nervenfasern · Nn. splanchnici

Gefäße
- Äste der A. renalis, Aa. testicularis/ovarica, A. pudenda interna und der A. vesicularis superior bilden in der Ureterwand ein dichtes Geflecht.

 OP: Das arterielle Geflecht darf bei Eingriffen nicht abgelöst werden. Erliegt die Blutversorgung, kommt es zu Nekrosen!

- **Venöse** Gefäße verlaufen gemeinsam mit den Arterien und tragen den gleichen Namen wie diese.
- **Lymphgefäße** führen zu den Nodi lymphatici lumbales.

Nerven
- Fasern des vegetativen Nervensystems durchziehen sämtliche Schichten der Ureterwand,
- sensible Nerven verlaufen in den Nn. splanchnici.

Histologie und Funktion

Tunica mucosa · Urothel · Tunica muscularis · Tunica adventitia

Die Wand des Ureters ist in drei Schichten gegliedert:
- **Tunica mucosa**: besteht aus Übergangsepithel (Urothel). Dieses ist für die ableitenden Harnwege (Nierenbecken, Ureter, Blase und Anfangsteil der Harnröhre) spezifisch. Abhängig vom Füllungszustand erscheint das Urothel mehrschichtig oder mehrreihig. Nahezu immer lässt sich eine Dreischichtung erkennen: einer basalen Zellreihe folgt eine intermediäre, die beide von einer Deckschicht überzogen sind.

- **Tunica muscularis**: außen und innen verlaufen die Muskelfasern in Längsrichtung, in der Mitte sind sie ringförmig angeordnet. Bei kontrahierter Wandmuskulatur erscheint das Lumen des Ureters sternförmig.
- **Tunica adventitia**: dient der Verschiebung gegenüber den Nachbarorganen und besteht aus lockerem Bindegewebe. Sie führt zahlreiche Gefäße und Nerven.

Embryonalentwicklung

Urnierengang · Aszensus

Aus dem kaudalen Ende des Urnierenganges (s.o.) entwickelt sich auch der Harnleiter. Durch den Aszensus der Niere wird der Ureter in die Länge gezogen.

12.11 Nebenniere (Gl. suprarenalis)

Lage

- Retroperitoneum · Niere · Fettgewebe · Kapsel
- Magen · Zwerchfell · Niere · Aorta · Plexus aorticus abdominalis · BWK 11/12 · Leber · V. cava inferior

Die Nebenniere
- liegt von Fettgewebe umgeben im Retroperitoneum und sitzt der Niere kappenartig auf.
- Innerhalb des Fettgewebes sind die beiden Organe jeweils von einer Bindegewebskapsel umgeben.

	linke Nebenniere	rechte Nebenniere
ventral	Magen (hinter der Bursa omentalis)	Facies visceralis der Leber
dorsal	Zwerchfell	Zwerchfell
kaudal	linke Niere	rechte Niere
medial	Aorta abdominalis, Plexus aorticus abdominalis, BWK 11/12, Crus sinistrum des Zwerchfells	V. cava inferior, Plexus aorticus abdominalis, BWK 11/12, Crus dextrum des Zwerchfells

Tab. **12.14**: Nachbarschaftsbeziehungen der Nebenniere

Aufbau

dreieckig · Nebennierenrinde · Nebennierenmark

- Die dreieckig bis halbmondförmigen Organe sind 5 cm lang, 3 cm breit, 1 cm dick und wiegen 10 g.

Kortex
- Die **Nebennierenrinde** (NNR) hat eine gelbliche Farbe und liegt außen.

Medulla
- Das **Nebennierenmark** ist am frischen Präparat grau. Hier enden präganglionäre Fasern des Sympathikus. Die Zellen des Marks sind mit Zellen des zweiten sympathischen Neurons zu vergleichen.

Gefäßversorgung und Innervation

Aa. suprarenalis superior/media/inferior · V. suprarenalis · Nn. splanchnici

12 Bauchhöhle (Cavitas abdominalis)

Gefäße
- Drei **Arterien** versorgen die Nebenniere mit zahlreichen Ästen innerhalb des Organs:
  - A. suprarenalis superior aus der A. phrenica inferior,
  - A. suprarenalis media aus der Aorta abdominalis,
  - A. suprarenalis inferior aus der A. renalis.
- **Venöses** Blut gelangt meist in eine solitäre V. suprarenalis. Diese mündet auf der rechten Seite direkt in die V. cava inferior, auf der linken in die V. renalis.

Nervenfasern enden zwischen den Zellen der Zona glomerulosa und entspringen an den Nn. splanchnici.

Histologie und Funktion

- Nebennierenrinde · Zona glomerulosa · Zona fasciculata · Zona reticularis · Glukokortikoide · Mineralkortikoide · Androgene
- Nebennierenmark · A-Zellen · Adrenalin · N-Zellen · Noradrenalin

Kortex

Die **Nebennierenrinde** lässt sich im Lichtmikroskop von außen nach innen in drei Schichten gliedern.

Feinbau

- **Zona glomerulosa**: Die Zellen liegen knäuelartig gewunden in rundlichen Gruppen und sind von Bindegewebe umgeben.
- **Zona fasciculata**: Die Zellen liegen in parallel angeordneten Zellsäulen senkrecht zur Oberfläche und enthalten reichlich Lipidtröpfchen. Da diese bei der Präparaterstellung ausgespült werden erscheint das Zytoplasma aufgelockert. Diese Zellen nennt man deshalb auch Spongiozyten.
- **Zona reticularis**: Schmale Zellstränge sind netzartig miteinander verbunden. Die Zellen sind kleiner als in der Zona fasciculata und stärker gefärbt.

Funktion

- Die NNR bildet eine Vielzahl von Hormonen, die zu drei Gruppen zusammengefaßt werden können:
  - **Glukokortikoide** (z. B. Kortison) modulieren den Kohlenhydratstoffwechsel und wirken stark entzündungshemmend. Gebildet werden sie in der Zona fasciculata und der Zona reticularis. Ihre Abgabe wird über ACTH aus dem Hypophysenvorderlappen (HVL) gesteuert, ↗ Kap. 16.
  - **Mineralkortikoide** (z. B. Aldosteron) regeln den Wasser- und Elektrolythaushalt des Körpers. Sie werden in der Zona glomerulosa gebildet.
  - **Androgene** (z. B. Testosteron) gehören zu den männlichen Sexualhormonen und werden hauptsächlich im Hoden gebildet, ↗ Kap. 13.5.1. Sie regen den Stoffwechsel an, beeinflussen die Ausbildung der männlichen Geschlechtsorgane und sorgen für einen männlichen Behaarungstypus. Ihre Produktion erfolgt auch in der Zona fasciculata und der Zona reticularis. Die Sekretion wird ebenfalls durch den HVL gesteuert.

M. Addison ist eine Nebennierenrindeninsuffizienz. Die ungenügende Produktion der Nebennierenrindenhormone bewirkt das Gefühl der körperlichen und geistigen Schlaffheit, führt zu einem Verlust der Behaarung, Diabetes mellitus u. a.

Medulla | Das **Nebennierenmark** färbt sich in histologischen Präparaten basophil an. Es besteht aus chromaffinen Zellen, die sich in zwei Gruppen trennen lassen:
- **A-Zellen** (Epinephrozyten) bilden Adrenalin (Epinephrin).
- **N-Zellen** (Norepinephrozyten) produzieren Noradrenalin (Norepinephrin).
- Die Zellen sind in der Lage ihre Produkte zu speichern und erst auf einen Reiz hin in das Blut abzugeben.

Funktion
- Das Mark bildet **Adrenalin** und **Noradrenalin**. Diese erregen den Sympathikus und dienen als Überträgerstoff an adrenergen Synapsen.

 Phäochromozytom ist ein meist gutartiger Tumor des Nebennierenmarks. Die Geschwulst sezerniert die Katecholamine Adrenalin und Noradrenalin. Diese unkontrollierte Ausschüttung führt zu Hypertonie, Tachykardie, Kopfschmerz, Schweißausbrüchen u. a. Beschwerden. Im Urin finden sich vermehrte Abbauprodukte der Katecholamine!

Embryonalentwicklung
- Nebennierenrinde · Mesoderm · Urnierenanlage
- Nebennierenmark · Grenzstranganlage · Chromaffinoblasten · Paraganglien

Kortex | **Nebennierenrinde**: geht aus dem Mesoderm hervor. In der 5.–7. Woche lösen sich vom oberen Ende der Urnierenanlage Zellen und differenzieren zur fetalen Nebennierenrinde aus.

Medulla | **Nebennierenmark**: differenziert aus dem Gewebe der Grenzstranganlage in der Neuralleiste aus. In der 7.–8. wandern aus diesem Gewebe Chromaffinoblasten in die Anlage der Nebennierenrinde ein. Aus den Chromaffinoblasten, die die Nebenniere nicht erreichen, werden sympathische Paraganglien des Retroperitoneums. Nach der Geburt bilden sich diese meist wieder zurück.

12.12 Leitungsbahnen der Bauchhöhle

Blutgefäße
- Aorta abdominalis · paarige/unpaare Äste
- V. cava inferior · Zuflüsse · kavokavale Anastomosen · V. portae hepatis · portokavale Anastomosen

Bauchaorta | **Aorta abdominalis**: Sie geht am Hiatus aorticus des Zwerchfells (Th$_{12}$) aus der Aorta thoracica hervor. Zunächst verläuft sie links der Wirbelsäule nach kaudal und wird dabei von Pankreas und Pars ascendens duodeni überlagert. Vor dem Promontorium gabelt sie sich in die beiden Aa. iliacae communes. Die meisten Äste, die nach rechts abgehen, ziehen hinter der V. cava inferior zu ihrem Erfolgsorgan. Nur die Aa. ovarica/testicularis und die A. iliaca communis ziehen über die V. cava inferior hinweg.
- **Paarige Abgänge**
  - **Aa. lumbales** ziehen zu Muskeln und Haut der dorsalen Bauchwand sowie zum Wirbelkanal. Sie sind segmental angeordnet.

- **A. phrenica inferior**: entspringt direkt unter dem Hiatus aorticus und steigt zum Zwerchfell auf.
- **A. suprarenalis media** beteiligt sich an der Versorgung der Nebenniere.
- **A. renalis**: verlässt die Bauchaorta in Höhe von $L_{1/2}$.
- **Aa. ovarica/testicularis**: zieht bei der Frau zum Ovar, beim Mann zu den Hoden.

• **Unpaare Abgänge**
- **Truncus coeliacus**: ist nur 1 cm lang und spaltet sich dann in die A. splenica, die A. hepatica communis und die A. gastrica sinistra.
- **A. mesenterica superior**: geht nur ein kurzes Stück unter dem Truncus coeliacus ab. Sie verläuft hinter dem Pankreas nach kaudal und entsendet die A. pancreaticoduodenalis inferior. Zwischen Bauchspeicheldrüse und Duodenum tritt sie in das Mesenterium ein. Dort teilt sie sich in die Äste, die den Darm vom Duodenum bis zur linken Kolonflexur versorgen: Aa. jejunales und ileales, A. ileocolica, A. flexurae dextrae, Aa. colica dextra und colica media.
- **A. mesenterica inferior**: hat ihren Ursprung auf Höhe von $L_{3/4}$. Ihre Äste ziehen nach links. A. colica sinistra, Aa. sigmoideae und A. rectalis superior bringen Blut zum restlichen Darm.
- **A. sacralis media** ist der mediale Endteil der Aorta.

! Zwischen den Ästen der Bauchaorta gibt es zahlreiche Anastomosen. Daher sind Durchblutungsstörungen der Bauchorgane sehr selten!

Untere Hohlvene

V. cava inferior: entsteht durch Vereinigung der beiden Vv. iliacae communes. Im beckennahen Bereich liegt sie dorsal der Aorta abdominalis, im Retroperitoneum verläuft sie rechts und im Bereich des Zwerchfells ventral der Bauchaorta. Auf der rechten Seite wird sie von der A. iliaca communis überquert. Alle anderen Arterien ziehen hinter ihr zu den Erfolgsorganen.

• **Zuflüsse**: Sie sammelt das Blut der unteren Körperhälfte und führt es zum rechten Vorhof, ↗ Abb. 12.7.
- **Vv. lumbales**: entsprechen den Arterien,
- **Vv. ovarica/testicularis**: münden auf der rechten Seite direkt in die Hohlvene, links enden sie in der V. renalis,
- **Vv. renales**: führen das Blut aus der Niere ab,
- **Vv. hepaticae**: münden unmittelbar unter dem Zwerchfell.

Kavokavale Anastomosen sind Verbindungen zwischen V. cava superior und V. cava inferior. Sie können sich auf folgenden Wegen ausbilden:
• V. iliaca externa → V. epigastrica inferior → Vv. epigastricae superiores → Vv. thoracicae internae → V. brachiocephalica → V. cava superior
• V. cava inferior → Vv. lumbales → V. lumbalis ascendens → Vv. azygos/hemiazygos → V. cava superior
• V. iliaca interna → Plexus venosus sacralis → Plexus venosi vertebrales interni/externi → Vv. azygos/hemiazygos → V. cava superior
• V. femoralis → V. epigastrica superficialis → V. thoracoepigastrica → V. axillaris → V. brachiocephalica → V. cava superior

12.12 Leitungsbahnen der Bauchhöhle

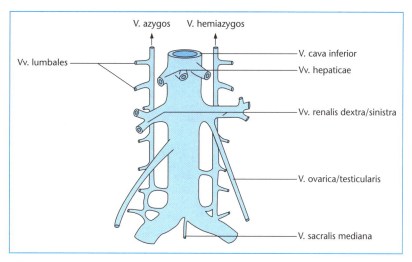

Abb. **12.7**: V. cava inferior mit ihren Zuflüssen

Pfortader

V. portae hepatis: entsteht aus dem Zusammenfluss von V. mesenterica superior und V. splenica (lienalis). Somit sammelt sie das sauerstoffarme aber nährstoffreiche Blut von den Eingeweiden und führt es zur Leber. Hinter dem Duodenum und im Lig. hepatoduodenale erreicht sie die Leberpforte.

 Portokavale Anastomosen sind Verbindungen zwischen Pfortader und den Hohlvenen. Steigt der Druck in der Pfortader (z. B. bei Leberzirrhose), staut sich das Blut vor der V. portae hepatis. Um es abzuleiten bilden sich Umgehungskreisläufe aus:
- V. portae hepatis → V. splenica → V. mesenterica inferior → Plexus venosus rectalis → Vv. rectales → V. pudenda interna → V. iliaca interna → V. iliaca communis → V. cava inferior. Über den Weg der Rektumvenen kann es zu Hämorrhoiden kommen!
- V. portae hepatis → V. gastrica sinistra → Plexus oesophageae → Vv. oesophageae → Vv. intercostales → Vv. azygos/hemiazygos → V. cava superior. Die Einbeziehung des Ösophagus kann zu Ösophagusvarizen führen.
- V. portae hepatis → Vv. paraumbilicales → Vv. epigastrica inferior/superficialis → Vv. thoracoepigastricae → V. axillaris → V. cava superior. Die Stauung der paraumbilikalen Venen macht sich als Caput medusae bemerkbar.

Nerven

Plexus lumbosacralis · Plexus lumbalis · Plexus sacralis ·
Truncus sympathicus · paravertebrale Ganglien · prävertebrale Ganglien ·
Truncus vagalis anterior/posterior

Plexus lumbosacralis ist der Oberbegriff für die beiden Nervengeflechte der Lenden- und Kreuzbeinregion, ↗ Kap. 9.
- **Lage**: Lateral der Wirbelsäule und dorsal des M. psoas major vereinigen sich die Spinalnervenäste zu Nervengeflechten.
- **Plexus lumbalis**: entsteht aus den ventralen Spinalnervenästen L_1 bis L_4.

12 Bauchhöhle (Cavitas abdominalis)

	motorisch	sensibel
N. iliohypogastricus	M. obliquus internus abdominis, M. transversus abdominis	Haut von Hüfte und Unterbauch
N. ilioinguinalis	Mm. abdominis	Haut der Labia majora bzw. des Skrotums
N. genitofemoralis	M. cremaster	Haut der Leistengegend und der Labia majora bzw. des Skrotums
N. cutaneus femoris lateralis		laterale Seite des Oberschenkels
N. femoralis	M. iliopsoas, M. quadriceps femoris, M. pectineus, M. sartorius	Vorderseite des Oberschenkels, Medialseite von Unterschenkel und Fuß
N. obturatorius	Mm. adductor brevis, longus, magnus und minimus, M. gracilis, M. obturatorius externus	Medialseite des Oberschenkels

Tab. 12.14: Äste und Versorgungsgebiete des Plexus lumbalis

- **Plexus sacralis**: bildet sich aus den ventralen Spinalnervenästen L_4 bis S_4.

Truncus sympathicus: gelangt zwischen dem lateralen und medialen Schenkel des Zwerchfells in das Retroperitoneum. Zusätzlich gibt es sympathische Ganglien, ↗ Abb. 12.8.

- *para*vertebrale Ganglien: Vier Stück liegen ventrolateral der LWS auf jeder Seite. Sie sind durch Rr. communicantes untereinander und mit den *prä*vertebralen Ganglien des Plexus aorticus abdominalis verbunden.
- *prä*vertebrale Ganglien: werden unter dem Sammelbegriff Ganglia coeliaca zusammengefasst.
  - Präganglionäre Fasern verlassen das Rückenmark zwischen Th_{5-11} als Nn. splanchnici major und minor. Diese spalten sich unterhalb des Zwerchfells auf und erreichen die prävertebralen Ganglien.
  - Postganglionäre Fasern erreichen die Bauchorgane in Begleitung der Arterien. Um diese herum bilden sie dichte Nervenfasergeflechte (z. B. Plexus coeliacus, Plexus gastricus, Plexus hepaticus).

Parasympathikus
- **Nn. vagi**: bilden um den Ösophagus den Plexus oesophagealis. Dieser setzt sich in die beiden Trunci vagalis anterior und posterior in der Bauchhöhle fort.
  - **Truncus vagalis posterior**: führt seine Fasern zum Plexus coeliacus.
  - **Truncus vagalis anterior**: endet im Plexus gastricus.

Lymphgefäße

Ductus thoracicus · Cisterna chyli · Trunci lumbaris dexter/sinister · Truncus intestinalis

Ductus thoracicus: gelangt durch den Hiatus aorticus in das hintere Mediastinum. Die Erweiterung am Anfangsteil des Ductus nennt man **Cisterna chyli**. Der Ductus führt die Lymphe zum Venenwinkel (↗ Kap. 6) und entsteht aus der Vereinigung dreier Lymphstämme.

12.12 Leitungsbahnen der Bauchhöhle

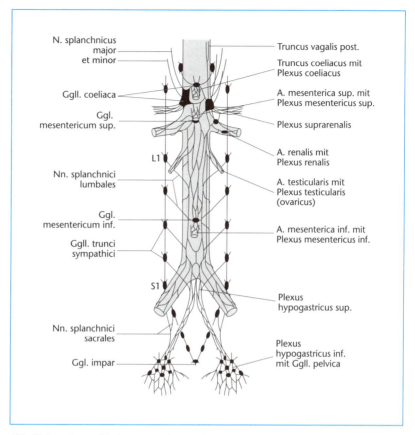

Abb. **12.8**: Sympathische Nerven der Bauchorgane

- **Trunci lumbaris dexter** und **sinister** begleiten die Aorta.
- **Truncus intestinalis** entsteht in der Umgebung des Truncus coeliacus innerhalb der Mesenterialwurzel und leitet die Lymphe aus dem Darmbereich ab.

Die wichtigsten Lymphknoten des Bauchraumes werden bei den Organen selber erwähnt.

13 Beckeneingeweide

- sind das Rektum, der untere Teil des Ureters, die Harnblase sowie die weiblichen und männlichen Geschlechtsorgane.
- Sie liegen in der Beckenhöhle (Teil der Bauchhöhle).

13.1 Rektum (Mastdarm)

Lage

- s-förmig · Sigmoid · Anus · Flexura sacralis · Flexura perinealis · retroperitoneal · extraperitoneal
- Vagina · Uterus · Prostata · Harnblase · Samenblase · Os sacrum · Vasa iliacae internae · Plexus sacralis · Grenzstrang · Lymphknoten · Ureter · Ovar · Beckenboden · Sigmoid

Das Rektum
- ist 15 cm lang und s-förmig gewunden,
- schließt sich kranial an das Sigmoid an und endet kaudal mit der Analöffnung (Anus).
- Die Flexura sacralis legt sich der konkaven Krümmung des Os sacrum an und biegt nach ventral auf den Beckenboden ab.
- Die Flexura perinealis biegt durch den Beckenboden nach kaudal-dorsal zum After um.
- Der Anfangsabschnitt liegt retroperitoneal, die Ampulla recti und der Analkanal extraperitoneal.
- Das Bauchfell schlägt an der Vorderseite um und überzieht die Harnblase und den Uterus. Dabei entstehen die Excavationes rectovesicalis und rectouterina.

Nachbarschaftsbeziehungen des Rektums:

ventral	Harnblase, Vagina und Uterus bzw. Prostata und Samenblase
dorsal	Os sacrum
lateral	Äste der Vasa iliacae internae, Plexus sacralis, Pars pelvica des Grenzstrangs Lymphknoten, evtl. Ureter und Ovar
kaudal	Beckenboden
kranial	Colon sigmoideum

Aufbau

- Ampulla recti · Plicae transversae recti · Kohlrausch-Falte · Canalis analis · Zona columnaris · Pecten analis · Zona cutanea
- Form des Rektums · Mm. sphincter ani internus/externus · M. levator ani · Columnae anales

13.1 Rektum (Mastdarm)

Zwei Anteile lassen sich voneinander abgrenzen:
- **Ampulla recti** ist der dem Kreuzbein anliegende stark erweiterbare Hauptteil. Plicae transversae recti sind hohe Querfalten. Kohlrausch-Falte nennt man eine von rechts in die Lichtung vorspringende Falte, die 7 cm ab ano liegt. Ihr gegenüber finden sich zwei von links kommende Falten. Diese drei Falten entstehen nicht durch Muskelkontraktion wie im Kolon, sondern sind echte Schleimhautfalten.

Rektoskopie: Beim Vorschieben starrer Optiken in den Darm sind die Falten zu beachten, damit sich das Instrument nicht in ihnen verfängt und der Darm verletzt wird.

- **Canalis analis** ist das 3 cm lange Stück zwischen Darmbiegung und Darmausgang. Dieser Abschnitt sorgt für den luftdichten Abschluss des Darms und gliedert sich in drei Zonen.
  - Zona columnaris: entspricht dem Bereich der Columnae anales (s. u.).
  - Pecten analis (Zona intermedia): ist sehr schmerzempfindlich,
  - Zona cutanea: umgreift den Anus.

! Der GK versteht den Analkanal als Teil des Rektums. In der Nomenklatur wird er als eigenständiger Darmabschnitt behandelt.

- **Columnae anales** sind 8–10 Längsfalten im oberen Abschnitt des Canalis analis. Sie enthalten Gefäßplexus. Die ableitenden Venen dieser Plexus durchziehen teilweise die Schließmuskeln, so dass sie bei Kontraktur der Muskeln anschwellen. Dann legen sich die Falten aneinander und verschließen den Darm gasdicht. Zwischen den Falten liegen als kleine Buchten die Sinus anales.

Hämorrhoiden sind knotenförmige Erweiterungen der Äste der Vasa rectales superiores im Bereich der Corpora cavernosa recti. Sie können z. B. bei portaler Hypertension durch einen Umgehungskreislauf entstehen, ↗ Kap. 12.12. Blutungen aus den Hämorrhoiden sind oft massiv und bedürfen weiterer Diagnostik!

Verschlussmechanismen
- **Form des Rektums**: Der Stuhl sammelt sich nicht in einer Säule, sondern liegt – bedingt durch die s-Form – in der Erweiterung der Ampulla recti dem Beckenboden auf.
- **Muskulatur**
  - Der **M. sphincter ani internus** ist das verdickte Ende der Ringmuskelschicht des Darms. Diese besteht aus glatten Muskelzellen, die vom Sympathikus innerviert werden.
  - Der **M. sphincter ani externus** unterliegt der Willkürmotorik und wird, wie der äußere Sphinkter der Harnblase, vom N. pudendus innerviert. Man kann drei Abschnitte voneinander unterscheiden: Pars subcutanea/superficialis/profunda. Ventral sind sie im Centrum tendineum des Beckenbodens befestigt, dorsal am Lig. anococcygeum.
  - Der **M. levator ani** mit seinem ventralen Anteil umschließt das Rektum als M. puborectalis. Dadurch wird der Darm nach vorne gezogen, was zur s-Form führt. Gleichzeitig wird der Canalis analis zu einem queren Spalt verengt, über den sich der Längsspalt des M. sphincter ani externus legt.

13 Beckeneingeweide

Gefäßversorgung und Innervation

A. rectalis superior · Aa. rectales mediae · Aa. rectales inferiores · Plexus venosus rectalis · V. rectalis superior · Vv. rectales mediae/inferiores · Parasympathikus · Sympathikus · sensible/somatische Innervation

Gefäße
- **Fünf Arterien**, die untereinander anastomosieren, versorgen das Rektum:
  - A. rectalis superior (unpaar) ist der Endast der A. mesenterica superior, der sich an der Vorder- und Hinterseite des Rektums weiterverzweigt.
  - Aa. rectales mediae (paar) entspringen als paarige Äste aus der A. iliaca interna und versorgen den mittleren Abschnitt des Rektums.
  - Aa. rectales inferiores (paar) gelangen aus der A. pudenda interna über die Fossa ischioanalis (↗ Kap. 10.4.2) zum Analkanal.
- **Venen** bilden unter der Schleimhaut den Plexus venosus rectalis. Der weitere Abfluss erfolgt über
  - die V. rectalis superior in die V. mesenterica inferior,
  - die Vv. rectales mediae und inferiores in die V. iliaca interna.
- **Wichtige Lymphknotenstationen** sind Nodi lymphatici rectales superiores, Nodi lympahtici mesenterici inferiores, Nodi lymphatici pararectales, Nodi lymphatici iliaci interni, Nodi lymphatici inguinales superficiales und die Nodi lymphatici iliaci externi.

Nerven
- **Parasympathische Fasern** kommen aus S_{2-5} und ziehen zu den Plexus iliaci, die den Plexus aorticus abdominalis fortsetzen. In diesen intramuralen Ganglien erfolgt die Umschaltung auf postganglionäre Fasern.
- **Sympathische Fasern** haben ihren Ursprung im Plexus hypogastricus und dem thorakolumbalen Sympathikus. Das zweite Neuron liegt im Ganglion mesentericum inferius.
- **Sensible Fasern** gelangen über die Nn. splanchnici sacrales zum Rektum.
- **Somatische Fasern** des N. pudendus kommen aus S_{2-4} und stimulieren den M. sphincter ani externus.

Histologie und Funktion

Ampulla recti · Canalis analis · Zona columnaris · Pecten analis · Zona cutanea · Defäkation

- **Canalis analis**

Abschnitt	Histologie
Zona columnaris	• entspricht dem Bereich der Columnae anales • in den Sinus einschichtig hochprismatisches Epithel des Rektums • auf den Columnae Plattenepithel
Pecten analis (Zona intermedia)	• sehr schmerzempfindlich • glatte Oberfläche aus unverhorntem Plattenepithel • an der hellen Linea anocutanea geht die Schleimhaut auf die äußere Haut über
Zona cutanea	• verhorntes Plattenepithel der Haut mit Schweißdrüsen und apokrinen Gll. circumanales • das Epithel weist eine starke Pigmentierung auf

Tab. 13.1: Abschnitte des Analkanals

13.2 Harnblase (Vesica urinaria)

Aufgabe
- Der Kot wird gespeichert und i.d.R. einmal am Tag abgesetzt.
- **Defäkation**: Füllt sich die Ampulla recti, wird Stuhldrang empfunden. Die Schließmuskeln erschlaffen und sorgen für venösen Abfluss aus den Columnae anales. Durch die Bauchpresse und die Dickdarmperistaltik wird der Darminhalt entleert.

Bedeutung der rektalen Untersuchung: Das kolorektale Karzinom ist das zweithäufigste Karzinom des Menschen und macht 20 % aller Malignomtodesfälle aus. 70 % der Kolonkarzinome kommen im Rektum vor. Sie sind durch digitale Untersuchung des Rektums der frühen Diagnose ohne großen Aufwand zugänglich!

Embryonalentwicklung

Kloake · Canalis analis

Kloake: bezeichnet den gemeinsamen Endteil des Darm- und Urogenitalkanals. Sie wird vom Entoderm ausgekleidet, hat aber eine Berührungszone mit dem Ektoderm (Kloakenmembran). Das Septum urorectale trennt die Kloake in einen ventralen (primitiver Sinus urogenitalis) und einen dorsalen Anteil (Canalis analis).
Canalis analis: entwickelt sich zum oberen Anteil des Analkanals und zum Rektum.

13.2 Harnblase (Vesica urinaria)

Lage

- extraperitoneal · kleines Becken
- Spatium retropubicum · Excavatio vesicouterina · Vagina · Cervix uteri · Excavatio rectovesicalis · Dünndarm · Sigmoid · Uterus · Beckenboden · Prostata · Excavationes paravesicales · Ductus deferens · Samenblasen · Ampulla recti

Die Harnblase
- liegt extraperitoneal im kleinen Becken,
- ihre Form variiert je nach Füllungszustand erheblich.

	Frau	Mann
ventral	Spatium retropubicum	Spatium retropubicum
dorsal	Excavatio vesicouterina, Vorderwand der Vagina und Cervix uteri	Excavatio rectovesicalis
kranial	Dünndarm, Sigmoid, Uterus	Dünndarm, Sigmoid
kaudal	Beckenboden	Beckenboden und Prostata
lateral	Excavationes paravesicales	Ductus deferens, Samenblasen, Ampulla recti

Tab. **13.2**: Nachbarschaftsbeziehungen der Harnblase

13 Beckeneingeweide

 Suprapubische Punktion: Die leere Blase liegt extraperitoneal. Die mit 500 ml gut gefüllte Blase schiebt das kranial und dorsal aufliegende Peritoneum vor sich her weiter nach oben. Nun kann man die Blase punktieren, ohne dabei das Peritoneum zu verletzen.

Aufbau

- muskuläres Hohlorgan · Apex/Corpus/Fundus/Cervix vesicae
- Befestigungsapparat · Verschlußmechanismen

Die Blase ist ein muskuläres Hohlorgan, das vier Anteile erkennen lässt.

Harnblasenspitze

- **Apex vesicae:** An ihr ist die Plica umbilicalis mediana (obliterierter Urachus) befestigt.

Harnblasenkörper

- **Corpus vesicae** ist der Blasenkörper, der den Hauptteil der Blase ausmacht.

Harnblasengrund

- Am **Fundus vesicae** fallen zwei Strukturen auf.
  – Trigonum vesicae ist ein von Schleimhautfalten freies, dreieckiges Areal zwischen beiden Uretermündungen. Die Schleimhaut ist unverschieblich mit der Muskulatur verbunden.
  – Ostium ureteris ist die Mündung der beiden Ureteren in die Blasenwand. Um einen Reflux von Harn in die Harnleiter zu vermeiden, treten diese schräg in die Wand ein.

Harnblasengrund

- **Cervix vesicae:** setzt sich in die Urethra fort. Hinter dem Ostium urethrae internum findet sich als Wulst die Uvula vesicae.
- **Befestigungsapparat:**

ventral	verbinden Ligg. pubovesicalia (M. pubovesicalis) den Blasenhals mit dem Os pubis,
dorsal	schaffen Bandzüge die Fixierung an der Beckenwand,
kranial	läuft der Apex vesicae in die Plica umbilicalis mediana aus,
kaudal	ragt der Blasenhals in den Levatorspalt hinein.

- **Verschlussmechanismen**
  – **M. detrusor vesicae** (s. u.),
  – **M. sphincter urethrae internus:** entsteht als Konzentration zirkulär verlaufender Fasern des M. detrusor. Während der Blasenfüllung bleibt der Blasenhals verschlossen und trägt so zur Kontinenz bei.
  – **M. sphincter urethrae externus:** sichert durch Dauertonus die primäre Kontinenz. Seine Relaxation unterliegt der Willkürmotorik und leitet die Miktion ein.

Gefäßversorgung und Innervation

- A. vesicalis superior · A. vesicalis inferior · Plexus venosus vesicalis
- intrinsisches Nervensystem · extrinsisches Nervensystem · Parasympathikus · Sympathikus · somatische Fasern

Gefäße
- A. vesicalis superior: versorgt die Blasenoberfläche und die laterale Blasenwand,
- A. vesicalis inferior: zieht zum Blasengrund,

13.2 Harnblase (Vesica urinaria)

> Beim Mann entspringen beide Arterien aus der A. iliaca interna, bei der Frau kommt die A. vesicalis inferior aus der A. vaginalis.

- Plexus venosus vesicalis: umgibt den Blasengrund und führt das Blut den Vv. iliacae internae zu.

Nerven
- **intrinsisches Nervensystem**: Wie beim Darm findet sich auch in der Wand der Blase ein Nervengeflecht, das den Tonus der Muskulatur (hier M. detrusor vesicae) moduliert.
- **extrinsische Innervation**: Fasern des vegetativen Nervensystems verlaufen über den Plexus hypogastricus inferior zum Plexus vesicalis.
  - **parasympathische Fasern** entspringen aus S_{2-4} und bewirken die Kontraktion des M. detrusor vesicae.
  - **sympathische Fasern** verlassen das Rückenmark in Höhe von L_{1-3} und werden überwiegend im Ganglion mesentericus inferius umgeschaltet. Sie bewirken eine Dilatation der Gefäße und die Erschlaffung des M. detrusor vesicae. Außerdem kontrahiert sich die Muskulatur des Blasenhalses.
  - **somatische Fasern** gelangen aus dem N. pudendus zur quergestreiften Muskulatur des M. sphincter vesicae externus.

Histologie und Funktion

Tunica mucosa · Tunica muscularis · Tunica serosa · Sammeln · Miktion

Feinbau
Drei Schichten bilden die Wand der Harnblase, ↗ Abb. 13.1.

Schleimhaut

Tunica mucosa
- besteht aus dem für die ableitenden Harnwege typischen Übergangsepithel (Urothel). Die Höhe des Epithels ist dabei vom Füllungszustand der Blase abhängig.
- Die zugehörige Lamina propria ist locker gebaut und ermöglicht bei leerer Blase

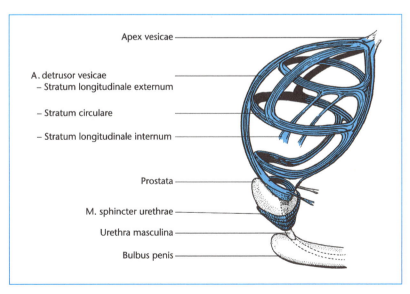

Abb. **13.1**: Harnblasenmuskulatur

13 Beckeneingeweide

die Fältelung der Schleimhaut.

Muskularis
Tunica muscularis
- Stratum longitudinale internum: innere Schicht längsverlaufender glatter Muskulatur,
- Stratum circulare: mittlere Schicht zirkulär angeordneter glatter Muskelfasern,
- Stratum longitudinale externum: äußere Schicht längsverlaufender glatter Muskulatur.
- Die Faserzüge gehen ineinander über und bilden in ihrer Gesamtheit den M. detrusor vesicae.

Serosa
Tunica serosa
- ist der Peritonealüberzug an der oberen und hinteren Blasenwand.
- liegt der Fascia endopelvica (vesicalis) auf.

 Balkenblase nennt man die übermäßig muskelstarke Blase, die nur gegen Widerstand entleert werden kann.
Harnblasendivertikel entstehen an muskelschwachen Stellen. In ihnen kann sich Restharn sammeln und Infektionen fördern.

Aufgabe der Blase ist das Sammeln des Harns und die kontrollierte Abgabe. Zur Miktion kontrahiert sich der M. detrusor vesicae und der Blasenhals wird erweitert. Gleichzeitig öffnet sich das Ostium urethrae internum und der M. sphincter urethrae entspannt sich.

Embryonal-
entwicklung

ventrale Kloake · Sinus urogenitalis

Kloake: Aus ihrem ventralen Anteil bildet sich der Sinus urogenitalis.
Sinus urogenitalis: bildet die Anlage sowohl für Harnblase als auch für Urethra. Er besteht zunächst aus drei Abschnitten, die sich aber rasch differenzieren. Aus dem oberen Teil des Sinus geht die Harnblase hervor.

13.3 Weibliche Geschlechtsorgane

werden in innere und äußere Geschlechtsorgane unterteilt.

Innere weibliche Geschlechtsorgane	Äußere weibliche Geschlechtsorgane
• Ovar (Eierstock) • Tuba uterina (Eileiter) • Uterus (Gebärmutter) • Vagina (Scheide)	• Labia majora pudendi (große Schamlippen) • Labia minora pudendi (kleine Schamlippen) • Klitoris (Kitzler) • Glandulae vestibulares majores/minores

Tab. **13.3**: Innere und äußere weibliche Geschlechtsorgane

13.3 Weibliche Geschlechtsorgane

! Da die Entwicklung der Geschlechtsorgane lange Zeit unspezifisch ist und später in vielen Punkten analog verläuft, wird sie in Kap. 13.7 zusammenfassend besprochen.

13.3.1 Ovar (Eierstock)

ist die weibliche Keimdrüse und entspricht den Testes (Hoden) des Mannes.

Lage — intraperitoneal · Fossa ovarica · kleines Becken

- Das Ovar liegt intraperitoneal in der Fossa ovarica an der lateralen Wand des kleinen Beckens. Die Fossa ovarica kommt durch die Aufzweigung der A. iliaca communis zustande.

Ovarabschnitt	Nachbarschaft
oberer Pol (Extremitas tubaria)	wird von den Fimbriae tubae uterinae des Eileiters bedeckt
unterer Pol (Extremitas uterina)	zeigt Richtung Uterus
Facies medialis	berührt Dünn- und Dickdarmschlingen
Facies lateralis	liegt in der Nähe der A. und V. obturatoria und des N. obturatorius

Tab. **13**.4:   Nachbarschaftsbeziehungen des Ovars

 Eierstockentzündungen können durch Nachbarschaft zum N. obturatorius mit Schmerzausstrahlung an die Innenseite des Oberschenkels einhergehen.

Aufbau — ovale Form · Lig. suspensorium ovarii · Lig. ovarii proprium · Mesovarium

Das Ovar
- ist etwa 4 cm lang, 2 cm breit und 1 cm dick,
- hat bei der geschlechtsreifen Frau ovale Form und wiegt 12 g.

Aufhängung
- Lig. suspensorium ovarii: zieht vom oberen Pol zur Beckenwand und enthält die A. und V. ovarica, Lymphbahnen und Nerven,
- Lig. ovarii proprium: verläuft zwischen unterem Pol (Extremitas uterina) und Corpus uteri. Es besteht aus elastischen Fasern sowie glatten Muskelzellen und führt den R. ovaricus der A. uterina zum Eierstock.
- Mesovarium: ist mit dem oberen Rand am Lig. latum uteri fixiert.

Gefäßversorgung und Innervation — A. ovarica · Plexus ovaricus · Nodi lymphatici lumbales · Plexus mesentericus superior · Plexus renalis · Plexus rectalis

Gefäße
- **A. ovarica**: entspringt direkt aus der Aorta und gelangt im Lig. suspensorium ovarii zum Hilum ovarii. Dort anastomosiert sie mit der A. uterina über deren R. ovaricus. Feine Gefäßäste ziehen bis in die Medulla ovarii und an den Rand der Follikel.

Ovarialzysten sind kugelige Gebilde, die an einem Stiel hängen. In diesem Stiel verlaufen Blutgefäße. Dreht sich die Zyste (häufig nach heftigen Bewegungen), werden die Blutgefäße zugeschnürt. Da besonders der Blutabfluss gestört ist, steigt der Druck in der Zyste an. Es besteht die Gefahr der Ruptur und des Schocks.

- **Venen** sammeln sich im Plexus ovaricus und führen das Blut in die V. ovarica ab. Letztere mündet rechts in die V. cava inferior, links in die V. mesenterica inferior.
- Wichtigste Lymphabflussgebiete sind die Nodi lymphatici lumbales.

Nerven: eine Gruppe hat ihren Ursprung im Plexus mesentericus superior und im Plexus renalis. Die untere Gruppe stammt aus dem Plexus rectalis. Die Nerven dringen mit den Gefäßen in den Cortex ovarii vor.

Histologie und Funktion

- Peritoneum · Tunica albuginea · Cortex ovarii · Medulla ovarii
- Primordialfollikel · Primär-/Sekundär-/Tertiärfollikel · Corpus luteum
- befruchtungsfähige Eier · Hormonbildung

Feinbau
Von außen nach innen kann man vier Schichten unterscheiden:
- **Peritoneum** (Keimdrüsenepithel): Im Gegensatz zu den flachen Zellen des übrigen Bauchfells liegt es hier kubisch vor.
- **Tunica albuginea** (bindegewebige Kapsel): setzt sich in das Bindegewebe des Eierstocks (Stroma ovarii) fort. Das Stroma besteht aus dichtem spinozellulärem Bindegewebe und Myofibroblasten. Im Bereich des Hilum ovarii liegen Zwischenzellen, die den Leydig-Zwischenzellen des männlichen Hodens ähneln. Stromaluteinzellen bilden die interstitielle Drüse des Ovars.
- **Cortex ovarii** (Eierstockrinde): Hier liegen die Follikel als Eizellen in verschiedenen Reifestadien sowie die Corpora lutea.
- **Medulla ovarii** (Eierstockmark): im Maschenwerk des Bindegewebes liegen Blut- und Lymphgefäße sowie vegetative Nervenfasern.

Follikelreifung: Die endgültige Zahl der Eizellen (Oozyten) ist bei Geburt mit 200.000 pro Ovar festgelegt. Nach der Geburt wachsen diese Eizellen, vermehren sich aber nicht mehr. Während des Menstruationszyklus reifen die Eizellen in vier Schritten zu reifen Follikeln heran.

13.3 Weibliche Geschlechtsorgane

Follikelstadium	Histologie
Primordialfollikel	Follikelzellen sind flach und einschichtig
Primärfollikel	Follikelepithel wird kubisch
Sekundärfollikel	inzwischen mehrschichtiges Epithel bildet als Glykomembran die Zona pellucida
Tertiärfollikel (Graaf-Follikel, reifer Follikel)	besteht von außen nach innen aus • Theca externa: besteht aus faserreichem, stabilem Bindegewebe • Theca interna: von zahlreichen Gefäßen durchzogen. Über die Gefäße wird der Follikel ernährt. Zusätzlich produziert sie Östrogene, die die weitere Follikelreifung steuern. Die Basalmembran trennt sie vom Follikelepithel. • Follikelepithel: Stratum granulosum. Die Follikelhöhle dehnt sich als flüssigkeitsgefüllter Hohlraum aus. Am Rand der Höhle sammelt sich ein Zellhaufen (Cumulus oophorus). In ihm liegt die Eizelle umgeben von der Corona radiata und der Zona pellucida.

Tab. 13.5: Differentialdiagnose der verschiedenen Follikelstadien

Nach der Ovulation gehen die unreifen Sekundärfollikel zugrunde und bleiben als atretische Follikel im Ovar.
- **Corpus luteum** (Gelbkörper)
  - Die Reste des Follikelepithels lagern Lipoide ein und erhalten dadurch die charakteristische gelbe Farbe. Sie werden nun Luteinzellen genannt. Entsprechend ihrer Herkunft unterscheidet man zwischen Granulosalutein- und Thekaluteinzellen.
  - Wird die Eizelle befruchtet, proliferiert der Gelbkörper zum Corpus luteum graviditatis. Dieser produziert bis zum dritten Schwangerschaftsmonat Progesteron. Dieses Hormon bereitet den Organismus auf die Schwangerschaft vor und hat schwangerschaftserhaltende Wirkung.
  - Wird die Eizelle nicht befruchtet, bildet sich das Corpus luteum zum funktionslosen Corpus albicans zurück.

Aufgaben: Die weibliche Keimdrüse produziert befruchtungsfähige Eier und Hormone (Östrogene und Gestagene).

13.3.2 Eileiter (Tuba uterina)

Der Eileiter
- wird vom Gynäkologen mit dem Ovar zur Adnexe zusammengefasst,

Lage	intraperitoneal · Lig. latum uteri · Mesosalpinx · Dünndarm · Dickdarm · Appendix · Harnblase · Ovar

- erstreckt sich intraperitoneal über 15 cm am oberen Rand des Lig. latum uteri,
- wird durch die Mesosalpinx an der Bauchwand fixiert. Bei der Mesosalpinx handelt es sich um eine Bauchfellduplikatur um den Eileiter, die aus beiden Blättern des Lig. latum uteri besteht,
- ventral verläuft das Lig. latum uteri zum Leistenkanal, dorsal zieht das Lig. ovarii proprium zum Ovar,
- wechselnde Kontakte können zu Dünn- und Dickdarm, Appendix, Harnblase und Ovar bestehen.

13 Beckeneingeweide

Aufbau

Pars uterina · Isthmus tubae uterinae · Ampulla tubae uterinae · Infundibulum tubae uterinae

Eileiterabschnitt	Lage
Pars uterina	ist in die obere Uteruswand eingebettet
Isthmus tubae uterinae	schließt sich als zweiter Abschnitt an und bildet die engste Stelle des Eileiters
Ampulla tubae uterinae	ist der erweiterte Abschnitt und macht 2/3 der Eileiterlänge aus
Infundibulum tubae uterinae	bildet den distalen Endabschnitt, der in die freie Bauchhöhle ragt. An ihm finden sich die fransenförmigen Fimbriae tubae.

Tab. 13.6: Gliederung der Tuba uterina

Gefäßversorgung und Innervation

- A. ovarica · Plexus venosus uterinus · Nodi lymphatici iliaci interni · Plexus hypogastricus inferior · Plexus ovaricus

Gefäße
- Der R. tubaris der A. ovarica versorgt den größten Teil der Tube. Das Infundibulum wird von Ästen der A. ovarica erreicht. Die Gefäße bilden untereinander Anastomosen.
- Die ableitenden Venen münden in den Plexus venosus uterinus.
- Lymphgefäße drainieren zu den Nodi lymphatici iliaci interni und zu aortalen Lymphknoten.

Nerven
- Sympathische und parasympathische Fasern kommen aus dem Plexus hypogastricus inferior und dem Plexus ovaricus.

Histologie und Funktion

Tunica mucosa · Tunica muscularis · Tunica serosa · Transport

Die Wand der Tuba uterina besteht aus drei Schichten:
- **Tunica mucosa**: bildet hohe Längsfalten, die in das Lumen der Tube reichen. Im Bereich der Ampulla sind sie am stärksten und nehmen zum Uterus hin an Höhe ab. Das Epithel setzt sich aus zwei Zelltypen zusammen.
  - Flimmerzellen sind einschichtig iso- bis hochprismatisch und tragen Kinozilien. Sie kommen v. a. im Infundibulum vor und nehmen Richtung Uterus kontinuierlich ab. Die ziliäre Bewegung richtet sich zum Uterus hin.
  - Sekretorische Zellen produzieren Schleim, der den Transport der Eizelle durch die Tube erleichtert und die Oozyte ernährt.
- **Tunica muscularis**: besteht aus drei Muskelschichten, die untereinander in Verbindung stehen.
  - Stratum longitudinale internum: bildet innen eine Längsschicht glatter Muskelzellen,
  - Stratum circulare: verläuft ringförmig in der Mitte der Muskularis. Sie ist in der Ampulla dünn und nimmt Richtung Uterus zu.
  - Stratum longitudinale externum: bildet außen eine zweite Längsschicht.
- **Tunica serosa**: besteht aus Peritonealepithel und bedeckt die freie äußere Oberfläche. In die Serosa sind Bindegewebsfasern, Gefäße und glatte Muskelzellen eingebettet.

Aufgaben: Wie der Name des Organs besagt, dient der Eileiter dem Transport der Eizelle vom Ovar zum Uterus.

Eileiterschwangerschaften: Die Implantation der Eizelle erfolgt unabhängig von ihrem Zustand und ihrer Lokalisation nach etwa vier Tagen. Hat die befruchtete Eizelle den Uterus bis dahin nicht erreicht, kann sie auch in der Tube implantiert werden. Die Tubargravidität kann nicht ausgetragen werden!

13.3.3 Uterus (Gebärmutter)

Lage

intraperitoneal · Cavitas uteri · Anteflexio · Anteversio · Excavatio vesicouterina · Excavatio rectouterina

Der Uterus
- liegt intraperitoneal zwischen Harnblase und Rektum in der Cavitas uteri,
- erreicht mit der Cervix das obere Ende der Vagina,
- biegt an der Anteversio uteri von hinten nach vorne zur Vagina um und kommt dadurch auf der Blase zu liegen.
- Der nichtschwangere Uterus wiegt 50 g. Am Ende der Schwangerschaft hingegen hat er ein Gewicht von 6 kg!
- **Flexio** heißt der Knick zwischen Corpus und Cervix uteri. Normalerweise erfolgt die Anteflexio (Knick nach vorn).
- **Versio** nennt man den Winkel zwischen Uterus und Vagina. Er sollte 90° nach vorne betragen (Anteversio).

Peritonealverhältnisse: Ventral und dorsal ist der Uterus von Peritoneum bedeckt und liegt in der Falte des Lig. latum uteri. Die Teile das Lig. latum, die den Uterus bedecken, werden als Mesometrium bezeichnet. Etwa auf Höhe des Isthmus uteri schlägt das Peritoneum vom Uterus auf die Blase um.
- **Excavatio vesicouterina:** entsteht zwischen Harnblase und Vorderseite der Gebärmutter.
- **Excavatio rectouterina** (Douglas-Raum): liegt zwischen der Dorsalseite des Uterus und dem Rektum. Lateral wird sie von der Plica rectouterina begrenzt.

Pelviskopie: Die Vorderwand des Douglas-Raumes stellt die dünnste Wand des Bauchraumes dar. Nach Einführen eines Endoskops kann man von hier die Beckenorgane beurteilen, Biopsien entnehmen und kleinere laparoskopische Operationen durchführen.

Aufbau

Corpus · Zervix · Lig. latum uteri · Lig. teres uteri

Man unterscheidet zwei Abschnitte:
- **Corpus uteri:** macht die oberen zwei Drittel aus. Der oberste Teil wird Fundus uteri genannt.
- **Cervix uteri** (Cervix): ist das untere Drittel. Die 1 cm lange Engstelle zwischen Corpus und Cervix heißt Isthmus uteri. Ein Teil der Cervix (Portio) ragt in die

Vagina hinein. Auf der Portio selber mündet der Canalis cervicis uteri als spindelförmiger Kanal mit dem Ostium uteri (äußerer Muttermund). Oberhalb der Vagina liegt die Portio supravaginalis.

Halteapparat
- **Lig. latum uteri** ist die quere Peritonealduplikatur, die sich zur lateralen Beckenwand erstreckt. Es vereint drei Mesos:
  - Das Mesometrium als Bauchfellduplikatur des Uterus selber,
  - die Mesosalpinx als Peritonealduplikatur um den Eileiter,
  - das Mesovarium als Gekröse der Eierstöcke.
- **Lig. teres uteri**: zieht vom Uterus-Tuben-Winkel zur lateralen Beckenwand. Anschließend verläuft es durch den Canalis obturatorius zu den Labia majora. In seinem Verlauf entspricht es dem Ductus deferens des Mannes.

Gefäßversorgung und Innervation

A. uterina · Plexus venosus uterinus · Plexus venosus cervicalis · Plexus venosus vaginalis · Nodi lymphatici iliaci interni · Nodi lymphatici sacrales · Nodi lymphatici lumbales · Ganglion mesentericus inferius · S_{3-4} · Plexus uterovaginalis

Gefäße
- **A. uterina**: entspringt aus der A. iliaca interna und erreicht den Uterus im Lig. cardinale auf Höhe der Zervix. Im Bereich des Fundus anastomosieren die Gefäße beider Seiten miteinander. Die Arterie gibt den R. tubarius zur Tuba uterina ab, den R. ovaricus zu den Eileitern und die A. vaginalis zur Scheide. Aa. basales dringen bis in das Stratum basale des Uterus vor und bilden dort ein Gefäßnetz. Aa. spirales geben oberflächennah Äste zu den Gll. uterinae ab.
- Drei **venöse Geflechte** sammeln das Blut des Uterus: Plexus venosus uterinus, Plexus venosus cervicalis uteri sowie Plexus venosus vaginalis. Im parametranen Bindegewebe ziehen alle drei zur V. iliaca interna.

 Op: Die Mitte des Uterus ist weitestgehend gefäßfrei. Bei Eingriffen ist hier mit geringsten Blutungsquellen zu rechnen.

- Der **Lymphabfluss** aus dem Endometrium erfolgt über das Myometrium in das Parametrium (also von innen nach außen). Die wichtigsten Lymphknoten sind die Nodi lymphatici iliaci interni, die Nodi lymphatici sacrales und die Nodi lymphatici lumbales.

Nerven
- Sympathische Fasern ziehen über das Ganglion mesentericus inferius zum Plexus uterovaginalis zwischen Zervix und Scheidengewölbe.
- Parasympathische Fasern entspringen aus S_{3-4} und ziehen ebenfalls zum Plexus uterovaginalis.

Histologie und Funktion

Tunica mucosa · Tunica muscularis · Tunica serosa · Fruchthalter

Die Schleimhaut weist einen dreischichtigen Bau auf.

Endometrium
- **Tunica mucosa**: ist gefäß- und drüsenreich. Sie nimmt nach der Befruchtung die Zygote auf. Die Gll. cervicales uteri sind stark verzweigte Drüsen, die in den Zervikalkanal sezernieren.

13.3 Weibliche Geschlechtsorgane

- Am Corpus uteri ist die Schleimhaut glatt, die Funktionalis wird während der Menstruation abgestoßen.
- An der Cervix uteri werfen die Plicae palmatae im Schleimhautrelief hohe Falten auf.
- Zwei Schichten der Schleimhaut sind zu unterscheiden.

- Basalis
  – **Stratum basale endometriale**: liegt dem Myometrium an und bleibt nach der Menstruation erhalten,
- Funktionalis
  – **Stratum functionale endometriale**: besteht aus einschichtig hochprismatischem Epithel. Ein Teil der Zellen trägt Kinozilien. Am Ostium uteri geht das hochprismatische Epithel ohne Übergang in das mehrschichtige Plattenepithel der Vagina über. Die Funktionalis bleibt auch hier während der Regeltage erhalten.

Endometriose bezeichnet das Vorkommen von Gebärmutterschleimhaut außerhalb des Cavum uteri. Wie die normale Uterusschleimhaut unterliegen sie hormoneller Regulation. Entsprechend bereiten sie nicht selten zyklusabhängige Beschwerden, meist kurz vor der Menstruation.

Myometrium
- **Tunica muscularis**: besteht aus glatten Muskelzellen und ist die breiteste Schicht des Uterus. Sie ist am Fundus uteri und im oberen Corpus dicker als in der Cervix. In der Mitte der Muskelschicht bilden die Venen einen dichten Plexus.
  – Innen liegt das Stratum longitudinale internum.
  – In der Mitte folgt das Stratum circulare.
  – Außen findet sich das Stratum longitudinale externum.

Myome sind gutartige Tumoren der glatten Uterusmuskulatur. Meist treten sie an mehreren Stellen auf. Sie stellen die häufigsten Unterbauchtumoren vor dem Klimakterium dar und sind häufig asymptomatisch.

Perimetrium
- **Tunica serosa** ist der Bauchfellüberzug, der die Verschieblichkeit gegen andere intraperitoneale Bauchorgane sichert.
Aufgaben: Auch hier legt die deutsche Bezeichnung Gebärmutter die Funktion als Fruchthalter während der Schwangerschaft nahe.

13.3.4 Vagina (Scheide)

Die Vagina
- ist ein 8 cm langes, muskulär-bindegewebiges Hohlorgan,

Lage

kleines Becken · Urethra · Blase · Rektum · Ureter · Beckenwand · Uterus · Beckenboden

- liegt schräg im kleinen Becken: sie beginnt vorn unten und zieht nach hinten oben,
- wird von umliegenden Organen zu einem Spalt verengt.

13 Beckeneingeweide

Nachbarschaftsbeziehungen der Vagina	
ventral	Urethra, Blase
dorsal	Rektum (durch das Septum rectovaginale getrennt)
lateral	Ureter, seitliche Beckenwand
kranial	Übergang in den Uterus
kaudal	Diaphragma pelvis, Diaphragma urogenitale

Aufbau

Paries anterior · Paries posterior · Fornix vaginae · Hymen

- Paries anterior ist die Vorderwand der Scheide, Paries posterior bezeichnet die Hinterwand. Zwischen beiden liegt das Scheidengewölbe.
- **Fornix vaginae** (Scheidengewölbe) ist das obere Ende der Vagina, in das die Portio vaginalis der Zervix ragt. In Abhängigkeit von der Lage zur Cervix kann man drei Abschnitte unterscheiden.
  - Pars anterior (vorderes Scheidengewölbe): vor der Portio,
  - Pars lateralis: lateral der Portio,
  - Pars posterior (hinteres Scheidengewölbe): hinter der Portio. Dieser Abschnitt grenzt an den Douglas-Raum.
- **Vestibulum vaginae** (Scheidenvorhof): Raum, der von den kleinen Schamlippen umschlossen wird.
- **Hymen** (Jungfernhäutchen): engt das Ostium vaginae bei der Jungfrau ein. Es liegt entwicklungsgeschichtlich an der Stelle, an der die Müller-Gänge mit dem Sinus urogenitalis verschmelzen.
- Die Scheidenwand weist Querfalten auf (Rugae vaginales).
  - Columna rugarum anterior: entsteht durch Längsmuskelzüge, die sich an die vordere Scheidenwand anlagern. An ihr springt die Carina urethralis vaginae hervor.
  - Columna rugarum posterior: entsteht durch ein Venengeflecht.

Gefäßversorgung und Innervation

A. uterina · A. pudenda interna · A. vesicalis inferior · Plexus venosus vaginalis · Nodi lymphatici iliaci interni · Plexus uterovaginalis

Gefäße
- R. vaginalis der A. uterina, Rr. vaginales der A. pudenda interna und der A. vesicalis inferior sorgen für eine insgesamt gute Durchblutung der Vagina.
- Venen bilden den Plexus venosus vaginalis, der das Blut zur V. iliaca interna leitet.
- Lymphgefäße führen zu den Nodi lymphatici iliaci interni.

Nerven
- ziehen im Plexus uterovaginalis zur Scheide.

Histologie und Funktion

Tunica mucosa · Tunica muscularis · Tunica adventitia · Geschlechtsorgan · Geburtsweg

Feinbau
- **Tunica mucosa** (Schleimhaut): setzt sich von der Uterusschleimhaut scharf ab und unterliegt zyklischen Veränderungen.
  - Mehrschichtig unverhorntes Plattenepithel aus glykogenreichen Zellen. Das Glykogen abgeschilferter Zellen wird von Döderlein-Bakterien zu Milchsäure

abgebaut. Diese bedingt u. a. den sauren Scheiden-pH von 4, der als Schutz vor Besiedelung mit anderen Bakterien dient.
– Lamina propria mucosae enthält zahlreiche elastische Fasern und Blutgefäße.

> ! In der Vagina gibt es keine Drüsen! Das Vaginalsekret entsteht als Transsudat aus subepithelialen Kapillaren sowie aus Zervixsekret.

- **Tunica muscularis**: Spiralen glatter Muskelzellen werden von Bindegewebe durchzogen. Innen überwiegt Ring-, außen Längsmuskulatur. Die Muskulatur dient u. a. dazu, die Vagina nach einer Entbindung wieder zusammenzuziehen.
- **Tunica adventitia**: enthält größere Blutgefäße und Nerven. Sie ist mit dem Bindegewebe des Beckenbodens, der Harnblase und der Urethra sowie dem Septum retrovaginale verbunden.

Vaginalabstrich: Auf- und Abbau des Scheidenepithels wird durch die Ovarialhormone Östrogen und Progesteron gesteuert. Im Verlauf des Menstruationszyklus ändert das Scheidenepithel Form und Färbbarkeit. Entsprechend kann man die Zyklusphase und die hormonelle Aktivität bei der Untersuchung des Abstrichs beurteilen.
Portioabstrich: zytologischer Abstrich von der Portiooberfläche und dem Zervikalkanal. Die anschließende Spezialfärbung nach Papanicolaou gehört zur Routinediagnostik bei Frauen ab dem 20. Lebensjahr.

Aufgaben
- Geschlechtsorgan,
- Teil des Geburtsweges.

13.4 Äußere weibliche Geschlechtsorgane

Lage	Labia majora · Mons pubis · Comissura labiorum anterior/posterior · Labia minora · Preputium clitoridis · Frenulum clitoridis · Gll. vestibulares · Klitoris
Labia majora	• **Große Schamlippen** sind paarige Hautfalten, die vom Mons pubis um die Schamspalte (Rima pudendi) herumziehen. Ventral sind sie vor der Klitoris in der Comissura labiorum anterior verbunden. Dorsal treffen sie sich vor dem Anus in der Comissura labiorum posterior.
Labia minora	• **Kleine Schamlippen** sind paarige Hautfalten, die von den großen Schamlippen bedeckt werden und den Scheidenvorhof (Vestibulum vaginae) umgeben. Im vorderen Teil des Gewölbes endet die Harnröhre mit dem Ostium urethrae externum. In das untere Drittel des Vestibulums münden die Gll. vestibulares. Die Labia minora vereinigen sich ventral zum Preputium clitoridis des Kitzlers. Dorsal enden sie im Frenulum clitoridis.
Klitoris	**Kitzler**: liegt am vorderen Ende der kleinen Schamlippen.

13 Beckeneingeweide

Aufbau

Vestibulum vaginae · Urethra feminina · Pars intramuralis · Pars cavernosa · Ostium urethrae externum · Klitoris · Crura clitoridis · Lig. suspensorium clitoridis · Corpora cavernosa clitoridis · Fascia clitoridis · Bulbi vestibuli · Glans clitoridis · Preputium clitoridis · M. ischiocavernosus · M. bulbospongiosus

Scheidengewölbe

Vestibulum vaginae: bildet den Anfang der Vagina und beherbergt das distale Ende der Urethra.

Weibliche Harnröhre

Urethra feminina
- erstreckt sich über 3–5 cm und verbindet die Harnblase mit dem Ostium urethrae externum.
- Pars intramuralis: ist der in der Harnblase liegende Teil der Urethra.
- Pars cavernosa: zieht in leicht konkavem Bogen unter dem Schambein und zwischen den Crura clitorides hindurch zum Vestibulum vaginae.
- Ostium urethrae externum: liegt hinter der Glans clitoridis am vorderen Rand des Ostium vaginae und ist der engste Teil der weiblichen Harnröhre.

Klitoris

Kitzler nennt man den erektilen Schwellkörper der Frau. Durch die Crura clitoridis und das Lig. suspensorium clitoridis ist er am R. inferior ossis pubis aufgehängt. Die Corpora cavernosa clitoridis (erektile Schwellkörper) sind als Hohlräume von festem Bindegewebe umschlossen (Fascia clitoridis). Die Bulbi vestibuli liegen als Vorhofschwellkörper in der Seitenwand des Scheidenvorhofs. Ventral bilden sie an der Oberfläche der Labien die Glans clitoridis. Vorne wird der Kitzler vom Preputium clitoridis als Ausläufer der Labia minora überzogen. Dieses entspricht der männlichen Vorhaut. Schwellkörpermuskeln unterstützen die Erektion und umschließen die Schwellkörper.
- M. ischiocavernosus: entspringt am R. ossis ischii und setzt an der Tunica albuginea corporis cavernosi clitoridis an.
- M. bulbospongiosus: zieht vom Beckenboden zum Bulbus vestibuli.

Gefäßversorgung und Innervation

- Aa. und Vv. labiales anteriores/posteriores · A. und V. bulbi vestibuli · A. und V. profunda clitoridis · A. und V. dorsalis clitoridis
- Nn. labiales anteriores · Nn. labiales posteriores · R. genitalis des N. genitofemoralis · N. dorsalis clitoridis

Gefäße

Struktur	Arterien	Venen
Labien	Aa. labiales anteriores und posteriores als Äste der A. perinealis	die gleichnamigen Venen leiten das Blut in die V. pudenda interna
Bulbus vestibuli	A. bulbi vestibuli als tiefer Ast der A. pudenda interna	
Klitoris	A. profunda clitoridis, A. dorsalis clitoridis	
Urethra	Äste der A. vesicalis inferior, der A. vaginalis und der A. pudenda interna	Vv. pudendae externae

Tab. **13.7**: Gefäßversorgung der äußeren weiblichen Geschlechtsorgane

13.4 Äußere weibliche Geschlechtsorgane

Nerven
- Nn. labiales anteriores sind Äste des N. ilioinguinalis und innervieren den Mons pubis, den vorderen Teil der großen Schamlippen und das Preputium clitoridis.
- Nn. labiales posteriores erreichen als Äste des N. pudendus die hintere Region der Schamlippen.
- R. genitalis des N. genitofemoralis versorgt zusätzlich die großen Schamlippen.
- N. dorsalis clitoridis verläuft mit sensiblen Anteilen zur Klitoris. Unterwegs gibt er motorische Fasern an den M. sphincter urethrae und den M. transversus perinei ab.

Histologie und Funktion

Labia majora · Innenseite/Außenseite · Labia minora · Innenseite/Außenseite · Bartholini-Drüsen · Urethra feminina · Tunica mucosa · Tunica muscularis

Labia majora
- **Große Schamlippen**: Die Innenseite weist nur gering verhorntes mehrschichtiges Plattenepithel auf. An der Außenseite findet sich pigmentiertes, mehrschichtig verhorntes Plattenepithel der Haut mit apokrinen und ekkrinen Schweißdrüsen.

Labia minora
- **Kleine Schamlippen**: Innenseitig findet sich mehrschichtig unverhorntes Plattenepithel. Die Außenseite ist mit schwach verhorntem Plattenepithel überzogen. Gll. vestibulares majores (Bartholini-Drüsen) sind tubuloalveoläre Drüsen aus einschichtig kubisch bis hochprismatischem Epithel. Sie sezernieren alkalischen Schleim.

Weibliche Harnröhre

Urethra feminina
- **Tunica mucosa** ist in den drei Abschnitten unterschiedlich gebaut.

Harnröhrenabschnitt	Lamina epithelialis mucosae	Lamina propria mucosae
Pars intramuralis	Übergangsepithel	wird in allen drei Abschnitten vom venösen Gefäßnetz des Corpus spongiosum urethrae durchzogen
Pars cavernosa	mehrreihig hochprismatisches Epithel	
Ostium urethrae externum	mehrschichtig unverhorntes Plattenepithel	

Tab. 13.8: Tunica mucosa der Urethra feminina

- **Tunica muscularis**
  - Glatte Muskulatur umfasst in Schraubenwindungen die Harnröhre und steht mit der Blasenmuskulatur in Verbindung.
  - Im kaudalen Abschnitt gesellen sich quergestreifte Fasern des M. transversus perinei profundus dazu und umfassen die Urethra als M. sphincter urethrae.

13.5 Männliche Geschlechtsorgane

innere männliche Geschlechtsorgane	äußere männliche Geschlechtsorgane
• Hoden (Testes) • Nebenhoden (Epidymidis) • Samenleiter (Ductus deferens) • Samenblase (Vesicula seminalis) • Vorsteherdrüse (Prostata) • Cowper-Drüsen	• Urethra masculina • Penis

Tab. **13.9**: Innere und äußere männliche Geschlechtsorgane

13.5.1 Hoden (Testes) und Nebenhoden (Epididymis)

Lage

paarig · Nebenhoden · Sinus epididymis · Skrotum

Hoden: liegen paarig und pflaumengroß im Hodensack (Skrotum). Der linke Hoden ist meist etwas größer und liegt tiefer im Skrotum. In ihrer Nachbarschaft liegen nur die Nebenhoden. Zwischen dem Corpus epididymis und der Hinterwand des Hodens befindet sich als Serosatasche der Sinus epididymis.
Nebenhoden: liegt als zusammengeknäuelter Schlauch dem Hoden an der Extremitas superior und dem Margo posterior. Wie der Hoden ist der Nebenhoden mit Peritoneum bedeckt. Nur beide Kontaktflächen sind frei von Serosa (Peritoneum).
Hodensack (Skrotum): entsteht beim Abstieg des Hodens aus der Bauchfellhöhle aus dem Bauchfellsack. Im Skrotum finden sich neben einem Teil der inneren Geschlechtsorgane auch alle Schichten der Bauchwand. Eine vergleichende Übersicht findet sich in Kap. 10.3.2.

Aufbau

- Extremitas superior/inferior · Margo anterior/posterior ·
  Facies medialis/lateralis · Tunica albuginea · Lobuli testis ·
  Tunica vaginalis testis · Epiorchium · Periorchium · Mediastinum testis
- Caput · Corpus · Cauda

Testes

Hoden: Man orientiere sich und suche den oberen und unteren Pol (Extremitas superior/inferior), den vorderen und hinteren Rand (Margo anterior/posterior) sowie Außen- und Innenfläche (Facies medialis/lateralis).
- **Tunica albuginea**: umgibt den Hoden und teilt ihn durch feine Bindegewebssepten (Septula testis) in 250 kleine Läppchen.
- **Lobuli testis**: enthalten zwei bis vier Hodenkanälchen. Letztere sind nur mit dem Mikroskop zu erkennen (s. u.).
- **Peritonealverhältnisse**: Beim Deszensus (↗ Kap. 13.7.2) steigt der Hoden aus dem Bauchraum durch den Leistenkanal in den Hodensack ab. Ein Rest des Peritoneums bleibt als Tunica vaginalis testis erhalten. Analog zum Herzbeutel kann man zwei Blätter unterscheiden:

– Lamina visceralis

– Das Epiorchium liegt dem Hoden direkt an.

– Lamina parietalis

– Das Periorchium ist durch einen Spaltraum vom Hoden getrennt.

13.5 Männliche Geschlechtsorgane

- **Mediastinum testis** nennt man den freien Bereich an der Margo posterior, in dem die samenableitenden Wege, Gefäße und Nerven aus- bzw. eintreten.

Epididymis

Nebenhoden: lässt sich ohne scharfe Grenzen in drei Abschnitte gliedern.
- Caput: liegt direkt der Extremitas superior an,
- Corpus: verläuft langgestreckt an der Margo posterior,
- Cauda: der untere Teil, der an der Extremitas inferior in den Ductus deferens übergeht.

Gefäßversorgung und Innervation

A. testicularis · Plexus pampiniformis · V. testicularis ·
Nodi lymphatici iliaci externi · Nodi lymphatici lumbales dextri/sinistri ·
Nodi lymphatici inguinales superficiales · Plexus coeliacus · Plexus renalis

Gefäße
- **A. testicularis**: entspringt direkt aus der Bauchaorta unterhalb des Abgangs der A. renalis. Sie kreuzt in Nabelhöhe über den Harnleiter und zieht im Samenstrang durch den Leistenkanal zum Hoden.
- **Venen** bilden im Samenstrang ein Geflecht, das am Anulus inguinalis profundus in die V. testicularis übergeht (Plexus pampiniformis). Diese mündet rechts direkt in die untere Hohlvene, links in die V. renalis.

Varikozele nennt man die krankhafte Erweiterung oder Verlängerung des Plexus pampiniformis. Die Gefäße verändern sich wie Krampfadern und müssen unterbunden oder sklerosiert werden.

Wichtige **Lymphknotenstationen** sind die Nodi lymphatici iliaci externi, die Nodi lymphatici lumbales dextri/sinistri sowie die Nodi lymphatici inguinales superficiales.

Nerven: Ausgehend vom Plexus coeliacus erreichen die Nerven über den Plexus renalis gemeinsam mit der A. testicularis Hoden und Nebenhoden.

Histologie und Funktion

- Tubuli seminiferi · Interstitium testis · Rete testis · Ductuli efferentes testis
- Spermatogonien · primärer Spermatozyt · sekundärer Spermatozyt · Spermatid · Spermien · Sertoli-Zellen
- Ductuli efferentes testis · Ductus epididymis · Epithel · Basalzellen · Saumzellen · Tunica fibromuscularis

Testes

Hoden

– Hodenkanälchen

- **Tubuli seminiferi**: Ein Tubulus ist 50 cm lang. Die Gesamtlänge der Hodenkanälchen liegt bei etwa 300 m. Ihre Wand besteht aus der bindegewebigen Lamina limitans und dem samenbildenden Epithel (Epithelium spermatogenicum). Die Anfangsteile sind gewunden und werden darum als Tubuli seminiferi contorti bezeichnet. Die Endteile verlaufen gestreckt und werden Tubuli seminiferi recti genannt. Sie münden in das Rete testis.

– Zwischenzellen

- **Interstitium testis** besteht aus retikulärem Bindegewebe, Kapillaren und den Leydig-Zwischenzellen. Die Zwischenzellen sezernieren Testosteron, das u. a. die Geschlechtsdifferenzierung des Mannes steuert.

- Hodennetz
  - **Rete testis** ist ein Kanalsystem, das von einschichtig kubischen Zellen ausgekleidet wird. Ein Teil der Zellen besitzt Geißeln.

- Abführende Hodenkanälchen
  - **Ductuli efferentes testis** besitzen mehrreihiges Epithel, das von glatten Muskelzellen umgeben ist.

- Spermatogenese
  - Während der Embryogenese und bis zur Pubertät werden im Hoden die Urkeimzellen (haploider Chromosomensatz) durch mitotische Teilung in Spermatogonien (diploider Chromosomensatz) umgewandelt.
  - Im histologischen Präparat kann man entsprechend der Entwicklung von außen nach innen folgende Entwicklungsstadien erkennen:
    - **Spermatogonien** finden sich am Rand der Tubuli seminiferi contorti. Sie teilen sich mitotisch, wobei sich eine Zelle weiterteilt, die zweite zum primären Spermatozyten ausdifferenziert.
    - **Primärer Spermatozyt** ist die größte Zelle im Tubulus seminiferus. In den ersten drei Wochen findet die erste Reifeteilung statt. Dann liegen zwei sekundäre Spermatozyten vor.
    - **Sekundärer Spermatozyt** teilt sich in der 2. Reifeteilung in zwei Spermatiden. Die Reifeteilung erfolgt sehr rasch, weswegen in den meisten Präparaten nur wenige Spermatozyten zu sehen sind.
    - **Spermatid** nennt man die ungeschwänzte Zelle, aus der das geschwänzte reife Spermium hervorgeht.
    - **Spermien** bestehen aus Kopf, Hals und Schwanz.
  - **Sertoli-Zellen**: finden sich neben den Zellen der Spermatogenese. Sie übernehmen Stützfunktion, vermitteln den Stoffaustausch mit den Kapillaren, stehen im Dienst der Abwehr und sezernieren vermutlich ein für die Spermatogenese nötiges Protein.

Epididymis

Nebenhoden
- Aus dem Hoden treten etwa ein Dutzend Ductuli efferentes testis in das Caput epididymis ein. Über die Gänge gelangen die Spermien aus dem Hoden zur Speicherung in den Nebenhoden.

- Nebenhodengang
  - **Ductus epididymis**: entsteht aus der Vereinigung der Ductuli efferentes und besteht aus zwei Schichten.
    - Das Epithel zeigt niedrige Basal- und hohe Saumzellen mit langen Mikrovilli.
    - Die glatte Muskulatur der Tunica fibromuscularis weist im Bereich des Caput überwiegend zirkuläre Faserverläufe auf. Im Korpusbereich treten innen und außen jeweils Längsmuskelfasern hinzu.
  - Zum Ductus deferens hin wird die Muskelwand immer stärker.

13.5.2 Samenleiter (Ductus deferens)

Lage

Hoden · Vasa testicularia · N. genitofemoralis · N. ilioinguinalis · Vasa iliaca externa · Ureter · Harnblase · Ductus deferens · Vesicula seminalis · Prostata

Der Samenleiter
- erstreckt sich über 50–60 cm und verbindet den Nebenhoden mit der Urethra.

13.5 Männliche Geschlechtsorgane

- **Nachbarschaftsbeziehungen des Ductus deferens**:

Transportteil	Hoden, A. und V. testicularis, R. genitalis des N. genitofemoralis, N. ilioinguinalis
Drüsenteil	Vasa iliaca externa, Ureter, Harnblase, Ductus deferens der Gegenseite, Vesicula seminalis
Spritzkanal	Prostata

- **Peritonealverhältnisse**: Bis zum Beginn der Ampulla ductus deferentis ist das Organ von Peritoneum bedeckt. An der Hinterseite der Harnblase grenzt nur Peritoneum der Excavatio rectovesicalis den Mastdarm ab.

Aufbau

Transportteil · Drüsenteil · Ductus ejaculatorius

Drei Anteile lassen sich unterscheiden:
- **Transportteil**: beginnt am Nebenhoden und reicht bis in das kleine Becken. Er dient vornehmlich dem Transport der Spermien.
- **Drüsenteil**: schließt sich an den Transportteil im kleinen Becken an und endet an der Prostata. Die Wand ist drüsenartig verändert. An der Hinterseite der Harnblase erweitert sich der Ductus zur Ampulla ductus deferentis.
- **Spritzkanal** (Ductus ejaculatorius): gemeinsames Endstück von Vesicula seminalis und Ductus deferens. Er wird von der Prostata umschlossen. Beide Spritzkanäle münden auf dem Colliculus seminalis in die Pars prostatica der Harnröhre.

Gefäßversorgung und Innervation

A. ductus deferentis · Plexus pampiniformis · Nn. splanchnici lumbales · Plexus hypogastricus inferior

Gefäße
- A. ductus deferentis: hat ihren Ursprung in der A. umbilicalis.
- Der venöse Abfluss erfolgt über den Plexus pampiniformis.

Nerven: Vegetative Fasern bilden ein dichtes Geflecht um den Samenleiter.
- Sympathische Fasern entspringen den Nn. splanchnici lumbales.
- Parasympathische Fasern kommen aus dem Plexus hypogastricus inferior und ziehen über die Nn. splanchnici pelvini zum Ductus deferens.

Histologie und Funktion

Tunica mucosa · Tunica muscularis · Stratum longitudinale internum · Stratum circulare · Stratum longitudinale externum · Tunica adventitia · Ejakulation

Feinbau
Drei Schichten bilden den Samenleiter.
- **Tunica mucosa**: Das zweireihige hochprismatische Epithel liegt einer Basalmembran auf. Im Anfangsteil finden sich Kinozilien, ähnlich im Ductus epididymis.
- **Tunica muscularis**: Die Muskelwand ist besonders dick und lässt eine Dreischichtung erkennen:
  - Innen liegt das dünne längsverlaufende Stratum longitudinale internum.
  - In der Mitte bildet die zirkuläre Ringschicht (Stratum circulare) die dickste Schicht.
  - Außen finden sich wieder längsverlaufende Fasern (Stratum longitudinale externum).

- **Tunica adventitia** ist die bindegewebige Hülle.

Funktion: Die Aufgabe des Samenleiters besteht darin, die Spermien bei der Ejakulation in die Urethra zu befördern.

13.5.3 Samenblase (Vesicula seminalis)

Lage

Blindsäcke · Ductus deferens · Harnblase · Rektum · Ampulla ductus deferentis · Prostata

Die Samenblasen sind 5 cm lange Blindsäcke, die dem Ductus deferens anliegen und vor dem Eintritt der Samenleiter in die Prostata enden.

Nachbarschaftsbeziehungen der Samenblase:

ventral	legt sie sich der Harnblase an
dorsal	befindet sie sich in unmittelbarer Nähe zum Rektum und ist somit rektal tastbar
kranial	grenzt sie an die Ampulla ductus deferentis
kaudal	berührt sie den oberen hinteren Rand der Prostata
lateral	liegen die Leitungsbahnen des Beckens (s. u.)

Aufbau

unverzweigter Gang · Windungen · Tunica adventitia · Ductus excretorius

Die Samenblasen
- bestehen aus einem weiten, unverzweigten, gewundenen Gang. Diese Windungen werden durch die Tunica adventitia gebündelt und zu Samenblasen zusammengefasst.
- Am unteren Ende der Samenblase liegt der Übergang in den gestreckten kurzen Ductus excretorius.

Gefäßversorgung und Innervation

A. vesicalis inferior · A. ductus deferentis · Plexus vesicoprostaticus · Nodi lymphatici iliaci interni · Plexus iliaci

Gefäße
- Die zuführenden Gefäße sind Äste der A. vesicalis inferior und der A. ductus deferentis.
- Venen leiten das Blut in den Plexus vesicoprostaticus ab.
- Lymphgefäße leiten die Lymphe zu den Nodi lymphatici iliaci interni.

Nerven: Die vegetativen Fasern kommen aus den Plexus iliaci. Diese bilden die Fortsetzung des Plexus aorticus abdominalis auf die beiden Aa. iliacae communes.

Histologie und Funktion

Tunica muscularis · Tunica mucosa · Tunica adventitia · fruktosehaltiges Sekret

Feinbau

Schleimhaut
- **Tunica mucosa:** besteht aus hochprismatischem, mehrreihigen Epithel. Die Schleimhaut sezerniert eine zähe gelbliche Flüssigkeit. Diese enthält Fruktose, Fibrinogen, Vitamin C u. a.

13.5 Männliche Geschlechtsorgane

Muskelschicht
- **Tunica muscularis**: dient dem Auspressen der Samenbläschen bei der Ejakulation. Sie zeigt einen ähnlichen Aufbau wie die Muskelschicht des Samenleiters.
  – Innen verläuft das dünne Stratum longitudinale internum in Längsrichtung.
  – In der Mitte liegt die dicke zirkuläre Ringschicht (Stratum circulare).
  – Außen finden sich wieder längsverlaufende Fasern (Stratum longitudinale externum).

Bindegewebsschicht
- **Tunica adventitia**: setzt sich in das umliegende Bindegewebe fort und führt Blutgefäße und Nerven.
Aufgabe: Die Drüsen bilden ein fruktosehaltiges Sekret, das den Hauptteil des Ejakulats ausmacht. Die Fruktose dient den Spermien als Energiequelle.

13.5.4 Prostata (Vorsteherdrüse)

Lage

extraperitoneal · Urethra · Harnblase · Rektum · Lig. puboprostaticum

- Die Prostata liegt extraperitoneal und umgibt die Urethra.
- Ventral grenzt sie an die Harnblase, dorsal liegt sie dem Rektum an.
- Durch das Lig. puboprostaticum ist sie fest mit dem Os pubis verwachsen.

Prostatahyperplasie: Die Vergrößerung der Prostata durch numerische Zunahme des Stromas ist die häufigste Ursache von Blasenentleerungsstörungen bei älteren Männern. Die hyperplastische Drüse engt die Urethra ein und verhindert die regelrechte Miktion. Eine frühzeitige Diagnose ist durch rektale Palpation möglich.

Aufbau

Basis prostatae · Apex prostatae · periurethrale Zone · Innenzone · Außenzone

- **Basis prostatae**: ist der Harnblase zugewandt und umgreift den Abgang der Harnröhre, ↗ Abb. 13.2.
- **Apex prostatae**: liegt dem Diaphragma urogenitale zugewandt und ist leicht kegelförmig. Man unterscheidet drei verschiedene Zonen. Sie umgeben die Urethra zwiebelschalenartig.

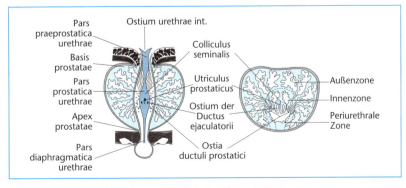

Abb. 13.2:   Frontal- (**a**) und Transversalschnitt (**b**) durch die Prostata

- **Periurethrale Zone**: umgreift die Urethra und besteht aus Schleimhautdrüsen.
- **Innenzone**: besteht aus verzweigten Drüsen und umschließt die Ductuli ejaculatorii des Samenleiters.
- **Außenzone**: setzt sich aus 30–50 tubuloalveolären Drüsen zusammen. Diese sind durch elastische Fasern und glatte Muskelzellen miteinander verbunden.

Gefäßversorgung und Innervation

A. vesicalis inferior · A. rectalis media · Plexus prostaticus ·
Plexus venosus vesicalis · Vv. iliacae internae ·
Nodi lymphatici iliaci communes · Plexus prostaticus

Gefäße
- Arterielle Gefäße erreichen die Drüse als Äste der A. vesicalis inferior und der A. rectalis media.
- Venen bilden den Plexus prostaticus. Dieser anastomosiert mit dem Plexus venosus vesicalis. Beide leiten Blut in die Vv. iliacae internae.
- Lymphgefäße ziehen zu den Nodi lymphatici iliaci communes.

Nerven: Vegetative Fasern kommen aus dem Plexus prostaticus. Dieser führt efferente Fasern des Plexus hypogastricus inferior.

Histologie und Funktion

Capsula prostatica · Parenchym · Stroma myoelasticum · saures Sekret · Enzyme

Feinbau

Kapsel
- **Capsula prostatica**: Ihre äußere Schicht besteht aus derbem Bindegewebe, das zahlreiche Blutgefäße führt. Die innere Schicht enthält viele Muskelzellen.

Drüsengewebe
- **Parenchym**: Das Drüsenepithel ist abhängig vom Funktionszustand der Drüse unterschiedlich gestaltet. Sind die Drüsenkammern leer, hat das Drüsenepithel „mehr Platz" und ist kubisch oder hochprismatisch. Sind die Drüsenkammern voll, erscheint es hingegen einschichtig und flach.

Stützgewebe
- **Stroma myoelasticum**: bildet als Geflecht glatter Muskelzellen und Bindegewebe das Gerüst der Prostata.

Aufgabe: Die Vorsteherdrüse produziert emzymhaltiges Sekret, das v. a. saure Phosphatase enthält. Das Sekret wird bei der Ejakulation als erstes abgegeben und dient besonders der Bewegungsfähigkeit der Spermien.

 Das **Prostatakarzinom** ist der häufigste maligne Tumor des Urogenitaltrakts. Die Ausbreitung erfolgt zunächst durch infiltrierendes Wachstum innerhalb der Prostata. Später folgt die Infiltration der Samenbläschen und des Beckenbindegewebes. Labordiagnostisch zeigt sich eine Erhöhung der **sauren** Phosphatasen und des **p**rostata**s**pezifischen **A**ntigens (PSA).
Bei Knochenmetastasen steigt die **alkalische** Phosphatase meist an.

13.6 Äußere männliche Geschlechtsorgane

13.6.1 Männliche Harnröhre (Urethra maskulina)

> ❗ Beim Mann kann man strenggenommen nur den Anfangsteil der Urethra als Harnröhre bezeichnen. Nach der Mündung der Ductuli ejaculatorii ist der Begriff „Harnsamenröhre" treffender!

Lage

Blasenschleimhaut · Prostata · Beckenboden · Bulbus penis · Meatus externus urethrae

Die männliche Harnröhre
- beginnt mit der Pars intramuralis in der Blasenschleimhaut,
- durchzieht die Vorsteherdrüse in ihrer Längsachse und verlässt sie am Apex prostatae (Pars prostatica),
- durchbricht die Beckenbodenmuskulatur (Pars membranacea),
- verläuft über den Bulbus penis durch das männliche Glied und endet am Meatus externus urethrae (Pars spongiosa).

Aufbau

- Pars intramuralis · Pars prostatica · Pars membranacea · Pars spongiosa · Engstellen · Kurven
- Cowper-Drüsen · Littré-Drüsen · Gll. paraurethrales · Gll. praeputiales

In der Nomina anatomica wird die männliche Urethra in drei Abschnitte unterteilt. Der Kliniker stellt diesen noch einen weiteren voran.
- **Pars intramuralis**: setzt den Blasenhals bis zur Basis der Prostata fort und ist 1–1,5 cm lang.
- **Pars prostatica**: Ist die Urethra gefüllt, verstreichen die Schleimhautfalten bis zur Crista urethralis. Diese bildet in der Mitte der Pars prostatica den Colliculus seminalis (Samenhügel). Neben dem Samenhügel münden die Ductuli ejaculatorii. Auf seine Oberfläche sezerniert die Prostata ihre Produkte.
- **Pars membranacea**: ist nur 1 cm lang. Im distalen Abschnitt weitet sich die Ampulla urethrae aus. Nahe der Ampulle münden die Cowper-Drüsen. Bei ihnen handelt es sich um paarige Schleimdrüsen, die in das Diaphragma urogenitale eingebettet sind. In der Pars membranacea bilden Fasern des M. transversus perinei profundus den M. sphincter urethrae.
- **Pars spongiosa**: erstreckt sich über 15 cm. Kurz vor dem Ostium urethrae externum kommt es mit der Fossa navicularis zu einer Erweiterung.

Engstellen ergeben sich aus dem Verlauf am Ostium urethrae internum, an der Pars membranacea und am Ostium urethrae externum.
Kurven finden sich als Curvatura praepubica zwischen proximalem und distalem Abschnitt der Pars spongiosa sowie als Curvatura infrapubica zwischen Pars membranacea und Pars spongiosa.
Zahlreiche Drüsen geben ihre Produkte in die Urethra ab.
- **Cowper-Drüsen** (Gll. bulbourethrales) sind in das Diaphragma urogenitale eingebettete paarige Schleimdrüsen. Sie münden im Bereich des Bulbus penis in die Harnröhre. Das schleimartige Sekret wird vor der Ejakulation durch die umgebenden Muskeln ausgepresst.

13 Beckeneingeweide

- **Littré-Drüsen** (Gll. urethrales) sind mukös und befinden sich überwiegend in der Wand der Pars spongiosa sowie der Pars membranacea. Kleine Buchten der spongiösen Schleimhaut werden als Lacunae urethrales bezeichnet.
- **Gll. paraurethrales** finden sich unter der Oberfläche der Facies urethralis. Sie münden mit einem langen Ausführungsgang in die Endabschnitte der Urethra.
- **Gll. praeputiales** sind Talgdrüsen im Bereich des Frenulums.

 Dauerkatheter: In der Klinik ist es oft nötig, den kontinuierlichen Harnabfluss zu sichern. Dazu führt man einen Katheter über die Harnröhre ein. Um Verletzungen zu vermeiden, muss man die Engstellen und Biegungen der Urethra kennen!

Histologie und Funktion

Tunica mucosa · Tunica propria · Tunica muscularis · Urinabgabe · Samentransport

Feinbau
Die Wand der Urethra zeigt von innen nach außen drei Schichten:
- Die **Tunica mucosa** ist in verschiedenen Abschnitten unterschiedlich ausgebildet:
  – Bis zur 1. Hälfte der Pars prostatica findet sich das für die ableitenden Harnwege charakteristische Urothel, ↗ Kap. 12.10.
  – Ab der 2. Hälfte der Pars prostatica wird das Epithel hochprismatisch.
  – Ab der Fossa navicularis zeigt sich der Übergang in mehrschichtiges Plattenepithel.
- Die **Tunica propria** enthält einen Venenplexus, der vor der Miktion entleert werden muß.
- Die **Tunica muscularis** entspricht der der Frau. Innen liegt eine Längs-, außen eine Ringmuskelschicht.

Aufgabe der Urethra ist es, die Urinabgabe aus der Harnblase zu ermöglichen. Beim Geschlechtsverkehr dient sie zusätzlich als Transportweg für den Samen.

13.6.2 Glied (Penis)

Aufbau

- Dorsum penis · Facies urethralis · Radix penis · Corpus penis · Glans penis
- Corpora cavernosa · Corpus spongiosum · Tunica albuginea · Fascia penis profunda · Fascia penis superficialis · Haut · Vorhaut

Äußere Form

- Die **Vorderseite** des hängenden Gliedes nennt man Dorsum penis.
- An der **Hinterseite** verläuft die Urethra und gibt der Seite ihren Namen (Facies urethralis).

Der Penis lässt sich in drei Abschnitte unterteilen.

– Wurzel

- **Radix penis**: ist an Os pubis und Diaphragma urogenitale befestigt. Die Anteile der Schwellkörper, die am Os pubis befestigt sind, heißen im Wurzelbereich Crura penis. Sie werden vom M. ischiocavernosus umhüllt. Vom vorderen Blatt der Rektusscheide umgreift das Lig. fundiforme penis wie eine Schlinge die Radix.

– Schaft

- **Corpus penis** nennt man den beweglichen Teil des Gliedes ohne Glans penis.

13.6 Äußere männliche Geschlechtsorgane

– Eichel
- **Glans penis**: Sie deckt die distalen Enden der Corpora cavernosa ab. An ihrem hinteren Rand kann man die Corona glandis mit dem Collum glandis erkennen. An der Spitze der Eichel mündet die Urethra mit dem Ostium urethrae externum.

Innere Form
Von innen nach außen werden folgende Strukturen sichtbar:
- **Corpora cavernosa** (Gliedschwellkörper, paarig): liegen zentral und werden durch das Septum penis voneinander getrennt.
- **Corpus spongiosum** (Harnröhrenschwellkörper, unpaarig): umhüllt die Harnröhre und liegt unterhalb der beiden Corpora cavernosa.
- **Tunica albuginea**: umschließt die Schwellkörper mit einer dicken bindegewebigen Hülle. Dieser Hülle sitzen am Dorsum penis die Vasa dorsalis penis auf.
- **Fascia penis profunda**: bedeckt die Vasa dorsalis penis und fixiert sie in ihrer Position. Auf ihr verläuft die V. dorsalis penis superficialis. In die tiefe Faszie strahlt das Lig. suspensorium penis ein, das an der Symphysis pubica entspringt.
- **Fascia penis superficialis**: liegt direkt unter der Haut und überzieht als Ausläufer der Fascia perinei superficialis (↗ Kap. 10.4.2) die oberflächlichen Gefäße des Penis.
- **Haut**: ist dünn und zart. Im Bereich der Wurzel finden sich Haare. Die Vorhaut (Preputium penis) ist eine Hautduplikatur, die die Eichel bedeckt. Sie kann auf den Schaft zurückgezogen werden und ist über das Frenulum preputii an der Glans befestigt.

 Smegma nennt man die Absonderung der Drüsen an Glans und Vorhaut, die sich mit abgeschilferten Epithelzellen am Sulcus coronarius penis sammeln. Bei mangelnder Hygiene kann es durch eine Entzündung zur Verengung der Vorhaut kommen. Außerdem wird ein Zusammenhang zwischen Smegma und Penis- bzw. Gebärmutterhalskrebs vermutet.

Gefäßversorgung und Innervation

Aa. profundae penis · Vv. cavernosae · Nn. splanchnici pelvini · Plexus hypogastricus inferior · N. iliohypogastricus · N. ilioinguinalis

Gefäße
- Die **A. pudenda interna** als Ast der A. iliaca interna versorgt sowohl den Penis als auch seine Schwellkörper.
  – Die A. dorsalis penis führt Blut zur Glans penis, zum Frenulum und zur Penishaut.
  – Die A. profunda penis versorgt die Schwellkörper. In der Mitte des Corpus cavernosum verlaufend gibt sie zahlreiche Aa. helicinae in die Kavernen des Labyrinths ab.
- **Vv. cavernosae** führen Blut zur klappenlosen V. dorsalis penis. Diese mündet in den Plexus venosus vesicoprostaticus.
- **Lymphgefäße** enden in den subinguinalen Lymphknoten und denen entlang der A. iliaca interna.

Nerven
- Parasympathische Fasern beginnen in $S_{3/4}$ und bilden die Nn. splanchnici pelvini. Sie beteiligen sich an der Bildung des Plexus hypogastricus inferior und bewirken u. a. eine Vasodilatation. Diese führt zur Öffnung der Intimapolster (s. u.). Ebenfalls im Plexus hypogastricus inferior entspringen die Nn. cavernosi penis.

- Sympathische Fasern haben ihren Ursprung in L_3 und erreichen den Penis über die Nn. iliohypogastricus und ilioinguinalis.
- Sensible Fasern verlaufen über den N. dorsalis penis mit dem N. pudendus.

 Priapismus bezeichnet die krankhafte Dauererektion. Sie kann Folge von Rückenmarksleiden oder Blutkrankheiten wie Leukämie sein und ist sehr schmerzhaft. Nicht selten muss sie operativ behandelt werden. Eine andere Möglichkeit besteht in der intrakavernösen Injektion von α-Sympathomimetika.

Histologie und Funktion

- Cavernae corporum cavernosorum · Trabeculae corporum cavernosorum · Tunica albuginea corporum cavernosorum · Cavernae corporis spongiosum · Trabeculae corporis spongiosi · Tunica albuginea corporis spongiosi
- Erektion · Ejakulation

Feinbau

Penisschwellkörper

- **Corpora cavernosa** setzen sich aus drei Baueinheiten zusammen.
  - Cavernae corporum cavernosorum bilden ein Labyrinth von endothelausgekleideten Hohlräumen,
  - Trabeculae corporum cavernosum sind Balken aus Bindegewebe und glatten Muskelzellen, die die Hohlräume durchziehen,
  - Tunica albuginea corporum cavernosorum umhüllt beide Schwellkörper.

Harnröhrenschwellkörper

- **Corpus spongiosum** setzt sich ebenfalls aus drei Teilen zusammen: Cavernae corporis spongiosum, Trabeculae corporis spongiosi und Tunica albuginea corporis spongiosi.

Aufgaben

Erektion

- Die **Versteifung** des Penis erfolgt in vier Schritten:
  - **Öffnen der Aa. helicinae**: Äste der A. profunda penis verlaufen gewunden im Corpus cavernosum penis. Bei erschlafftem Glied sind sie durch ein Intimapolster verschlossen. Der Parasympathikus sorgt für ein Abflachen der Intimapolster, so dass Blut aus den Arterien direkt in die Corpora cavernosa strömen kann.
  - **Verschluss des venösen Abflusses**: Im Ruhezustand wird Blut über arteriovenöse Anastomosen an den Schwellkörpern vorbeigeschleust. Diese Verbindungen werden verschlossen, so dass es zu kontrolliertem Blutstau kommt.
  - **Erschlaffen der Trabekelmuskulatur** führt zur Öffnung der Hohlräume, so dass sich das Blut in den Kavernen verteilen kann.
  - **Verschluss der Trabekelvenen** verhindert, dass das Blut aus den Hohlräumen wieder abfließt.

! Man beachte, dass die Erektion durch arterielle Stauung in den Corpora cavernosa entsteht. Das Corpus spongiosum wird lediglich venös gefüllt, um die Urethra nicht abzudrücken!

Ejakulation

- Beim **Samenerguss** geben die verschiedenen Drüsen nacheinander ihr Sekret in die Urethra ab: zuerst die Prostata, als zweites der Ductus deferens und schließlich die Vesicula seminalis.

- Rhythmische Kontraktionen der Beckenbodenmuskulatur, besonders des M. bulbospongiosus, befördern das Ejakulat durch die Urethra nach außen.

 Retrograde Ejakulation: Durch fehlenden Verschluss des Blasenausgangs beim Orgasmus kann es zum Samenerguss in die Harnblase kommen. Ursache dafür können Multiple Sklerose, diabetische Neuropathie, lumbale Sympathektomie, Querschnittsläsion u. a. sein.

13.7 Entwicklung der Geschlechtsorgane

- Bis zur 4. Entwicklungswoche ist das Geschlecht des Embryos lediglich chromosomal festgelegt. Ein anatomisches Korrelat ist bis dahin nicht zu erkennen.
- Medial der Urniere verdickt sich die Keimleiste. Sie reicht vom Zwerchfell bis in die Leistengegend. Von der Oberfläche her dringt Epithel in die Tiefe der Keimleiste vor und bildet dort die Keimstränge. An ihnen kann man einen Rindenbereich und das Mark unterscheiden!
- In der 6. Woche wandern aus dem Dottersack Urkeimzellen in die Keimstränge. Erst damit trennen sich die Entwicklungswege von männlichem und weiblichem Geschlecht. Dennoch finden sich viele Analogien.

13.7.1 Entwicklung des weiblichen Geschlechts

Ovar
- **Keimstränge**: In der Rinde proliferieren die Keimzellen weiter und bilden Oogonien (Eiballen). Die Keimstränge des Zentrums (Mark) bilden sich zurück.
- **Primordialfollikel**: entstehen aus Oogonien der Mark-Rinden-Grenze. In diesem Stadium verharren die Follikel bis zur Pubertät. Die Oogonien, die sich nicht zu Primordialfollikeln differenziert haben, gehen zugrunde.
- **Mesenchym**: bildet den Peritonealüberzug des Ovars.
- **Descensus ovarii**: Das Leitband des Ovars entwickelt sich zum Lig. ovarii proprium und zum Lig. teres uteri.

Müller-Gang (Ductus paramesonephricus, Geschlechtsgang) ist ein Kanal neben dem Urnierengang, der sich in die Zölomhöhle öffnet.
- Bei der **Frau** gehen aus den kranialen Abschnitten die Tubae uterinae hervor. Die Öffnungen in die Zölomhöhle werden zu Fimbrientrichtern. Die kaudalen Abschnitte beider Seiten verschmelzen zum Uterovaginalkanal. Dieser differenziert sich zum Uterus und Teilen der Vagina. Die quer verlaufenden Anteile der beiden Müller-Gänge werfen das Lig. latum uteri als Bauchfellfalte auf.
- Beim **Mann** bildet er sich vollständig zurück. Möglicherweise sind der Utriculus prostaticus und die Appendix testis Reste.

13.7.2 Entwicklung des männlichen Geschlechts

Hoden
- **Keimstränge**: Im Mark grenzen sich Urkeimzellen ab. Sie wachsen weiter und werden zu Hodensträngen.
- **Hodenstränge**: Die hier liegenden Keimzellen entwickeln sich zu Spermatogonien. Diese proliferieren nicht weiter, sondern verharren im Ruhezustand. Die endgültige Reifung zu Samenzellen erfolgt erst in der Pubertät.
- **Mesenchym**: differenziert sich zur Tunica albuginea, den Septula testis und den Zwischenzellen des Hodens.
- **Gubernaculum testis**: Die Keimleiste bildet sich weitestgehend zurück und wird zu zwei Bändern verdichtet. Das obere Band ist nur temporär vorhanden. Das untere wird zum Gubernaculum und verbindet Hoden und Skrotumanlage.
- **Deszensus testis**: Der Hoden benutzt das Gubernaculum als Leitstruktur und steigt an der Wand des Bauchfells in den Hodensack ab. Der Bauchfellsack bildet sich bis auf die Hodenhülle zurück.

Wolff-Gang (Ductus mesonephricus, Urnierengang): nimmt ursprünglich die Urnierenkanälchen auf. Einige Kanälchen bleiben beim Mann als Ductuli efferentes erhalten.
- Beim **Mann** entwickelt er sich zum Ductus epididymidis, der Appendix epididymidis, dem Ductus deferens, der Samenblase, dem Ductus ejaculatorius und zum Trigonum vesicae.
- Bei der **Frau** bildet er sich weitestgehend zurück. Nur das Trigonum vesicae und einige Bläschen zwischen Ovar und Tuba uterina sowie neben der Cervix bleiben erhalten.

13.7.3 Differenzierung der Kloake

Die **Kloake** kennzeichnet sowohl ein phylogenetisches als auch ein embryologisches Entwicklungsstadium. Sie bezeichnet den gemeinsamen Endteil des Darm- und Urogenitalkanals. Aus ihrem ventralen Anteil bildet sich der Sinus urogenitalis.

Abschnitt	Endgültige Organe
oberer Teil	• entwickelt sich bei Mann und Frau zur Harnblase • setzt sich zunächst in die Allantois fort, die sich später zu fibrösem Strang (Urachus) umgestaltet
mittlerer Teil	• wird beim Mann zum proximalen Abschnitt der Harnröhre (bis zum Colliculus seminalis) • bildet bei der Frau die gesamte Urethra
unterer Teil	• bleibt zunächst als Sinus urogenitalis erhalten • wird beim Mann zum distalen Abschnitt der Urethra • entwickelt sich bei der Frau zum Vestibulum vaginae • differenziert sich bei beiden Geschlechtern zusätzlich zu den äußeren Geschlechtsteilen.

Tab. **13.10**: Differenzierung des Sinus urogenitalis

> **Maldescensus testis** ist das Ausbleiben der regelrechten Wanderung des Hodens in das Skrotum. Bei einem Teil der Kinder deszendieren die Hoden in den ersten Lebensmonaten noch spontan. Der Hoden kann inguinal, abdominal oder femoral liegen. Folge ist die Dezimierung von Spermatogonien innerhalb der ersten zwei Lebensjahre und spätere Infertilität. Vor dem Ende des zweiten Lebensjahres kann z.B. operativ die Hodenlage korrigiert werden.
> **Gleithoden** stellen eine Form des Maldescensus testis dar. Der Hoden lässt sich durch sanften Schub bis an den Skrotalansatz verlagern, wobei oft Schmerzen im Bereich des inneren Leistenrings auftreten. Da die Samenstranggebilde zu kurz sind, wird der Hoden jedoch sofort nach dem Loslassen wieder hochgezogen.
> **Kryptorchismus** (Bauchhoden) bezeichnet das Fehlen eines oder beider Hoden im Skrotum infolge Maldescensus testis.

13.8 Leitungsbahnen des Beckens

Leitungsbahnen
- A. iliaca communis · A. iliaca externa · A. epigastrica inferior · A. circumflexa iliaca profunda · A. iliaca interna · A. iliolumbalis · Aa. sacrales laterales · A. glutaealis superior · A. glutaealis inferior · A. pudenda interna · A. obturatoria · A. umbilicalis · A. vesicalis inferior · A. rectalis media · A. uterina
- V. pudenda interna · V. iliaca interna · V. iliaca externa · V. iliaca communis · Plexus venosus sacralis/rectalis/vesicalis/prostaticus/uterinus/vaginalis
- Plexus lumbalis · N. obturatorius · Plexus sacralis · N. glutaeus superior · N. glutaeus inferior · N. cutaneus femoris posterior · N. ischiadicus · N. pudendus · Ganglia sacralia · Nn. splanchnici sacrales · Nn. splanchnici pelvini · Plexus hypogastricus superior · Plexus hypogastricus inferior

> ! Die Gefäße und Nerven sind in den Bindegewebsräumen des Beckens nicht fixiert, sondern verschieblich. Zum besseren Verständnis der Verläufe sei hier noch einmal auf Kap. 10.4.2 Beckenboden verwiesen!

Gemeinsame Beckenschlagader
A. iliaca communis: beginnt auf Höhe $L_{4/5}$ an der Bifurcatio aortae und verläuft in leichtem Bogen nach lateral. Die rechte Arterie muss auf ihrem Weg beide Vv. iliacae communes überkreuzen. Die linke Arterie wird von der A. und V. rectalis superior und dem Mesocolon sigmoideum gekreuzt. Vor dem Iliosakralgelenk teilt sie sich am medialen Rand des M. psoas major in die Aa. iliaca interna und externa.

Äußere Beckenschlagader
A. iliaca externa: beginnt an der Aufteilung der A. iliaca communis und setzt deren Verlaufsrichtung fort. Sie zieht retroperitoneal im lockeren Bindegewebe auf der medialen Seite des M. psoas zur Lacuna vasorum. Nach medial kreuzt der Ureter, nach lateral überquert die Aa. ovarica/testicularis das Gefäß. In der Mitte des Leistenbandes kann man ihren Puls tasten. Die Arterie liegt immer (!) lateral der gleichnamigen Vene. In der Lacuna vasorum unter dem Lig. inguinale wird aus der äußeren Beckenschlagader die A. femoralis. Kurz vor dem Lig. inguinale gibt sie zwei Äste ab.

13 Beckeneingeweide

– Äste
- **A. epigastrica inferior**: zieht in die Rektusscheide und anastomosiert mit der A. epigastrica superior der A. thoracica interna. Sie wirft die Plica umbilicalis lateralis auf und trennt dadurch die Fossa inguinalis medialis von der Fossa inguinalis lateralis. Zu ihrer Bedeutung bei Leistenbrüchen, ↗ Kap. 10.3.2.
- **A. circumflexa iliaca profunda**: zieht zur Crista iliaca und versorgt Teile der Bauchwand und des M. iliacus.

Innere Beckenschlagader, ↗ Abb. 13.3

A. iliaca interna: biegt am Iliosakralgelenk in das kleine Becken ab. An der seitlichen Beckenwand durchflechten sich ihre Äste mit dem Plexus sacralis.
- Parietale Anteile liegen der seitlichen Beckenwand an, versorgen die wandbildende Muskulatur und verlassen den Beckenraum durch das Foramen ischiadicum majus bzw. den Canalis obturatorius.
    - **A. iliolumbalis**: zieht hinter der A. iliaca interna und unter dem M. psoas major in die Fossa iliaca. Der R. iliacus versorgt den Bereich der Fossa iliaca, der R. lumbalis die Mm. quadratus lumborum und psoas.
    - **Aa. sacrales laterales**: gelangen durch die Foramina sacralia pelvina in den Sakralkanal.
    - **A. glutaealis superior**: tritt durch das Foramen suprapiriforme an die Mm. glutaeus maximus/medius und minimus.
    - **A. glutaealis inferior**: tritt über das Foramen infrapiriforme aus dem Becken und beteiligt sich an der Versorgung des M. glutaeus maximus.
    - **A. pudenda interna**: verlässt das Becken über das Foramen infrapiriforme und gelangt über das Foramen ischiadicum minus in die Fossa ischioanalis. Im Canalis pudendus gibt sie die A. rectalis inferior und die A. perinealis ab. Anschließend durchquert sie das Diaphragma urogenitale und entsendet die A. urethralis sowie Gefäße zu den äußeren Geschlechtsorganen.
    - **A. obturatoria**: versorgt ventral die Mm. obturator internus und iliopsoas, bevor sie durch den Canalis obturatorius das Becken verlässt.
- Viszerale Anteile ziehen zu den Eingeweiden.
    - **A. umbilicalis**: obliteriert nach der Geburt zum Lig. umbilicale mediale. Die A. ductus deferentis und die Aa. vesicales superiores bleiben durchgängig.
    - **A. vesicalis inferior**: versorgt Harnblasengrund und Prostata bzw. Vagina.

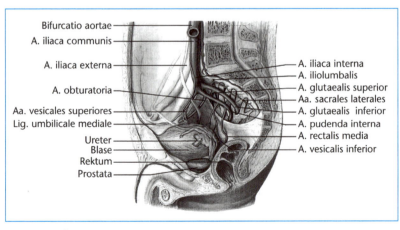

Abb. **13.3**: Äste der A. iliaca interna

13.8 Leitungsbahnen des Beckens

- **A. rectalis media**: anastomosiert am Rektum mit den Aa. rectalis superior und inferior.
- **A. uterina**: entspricht der A. ductus deferentis des Mannes. Sie überquert den Ureter und gelangt durch das Lig. latum zur Cervix uteri. Dort gibt sie die A. vaginalis nach kaudal ab, während der Hauptstamm am Uterus aufsteigt.

Venen

Venen schließen sich den Arterien an. Der venöse Abfluss erfogt hauptsächlich zur V. pudenda interna und von dort in die V. iliaca interna. Diese bildet mit der V. iliaca externa die V. iliaca communis.
- **Viszerale Zuflüsse** gehen von Plexus um die Beckenorgane aus: Plexus venosus sacralis/rectalis/vesicalis/prostaticus/uterinus/vaginalis.
- **Parietale Zuflüsse** begleiten die entsprechenden Arterien.

Lymphknoten

Nodi lymphatici liegen im gesamten Beckenbereich um die Gefäße verteilt.

Nerven

Durch das Becken ziehen sowohl somatische als auch autonome **Nerven**.
- **Somatisches System**: Die Äste verlaufen im subperitonealen Bindegewebe und kommen aus dem Plexus lumbosacralis und dem Plexus coccygeus, ↗ Abb. 13.4.
  - **Plexus lumbalis** (L_{2-4}): die Äste liegen an der Rumpfwand und der Wand des großen Beckens. Nur der N. obturatorius gelangt in das kleine Becken und zum Canalis obturatorius.
  - **Plexus sacralis** ($L_5 - S_3$): Die Wurzeln befinden sich vor dem M. piriformis und liegen der hinteren Beckenwand an. Wichtige Äste sind der N. gluteus superior, der N. gluteus inferior, N. cutaneus femoris posterior, N. ischiadicus und der N. pudendus. Rr. musculares innervieren den M. levator ani und M. coccygeus.

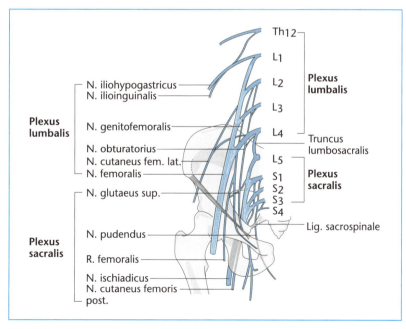

Abb. **13.4**: Plexus lumbosacralis

- **Autonomes System**: Die Fasern ziehen durch das subperitoneale Bindegewebe zu den Beckeneingeweiden.
  - **Sympathikus**: Fasern des Truncus sympathicus setzen sich in das kleine Becken fort und bilden auf der Rückseite des Os sacrum die Ganglia sacralia. Aus diesen entspringen die Nn. splanchnici sacrales, die die Eingeweide innervieren.
  - **Parasympathikus**: Die Fasern kommen aus S_{2-5} und verlassen das Rückenmark als Nn. splanchnici pelvini mit der Radix anterior des Spinalnerven. Sie werden wegen ihrer vasodilatatorischen Funktion auf die Schwellkörper auch Nn. erigentes genannt.
  - Zusätzlich erreichen sympathische und parasympathische Fasern die Organe als Fortsetzung des Plexus aorticus abdominalis. Diese Fasern bilden den Plexus hypogastricus superior und weiter kaudal den Plexus hypogastricus inferior. Zu den einzelnen Organen werden wiederum Geflechtzüge abgegeben.

14 Hals (Collum)

Lage — obere Grenze · untere Grenze

- Die **obere Grenze** entspricht einer gedachten Linie von der Basis mandibulae zum Proc. mastoideus und entlang der Linea nuchae superior zur Protuberantia occipitalis externa.
- Die **untere Grenze** entsteht durch die Incisura jugularis, die Klavikula, das Akromion und die Vertebra prominens.

Gliederung

- Regio cervicalis anterior · Regio sternocleidomastoidea · Regio cervicalis lateralis · Regio cervicalis posterior

Oberfläche: Vier Regionen lassen sich voneinander trennen.

Vordere Halsgegend

- **Regio cervicalis anterior**: ist dreieckig und wird durch die Mm. sternocleidomastoidei und den Unterrand der Mandibula begrenzt. Die Spitze des Dreiecks liegt in der Fossa jugularis, die beiden anderen Eckpunkte am Angulus mandibulae.

! Der dreieckigen Form wegen spricht man auch vom Trigonum cervicale anterius!

Kopfwendergegend

- **Regio sternocleidomastoidea**: entspricht dem Gebiet des M. sternocleidomastoideus.

Seitliche Halsgegend

- **Regio cervicalis lateralis**: wird vorne durch den Hinterrand des M. sternocleidomastoideus, hinten durch den Vorderrand des M. trapezius begrenzt.

Hintere Halsgegend

- **Regio cervicalis posterior**: beginnt hinter dem Vorderrand des M. trapezius und wird auch als Nackengegend (Regio nuchalis) bezeichnet.

Schnittbilder: Zentral liegt der Eingeweideraum mit den Halsorganen. Dieser wird von Muskeln und Faszien eingehüllt. Die Gefäß-Nerven-Straßen verlaufen dorsolateral.

14.1 Muskeln

Mundbodenmuskulatur

! Die Internationale Nomenklatur zählt den Mundboden zum Hals. Da er aber von Muskeln gebildet wird, die teils Zungenmuskeln sind, teils zur suprahyalen Muskulatur gerechnet werden, soll hier eine Übersicht gegeben werden. Genaueres zu den Zungenmuskeln findet sich in Kap. 15.4.2. Die Zungenbeinmuskeln werden unten besprochen!

Oberflächliche Halsmuskeln — Platysma · M. sternocleidomastoideus

14 Hals (Collum)

Platysma	U	Basis mandibulae, Fascia parotidea
	A	Fascia pectoralis
	I	R. colli des N. facialis (VII)
	F	gehört funktionell zur mimischen Muskulatur und spannt die Haut des Halses
M. sternocleido-mastoideus	U	• Caput mediale: Manubrium sterni • Caput laterale: Clavikula
	A	Proc. mastoideus, Linea nuchae superior
	I	N. accessorius (XI), Plexus cervicalis
	F	• einseitig: Beugung nach ipsilateral, Rotation nach kontralateral, Heben des Gesichtes • beidseitig: Beugung nach ventral, Heben des Gesichtes

Tab. **14.1**: Oberflächliche Halsmuskeln

Suprahyale Muskulatur   M. mylohyoideus · M. digastricus · M. stylohyoideus · M. geniohyoideus

M. mylohyoideus	U	Mandibula
	A	Raphe mylohyoidea und Os hyoideum
	I	N. mylohyoideus (Ast von V_3)
	F	hebt das Zungenbein beim Schlucken, öffnet den Kiefer
M. digastricus	U	• Venter anterior: Cornu minor des Zungenbeins • Venter posterior: Incisura mastoidea des Os temporale
	A	Fossa digastrica
	I	• Venter anterior: N. mylohyoideus (Ast von V_3) • Venter posterior: N. facialis (VII)
	F	hebt das Zungenbein beim Schlucken, öffnet den Kiefer
M. stylohyoideus	U	Proc. styloideus
	A	Cornu minor des Zungebeins
	I	N. facialis (VII)
	F	hebt das Zungebein beim Schlucken
M. geniohyoideus	U	Mandibula oberhalb des M. mylohyoideus
	A	Corpus ossis hyoidei
	I	C_2
	F	zieht das Zungenbein nach ventral

Tab. **14.2**: Suprahyale Muskulatur

Infrahyale Muskeln   M. sternohyoideus · M. sternothyroideus · M. thyrohyoideus · M. omohyoideus

14.1 Muskeln

M. sternohyoideus	U	Manubrium sterni
	A	Corpus ossis hyoidei
	F	senkt das Os hyoideum
M. sternothyroideus	U	Manubrium sterni, 1. Rippe
	A	Schildknorpel
	F	senkt den Kehlkopf
M. thyrohyoideus	U	Schildknorpel
	A	Corpus ossis hyoidei
	F	senkt das Zungenbein, hebt den Kehlkopf
M. omohyoideus	U	• Venter superior: Corpus ossis hyoidei • Venter inferior: Lig. transversum scapulae
	A	Beide Bäuche sind über eine Aponeurose miteinander verbunden. Diese entsendet Fasern in die Karotisscheide.
	F	senkt das Zungenbein, spannt die Lamina praetrachealis

Tab. **14.3**: Infrahyale Muskulatur

Die gesamte infrahyale Muskulatur wird durch die Ansa cervicalis innerviert.

Prävertebrale Muskeln und Skalenusgruppe Mm. scalenus anterior/medius/posterior · M. longus colli · M. longus capitis · M. rectus capitis anterior

Prävertebrale Muskeln

- M. longus colli	U	Corpus vertebrae C_6 – Th_2, Procc. transversi von C_{1+2}
	A	Corpus vertebrae C_{1-3}, Tuberculum anterior antlantis, Procc. transversi C_{5-7}
- M. longus capitis	U	Tuberculum anterior der Procc. transversi von C_3
	A	Os occipitale
- M. rectus capitis anterior	U	Proc. transversus atlantis
	A	Os occipitale
M. scalenus anterior	U	Proc. transversus C_{3-6}
	A	Tuberculum musculi scaleni der 1. Rippe
M. scalenus medius	U	Proc. transversus C_{1-7}
	A	1. Rippe
M. scalenus posterior	U	Proc. transversus C_{5+6}
	A	2. Rippe

Tab. **14.4**: Prävertebrale Muskeln und Skalenusgruppe

! **Vordere Skalenuslücke**: liegt vor dem M. scalenus anterior, hinter dem M. sternocleidomastoideus und wird von der V. subclavia durchquert.

14 Hals (Collum)

> **Hintere Skalenuslücke:** öffnet sich als Spalt zwischen den Ursprüngen der Mm. scaleni anterior und medius, durch den der Plexus brachialis und die A. subclavia ziehen!

	prävertebrale Muskeln	Mm. scaleni
Innervation	erfolgt gemeinsam aus den Rr. ventrales der Nn. cervicales	
Funktion	einseitig neigen und drehen sie den Kopf nach ipsilateral	
	beidseitig beugen sie den Hals nach ventral	beidseitig heben sie die 1. und 2. Rippe und dienen als Atemhilfsmuskeln

Tab. **14.5**: Innervation und Funktion der prävertebralen Muskeln und der Mm. scaleni

 Skalenussyndrom: Bei Arthrose der kleinen Wirbelgelenke (zervikale Spondylarthrose) können reflektorische Muskelverspannungen eine Kompression der A. subclavia und des Plexus brachialis bewirken. Die Folge sind Schmerzen in HWS, Schulter, Arm und Hand.

14.2 Halsfaszien und Verschieberäume

Faszienblätter Lamina superficialis · Lamina praetrachealis · Lamina praevertebralis

Die Halsfaszie lässt sich in drei Blätter gliedern, ↗ Abb. 14.1.

- Oberflächliches Faszienblatt
  - **Lamina superficialis:** liegt unter dem Platysma und umgibt den Hals vollständig. Sie ist an der Unterkante der Mandibula, dem Schlüsselbein und dem Manubrium sterni befestigt. Ventral hüllt sie den M. sternocleidomastoideus ein. In Faszienta-

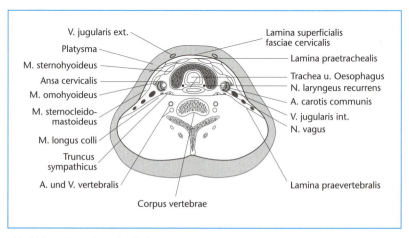

Abb. **14.1**: Querschnitt durch den Hals

schen liegen die Gll. submandibularis und parotidea. Dorsal geht sie in die Fascia nuchae über. Kranial schließen sich die Fascia masseterica und die Fascia parotidea an. Kaudal steht sie mit der Fascia pectoralis in Kontakt.

- Mittleres Faszienblatt

- **Lamina praetrachealis**: liegt vor der Trachea und erstreckt sich dreieckig zwischen den kranialen Bäuchen der Mm. omohyoidei. Die Basis des Dreiecks befindet sich an der Klavikula und an der Innenseite des Sternums. Die Spitze ist am Os hyoideum befestigt. Das mittlere Blatt der Halsfaszie umschließt die infrahyale Muskulatur und entsendet Fasern in die Karotisscheide (s. u.). In der Medianlinie ist es mit der Lamina superficialis verbunden. Zwischen dem Faszienblatt und den Halseingeweiden liegt als bindegewebiger Verschiebespalt das Spatium praeviscerale.

> Die Kontraktion des M. omohyoideus spannt die Karotisscheide. Das Lumen der darin liegenden V. jugularis interna wird durch den entstehenden Zug offengehalten.

- Tiefes Faszienblatt

- **Lamina praevertebralis**: bedeckt die tiefen Halsmuskeln und die Mm. scaleni. Sie reicht von der Schädelbasis bis zum Brustkorb und geht dort in die Fasia endothoracica über. Dorsal ist sie an der HWS fixiert. Im Thoraxbereich geht sie in die Fascia endothoracica über. Außerdem liegt sie dem Truncus sympathicus, dem Plexus brachialis und der A. subclavia auf.

Bindegewebsräume

Spatium praeviscerale · Spatium retropharyngeum · Spatium lateropharyngeum

Durch die Faszienblätter lassen sich drei bindegewebige Verschieberäume abgrenzen.
- **Spatium praeviscerale**: entsteht zwischen mittlerem Faszienblatt sowie Trachea und Schilddrüse.
- **Spatium retropharyngeum**: liegt zwischen tiefem Faszienblatt sowie Pharynx und Ösophagus.
- **Spatium lateropharyngeum**: wird dorsal durch das tiefe Faszienblatt, lateral durch den M. pterygoideus medialis begrenzt. In diesem seitlich gelegenen Raum befinden sich die Leitungsbahnen des Halses.

Der **retroviszerale Bindegewebsraum** mündet durch die Fortsetzung der Halsfaszie in die Fascia endothoracica in das Mediastinum. Auf diesem Weg können sich Entzündungen vom Hals auf das Mediastinum ausbreiten.

14 Hals (Collum)

14.3 Halsorgane

sind Pharynx, Larynx, Schilddrüse und Nebenschilddrüse.

14.3.1 Pharynx (Rachen, Schlund)

Lage Schädelbasis · Ösophagusmund · Ringknorpel · C_6

Der Rachen beginnt an der Schädelbasis und endet in Höhe des Ringknorpels (C_6) am Ösophagusmund.

Abschnitt	Lage
Pars nasalis pharyngis	reicht von der Schädelbasis bis zum freien Rand des Velum palatinum
Pars oralis pharyngis	erstreckt sich von der Uvula bis zur Epiglottis (= Kehldeckel)
Pars laryngea pharyngis	beginnt am Unterrand der Epiglottis und endet am Ösophagusmund

Tab. **14.6**: Lage der einzelnen Pharynxanteile

Aufbau Pars nasalis pharyngis · Pars oralis pharyngis · Pars laryngea pharyngis · Fascia pharyngobasilaris · Raphe pharyngis · Choanen · Isthmus faucium · Aditus laryngis · Ösophagusmund · Schlundschnürer · Schlundheber

Die drei Pharynxabschnitte kann man ohne scharfe Grenzen voneinander trennen.

Epipharynx
- **Pars nasalis pharyngis**
  - **Tonsilla pharyngea** (Rachenmandel): liegt im Rachendach der Schädelbasis an.
  - Mündung der Ohrtrompete (Ostium pharyngeum tubae auditivae): findet sich an der Seitenwand am hinteren Ende der Concha nasalis inferior. Nahe dieser Mündung liegt die Tonsilla tubaria.
  - **Torus tubarius** (Tubenwulst): wölbt sich um das Ostium pharyngeum tubae auditivae vor. Hinter dem Torus sinkt die Rachenwand zum Recessus pharyngeus ein.
  - **Plica salpingopharyngea**: zieht vom hinteren Ende des Wulstes nach unten. Sie wird durch den M. salpingopharyngeus aufgeworfen. Das lymphatische Gewebe in der Umgebung der Plica nennt man Seitenstrang.

Mesopharynx
- **Pars oralis pharyngis:** Auffällig sind drei Falten, die von der Zungenwurzel zum Kehldeckel ziehen. Dies sind die Plica glossoepiglottica mediana in der Mitte und beidseits die Plicae glossoepiglotticae laterales.

Hypopharynx
- **Pars laryngea pharyngis**
  - **Kehldeckel** (Epiglottis): ragt in den Speiseweg hinein und lenkt den Speisebrei am Kehlkopf vorbei in den Ösophagus.

14.3 Halsorgane

- **Recessus piriformis** nennt man die Schleimhautbuchten neben dem Kehlkopf. Sie dienen als Hauptspeiseweg.
- **Aditus laryngis** ist der Kehlkopfeingang. Er wird oben vom Kehldeckel begrenzt, seitlich und unten von der Plica aryepiglottica.

Bauplan

- **Wandbau**: Der Pharynx ist ein mit Schleimhaut bedeckter Muskelschlauch von 12–15 cm Länge. Die Fascia pharyngobasilaris ist ein muskelfreier Bereich an der Hinterwand. Als Raphe pharyngis bezeichnet man die Bindegewebsnaht der Hinterwand, an der die Schlundschnürer ansetzen. Sie ist am Os occipitale befestigt.
- **Öffnungen**: Dorsal und lateral ist der Rachen dicht verschlossen. Nach ventral hingegen gibt es vier Öffnungen.
  - Choanen: bilden paarig den Übergang in die Nasenhöhlen,
  - Isthmus faucium (Schlundenge): Fortsetzung des Pharynx bis zur Mundhöhle.
  - Aditus laryngis: bezeichnet den Kehlkopfeingang,
  - Ösophagusmund: markiert den Beginn des Ösophagus.
- **Muskeln** sind quergestreift und gliedern sich in Schlundschnürer (M. constrictor pharyngis) und Schlundheber (M. stylopharyngeus).

M. constrictor pharyngis	U	• Pas superior: Proc. pterygoideus, Mandibula, Pars petrosa des Os temporale • Pars medius: Os hyoideum • Pars inferior: Schild- und Ringknorpel
	A	Alle Anteile vereinigen sich in der Raphe pharyngis. Über sie ist der Pharynx an der Schädelbasis aufgehängt.
M. stylopharyngeus	U	Proc. styloideus
	A	laterale Schlundwand
M. palatopharyngeus	U	Palatum molle (weicher Gaumen)
	A	dorsale Schlundwand, Hinterrand des Schildknorpels
M. salpingo-pharyngeus	U	Knorpel der Tuba auditiva
	A	laterale Schlundwand

Tab. **14.7**: Ursprung und Ansatz der Pharynxmuskulatur

Ösophagusdivertikel: Am Eingang zum Ösophagus wird die Muskulatur umgeordnet.
- In der Pars laryngea pharyngis liegen innen längsverlaufende, außen ringförmige Fasern der Rachenmuskulatur.
- Im Ösophagus selber liegt innen die Ring-, außen die Längsmuskelschicht. Durch diese Umordnung entstehen an der Hinterwand muskelschwache Areale, die sich zu Divertikeln ausstülpen können!

Gefäßversorgung und Innervation

- A. pharyngea ascendens · Rr. pharyngei · Plexus pharyngealis
- N. vagus · N. glossopharyngeus · N. maxillaris

14 Hals (Collum)

Gefäße
- **Arterien**: Die A. pharyngea ascendens sowie Rr. pharyngei der A. lingualis, der Aa. thyroidea superior und inferior treten von lateral an den Rachen heran.
- **Venen**: Plexus pharyngealis nennt man das Geflecht im Hypopharynx, das sich sowohl innerhalb als auch außerhalb der Muskelwand findet.

Nerven
- **Motorisch** werden die Schlundschnürer vom N. vagus (X) innerviert. Die Schlundheber steuert der N. glossopharyngeus (IX). Die Rr. pharyngei der beiden Hirnnerven bilden den Plexus pharyngeus.
- **Sensible Fasern** erreichen den Pharynx über drei Nerven. Dies ist durch die Entwicklung zu erklären (s. u.).
  - N. maxillaris (V_2): zieht zum Rachendach und der Umgebung des Ostium pharyngeum tubae auditivae,
  - N. glossopharyngeus (IX): innerviert die Zungenwurzel, die Tonsilla palatina, den unteren Teil der Pars nasalis pharyngis und die Pars oralis pharyngis,
  - N. vagus (X): erreicht die Pars laryngea pharyngis.

Histologie und Funktion

Tunica mucosa · Pharynxmuskulatur · Schluckakt

Feinbau: Die Schleimhaut liegt der Pharynxmuskulatur direkt auf. Eine Bindegewebsschicht fehlt! Die **Tunica mucosa** besteht aus drei Lagen.
- **Lamina propria mucosa**: kommt im nasalen Abschnitt nur mit Atemluft in Kontakt. Entsprechend handelt es sich dort um mehrreihiges Flimmerepithel mit Becherzellen. Die Gll. pharyngeales sind seromukös. In den anderen Teilen des Rachens ist die Oberfläche auch dem Speisebrei ausgesetzt. In diesen Teilen findet sich mehrschichtig unverhorntes Plattenepithel mit rein mukösen Gll. pharyngeales.
- **Lamina muscularis mucosae**: fehlt völlig.
- **Tela submucosa**: ist oberhalb des M. constrictor pharyngis zur Fascia pharyngobasilaris verstärkt. Im unteren Bereich enthält sie das Venengeflecht des Pexus pharyngeus.

Schluckakt

Aufgabe des Rachens ist die Koordination der Atmung und des Schluckens.
Der **Schluckakt** selber lässt sich in vier Abschnitte gliedern.
- **Transport der Nahrung aus der Mundhöhle durch den Rachen**: Die Kontraktion der Mundbodenmuskulatur hebt das Os hyoideum an und schiebt es nach vorne. M. hyoglossus und M. styloglossus ziehen die Zunge nach hinten und drücken sie gegen den hinteren Gaumen. Der Speisebrei kann nur nach hinten ausweichen und wird durch den Isthmus faucium in den Pharynx geschoben.
- **Verschluss des Nasenrachenraumes**: Durch Kontraktion der Mm. levator veli palatini und tensor veli palatini wird das Gaumensegel angehoben und horizontal gestellt. Gleichzeitig wölbt der M. constrictor pharyngis superior den Passavant-Ringwulst dem Velum palatinum entgegen.
- **Verschluss des Kehlkopfeingangs**: Der M. thyrohyoideus zieht die Cartilago *thyroid*ea an das Os *hyoid*eum. Der Kehldeckel wird über den Aditus laryngis geklappt, die Stimmritze wird verschlossen. Durch den Recessus piriformis gelangt die Nahrung an der Epiglottis vorbei in den Ösophagusmund.
- Der **kontinuierliche Transport durch den Ösophagus** zum Magen wird durch peristaltische Wellen sichergestellt.

! Die **Entwicklung der Halseingeweide** ist eng miteinander verflochten. Sie wird deshalb am Ende dieses Abschnittes zusammenfassend behandelt!

14.3.2 Waldeyer-Rachenring

bezeichnet die lymphatischen Organe des Rachens.

Lage

Fossa tonsillaris · Rachendach · Tuba auditiva · Zungengrund

- **Tonsilla palatina** (Gaumenmandel): liegt in der Fossa tonsillaris zwischen beiden Gaumenbögen.
- **Tonsilla pharyngealis** (Rachenmandel): findet sich am Rachendach.
- **Tonsilla tubaria**: gruppiert sich um die Öffnungen der Tuba auditiva und setzt sich kaudal in den Seitenstrang fort.
- **Tonsilla lingualis**: liegt am Zungengrund.

Histologie und Funktion

Epithel · Körperabwehr

Feinbau: Bis auf das Oberflächenepithel unterscheiden sich die Mandeln nicht.

Tonsille	Histologie
Tonsilla palatina	mehrschichtig unverhorntes Plattenepithel, auf dessen Oberfläche muköse Drüsen münden
Tonsilla lingualis	mehrschichtig unverhorntes Plattenepithel mit mukösen Drüsen, die in Epitheleinsenkungen münden
Tonsilla pharyngealis	mehrreihiges Flimmerepithel mit Becherzellen
Tonsilla tubaria	mehrreihiges Flimmerepithel mit seromukösen Drüsen

Tab. **14.8**: Differentialdiagnose der Tonsillen

Aufgaben: Die Tonsillen dienen, wie andere lymphatische Organe auch, der Körperabwehr und sind für Erreger zuständig, die über Mund oder Nase eindringen.

Polypen nennt man die Hyperplasie der Rachenmandeln. Bei Kindern entstehen sie vermutlich durch rezidivierende Infekte. Durch die Hyperplasie ist die Nasenatmung behindert. Die Kinder atmen durch den geöffneten Mund, was den etwas dümmlichen Gesichtsausdruck bewirkt (Facies adenoidea). Therapie erfolgt durch Abtragung der Hyperplasie.

Weitere Informationen zum Aufbau der lymphatischen Organe finden sich in Kap. 6.

14.3.3 Larynx (Kehlkopf)

Lage

Os hyoideum · Lamina praetrachealis · infrahyale Muskulatur · Lobus pyramidalis · Cartilago cricoidea · A. thyroidea superior · Pharynx · Leitungsbahnen

- Der Larynx liegt unter dem Zungenbein hinter der Lamina praetrachealis der Halsfaszie.
- Beim Mann projiziert er sich auf die Höhe von $C_{5/6}$, bei der Frau liegt er etwa einen Wirbel höher.
- Nachbarschaftsbeziehungen des Larynx

14 Hals (Collum)

ventral und ventrolateral	infrahyale Muskulatur, Lobus pyramidalis der Schilddrüse (s. u.)
lateral	Cartilago cricoidea, A. thyroidea superior
dorsal und dorsolateral	Die Hinterwand des Kehlkopfes ist zugleich Vorderwand der Pars laryngea pharyngis. Lateral ziehen die Leitungsbahnen entlang.

Aufbau

- Plica vestibularis · Plica vocalis · Rima vestibuli · Rima glottidis · Vestibulum laryngis · Cavitas laryngis intermedia · Cavitas infraglottica
- Cartilago thyroidea · Cartilago cricoidea · Cartilago arytaenoidea · Epiglottis · Cartilago corniculata · Cartilago cuneiformis · Cartilago triticea · Cartilagines sesamoideae · Articulatio cricothyroidea · Articulatio cricoarytaenoidea · Lig. vocale · Membrana fibroelastica laryngis · Membrana thyrohyoidea
- innerer Kehlkopfmuskel · äußere Kehlkopfmuskeln

Übersicht,
↗ Abb. 14.2

Zwei Falten ragen von jeder Seite in die Kehlkopflichtung. Die obere wird Plica vestibularis genannt, die untere Plica vocalis (Stimmlippe).

Zwei Engstellen entstehen zwischen beiden Falten: die Rima vestibuli und die Rima glottidis (Stimmritze). In Ruhe ist die Stimmritze etwa dreieckig geformt, in Respirationsstellung entfernen sich die Stimmlippen (Stimmbänder) voneinander, in Phonationsstellung werden die Stimmbänder geschlossen!

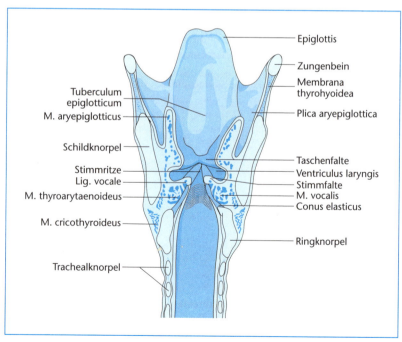

Abb. **14.2**: Gliederung des Kehlkopfs

14.3 Halsorgane

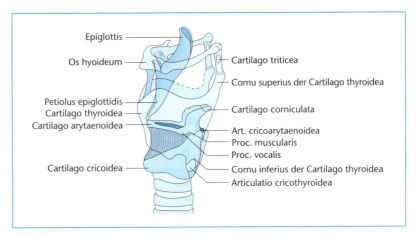

Abb. **14.3**: Kehlkopfskelett

Drei Stockwerke werden durch die beiden Rimae voneinander getrennt.
- **Vestibulum laryngis**: erstreckt sich zwischen Aditus laryngis (Kehlkopfeingang) und Rima vestibuli.
- **Cavitas laryngis intermedia** (Glottis): beginnt an der Rima vestibuli und reicht bis zur Rima glottidis. Seitlich stülpt sich die Morgagni-Tasche (Kehlkopftasche) aus.
- **Cavitas infraglottica** (subglottischer Raum): von der Stimmritze bis zum Beginn der Luftröhre.

Kehlkopfskelett

Vier große Knorpel bilden das Gerüst des Kehlkopfes, ↗ Abb. 14.3.
- **Cartilago thyroidea** (Schildknorpel) mit Lamina dextra/sinistra, Cornu superius/inferius, Incisura superior und Prominentia laryngea.
- **Cartilago cricoidea** (Ringknorpel) mit der Lamina cartilagines cricoideae und dem Arcus cartilaginis cricoideae.
- **Cartilago arytaenoidea** (Aryknorpel) mit Proc. vocalis, Proc. muscularis und Apex cartilaginis arytaenoideae.
- **Epiglottis** (Kehldeckel) mit Petiolus epiglottidis.

Vier kleine Knorpel sollte man benennen können: Cartilago corniculata, Cartilago cuneiformis, Cartilago triticea und die Cartilagines sesamoideae.

Bänder und Gelenke

Zwei Gelenke sorgen für die Beweglichkeit des Kehlkopfes.
- Articulatio cricothyroidea zwischen Ringknorpel und Cornu inferius des Schildknorpels,
- Articulatio cricoarytaenoidea zwischen Aryknorpel und Oberrand des Ringknorpels.

Drei Bänder verleihen dem Skelett zusätzlichen Halt.
- **Lig. vocale**: zieht von der Innenfläche des Schildknorpels zum Proc. vocalis des Aryknorpels. Beide Bänder sind von Kehlkopfschleimhaut bedeckt und bilden die Plica vocalis.
- **Membrana fibroelastica laryngis**: ist die mit reichlich elastischen Fasern ausgestattete Tela submucosa des Kehlkopfs.
- **Membrana thyrohyoidea**: spannt sich zwischen Schildknorpel und Zungenbein aus.

14 Hals (Collum)

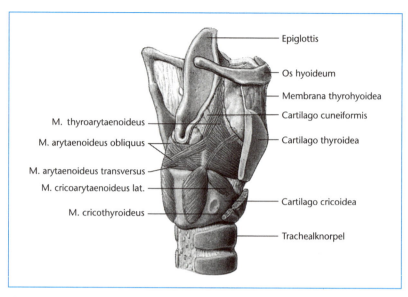

Abb. **14.4**: Kehlkopfmuskeln von dorsal-lateral

Muskeln		Die vier großen Knorpel sind durch Muskeln miteinander verbunden. Der M. cricothyroideus ist der einzige äußere Kehlkopfmuskel. Alle anderen gehören zur inneren Kehlkopfmuskulatur, ↗ Abb. 14.4.
M. cricothyroideus	U	Arcus cartilaginis cricoideae
	A	Lamina cartilaginis thyroideae
M. cricoarytaenoideus posterior (Postikus)	U	Lamina cartilaginis des Ringknorpels
	A	Proc. muscularis des Aryknorpels
M. thyroarythaenoideus (Externus)	U	Innenfläche des Schildknorpels
	A	Cartilago arytaenoidea
M. arytaenoideus transversus	U	Proc. muscularis des Aryknorpels einer Seite
	A	Proc. muscularis des Aryknorpels der anderen Seite
M. arytaenoideus obliquus	U	Proc. muscularis des Aryknorpels einer Seite
	A	Apex des Aryknorpels der anderen Seite
M. vocalis	U	Innenfläche des Schildknorpels
	A	Proc. vocalis des Aryknorpels
M. cricoarytaenoideus lateralis	U	Arcus cartilaginis des Ringknorpels
	A	Proc. muscularis des Aryknorpels

Tab. **14.9**: Ursprung und Ansatz der Kehlkopfmuskeln

14.3 Halsorgane

Gefäßversorgung und Innervation

A. laryngea superior · A. laryngea inferior · N. laryngeus superior · N. laryngeus recurrens

Gefäße
- **Zwei Arterien** versorgen den Kehlkopf: die A. laryngea superior als Ast der A. thyroidea superior und die A. laryngea inferior als Ast der A. thyroidea inferior.
- **Venen** folgen den Arterien und bilden an der Kehlkopfhinterwand den Plexus laryngeus.

Nerven des Larynx sind Äste des N. vagus (X).
- **N. laryngeus superior**: führt motorische Fasern zum M. cricothyroideus und versorgt sensibel den oberen Larynxbereich bis zur Stimmritze.
- **N. laryngeus recurrens**: enthält motorische Fasern für alle übrigen Kehlkopfmuskeln und innerviert sensibel den subglottischen Raum.

Histologie und Funktion

- Plattenepithel/Flimmerepithel · quergestreifte Muskulatur · hyaliner/elastischer Knorpel
- Schluß/Öffnen der Stimmritze · Spannen des Stimmbandes

Feinbau
- Die **Schleimhaut** liegt dem Knorpel direkt auf. Am Aditus laryngis und den Stimmlippen wird sie von mehrschichtig unverhorntem Plattenepithel gebildet. Alle übrigen Bereiche weisen mehrreihiges Flimmerepithel und gemischte Gll. laryngeales auf.
- **Mm. laryngis** sind quergestreifte Skelettmuskeln.
- Schildknorpel, Ringknorpel und Teile des Aryknorpels sind aus hyalinem Knorpel. Sie verknöchern im Alter. Die Epiglottis, Teile des Aryknorpels und die kleinen Knorpel sind hingegen aus elastischem Knorpel!

Glottisödem ist eine ungenaue klinische Bezeichnung für das akute Kehlkopfödem. Es findet sich im Bereich der Epiglottis und der Plica aryepiglottica. Ursache können Allergie (z. B. Insektenstiche), Virusinfektionen und Angina sein. Die Kehlkopfschleimhaut kann dabei so stark anschwellen, dass die Intubation oder Tracheotomie indiziert sind.

Aufgaben
- Beim Schlucken und Husten werden die Luftwege abgedichtet.
- Beim Sprechen wird die Stimmritze verschlossen. Die Stimmbänder geraten durch den Luftstrom in Schwingung und erzeugen dabei einen Ton. Die Worte selber werden durch Zunge, Gaumen, Zähne und Lippen geformt.

Bei der **Laryngektomie** (z.B. bei Tumoren) werden nicht nur die Stimmbänder samt Kehlkopf entfernt, sondern auch das kraniale Tracheaende mit der Haut vernäht. Die Patienten können nur noch flüsternd sprechen. Mittlerweile kann man diese tonlose Sprache durch Kehlkopfmikrofone verstärken!

- Die **Kehlkopfmuskeln** haben folgende Aufgaben:

	Muskeln/Funktion	Innervation
Stimmritzenöffner	• M. cricoarytaenoideus posterior (öffnet als einziger die gesamte Stimmritze) • M. cricoarytaenoideus lateralis (öffnet nur die Pars intercartilaginea)	N. laryngeus inferior
Stimmritzenschließer	• M. cricoarytaenoideus lateralis (verschließt nur die Pars Intermembranacea) • Mm. arytaenoideus transversus und obliquus (verschließen die Pars intercartilaginea) • M. thyroarytaenoideus	
Stimmbandspanner	• M. vocalis • M. thyroarythaenoideus	
	• M. cricothyroideus	R. externus des N. laryngeus superior

Tab. **14.10**: Funktion und Innervation der Kehlkopfmuskeln

14.3.4 Schilddrüse (Glandula thyroidea)

Lage

- Schildknorpel · HWK 6–7 · Trachea
- Lamina praetrachealis · M. sternohyoideus · M. sternothyroideus · Ösophagus · Trigonum caroticum · obere Thoraxapertur
- N. laryngeus recurrens · Karotisscheide

Orientierung

Die Schilddrüse liegt unterhalb des Schildknorpels in Höhe des 6.–7. HWK vor der Trachea.

Richtung	Struktur
ventral	wird sie vom mittleren Blatt der Halsfaszie (Lamina praetrachealis der Fascia cervicalis) bedeckt
dorsal	liegen ihr die Nebenschilddrüsen an (s. u.)
lateral	• liegen ihr die Mm. sternohyoideus und sternothyroideus auf • berühren die Seitenlappen den Ösophagus
kranial	erreicht der obere Rand das Trigonum caroticum
kaudal	sollte der untere Rand die obere Thoraxapertur nicht unterschreiten

Tab. **14.11**: Grenzen der Schilddrüse

Lagebeziehungen

In einer Rinne zwischen Ösophagus, Trachea und der Drüse selber verläuft der N. laryngeus recurrens. Dorsolateral der Schilddrüse liegen in der Karotisscheide die A. carotis communis, die V. jugularis interna und der N. vagus.

 Schilddrüsenvergrößerung (Struma): Ösophagus und Trachea können mechanisch beeinträchtigt werden!

14.3 Halsorgane

 Schilddrüsen-OP: Der N. laryngeus recurrens kann zerstört werden (einseitig resultiert Heiserkeit, beidseitig führt es zur Stimmbandlähmung)!

Aufbau
- Capsula fibrosa · Karotisscheide · Capsula interna
- Lobus dexter/sinister · Isthmus glandulae thyroideae · Lobus pyramidalis

Will man die Schilddrüse operativ erreichen, muss man zwei Kapseln eröffnen.

Äußere Kapsel
- **Capsula fibrosa**: geht aus der Lamina praetrachealis der Halsfaszie hervor und ist mit Karotisscheide, Trachea und Kehlkopf verwachsen. Dadurch erscheint die Drüse tatsächlich eingekapselt. Zudem folgt sie so den Schluckbewegungen des Kehlkopfes.

Innere Kapsel
- **Capsula interna**: ist die eigentliche Organkapsel.

! Einige Autoren beschreiben, dass die äußere Kapsel von der Halsfaszie unabhängig sei. Hier sollte man sich nicht verwirren lassen: Wichtig ist, dass die Topographie verstanden wird!

Struktur

Gliederung: Kleine Bindegewebszüge unterteilen die Schilddrüse in einen rechten und einen linken Lappen. Der Isthmus glandulae thyroideae verbindet beide Lappen miteinander. Innerhalb der Lappen liegen zahlreiche Follikel (kolloidgefüllte Bläschen).

! Etwa 50 % der Menschen besitzen einen Lobus pyramidalis als Rest des embryonalen Ductus thyreoglossus.

 Koniotomie: Beim Luftröhrenschnitt parallel zum Trachealknorpel ist neben dem Kehlkopf auch der Lobus pyramidalis gefährdet!

Gefäßversorgung und Innervation
- Aa. thyroidea sup./inf. · Vv. thyroideae superiores/mediales · Plexus thyroideus impar
- Nn. laryngeus sup./inf.

Die Gefäße treten beidseits von hinten an das Organ heran.

Schilddrüsenabschnitt	Arterien	Verlauf
oberes Drittel	A. thyroidea superior	kommt aus der A. carotis externa
mittleres und unteres Drittel	A. thyroidea inferior	ist ein Ast des Truncus thyrocervicalis

Arterien

Venen

oberes Drittel	V. thyroidea superior	münden in die V. jugularis interna
mittleres Drittel	Vv. thyroideae mediae	
unteres Drittel	Plexus thyroideus impar	fließt in die V. brachiocephalica sinistra

Tab. **14.12**: Gefäßversorgung der Schilddrüse

14 Hals (Collum)

> ❗ Bei 10 % der Menschen versorgt zusätzlich eine A. thyroidea ima aus dem Truncus brachiocephalicus oder der Aorta die Schilddrüse.

Nerven: Die Nn. laryngei superior und inferior (Äste des N. vagus) führen sensible und parasympathische Fasern zur Schilddrüse.

Hyperthyreose (Schilddrüsenüberfunktion): Strömungsgeräusche aus den Aa. thyroideae an der Halsoberfläche mit dem Stethoskop zu hören!
Bei **Schilddrüsen-Operationen** können alle vier Gefäße abgeklemmt werden, da Kollateralkreisläufe die Versorgung gewährleisten!

Histologie und Funktion

- Trijodthyronin · Thyroxin · Follikel
- Follikelepithel bei aktivem/inaktivem Organ · C-Zellen · Kalzitonin

T_3 und T_4

Die Aufgabe der Schilddrüse ist die Produktion der jodhaltigen Hormone Trijodthyronin (T_3) und Thyroxin (T_4).
- **Steuerung**: Die Synthese und Ausschüttung wird durch das Hypothalamus-Hypophysen-System reguliert.
- **Speicherung**: erfolgt in den Follikeln.
- **Funktion**: Nach Abgabe in das Blut regen die Hormone den Stoffwechsel an und stimulieren das Wachstum:
  - aktive Schilddrüse: Die Follikel sind klein, das Follikelepithel ist kubisch bis zylindrisch.
  - inaktive Schilddrüse: die Follikel speichern Kolloid und sind deswegen groß. Das Epithel ist entsprechend flach.

C-Zellen

Die großen, hellen C-Zellen der Follikel bilden das Hormon Kalzitonin. Dieses wird direkt in das Blut sezerniert. Es ist Antagonist des Parathormons und senkt den Ca^{2+}-Spiegel durch Hemmung der Osteoklasten.

Bei **Hypothyreose** (Schilddrüsenunterfunktion) (z.B. bei Jodmangel) schüttet die Adenohypophyse vermehrt TSH (**t**hyroidea**s**timulierendes **H**ormon) aus. Über längere Zeit entsteht hierdurch eine Vergrößerung der Schilddrüse (Struma). Mögliche Folge: Kompression der V. cava superior (obere Einflußstauung).

Embryonalentwicklung

Schlundboden · Foramen caecum · 3. Trachealknorpel ·
Schilddrüsenlappen · Isthmus glandulae thyroideae

Die Entwicklung der Schilddrüse geht vom Schlundboden aus und beginnt in der 4. Entwicklungswoche.
- Vom **Foramen caecum** aus wächst die unpaarige Schilddrüsenanlage entlang des Ductus thyreoglossus nach kaudal bis zum 3. Trachealknorpel.
- Die beiden **Schilddrüsenlappen** sprießen aus. Der Rest der unpaarigen Anlage wird zum Isthmus glandulae thyroideae. Der Ductus thyreoglossus obliteriert und wird zum Lobus pyramidalis.
- Am Ende des zweiten Entwicklungsmonats wird der ultimobranchiale Körper in die Schilddrüse einbezogen und liefert die parafollikulären Zellen.
- In der 11. Entwicklungswoche nimmt das Organ seine Funktion auf.

14.3.5 Nebenschilddrüsen (Gll. parathyroideae)

Lage

Gl. parathyroidea superior · Ringknorpel · Gl. parathyroidea inferior · unterer Schilddrüsenpol · Thymus

- Die Nebenschilddrüsen liegen der Schilddrüse an der dorsalen Seite an. Rechts und links finden sich jeweils eine obere und eine untere Nebenschilddrüse (Gll. parathyroidea superior/inferior), ↗ Abb. 14.5.
- I.d.R. entdeckt man sie zwischen den beiden bindegewebigen Blättern der Schilddrüse. Ihre genaue Position ist allerdings sehr variabel.
- **Gl. parathyroidea superior**: findet sich meist auf Höhe des Ringknorpels gegenüber der Rachenwand,
- **Gl. parathyroidea inferior**: sind meist in der Nähe der unteren Pole der Schilddrüse. Sie kann aber auch mit dem Thymus in den Thorax absteigen.

Aufbau

rundlich-oval · Kapsel · Septen

- Die Nebenschilddrüsen sind rundlich bis oval und 6 × 2mm groß.
- Eine dünne Bindegewebskapsel zieht von der Oberfläche septenartig in das Stroma.

Gefäßversorgung und Innervation

Gefäße
- Die A. thyroidea inferior entsendet Äste zur Nebenschilddrüse.

Histologie und Funktion

Hauptzellen · oxyphile Zellen · Parathormon

Feinbau: Es lassen sich zwei Zelltypen unterscheiden.
- **Hauptzellen** sind klein, granuliert und bilden Parathormon. Wenn sie aktiv sind, färben sie sich eher dunkel an. Sind sie passiv, stellen sie sich wegen des Glykogens hell dar.

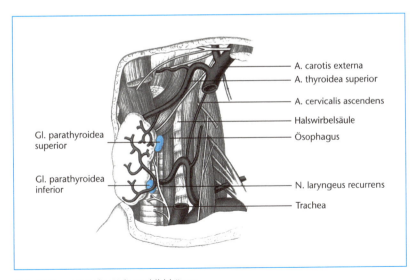

Abb. 14.5: Lage der Nebenschilddrüsen

- **Oxyphile Zellen** sind größer und ordnen sich in kleinen Gruppen an. Ihre Funktion ist noch unbekannt.

Parathormon

Aufgaben: Die Nebenschilddrüse ist ein endokrines Organ. Sie produziert Parathormon, das den Kalziumspiegel im Blut und die Ausscheidung im Urin reguliert. Die Resorption von Kalzium aus der Nahrung und der Abbau aus dem Skelett werden gesteigert.

Hypoparathyreoidismus führt zur gesteigerten Erregbarkeit der Muskulatur. Es kommt zu Muskelzuckungen, Krämpfen u. a.
Hyperparathyreoidismus bewirkt einen zu hohen Kalziumspiegel. Die Niere, die das Blut filtert, weist bald Nierensteine auf und beginnt zu verkalken (Nephrokalzinose). Das Skelett wird demineralisiert, die Verdauung ist gestört!

14.3.6 Embryonalentwicklung der Halsorgane

Primitiver Rachen: geht aus dem ventralen Ende des inneren Keimblattes (Endoderm) hervor.
Primitive Mundhöhle: entwickelt sich aus dem äußeren Keimblatt (Ektoderm).
Membrana stomatopharyngealis: trennt den primtiven Rachen von der primitiven Mundhöhle. Am Ende der dritten Entwicklungswoche reißt die Membran ein, so dass die Mundhöhle mit dem Vorderdarm verbunden wird.
Schlundtaschen werden in der vierten und fünften Entwicklungswoche aus der lateralen Rachenwand ausgestülpt. Von der Embryooberfläche aus wachsen ihnen die Kiemenfurchen entgegen. Das Mesenchym zwischen Schlundtaschen und Kiemenfurchen wird zu sechs Kiemenbögen (Branchialbögen, Pharyngealbögen) zusammengedrängt.

	Nerven	Muskeln	Skelettanteile	Eingeweide
Mandibularbogen (I)	N. mandibularis (V_3)	Kaumuskulatur, M. tensor tympani, M. tensor veli palatini, M. mylohyoideus, Venter anterior des M. digastricus	Hammer, Amboß, Meckel-Knorpel	Tuba auditiva, Cavum tympani, Cellulae mastoideae
Hyoidbogen (II)	N. facialis (VII)	mimische Muskulatur, M. buccinator, M. stapedius, M. stylohyoideus, Venter posterior des M. digastricus	Stapes, Proc. styloideus, Cornu minus des Zungenbeins	Bucht der Tonsilla palatina und epitheliale Anteile
Branchialbogen (III)	N. glossopharyngeus (IX)	Pharynxmuskulatur, M. stylopharyngeus	Cornu majus und Corpus des Zungenbeins	Thymus, unterer Teil der Nebenschilddrüse
Branchialbogen (IV–VI)	Anteile des N. vagus (X)	Larynx- und Pharynxmuskeln	Cartilago thyroidea/cricoidea/arytaenoidea	oberer Teil der Nebenschilddrüse, ultimobranchialer Körper

Tab. **14.13**: Differenzierung der Branchialbögen

> ! Die Gl. parathyroidea inferior wird zunächst über der oberen Nebenschilddrüse angelegt. Mit dem Thymus steigt sie ab. Dadurch erklärt sich, warum man im Thymus versprengte Nebenschilddrüsen finden kann!

14.4 Leitungsbahnen des Halses

Arterien

Aortenbogen · A. carotis communis · A. carotis externa · A. thyroidea superior · A. lingualis · A. facialis · A. pharyngea ascendens · A. occipitalis · A. auricularis posterior · A. maxillaris · A. carotis interna · A. subclavia · A. vertebralis · A. thoracica interna · Truncus costocervicalis · Truncus thyrocervicalis · Karotisscheide

Äste des Aortenbogens durchqueren den Hals auf ihrem Weg zum Kopf bzw. den Armen. Dabei geben sie Äste ab, die den Hals und seine Organe versorgen, ↗ Abb. 14.6.

A. carotis communis: ist der gemeinsame Stamm der zum Kopf ziehenden inneren und äußeren Schlagader. Sie steigt hinter dem M. sternocleidomastoideus auf und teilt sich am Oberrand des Schildknorpels in Höhe von C_4 in ihre beiden Endäste.

> ! **Sinus caroticus**: Der Bereich um die Bifurcatio carotidis ist bulbusartig erweitert. In der Arterienwand liegen Pressorezeptoren. Steigt der Blutdruck an, werden diese Rezeptoren erregt. Afferenzen des N. glossopharyngeus (IX) leiten die Informationen an das ZNS weiter. Parasympathikuserregung und Sympathikushemmung sorgen für eine Drucksenkung.

> ! **Glomus caroticum**: Ebenfalls nahe der Bifurkation liegen Chemorezeptoren. Sie registrieren den pO_2, den pCO_2 und den pH-Wert. Nach der Meldung an das ZNS über den N. glossopharyngeus kann die Atmung angeregt werden.

14 Hals (Collum)

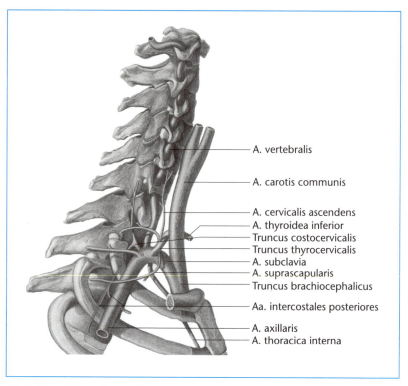

Abb. **14.6**: Halsarterien von lateral

- **A. carotis externa**: unterkreuzt den Venter posterior des M. digastricus sowie den M. stylohyoideus und tritt in die Fossa retromandibularis ein. Im Folgenden werden die Äste in der Reihenfolge ihres Abgangs aufgeführt.
    - **A. thyroidea superior**: entspringt im Trigonum caroticum. Ihre Äste versorgen den Larynx bis zur Stimmritze sowie die Mm. sternocleidomastoideus und cricothyroideus.
    - **A. lingualis**: beginnt im Trigonum caroticum und zieht zur Zungenspitze. Ihre Äste sind die A. sublingualis, Rr. dorsales linguae und die A. profunda linguae.
    - **A. facialis**: hat ihren Ursprung im Trigonum caroticum. Unter dem Platysma zieht sie an Mund- und Nasenwinkel vorbei zum medialen Augenwinkel.
    - **A. pharyngea ascendens**: liegt im Anfangsteil zwischen innerer und äußerer Halsschlagader. Im Spatium lateropharyngeum gibt sie Äste zum Pharynx, der Paukenhöhle und über die A. meningea media zur hinteren Schädelgrube ab.
    - **A. occipitalis**: verläuft hinter dem Venter posterior des M. digastricus über die V. jugularis interna und unter dem M. sternocleidomastoideus zum Hinterhaupt.
    - **A. auricularis posterior**: überquert den M. stylohyoideus und versorgt das Ohr von außen bis zur Paukenhöhle.
    - **A. maxillaris**: ist der stärkste Endast der A. carotis externa. Sie geht in der Gl. parotidea ab und durchblutet Wange, Ober- und Unterkiefer, Kaumuskulatur, Gaumen und Nasenhöhle sowie einen Teil der Dura mater.

14.4 Leitungsbahnen des Halses

- **A. carotis interna**: tritt in den Schädel ein und sorgt für Zufluss zum Circulus arteriosus cerebri, ↗ Abb.16.13.

A. subclavia: Von ihrem Namen darf man sich nicht täuschen lassen! Die Arterie liegt nicht unterhalb der Klavikula, sondern hinter dieser! Es folgen ihre Äste.

- **A. vertebralis** zieht durch die Querfortsätze der Halswirbel und das Foramen magnum in die Schädelhöhle. Gemeinsam mit der A. carotis interna versorgt sie das Gehirn mit Blut.
- **A. thoracica interna**: steigt hinter dem Sternum ab und zieht zur vorderen Brustwand, einem Teil der Oberbauchwand zu Mediastinum, Perikard und Zwerchfell. Ihre weiteren Äste sind in Kap. 10 Leibeswand beschrieben.
- **Truncus costocervicalis**: gibt die beiden oberen Aa. intercostales posteriores ab und entsendet einen Ast zu den tiefen Nackenmuskeln.
- **Truncus thyrocervicalis**: von ihr entspringt die A. thyroidea inferior zu Schilddrüse, Trachea und Ösophagus sowie zum Larynx als A. laryngea inferior. Außerdem gehen von ihr die A. suprascapularis, die A. transversa cervicis, die A. cervicalis ascendens und die A. dorsalis scapulae ab.

> ! Links entspringen beide Gefäße separat. Rechts geht zunächst der Truncus brachiocephalicus aus dem Aortenbogen ab. Der Truncus verzweigt sich dann in die beiden Arterien!

Karotisscheide: Die A. carotis communis, die V. jugularis interna und der N. vagus verlaufen gemeinsam in einer bindegewebigen Hülle (Vagina carotica). Die Arterie liegt dabei medial, die Vene lateral, der Nerv in einer Rinne zwischen beiden.

Venen

> V. jugularis externa · V. jugularis anterior · V. subclavia · V. brachiocephalica · V. jugularis interna · Venenwinkel

Hautvenen sind die V. jugularis externa und die V. jugularis anterior. Ihre genaue Lage unterliegt einer großen Variabilität.

- **V. jugularis externa**: entsteht aus dem Zusammenfluss der V. occipitalis und der V. auricularis posterior. Zwischen der Lamina superficialis der Halsfaszie und dem Platysma verläuft sie nach kaudal.
- **V. jugularis anterior**: verläuft unter dem Platysma am Vorderrand des M. sternocleidomastoideus Richtung Thorax. Sie mündet entweder in die V. jugularis externa oder mit dieser in die V. subclavia. Der Arcus venosus jugularis verbindet sie mit der gleichen Vene der Gegenseite.

Tiefe Venen entsprechen in ihrem Verlauf den Arterien, haben aber manchmal andere Namen.

- **V. subclavia**: leitet das Blut aus dem Arm ab. Sie beginnt auf Höhe der 1. Rippe als Fortsetzung der V. axillaris, ↗ Kap. 8. Hinter der Klavikula und vor dem M. scalenus anterior zieht sie in den Thorax. Dort vereinigt sie sich im Venenwinkel mit der V. jugularis interna zur V. brachiocephalica.
- **V. jugularis interna**: beginnt als Fortsetzung des Sinus sigmoideus am Foramen jugulare der Schädelbasis. Sie leitet Blut aus dem Gesicht und dem Gehirn ab. Gemeinsam verläuft sie mit der A. carotis interna und dem N. vagus in der Karotisscheide. Gespeist wird sie aus dem Sinus petrosus inferior und der V. facialis. (↗ Abb. 14.7)

Im **Venenwinkel** vereinigen sich die Vv. jugularis interna und externa sowie die V. subclavia zur V. brachiocephalica. Ebenfalls in den Venenwinkel münden die großen Lymphstämme (links Ductus thoracicus, rechts Ductus lymphaticus dexter).

14 Hals (Collum)

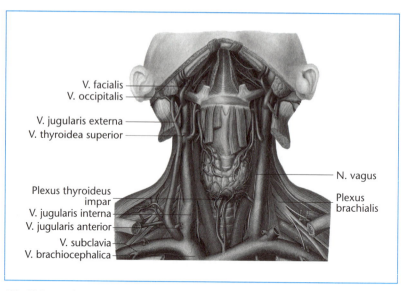

Abb. **14.7**: Halsvenen von ventral

 ZVK ist die Abkürzung für **z**entral**v**enösen **K**atheter. Diesen kann man nach Punktion der V. jugularis externa/interna oder der V. subclavia in die V. cava superior vorschieben. Bei intensivmedizinischer Betreuung können über diesen Zugang hochkalorische Infusionslösungen oder Medikamente appliziert und der zentrale Venendruck gemessen werden.

Lymphknoten

Nodi lymphatici cervicales anteriores · Nodi lymphatici cervicales laterales · Nodi lymphatici retropharyngeales

! Im Halsbereich liegen 30 % aller Lymphknoten des Menschen! Es wäre überzogen, die Kenntnis jedes einzelnen Nodulus zu fordern. An dieser Stelle soll darum nur eine Übersicht gegeben werden.

- **Nodi lymphatici cervicales anteriores** liegen in der vorderen Halsgegend unter dem Zungenbein.
- **Nodi lymphatici cervicales laterales** finden sich im seitlichen Halsbereich um den M. sternocleidomastoideus.
- **Nodi lymphatici retropharyngeales** liegen hinter dem Pharynx.

 Der **Virchow-Lymphknoten** liegt hinter dem Ansatz des linken M. sternocleidomastoideus am Schlüsselbein. Bei Malignomen der Bauchhöhle, besonders bei weit fortgeschrittenen bzw. metastasierten Magenkarzinomen, zeigt er sich oft vergrößert.

14.4 Leitungsbahnen des Halses

 Neck dissection: Bei Tumoren der Halseingeweide mit zervikalen oder submandibulären Lymphknotenmetastasen wird der Tumor möglichst en bloc entfernt. Gleichzeitig nimmt man die regionären Lymphknoten von der Schädelbasis bis zum Thoraxeingang, den M. sternocleidomastoideus, die V. jugularis sowie die A. carotis externa mit.

Nerven

Plexus cervicalis · Ansa cervicalis · N. phrenicus · N. occipitalis minor · N. auricularis magnus · N. transversus colli · Nn. supraclaviculares

Die Nerven des Halses können in vier Gruppen eingeteilt werden:
- Hirnnerven, ↗ Kap. 16,
- Halssympathikus, ↗ Kap. 16,
- Plexus brachialis, ↗ Kap. 8,
- Plexus cervicalis, ↗ Abb. 14.8.

Plexus cervicalis: entsteht durch die Vereinigung der ventralen Äste aus C_{1-4} und Teilen von C_5.
- **Motorische Äste** verlassen das Geflecht in vier Abteilungen.
  - **Ansa cervicalis**: ist eine Nervenschlinge, die an der Außenseite der großen Halsgefäße liegt und aus einer oberen und unteren Wurzel besteht. Die Radix superior setzt sich aus Fasern von $C_{1\ 2}$ zusammen und verläuft zeitweise gemeinsam mit dem N. hypoglossus (IX). Die Radix inferior führt Fasern aus C_{1-3} und

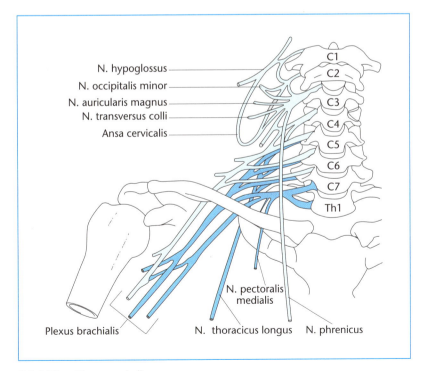

Abb. **14.8**: Plexus cervicalis

steigt auf dem M. scalenus anterior ab. Oberhalb des M. omohyoideus vereinigen sich die beiden Wurzeln wieder. Die Ansa cervicalis innerviert die infrahyale Muskulatur.
- **N. phrenicus** ist der am weitesten kaudal gelegene Ast des Plexus. Er verläuft lateral neben der Karotisscheide unter dem M. sternocleidomastoideus und auf dem M. scalenus anterior in den Thorax. Dort legt er sich dem Perikard an und gibt sensible Äste zu Pleura, Perikard und Peritoneum ab. Schließlich verzweigt er sich am Zwerchfell, das er motorisch innerviert.
- Unbenannte Äste ziehen zu den Mm. scaleni und den Mm. longus colli und longus capitis.
- Andere Äste anastomosieren mit dem N. accessorius (XI), der die Mm. sternocleidomastoideus und trapezius innerviert.
- **Sensible Äste** treten am Hinterrand des M. sternocleidomastoideus durch die Lamina superficialis der Fascia cervicalis und teilen sich dann sternförmig auf.
  - **N. occipitalis minor** innerviert den Bereich hinter dem Ohr.
  - **N. auricularis magnus** versorgt den Bereich um die Ohrmuschel.
  - **N. transversus colli** zieht zur gesamten vorderen Halsgegend einschließlich Mundboden.
  - **Nn. supraclaviculares** verlaufen zur Haut der unteren Regio cervicalis lateralis und zur Schulter.

15 Kopf

15.1 Schädel

Gliederung

Neurokranium · Viszerokranium

- Der Schädel ist von der Kopfschwarte überzogen, die sich aus drei Schichten zusammensetzt.

Kopfschwarte
- Galea aponeurotica: Die Sehnenplatte wird in ihrer Gesamtheit als M. epicranius bezeichnet. Von allen Seiten strahlen Muskeln ein.
- Subkutis (Unterhaut),
- Kutis (Haut).

Man unterscheidet zwei Schädelabschnitte. Ihre Grenze verläuft in einer gedachten Linie von der Nasenwurzel über den oberen Rand der Augenhöhle bis zu den äußeren Gehörgängen.

Hirnschädel

- **Neurokranium**: besteht aus dem Schädeldach (Calvaria) und der Schädelbasis (Basis cranii). Es umschließt Gehirn (↗ Kap. 16), Mittelohr und Labyrinthsystem (↗ Kap. 17.2).

Gesichtsschädel

- **Viszerokranium**: ist der knöcherne Teil des Gesichts mit Augen-, Nasen- und Mundhöhle. Er enthält die Eingänge zu Verdauungs- und Atemtrakt.

Entwicklung und Wachstum

Desmokranium · Chondrokranium · Fonticulus anterior ·
Fonticulus posterior · Fonticulus anterolateralis · Fonticulus posterolateralis

Wie andere Knochen entwickelt sich der Schädel aus dem Mesenchym. Die weitere Entwicklung kann zwei Hauptwege nehmen. Mischformen sind möglich.

Bindegewebsschädel

- **Desmokranium**: Um das Neuralrohr gelegenes Mesenchym verdichtet sich zur primitiven Hirnhaut. Aus der Innenschicht dieser Haut werden Arachnoidea und Pia mater als weiche Hirnhaut. Die Außenschicht entwickelt sich zur Dura mater und den meisten Schädelknochen: Os frontale, Os parietale, oberer Teil der Squama occipitalis, Pars squamosa des Os temporale, Os lacrimale, Os nasale, Vomer, Os palatinum, Os zygomaticum, Os tympanicum, Maxilla, Mandibula und Lamina medialis des Proc. pterygoideus.

Knorpelschädel

- **Chondrokranium**: Diese Schädelteile entstehen aus Mesenchym, werden zu Knorpel umgebaut und ossifizieren schließlich. Es sind dies das Os occipitale ohne den oberen Teil der Squama occipitalis, Os sphenoidale ohne Lamina medialis des Proc. pterygoideus und seitliche Anteile der Ala major, Pars petrosa des Os temporale, Os ethmoidale, Os hyoideum, Concha nasalis inferior sowie Amboß und Steigbügel der Gehörknöchelchen.

15 Kopf

Säugling

Fontanellen
- sind größere Lücken zwischen den Schädelknochen des Neugeborenen,
- sind nur durch Bindegewebe verschlossen,
- nach der Geburt werden sie durch schnelles Wachstum der Schädelknochen kleiner und verbinden sich in den Suturae miteinander.

Fontanelle	Lage	Verschluss
Fonticulus anterior (große Fontanelle)	rautenförmig zwischen beiden Ossa frontalia und parietalia	36. Monat
Fonticulus posterior (kleine Fontanelle)	dreieckig zwischen beiden Ossa parietalia und dem Os occipitale	3. Monat
Fonticulus anterolateralis (sphenoidalis)	zwischen Os frontale, Os parietale, Ala major des Os sphenoidale und Os temporale	6. Monat
Fonticulus posterolateralis (mastoideus)	zwischen Os parietale, Os occipitale und Proc. mastoideus	18 Monate

Tab. 15.1: Fontanellen des menschlichen Neugeborenen

Schädel und Hirn: In der Embryonalentwicklung wächst das Gehirn nicht etwa in eine bereits gebildete Höhle. Vielmehr wächst der Schädel um das Gehirn herum. Die Größe des Schädels ist also abhängig von der Entwicklung des Gehirns.

15.1.1 Neurokranium (Hirnschädel)

Schädeldach

- Os parietale · Squama frontalis · Squama occipitalis · Os temporale · Ala major
- Pericranium · Lamina externa · Diploe · Lamina interna · Dura mater
- Sutura coronalis · Sutura sagittalis · Sutura lambdoidea · Sutura frontalis · Sutura squamosa

- **Beteiligte Knochen**: Os parietale (Scheitelbein), Squama frontalis (Stirnbeinschuppe), Squama occipitalis (Hinterhauptsschuppe), Pars squamosa des Os temporale und Facies temporalis der Ala major.

Schichten

- Die Knochen sind platt und aus fünf Schichten aufgebaut.
  - **Pericranium**: ist vom Knochen leicht zu lösen und nur an den Suturae fest verwachsen.
  - **Lamina externa**: ist die äußere kompakte Knochenschicht, die fließend übergeht in die
  - **Diploe** (Doppelschicht): Analog zur Spongiosa der Röhrenknochen finden sich im Schädeldach Hohlräume. Allerdings sind die Knochenbälkchen hier recht massiv. In der Diploe verlaufen die Vv. diploicae. Die Bälkchen dienen folglich als Kanalsystem für das Blut.
  - **Lamina interna**: In der Oberfläche sieht man das Gefäßrelief der Dura mater.
  - **Dura mater**: Die harte Hirnhaut (↗ Kap. 16.11) ist gleichzeitig auch innere Knochenhaut.

15.1 Schädel

Schädelfrakturen: Beim Aufprall auf den Schädel kann es zu Frakturen der Schädelknochen kommen. Da die Lamina interna dünn ist, bricht sie schneller als die Lamina externa. Frakturen der Lamina interna sind auf dem Röntgenbild allerdings schwer zu erkennen.

Schädelnähte

Suturae: Die Knochen des Schädeldachs werden nicht durch Gelenke sondern durch Nähte fixiert.

Sutura	Verbundene Knochen
Sutura coronalis	Os frontale und Os parietale
Sutura sagittalis	beide Ossa parietalia
Sutura lambdoidea	beide Ossa parietalia und Os occipitale
Sutura frontalis	beide Ossa frontalia. Meist verknöchert sie sehr früh, so daß die Stirn als unpaarer Knochen erscheint.
Sutura squamosa	Os parietale und temporale

Tab. **15.2:** Suturae des Schädels und darüber verbundene Knochen

Schädelbasis

Os frontale · Os ethmoidale · Os sphenoidale · Os occipitale · Os temporale · Öffnungen der Schädelbasis

- Die Schädelbasis besteht aus sechs Knochen.
- Durch die Schädelbasis treten Nerven und Gefäße in den Schädel ein, bzw. aus ihm aus.

Stirnbein

Os frontale
- Squama frontalis: bildet den Oberrand der Augenhöhle,
- Pars orbitalis: formt das Dach der Orbita,
- Pars nasalis: ist ein Teil des Nasenskeletts.
- Außerdem wichtig: Sinus frontalis, Facies temporalis mit Proc. zygomaticus und Facies interna mit dem Foramen caecum.

Siebbein

Os ethmoidale: ist T-förmig gebaut.
- Lamina perpendicularis: bildet den vertikalen Anteil des T und ist gleichzeitig hinterer oberer Teil des Nasenseptum.
- Lamina cribrosa (Siebplatte): bildet den horizontalen T-Teil. Durch die Siebplatte gelangen die Nn. olfactorii (I) von der Peripherie in die Schädelgrube.
- Außerdem wichtig: Crista galli zur Befestigung der Falx cerebri, das Labyrinthus ethmoidalis mit den Sinus ethmoidales und den Conchae nasales.

Meningitis: Bricht die Lamina cribrosa, entsteht eine Verbindung zwischen Nasenraum und Gehirn. Infektionen können aufsteigen und zu Entzündungen der Hirnhäute führen!

15 Kopf

Keilbein
Os sphenoidale
- Corpus: bildet mit der Pars basilaris des Os occipitale den Clivus. An der Innenseite sitzt die Hypophyse auf der Sella turcica und in der Fossa hypophysialis. Sie lehnt sich an das Dorsum sellae an. Weitere Teile sind die Sinus sphenoidales mit ihrer Scheidewand.
- Ala minor: umschließt den Canalis opticus für den zweiten Hirnnerven.
- Ala major: umfasst die Foramina rotundum, ovale und spinosum. Zwischen Ala major und minor liegt die Fissura orbitalis superior.
- Proc. pterygoideus: die Fossa pterygoidea senkt sich hier ein.

Hinterhauptbein
Os occipitale: umschließt das Foramen magnum.
- Pars basilaris: ist am Aufbau des Clivus beteiligt.
- Condylus occipitalis: ist der Gelenkkopf für das Atlantookzipitalgelenk. Hier liegt der Canalis hypoglossi.
- Außerdem wichtig: Protuberantia occipitalis externa, Sulcus sinus sigmoidei, Sulcus sinus transversus und Squama occipitalis.

Schläfenbein
Os temporale: ist paarig angelegt und besteht aus drei Teilen, die sich um den äußeren Gehörgang gruppieren.
- Pars squamosa (Schläfenbeinschuppe) mit dem Proc. zygomaticus und der Fossa mandibularis als Gelenkpfanne für den Unterkiefer,
- Pars tympanica mit der knöchernen Wand des Meatus acusticus externus (äußerer Gehörgang),

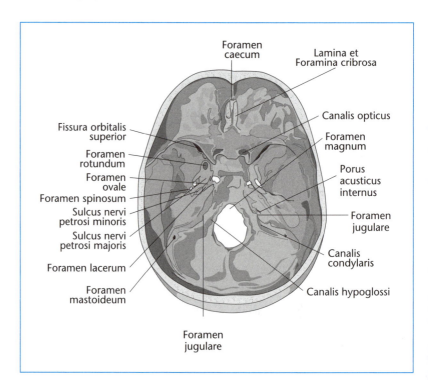

Abb. 15.1: Schädelbasis mit Durchtrittsöffnungen

15.1 Schädel

- Pars petrosa (Felsenbein) umschließt das Mittelohr mit der Tuba auditiva sowie das Innenohr mit dem Hör- und Gleichgewichtsorgan. In der Cavitas tympanica liegen die Gehörknöchelchen. Außerdem wichtig: Proc. mastoideus, Proc. styloideus, Foramen mastoideum, Foramen stylomastoideum, Foramen lacerum, Foramen jugulare, Porus acusticus internus, Canalis caroticus, Canalis facialis, Meatus acusticus internus.

Öffnung des Schädels	Durchtretende Strukturen
Lamina cribrosa	Bulbus olfactorius (I) A. nasalis anterior N. und Vasa ethmoidalis anterior
Canalis opticus	N. opticus (II) A. ophthalmica
Fissura orbitalis superior	N. oculomotorius (III) N. trochlearis (IV) N. ophthalmicus (V_1) N. abducens V. ophthalmica superior
Fissura orbitalis inferior	N. zygomaticus N. infraorbitalis Rr. orbitales des Ggl. pterygopalatinum A. und V. infraorbitalis V. ophthalmica inferior
Foramen lacerum	Anteile der Nn. petrosus major und minor
Foramen *rotundum*	N. *maxillaris* (V_2, „*roter Max*")
Foramen *ovale*	N. *mandibularis* (V_3, „*ovale Mandeln*") A. meningea accessoria
Foramen spinosum	R. meningeus des N. mandibularis A. und V. meningea media
Fissura sphenopetrosa	Teile des N. petrosus minor
Canalis pterygoideus	N. petrosus major N. petrosus profundus
Canalis caroticus	A. carotis interna
Foramen jugulare	N. glossopharyngeus (IX) N. vagus (X) N. accessorius (XI) V. jugularis interna
Porus acusticus internus	N. facialis (VII) N. vestibulocochlearis (VIII) A. labyrinthi
Canalis hypoglossus	N. hypoglossus (XII)
Foramen magnum	Rückenmark Radix spinalis des N. accessorius N. spinalis von C_1 A. vertebralis Aa. spinalis anterior und posterior

Tab. **15.3**: Öffnungen der Schädelbasis und durchtretende Strukturen

15 Kopf

Schwachstellen der Schädelbasis sind
- die Wände zwischen vorderer Schädelgrube und Sinus frontalis bzw. Nasenhöhle,
- die Fossa hypophysialis und der Sinus sphenoidalis der mittleren Schädelgrube.

 Schädelbasisfrakturen gehen meist von Schwachstellen der Basis cranii aus und zeigen einen strahlenförmigen Verlauf.

Schädelhöhle

Fossa cranii anterior · Fossa cranii media · Fossa cranii posterior

Schädelhöhle: Nimmt man die Schädeldecke ab und entfernt das Gehirn, wird der Blick auf das Innenrelief des Schädels frei. Im Überblick erkennt man drei Schädelgruben.

Vordere Schädelgrube
- Fossa cranii anterior: vom Os frontale bis zur Ala minor des Os sphenoidale.

Mittlere Schädelgrube
- Fossa cranii media: liegt zwischen Ala minor und Margo superior partis petrosae.

Hintere Schädelgrube
- Fossa cranii posterior: reicht vom Margo superior partis petrosae bis zum Os occipitale. Hier sollte man sich die Rinnen der Blutleiter anschauen: Sulcus sinus sigmoidei, und Sulcus sinus transversi.

Es ist wichtig, die Öffnungen der Schädelbasis mit den durchziehenden Strukturen von der Schädelhöhle aus verstanden zu haben. Am besten markiert man an einem Schädel die einzelnen Öffnungen mit einer Sonde und betrachtet sie von beiden Seiten!

15.1.2 Viszerokranium (Gesichtsschädel)

In diesem Abschnitt geht es lediglich um knöcherne Anteile. Weichteile und Organe in Nase und Mund werden weiter unten besprochen. Weichteile der Augenhöhle, ↗ Kap. 17.1.

Augenhöhle
- Os zygomaticum · Os palatinum · Ala major des Os sphenoidale · Os lacrimale · Os ethmoidale · Pars orbitalis des Os frontale
- Fissura orbitalis superior/inferior · Periorbita

Orbita: wird sowohl von Knochen des Hirn- als auch Gesichtsschädels gebildet. Sie nimmt die Augen schützend auf und beherbergt Augenmuskeln, Augennerven sowie Augengefäße.

15.1 Schädel

	Wandbildende Knochen	Nachbarschaftsbeziehungen
Dach	Os frontale und Ala minor des Os sphenoidale	vordere Schädelgrube, Lobus frontalis des Gehirns und Sinus frontalis
Boden	Maxilla, Os zygomaticum (Jochbein) und Os palatinum	Sinus maxillaris
laterale Wand	Os zygomaticum und Ala major des Os sphenoidale	Fossa temporalis
mediale Wand	Os lacrimale (Tränenbein) und Os ethmoidale	Cellulae ethmoidales und Nasenhöhle
dorsale Wand	Pars orbitalis des Os frontale und Ala major des Os sphenoidale	mittlere Schläfengrube

Tab. **15.4**: Wände und Nachbarschaftsbeziehungen der Orbita

 Entzündungen der Siebbeinzellen können durch die extrem dünne mediale Wand auf die Orbita übergreifen!

- **Fissura orbitalis superior**: Durchtrittsstelle für den N. oculomotorius (III), den N. trochlearis (IV), die Nn. lacrimalis, frontalis und nasociliaris, den N. abducens (VI) und die V. ophthalmica superior.
- **Fissura orbitalis inferior**: N. und Vasa infraorbitalis, N. zygomaticus und V. ophthalmica inferior verlassen den Schädel.
- **Periorbita** nennt man das Periost der Augenhöhle. Am Canalis opticus und über die Fissura orbitalis superior steht sie mit der Dura mater in Verbindung.

Nasenskelett

Os frontale · Os nasale · Lamina cribrosa · Proc. palatinus · Lamina horizontalis des Os palatinum · Vomer · Lamina perpendicularis · Concha nasalis inferior · Os sphenoidale · Cartilagines nasi

Grenzen

An der Bildung des Nasenskeletts beteiligen sich acht Knochen.

Lage	Nasenknochen
kranial	Os frontale, Os nasale, Lamina cribrosa des Os ethmoidale
kaudal	Dach des Mundes (Gaumen) gebildet aus dem Proc. palatinus der Maxilla und der Lamina horizontalis des Os palatinum
medial	Nasenscheidewand (Septum nasi) aus Vomer und Lamina perpendicularis des Os ethmoidale
lateral	Nasenmuscheln: obere und mittlere Nasenmuschel (Concha nasalis superior und media) gehören zum Os ethmoidale. Die Concha nasalis inferior ist ein eigenständiger Knochen.
dorsal	Os sphenoidale mit Sinus sphenoidalis

Tab. **15.5**: Zusammensetzung des Nasenskeletts

Knorpelstücke (Cartilagines nasi) ergänzen im vorderen Bereich der äußeren Nase das Nasenskelett.

15 Kopf

Knöcherne Mundhöhle

Maxilla · Mandibula · Os palatinum

Die **Cavitas oris** wird durch drei Knochen gebildet.

Oberkiefer

- **Maxilla**
  - Corpus maxillae: wird fast gänzlich vom Sinus maxillaris (Kieferhöhle) ausgefüllt.
  - Facies orbitalis: größter Anteil der Orbita,
  - Facies nasalis: beteiligt sich an der Bildung der lateralen Nasenwand. Der Hiatus maxillaris verbindet den Sinus maxillaris mit der Nasenhöhle.
  - Facies infratemporalis: grenzt an die Fossa infratemporalis,
  - Foramen infraorbitale: Austrittspunkt für den N. infraorbitale (V_2),
  - Vier Fortsätze schaffen die Verbindung mit anderen Knochen: Proc. frontalis, Proc zygomaticus, Proc. palatinus, Proc. alveolaris.

Unterkiefer

- **Mandibula**
  - Corpus mandibulae: ist ursprünglich paarig angelegt und verschmilzt in den ersten beiden Lebensjahren,
  - Ramus mandibulae: aufsteigende Äste, die aus dem Corpus hervorgehen,
  - Weiterhin wichtig: Angulus mandibulae, Proc. coronoideus, Proc. condylaris, Incisura mandibulae, Protuberantia mentalis, Foramen mentale, Foramen mandibulare, Canalis mandibulae und Caput mandibulae.

Trigeminusläsion: Die sensible Innervation des Gesichts erfolgt durch drei Hauptstämme des N. trigeminus (Nn. ophthalmicus, maxillaris und mandibularis). Sie treten durch die Foramina supraorbitale, infraorbitale und mentale aus dem Schädel hervor. Druckschmerzhafte Austrittspunkte weisen auf Schädigung des N. trigeminus hin.

Gaumenbein

- **Os palatinum**: ist nahezu T-förmig.
  - Lamina horizontalis: bildet den hinteren Anteil des harten Gaumens (Palatum durum),
  - Lamina perpendicularis: beteiligt sich an der Bildung der lateralen Nasenwand.

Fossa pterygopalatina

Os sphenoidale · Maxilla · Os palatinum · Ganglion pterygopalatinum

Grenzen der Fossa pterygopalatina:

kranial	Corpus und Ala major des Os sphenoidale
ventral	Maxilla
dorsal	Proc. pterygoideus des Os sphenoidale
medial	Lamina perpendicularis des Os palatinum

Inhalt

Ganglion pterygopalatinum: liegt in der gleichnamigen Fossa. Das Ganglion ist Sammel- und Verteilungspunkt für parasympathische Fasern des N. maxillaris. Vom Ganglion aus ziehen Nerven zur Tränendrüse (Gl. lacrimalis), zur Gaumendrüse (Gl. palatina) und zur Nase.

15.1 Schädel

Öffnung der Fossa	Verbindung
Foramen rotundum	zur mittleren Schädelgrube
Foramen sphenopalatinum	in die Nasenhöhle
Fissura orbitalis inferior	in die Orbita
Canalis palatinus major	in die Mundhöhle
Fissura pterygomaxillaris	in die Fossa infratemporalis
Canales alveolares	zu den Zahnfächern des Oberkiefers
Canalis pterygoideus	zur Basis des Proc. pterygoideus

Tab. **15.6**: Verbindungen der Fossa pterygopalatina

Kiefergelenk — artikulierende Flächen · Discus articularis · Capsula articularis · Bänder · Bewegungen

Art. temporomandibularis

Aufbau
- **Artikulierende Flächen**: Caput mandibulae und Fossa mandibularis des Os temporale.
- **Discus articularis**: besteht aus Faserknorpel und teilt die Gelenkhöhle in zwei Abschnitte. Er trennt das obere Schiebe- vom unten liegenden Scharniergelenk.
- **Gelenkkapsel (Capsula articularis)**: ist weit und schlaff. Sie wird von zahlreichen Ästen des N. mandibularis innerviert und ist sehr schmerzempfindlich.

	Verlauf	Funktion
Lig. laterale temporomandibulare	vom Proc. zygomaticus zum Collum mandibulae	verstärkt die Gelenkkapsel und hemmt das Verschieben der Mandibula in Richtung Meatus acusticus externus
Lig. stylomandibulare	vom Proc. styloideus zum Angulus mandibulae	führen das Gelenk ohne mit der Gelenkkapsel in Verbindung zu stehen
Lig. sphenomandibulare	vom Os sphenoidale über das Foramen mandibulare zum Unterkiefer	

Tab. **15.7**: Bänder der Art. temporomandibularis

Funktion
- Die Art. temporomandibularis dient der Bewegung des Unterkiefers beim Sprechen und Kauen.

Bewegung des Kiefergelenks	beteiligte Muskeln
Öffnen des Mundes	• Venter anterior des M. digastricus • M. mylohyoideus • M. geniohyoideus
Schließen des Mundes	• M. temporalis • M. masseter • M. pterygoideus medialis
Vorschieben des Unterkiefers	• M. pterygoideus lateralis • ventraler Teil des M. masseter
Zurückschieben des Unterkiefers	dorsaler Anteil des M. temporalis

Tab. **15.8**: Bewegungen des Kiefergelenkes und daran beteiligte Muskeln

15.2 Muskulatur des Kopfes

Gliederung

Die Muskulatur des Kopfes lässt sich in mehrere Gruppen einteilen:
- obere Zungenbeinmuskeln und Muskeln der Kopfgelenke, ↗ Kap. 14,
- äußere Augenmuskeln, ↗ Kap. 17.1,
- mimische und Kaumuskulatur,
- Zungen- und Gaumenmuskeln.

15.2.1 Mimische Muskulatur

> Da die klinische Relevanz von untergeordneter Bedeutung ist, wird hier nur ein Überblick gegeben!

- Die mimische Muskulatur ist mit einem Ende immer in der Haut verankert.
- Die Sehnen sind meist kurz oder nicht vorhanden, Faszien finden sich nur selten.
- Wird sämtlich vom N. facialis innerviert.
  - **M. epicranius**: Muskeln der Galea aponeurotica,
  - **M. orbicularis oculi**: umgibt ringförmig die Lidspalte und verschließt sie,
  - **M. orbicularis oris**: legt sich ringförmig um den Mund und spitzt die Lippen,
  - **M. zygomaticus major**: verbindet Os zygomaticum und Mundwinkel. Letzteren hebt er an und zieht ihn zur Seite.
  - **M. buccinator**: geht ventral in den M. orbicularis oris über und reicht dorsal bis an den M. constrictor pharyngis superior. Er ist der einzige mimische Muskel mit Faszie.
  - **Platysma**: kommt von der Clavicula und entsendet Fasern bis in den Mundwinkel.

Fazialislähmung: In der Klinik unterscheidet man die zentrale von der peripheren Fazialislähmung. Bei der peripheren Fazialislähmung ist die gesamte mimische Muskulatur betroffen. Die Patienten können die Stirn nicht mehr runzeln und die Wangen nicht mehr aufblasen. Bei der zentralen Fazialislähmung ist der Ausfall meist auf die orale mimische Muskulatur beschränkt. Die Stirn kann noch gerunzelt werden.

15.2.2 Kaumuskulatur

Die vier Kaumuskeln jeder Seite werden vom N. mandibularis innerviert. Dieser führt den motorischen Anteil des N. trigeminus (V).

Muskel	Verlauf	Funktion
M. masseter	vom Proc. zygomaticus zur Außenseite des Angulus mandibulae	Kieferschluss
M. temporalis	von der Facies temporalis zum Proc. coronoideus des Unterkiefers	
M. pterygoideus medialis	von der Fossa pterygoidea des Os sphenoidale zur Innenseite des Angulus mandibulae	
M. pterygoideus lateralis	zweiköpfig vom Proc. pterygoideus und angrenzenden Bereichen der Ala major und der Maxilla zum Proc. condylaris der Mandibula	Öffnen des Kiefers

15.3 Nasenhöhle und Nasennebenhöhlen

15.3.1 Nasenhöhle (Cavitas nasi)

Aufbau Vestibulum nasi · Septum nasi · Conchae nasales · Choanen

Die knöcherne Nase wurde bereits in Kap. 15.1.2 besprochen.

Form
- Die Nasenhöhle ist dreieckig. Den Boden des Dreiecks bildet der Gaumen, die Spitze endet in der Lamina cribrosa.

Gliederung
- **Vestibulum nasi** ist der Naseneingang, der mit verhornt geschichtetem Plattenepithel überzogen ist. Die kräftigen Haare (Vibrissae) verhindern das Eindringen von Insekten.
- **Septum nasi** trennt die beiden Nasenhöhlen teils knöchern, teils knorpelig voneinander.

Septumdeviation: Ist die Nasenscheidewand stark zu einer Seite hin verbogen, kann es zur Atembehinderung kommen. Der HNO-Arzt kann mit einer Operation nicht nur für eine optische, sondern auch für eine funktionelle Korrektur sorgen!
Locus Kiesselbachii nennt man eine gefäßreiche Region im vorderen Bereich des Septum nasi, die oft Ursprung des Nasenblutens ist!

- **Conchae nasales** superior/media/inferior ragen von lateral in die Lichtung der Nasenhöhle und dienen der Oberflächenvergrößerung der Schleimhaut. Dorsal vereinigen sich die drei Nasenmuscheln an der Vorderwand des Sinus sphenoidalis zum Meatus nasopharyngeus.
- **Choanen**: Übergang der Nasenhöhle in den Nasenrachenraum.

 Schädelbasisbrüche können zu Liquorverlust durch die Nase führen. Der Grund dafür liegt in der engen Nachbarschaft von Nasenhöhle und vorderer Schädelgrube. Beide sind nur durch eine Schwachstelle der Schädelbasis (Lamina cribrosa) voneinander getrennt!

Gefäßversorgung und Innervation

- A. ophthalmica · A. maxillaris · Vv. maxillares · Vv. faciales
- N. ophthalmicus · N. maxillaris

Gefäße
- Die A. ophthalmica und die A. maxillaris versorgen die Nasenhöhle.
- Die Vv. maxillares und die Vv. faciales regeln den Blutabfluß.

Nerven
Der vordere Teil der Nasenhöhle wird vom N. ophthalmicus erreicht, der mittlere und hintere Abschnitt vom N. maxillaris. Beide sind Äste des N. trigeminus (V).

Histologie und Funktion

Tunica mucosa respiratoria · Tunica mucosa olfactoria · Luftvorbereitung · Lautbildung

Schleimhaut

Tunica mucosa respiratoria (respiratorische Schleimhaut): füllt den größten Teil der Nasenhöhle aus und ist fest mit dem Knochen verbunden.
- Das mehrreihige Flimmerepithel zeigt Becherzellen und eine deutliche Basalmembran.
- Die Gll. nasales sind gemischt und verzweigen sich.
- Die Plexus cavernosi concharum sind Venengeflechte besonders an unterer und mittlerer Nasenmuschel.

Tunica mucosa olfactoria (Riechschleimhaut): liegt im Recessus sphenoethmoidalis.
- Das hohe mehrreihige Epithel zeigt drei Zelltypen:
  - **Riechzellen** sind primäre Sinneszellen. Mit ihren Dendriten enden sie an der Epitheloberfläche, wo aus einer kolbigen Anschwellung die unbeweglichen Riechhaare entspringen.
  - **Stützzellen** erstrecken sich über die gesamte Höhe des Epithels.
  - **Basalzellen** sind klein und kugelförmig.
- Gll. olfactoriae sind seröse Drüsen. In ihrem Sekret werden vermutlich Geruchsstoffe gelöst.

Funktion

Aufgabe der Nasenhöhle und ihrer Schleimhaut ist das Anwärmen, Anfeuchten und Reinigen der Luft. Nebenbei wirkt sie bei der Lautbildung mit.

15.3.2 Nasennebenhöhlen (Sinus paranasales)

Kieferhöhle
- **Sinus maxillaris**: ist die größte Nasennebenhöhle. Sie füllt das Corpus maxillae aus. Am oberen Ende liegt der Hiatus maxillaris. Über das Infundibulum ethmoidale besteht eine Verbindung zum mittleren Nasengang, ↗ Abb. 15.2.

Entzündungen: Da der Eingang in die Kieferhöhle am oberen Ende liegt, kann Entzündungssekret nur schwer abfließen. Evtl. muss dann die mediale Knochenwand mit einer Hohlnadel durchstochen und die Kieferhöhle gespült werden.

Stirnhöhle
- **Sinus frotalis**: liegt in der Squama frontalis. Er mündet wie die Kieferhöhle über das Infundibulum ethmoidale in den mittleren Nasengang.

Entzündungen führen oft zum Anschwellen der Schleimhaut. Der Sekretabfluss wird behindert, so dass selbst über die eigentlich günstigen Abflusswege des Sinus frontalis keine Erleichterung erfolgt. Manchmal muss die Stirnhöhle operativ eröffnet und die Schleimhaut ausgeschabt werden.

Siebbeinzellen
- **Sinus ethmoidalis**: besteht aus vielen kleinen Zellen (darum auch Labyrinthus ethmoidale), die im Os ethmoidale zwischen Nasenhöhle und Orbita liegen. Eine vordere Zellengruppe mündet über das Infundibulum ethmoidale in den mittleren Nasengang, eine hintere Gruppe endet im oberen Nasengang.

Keilbeinhöhle
- **Sinus sphenoidalis**: füllt den Raum unter der Sella turcica. Eine Scheidewand trennt die paarigen Keilbeinhöhlen voneinander.

Hypophysentumoren kann man über die Keilbeinhöhle operativ erreichen. Dazu wird das Dach des Sinus sphenoidalis (das die Sella turcica bildet) durchstoßen. In der Fossa hypophysialis trifft man sofort auf die Hirnanhangsdrüse.

Histologie und Funktion

Nasenschleimhaut · Gewichtsersparnis · Resonanzräume · Oberflächenvergrößerung

Histologie

Die **Nasenschleimhaut** setzt sich bis in die Nasennebenhöhlen fort, ist dort wegen geringerer Belastung deutlich dünner angelegt.

Funktion

Ihre **Aufgaben** bestehen darin
- beim Bau des Kopfes Gewicht einzusparen (Leichtbauprinzip),
- Resonanzräume für die Stimme zu schaffen und
- die Oberfläche der Nasenschleimhaut zu vergrößern.

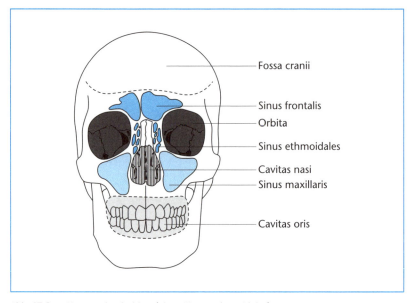

Abb. **15.2**: Nasennebenhöhlen (ohne Sinus sphenoidales)

15.4 Mundhöhle und Mundeingeweide

15.4.1 Mundhöhle (Cavitas oris)

Gliederung	Vestibulum oris · Cavitas oris propria
Vorhof	**Vestibulum oris**: Bereich außerhalb der Zahnbögen **Grenzen des Vestibulum oris**:

ventral	Lippen und Rima oris (Mundspalte)
dorsal und medial	Zahnfleisch (Gingiva), Procc. alveolares der Maxilla, Pars alveolaris der Mandibula, Zahnbögen (Arcus dentalis superior/inferior)
lateral	Wangen (Buccae) mit M. buccinator und dem Corpus adiposum buccae

Eigentliche Mundhöhle	**Cavitas oris propria**: Bereich innerhalb der Zahnbögen **Grenzen der eigentlichen Mundhöhle**:

Dach	harter und weicher Gaumen
Boden	Diaphragma oris wird von den Mm. mylohyoidei gebildet
ventral und lateral	Zähne und Alveolarfortsätze
dorsal	im Bereich des Gaumenbogens Übergang in den Pharynx

15.4 Mundhöhle und Mundeingeweide

Gefäßversorgung und Innervation

N. maxillaris · N. mandibularis · N. glossopharyngeus

Gefäße

Arterien — Äste der A. facialis ziehen zu Gaumen und Lippen, Äste der A. maxillaris erreichen Ober- und Unterkieferregion, die A. lingualis versorgt die Zunge.

Venen — Die Venen entsprechen den Arterien und münden schließlich in die V. jugularis interna.

Nerven — Innervation der Mundschleimhaut:

Oberkiefer	Äste des N. maxillaris
Unterkiefer- und Wangen	Äste des N. mandibularis
Gaumenbogen- und Zungenwurzel	N. glossopharyngeus

Histologie und Funktion

Tunica mucosa oris · Epithel · Lamina propria · Tela submucosa

Mundschleimhaut — **Tunica mucosa oris**: kleidet die Mundhöhle mit Ausnahme der Zähne aus und besteht aus drei Schichten:
- mehrschichtig unverhorntes Plattenepithel. An besonders beanspruchten Stellen kann es leicht verhornen.
- Lamina propria: Bindegewebsschicht, die mit dem Epithel verzahnt ist. In ihr verlaufen Blutgefäße.
- Tela submucosa: Dort, wo die Schleimhaut dem Knochen direkt aufliegt, ist die Tela submucosa mit straffen Fasern an ihm befestigt. Sie enthält zahlreich kleine Speicheldrüsen (Gll. salivariae minores).

15.4.2 Zunge

- Die Zunge liegt innerhalb der Cavitas oris propria.

Aufbau

Zungengrund · Zungenrücken · Zungenunterseite · Tonsilla lingualis · Geschmacksknospen

- **Zungenwurzel** (Zungengrund, Radix linguae): reicht dorsal bis zum Kehldeckel, ventral bis an den V-förmigen Sulcus terminalis. Zahlreiche Vorwölbungen entstehen durch lymphatisches Gewebe (Tonsilla lingualis). Seitlich ziehen die Plicae glossoepiglotticae laterales zum Kehldeckel. In der Mitte hat die Plica epiglottica mediana das gleiche Ziel.
- **Zungenrücken** (Zungenoberseite, Dorsum linguae): In der Mitte der Zunge verläuft in Längsrichtung der Sulcus medianus. Eine kleine Grube an der Spitze des Sulcus terminalis wird Foramen caecum genannt. Es ist das Überbleibsel des embryonalen Ductus thyreoglossus, ↗ Kap. 14.3.4. Der Zungenrücken endet ventral in der Zungenspitze.
- **Zungenunterseite**: Unter der Schleimhaut kann man die V. lingualis erkennen. In der Mitte verläuft das Zungenbändchen (Frenulum linguae). Neben dem Ursprung des Zungenbändchens liegen die Mündungen des Ductus submandibularis

und sublingualis major. Hinter der Caruncula sublingualis liegt erhaben die Vorwölbung der Gl. sublingualis.
- **Tonsilla lingualis** (Zungenmandel): lymphatisches Gewebe der Zunge. Sie gehört zum lymphatischen Rachenring, ↗ Kap. 14.3.2.
- **Geschmacksknospen** (Canaliculi gustatorii): liegen im Niveau der Schleimhaut

Muskeln

innere und äußere Zungenmuskeln

! Da auch die Zungenmuskeln für die Klinik nur eingeschränkt relevant sind, sollen sie hier nur kurz genannt werden.

Man trennt die inneren von den äußeren Zungenmuskeln. Beide Muskelgruppen werden vom N. hypoglossus innerviert!
Innere Zungenmuskeln: dienen der Verformbarkeit der Zunge. Die Aponeurosis linguae umhüllt die inneren Muskeln und trennt sie von der Schleimhaut.
- M. longitudinalis superior: Faserverlauf oberflächlich in Längsrichtung,
- M. longitudinalis inferior: Faserverlauf in der Tiefe in Längsrichtung,
- M. transversus linguae: Faserverlauf quer über die Zunge hinweg,
- M. verticalis linguae: senkrecht verlaufend durchsetzt er die anderen drei Muskeln.

Äußere Zungenmuskeln: bewegen die Zunge.
- M. genioglossus: zieht die Zunge nach unten vorne,
- M. hyoglossus: zieht die Zunge nach hinten unten,
- M. styloglossus: zieht die Zunge nach hinten oben.

Gefäßversorgung und Innervation

A. und V. lingualis · Motorik · Sensorik · Sensibilität

Gefäße
- Die A. lingualis geht direkt aus der A. carotis externa ab und versorgt die Zunge über mehrere Äste:
  - A. sublingualis zum oberen Teil des Mundbodens,
  - Rr. dorsales linguae zum Zungenrücken,
  - A. profunda linguae in die Tiefe der Zunge.
- Die V. lingualis sammelt das Blut der Zunge und leitet es zur V. jugularis interna.

Nerven: erreichen die Zunge in drei Qualitäten, ↗ Abb. 15.3.
- **motorisch**: Der N. hypoglossus (XII) erregt die gesamte Zungenmuskulatur!
- **sensorisch**
  - Papillae fungiformes: von ihren Geschmacksknospen gelangen die Signale zur Chorda tympani, werden im Ganglion geniculi umgeschaltet und ziehen postganglionär zum Nucleus solitarius superior.
  - Papillae vallatae und foliatae: Afferenzen verlaufen über den N. glossopharyngeus (IX) zum Ganglion glossopharyngeum inferius. Nach der Umschaltung gelangen sie weiter über den N. glossopharyngeus (IX) zum Nucleus solitarius inferior.
  - Geschmacksknospen: der N. vagus nimmt Nervenfasern auf und leitet die Erregungen nach zentral.
- **sensibel**
  - Bereich der Zungenspitze: N. lingualis,
  - Bereich des Sulcus terminalis: N. glossopharyngeus (IX),
  - Bereich der Zungenwurzel: N. vagus (X).

15.4 Mundhöhle und Mundeingeweide

Histologie und Funktion
- Papillae vallatae · Papillae fungiformes · Papillae filiformes · Papillae foliatae · Zungenwurzel
- Zungenschleimhaut · Stützzellen · Geschmackszellen · Basalzellen · Nervenfasern
- Saugen · Schlucken · Sprechen · Geschmack · Tasten · Immunabwehr

- **Zungenrücken**: besteht an der Oberfläche aus mehrschichtig unverhorntem Plattenepithel. Papillae linguales dienen der Geschmacks- und Tastempfindung.

! Papillen finden sich ausschließlich auf dem Zungenrücken!

	Papillen	Lage und Aufbau
Wallpapillen	Papillae vallatae	• sind die größten Papillen • die 7–12 Papillen liegen entlang des Sulcus terminalis und markieren die hintere Grenze des Zungenrückens • werden von einem ringförmigen Wall umgeben, in den Geschmacksknospen und von Ebner-Spüldrüsen eingelagert sind
pilzförmige Papillen	Papillae fungiformes	• liegen verstreut auf dem gesamten Zungenrücken, besonders an der Zungenspitze und den Zungenrändern • besitzen wenige Geschmacksknospen und dienen als Thermorezeptoren
Fadenpapillen	Papillae filiformes	• bedecken zahlreich den gesamten Zungenrücken • können verhornt sein • Mechano- und Tastrezeptoren • in ihnen liegen sensible Nervenendigungen
Blätterpapillen	Papillae foliatae	• liegen am hinteren seitlichen Zungenrand in mehreren parallel stehenden Schleimhautfalten • in die Falten münden die Ausführungsgänge seröser von Ebner-Spüldrüsen • tragen reichlich Geschmacksknospen

Tab. **15.9**: Verteilung und Merkmale der Papillae linguales

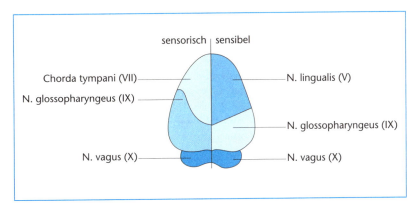

Abb. **15.3**: Innervation der Zunge

15 Kopf

- **Zungenwurzel**: Zwischen den Vorwölbungen der Tonsilla lingualis liegen die mukösen Gll. linguales posteriores. Sie produzieren Speichel, der die Nahrung besser gleiten lässt.
- **Geschmacksknospen**: bestehen aus Stütz-, Basal- und Geschmackszellen. Diese sind zwiebelschalenartig aneinandergelegt. Die Geschmackszellen werden von Nervenfasern eingehüllt.

Die **Aufgaben** der Zunge sind vielfältig:
- Sie hilft dem Neugeborenen beim Saugen,
- bewegt im Mund Nahrung,
- hilft beim Schluckakt,
- ermöglicht das Sprechen,
- dient der Geschmacksempfindung,
- ist Tastorgan und
- übernimmt Abwehrfunktionen.

15.4.3 Speicheldrüsen

Lage

- Fascia parotidea · A. carotis externa · V. retromandibularis · N. auriculotemporalis · N. facialis · Ductus parotideus · Plexus parotideus · Jacobson-Anastomose
- Trigonum mandibulare · M. mylohyoideus · M. digastricus · A. facialis · N. hypoglossus · M. hyoglossus · A. lingualis · Ductus submandibularis · M. mylohyoideus · Frenulum · Caruncula submandibularis
- Regio sublingualis · M. mylohyoideus · M. hyoglossus · Plica sublingualis · N. lingualis · Ganglion submandibulare · Ductus sublinguales minores · Ductus sublingualis major · Caruncula sublingualis

Parotis

- **Gl. parotidea**: liegt eingehüllt in eine derbe Bindegewebskapsel zwischen oberflächlichem und tiefem Blatt der Fascia parotidea in der Parotisloge. Eingegrenzt wird sie von Kiefergelenk, Angulus mandibulae, Proc. zygomaticus und Proc. mastoideus. Mit dem oberflächlichen Blatt der Faszie ist sie fest verwachsen. Durch die Parotisloge verlaufen die A. carotis externa, V. retromandibularis, N. auriculotemporalis und N. facialis.

– Ohrspeicheldrüsengang

– **Ductus parotideus**: verläuft 1 cm unterhalb des Proc. zygomaticus über den M. masseter. Am Vorderrand des Muskels knickt er senkrecht nach medial ab, durchbohrt den M. buccinator und mündet auf Höhe des zweiten oberen Molaren in das Vestibulum oris.

– Parotisgeflecht

– **Plexus parotideus**: ist ein Geflecht motorischer Äste des N. facialis im Drüsengewebe. Am oberen und vorderen Rand der Drüse ziehen diese Äste zur mimischen Muskulatur. Es sind dies die Rr. temporalis, zygomaticus, buccales, marginalis mandibulae und der R. colli zur Ansa cervicalis superficialis und zum Platysma.

 Parotitis (Mumps): Bei Entzündung der Ohrspeicheldrüse schwillt diese an. Die starken Schmerzen entstehen durch Spannung der Bindegewebskapsel und Reizung des N. auriculotemporalis.

15.4 Mundhöhle und Mundeingeweide

Unterkieferdrüse
- **Gl. submandibularis**: liegt im Trigonum mandibulare auf dem M. mylohyoideus und zwischen den beiden Bäuchen des M. digastricus. Ebenfalls durch das Trigonum mandibulare verläuft die A. facialis. Medial der Drüse liegt der N. hypoglossus (XII) dem M. hyoglossus an. Dieser trennt auch die A. lingualis von der Drüse.
  - **Ductus submandibularis**: schlingt sich um den Hinterrand des M. mylohyoideus und verläuft oberhalb des Diaphragma oris nach vorn. Neben dem Frenulum mündet er auf der Caruncula sublingualis.

Unterzungendrüse
- **Gl. sublingualis**: liegt im oberen Anteil der Regio sublingualis zwischen dem M. mylohyoideus und dem M. hyoglossus. Durch die direkte Lage unter der Schleimhaut wirft sie bei hochgehobener Zunge die Plica sublingualis auf. An ihrem Oberrand findet man den N. lingualis und das Ganglion submandibulare, ↗ Kap. 16.
  - **Ductus sublinguales minores**: in ihnen sammelt sich das Sekret des hinteren Drüsenanteils. Neben der Zunge münden sie auf der Plica sublingualis.
  - **Ductus sublingualis major**: durch ihn fließt das Sekret des vorderen Drüsenteils zur Mündung auf der Caruncula sublingualis.

Gefäßversorgung und Innervation
- A. temporalis superficialis · A. transversa faciei · V. retromandibularis · Jacobson-Anastomose · sympathische Fasern
- A. facialis · A. submentalis · V. sublingualis · V. submentalis · V. facialis · V. jugularis interna · parasympathische Fasern

Parotis
- **Gefäße**: Die Parotis wird durch Äste der A. temporalis superficialis, v. a. aber durch die A. transversa faciei versorgt. Der venöse Abfluss erfolgt über die V. retromandibularis.
- **Nerven** (Jacobson-Anastomose)
  - **Präganglionäre parasympathische Fasern** nehmen ihren Ursprung im Nucleus salivatorius inferior.
  - Über den N. glossopharyngeus (IX) verlassen sie den Schädel durch das Foramen jugulare.
  - Als N. tympanicus treten sie durch den Canaliculus tympanicus in die Paukenhöhle (Cavitas tympani).
  - In der Schleimhaut der Paukenhöhle bilden sie den Plexus tympanicus und verlaufen als N. petrosus minor durch das Foramen lacerum zum Ganglion oticum, ↗ Kap. 16.
  - Dort erfolgt die Umschaltung auf das zweite Neuron.
  - **Postganglionäre parasympathische Fasern** gelangen über den N. auriculotemporalis in die Parotisloge.
  - Dort bilden die sekretorischen Fasern mit Ästen des Plexus parotideus im Drüsengewebe ein Nervengeflecht.
  - **Sympathische Fasern** kommen aus dem Geflecht um die A. meningea media.

Gll. submandibularis und sublingualis
- **Gefäße**: A. facialis und A. submentalis ziehen durch das Parenchym der Gl. submandibularis und versorgen die Unterkiefer- und Unterzungendrüse. Der venöse Abfluss erfolgt über die V. sublingualis und submentalis in die V. facialis oder direkt in die V. jugularis interna.
- **Nerven**
  - **Präganglionäre parasympathische Fasern** nehmen ihren Ursprung im Nucleus salivatorius superior des Pons.

15 Kopf

– Die Fasern verlaufen mit dem N. facialis und
– verlassen den Schädel durch den Canalis facialis des Felsenbeins als Chorda tympani.
– Die Chorda tympani zieht am Trommelfell entlang, tritt durch die Fissura petrotympanica in die Fossa infratemporalis und legt sich dem N. lingualis (V_3) an.
– Am Hinterrand des M. mylohyoideus verlassen die sekretorischen Fasern den N. lingualis und bilden das Ganglion submandibulare mit dem zweiten Neuron.
– **Postganglionäre parasympathische Fasern** ziehen vom Ganglion submandibulare zu den beiden Speicheldrüsen.

Histologie und Funktion

- serös · sero-mukös
- verflüssigen · reinigen · anfeuchten · Bestandteile des Speichels

Gl. parotis	Gl. submandibularis	Gl. sublingualis
• rein serös	• seromukös • seröser Anteil überwiegt	• seromukös • muköser Anteil überwiegt
• reichlich Schalt- und Streifenstücke, ↗ Kap. 1.1.2 • im Interstitium Fett- und Plasmazellen sowie Lymphozyten	• neben Schalt- und Streifenstücken von Ebner-Halbmonde	• keine Schalt- oder Streifenstücke

Tab. 15.10: Vergleichende Histologie der drei großen Speicheldrüsen

Funktion:
- Pro Tag werden 1,5 l Speichel in den Speicheldrüsen produziert.
- Seine Aufgabe liegt im Verflüssigen des Bissens, Reinigen der Mundhöhle und Anfeuchten der Lippen.
- Bestandteile sind Schleim, Enzyme (Amylase, Lysozym, u. a.), abgeschilferte Zellen der Mundschleimhaut, Bakterien und Zellen der Immunabwehr.

15.4.4 Zähne

Lage

Schneidezähne · Molare · Eckzahn · Prämolare · Zahnformel

Zahntypen

Pro Kieferhälfte hat der ausgewachsene gesunde Erwachsene
- 2 Schneidezähne (vorne),
- 3 Molare (Mahlzähne, hinten),
- 1 Eckzahn (zwischen Schneidezähnen und Molaren),
- 3 vordere Backenzähne (Prämolare, zwischen Eckzähnen und Molaren. Ihre Kauflächen sind eine Mischung aus der von Schneidezahn und Molaren).

Zahnformel

Ober- und Unterkiefer sind in **vier Quadranten** unterteilt und durchnummeriert.

1 rechts oben	2 links oben
4 rechts unten	3 links unten

15.4 Mundhöhle und Mundeingeweide

Beginnend am ersten Schneidezahn sind auch die acht Zähne eines Quadranten numeriert. Damit ist jeder Zahn eindeutig definiert. Bei Erhebung des Zahnstatus wird zuerst die Zahl des Quadranten genannt, dann die des Zahns (z. B. zwei-vier für den ersten Prämolaren oben links).

Aufbau

Zahnkrone · Zahnhals · Zahnwurzel · Pulpahöhle · Zahnschmelz · Dentin · Zement · Peridontium · Alveolarknochen

! Die Nomina anatomica gebraucht für den Zahn teilweise andere Bezeichnungen und Definitionen als der klinisch tätige (Zahn-) Arzt. In Anbetracht der Tatsache, dass die klinischen Gesichtspunkte im Vordergrund stehen sollen, werden hier die gebräuchlicheren **Definitionen der Kliniker** benutzt.

Allen Zähnen gemeinsam sind drei große Abschnitte, ↗ Abb. 15.4:

Corona dentis
- **Zahnkrone**: ist der sichtbare Teil des Zahns mit Schneidekante bzw. Kaufläche.

Collum dentis
- **Zahnhals**: normalerweise nicht sichtbar.

Radix dentis
- **Zahnwurzel**: liegt unter dem Zahnfleisch und ist durch den Zahnhalteapparat mit dem Kiefer verbunden.

Im Längsschnitt erkennt man:

Cavitas dentis
- **Pulpahöhle**: ist die zentrale Zahnhöhle, in der die Zahnpulpa (Pulpa dentis) liegt. Sie setzt sich in den Wurzelkanal (Canalis radicis dentis) fort. Dieser öffnet sich am Apex radicis dentis mit dem Foramen apicis dentis. Durch das Foramen gelangen Nerven und Gefäße in die Pulpa. Die Pulpahöhle wird von drei mineralisierten Anteilen umgeben:

Enamelum
– **Zahnschmelz**: ist die härteste Substanz des Körpers und nur im Bereich der Zahnkrone zu finden. Er wird nicht innerviert und kann nicht regenerieren.

Zahnbein
– **Dentin**: bildet die Hauptmasse des Zahnbeins und verschließt die Zahnhöhle bis auf das Foramen apicis radicis dentis.

Cementum
– **Zement**: ist nur an der Zahnwurzel zu finden. In seiner Struktur ist er dem Geflechtknochen sehr ähnlich.

Der Zahnhalteapparat befestigt die Zähne im Kiefer. Zu ihm gehören:
- **Zement** (s.o.)

Wurzelhaut
- **Peridontium**: füllt den Raum zwischen Zement und Alveolarfortsätzen des Kiefers. Kollagenfasern (Sharpey-Fasern) ziehen vom Zement zur Alveolarwand.

Procc. alveolares
- **Alveolarknochen**: an den Fortsätzen des Knochens sind Sharpey-Fasern befestigt.

 Karies ist die häufigste Zahnerkrankung. Im bakteriellen Zahnbelag (Plaque) werden nach Zuckerzufuhr Säuren gebildet, die zu Entkalkung des Zahnschmelzes führen. Bei anhaltend schlechter Mundhygiene und häufiger Zuckeraufnahme bei fehlendem Fluoridangebot schreitet die anfangs reversible Entkalkung bis zum Einbruch der Zahnhartsubstanzen fort. Es bilden sich kariöse Defekte (Löcher). Die Einschränkung der Zuckerzufuhr vermindert das Entkalkungsrisiko. Regelmäßige Fluoridanwendung, z. B. mit Zahnpasten, kann zur Wiederverkalkung (Remineralisation) führen.

15 Kopf

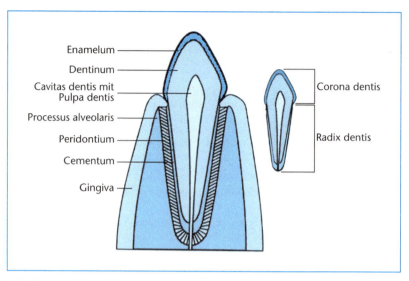

Abb. **15.4**: Längsschnitt durch einen Zahn

Gefäßversorgung und Innervation

A. alveolaris inferior · Rr. alveolares · A. alveolaris superior posterior · Aa. alveolares superiores anteriores · N. alveolaris inferior · Nn. alveolares superiores

Gefäße: Die Arterien kommen sämtlich aus der A. maxillaris, die ein direkter Ast der A. carotis externa ist.
- A. alveolaris inferior: verläuft im Canalis mandibulae und gibt die Rr. alveolares zu den einzelnen Zähnen ab,
- A. alveolaris superior posterior: versorgt die hinteren Oberkieferäste,
- Aa. alveolares superiores anteriores: ziehen zu den vorderen Oberkieferzähnen.

Nerven
- N. alveolaris inferior: Ast des N. mandibularis, der mit der gleichnamigen Arterie verläuft und den gesamten Unterkiefer innerviert.
- Nn. alveolares superiores: Äste des N. maxillaris, die den gesamten Oberkiefer innervieren.

 Zahnbehandlung: Da die Zähne des Unterkiefers von einem einzigen Nerven innerviert werden, ist die Betäubung mehrerer nebeneinander liegender Zähne einfach! Der N. mandibularis versorgt auch die Haut über dem Kinn sensibel. Bei Lokalanästhesie der Zähne ist diese somit ebenfalls gefühllos.

Histologie und Funktion

Zahnpulpa · Odontoblasten · Adamantoblasten · zerkleinern · abreißen · zerquetschen

15.4 Mundhöhle und Mundeingeweide

Zahnzellen

Bei der Bildung der Hartsubstanzen eines Zahnes zeigt sich von innen nach außen folgende Schichtung.
- **Zahnpulpa**: besteht aus feinfaserigem Bindegewebe, das reich an Blutgefäßen und Nervenfasern ist.
- **Odontoblasten**: liegen an der Oberfläche der Pulpa und sezernieren nach peripher Prädentin. Durch Mineralisation wird dieses zu Dentin.
- **Adamantoblasten** (Ameloblasten): bilden im Bereich der Zahnkrone durch Sekretion in Richtung Zahnpulpa den Schmelz. Da die Zellen selber aber beim Zahndurchbruch zugrunde gehen, bildet der Zahnschmelz die oberste Schicht des Zahnes.

Aufgabe

Die Zähne **zerkleinern** die Nahrung. Die Schneidezähne dienen dem **Abreißen** eines Bissens. Sie sind entsprechend scharfkantig. Die Molaren **zerquetschen** die Nahrung mit ihren breiten, höckrigen Kauflächen.

Zahnentwicklung

Ektoderm · Mesenchym · Zahnleiste · Zahnknospe · Zahnpapille · Zahnsäckchen · Ersatzleiste · Schmelzorgan · äußeres Schmelzepithel · Schmelzpulpa · inneres Schmelzepithel · Zahnhalteapparat · Zahndurchbruch

An der Bildung der Zähne sind das ektodermale Epithel der Mundbucht und das Kopfmesenchym beteiligt.
- Ausgehend vom **Ektoderm** bildet sich während des zweiten Entwicklungsmonats im Bereich des späteren Kiefers die bogenförmige Zahnleiste.
- Sie wächst in die **mesenchymale** Anlage von Ober- und Unterkiefer hinein.
- Die **Zahnleiste** lässt kurze Zeit später epitheliale Verdickungen erkennen.
- Diese bezeichnet man als **Zahnknospen**. Durch schnelleres Wachstum der Ränder erhalten die Knospen Glocken- oder Kappenform.
  - In der Höhle der Kappen entsteht die **Zahnpapille** aus verdichtetem Mesenchym. Aus der Papille geht später die Zahnpulpa hervor.
  - In der Umgebung der Zahnknospen verdichtet sich das Mesenchym zu **Zahnsäckchen**.
- Nun bildet sich die Zahnleiste zurück. Ihr unterer Rand bleibt als **Ersatzleiste** erhalten. Von ihr geht später die Bildung der Zweitzähne aus.

! Die weitere Differenzierung läuft zeitlich parallel ab.

- Aus den Zahnknospen geht das **Schmelzorgan** hervor:
  - Das **äußere Schmelzepithel** grenzt das Schmelzorgan gegen das Zahnsäckchen ab. Aus dem einschichtig zylindrischen Epithel entwickeln sich später Ameloblasten (Schmelzbildner).
  - Die **Schmelzpulpa** im Zentrum des Organs besteht aus retikulär angeordneten Epithelzellen. Sie differenzieren sich zu Odontoblasten (Dentinbildner).
  - Das **innere Schmelzepithel** ist einschichtig und kubisch und der Zahnpapille zugewandt.
- Aus dem Zahnsäckchen entsteht der **Zahnhalteapparat** mit Zement, Peridontium und Alveolarknochen.
- **Zahndurchbruch**: Durch das Wachstum der Wurzel wird der Zahn in Richtung Mundhöhle vorgeschoben bis er durch die Schleimhaut bricht.
- Nach Vollendung der Zahnkrone und nach dem Zahndurchbruch beendet auch die Zahnwurzel ihr Wachstum.

15 Kopf

15.4.5 Gaumen

Als Gaumen bezeichnet man das Dach der Mundhöhle.

Aufbau

Palatum durum · Palatum osseum · Sutura palatina media · Sutura palatina transversa · Velum palatinum · M. tensor veli palatini · M. levator veli palatini · M. uvulae

Man unterscheidet zwei Abschnitte:

Palatum durum

- **Harter Gaumen**: umfasst die vorderen beiden Drittel des Gaumens. Er ist durch das Palatum osseum knöchern versteift. In seiner Mitte erkennt man die Sutura palatina mediana. Quer verläuft die Sutura palatina transversa.

Palatum molle

- **Weicher Gaumen** (Velum palatinum, Gaumensegel): bildet das hintere Drittel des Gaumens. Er besteht aus quergestreiften Muskeln und einer Sehnenplatte (Aponeurosis palatina). Es handelt sich um die Sehnen dreier Muskeln.
  - **M. tensor veli palatini**: entspringt am Os sphenoidale und der Tuba auditiva. Indem die Sehne um den Hamulus pterygoideus zieht, ist der Muskel in der Lage, das Gaumensegel quer zu verspannen.
  - **M. levator veli palatini**: kommt von der Pars petrosa des Os temporale und der Tuba auditiva. Er endet direkt im Gaumensegel und kann es genauso heben wie verspannen.
  - **M. uvulae**: längsverlaufende Fasern im Zäpfchen (Uvula) können selbiges verkürzen.

Schnarchen entsteht im Tiefschlaf, wenn die Gaumenmuskeln erschlaffen und das Gaumensegel bei geöffnetem Mund in der Inspiration frei flottieren kann.

Gefäßversorgung und Innervation

A. palatina ascendens · A. palatina descendens · A. pharyngea ascendens · Plexus pterygoideus · N. nasopalatinus · N. palatinus major · Nn. palatini minores

Gefäße
- A. palatina ascendens: kommt aus der A. facialis,
- A. palatina descendens: geht aus der A. maxillaris hervor,
- A. pharyngea ascendens: entspringt aus der A. carotis externa,
- venöses Blut wird in den Plexus pterygoideus abgeleitet.

Nerven: kommen als Äste des N. maxillaris (V_2) aus der Fossa pterygopalatina.
- N. nasopalatinus: durch den Canalis incisivus zum vordersten Abschnitt des Gaumens,
- N. palatinus major: durch den Canalis palatinus major zum Hauptteil des harten Gaumens,
- Nn. palatini minores: durch die Canali palatini minores zum weichen Gaumen.

Histologie und Funktion

Schleimhaut des weichen/harten Gaumens · Abdichtung · Resonanzboden · Druckausgleich

Feinbau
- **Schleimhaut des weichen Gaumens**: ist verschieblich und kann stark anschwellen. Zur nasalen Seite hin findet sich mehrreihiges Flimmerepithel mit Becherzellen. Zur oralen Seite hin zeigt sich mehrschichtig unverhorntes Plattenepithel mit mukösen Drüsen.
- **Schleimhaut des harten Gaumens**: ist unverschieblich fixiert und besteht aus mehrschichtig unverhorntem Plattenepithel.

Aufgaben
Der Gaumen
- dichtet den oberen Rachenraum beim Schlucken ab, damit keine Nahrung in die Nasenhöhle gelangt,
- vergrößert den Resonanzboden des harten Gaumens beim Sprechen,
- kann durch Kontraktion die Verbindung zwischen Rachen und Mittelohr herstellen (Tuba auditiva) und so für Druckausgleich sorgen.

Embryonalentwicklung

Oberkieferwülste · Gaumenplatten · primärer Gaumen · Foramen incisivum · Gaumenspalte · Oberkieferspalte

Der Gaumen entwickelt sich aus drei Teilen: dem **primären Gaumen** und den **beiden Gaumenplatten**, die aus den Oberkieferwülsten hervorgehen.
- Die drei Anteile verschmelzen innerhalb weniger Stunden miteinander und medial mit dem Nasenseptum.
- Am Treffpunkt der Verwachsungsnähte findet sich später das Foramen incisivum.

Gaumenspalten bleiben als Defekt hinter dem Foramen incisivum bestehen, wenn beide Gaumenplatten nicht miteinander verschmelzen.
Oberkieferspalten entstehen vor dem Foramen incisivum, wenn der primäre Gaumen nicht mit den beiden Gaumenplatten verwächst. Sie trennen den lateralen Schneidezahn vom Eckzahn ab. Möglich ist auch die Kombination mit einer Lippenspalte.

15.4.6 Schlundenge (Isthmus faucium)

Als Isthmus faucium bezeichnet man den Übergang von der Mundhöhle in den Rachen.

Grenzen

Grenzen des Isthmus faucium:

kranial	Gaumensegel und Uvula
kaudal	Zungenwurzel
lateral	vorderer und hinterer Gaumenbogen

Gaumenbögen
- Je zwei Schleimhautfalten werden rechts und links durch zwei Muskeln aufgeworfen.
  - **M. palatoglossus**: umgibt ringförmig die Schlundenge und kann sie verschließen. Er ist Gegenspieler des M. levator veli palatini.
  - **M. palatopharyngeus**: steigt vom Gaumensegel zur Cartilago thyroidea ab. Er senkt den Gaumen und hebt den Kehlkopf.
- Von der Basis der Uvula ziehen die Falten bogenartig nach kaudal lateral.
  - **Arcus palatoglossus**: vorderer Gaumenbogen,
  - **Arcus palatopharyngeus**: hinterer Gaumenbogen.
- **Fossa tonsillaris**: sinkt zwischen beiden Gaumenbögen ein und nimmt die Tonsilla palatina (Gaumenmandel) auf.

16 Zentrales Nervensystem (ZNS)

> Im folgenden Kapitel ist die Embryonalentwicklung den anatomischen und funktionellen Aspekten zum besseren Verständnis vorangestellt.

16.1 Gliederung des ZNS

↗ Abb. 16.1

	Teil des ZNS	wichtige Strukturen	Aufgaben
Endhirn	Telenzephalon	Großhirnhemisphären	Motorik, Sensorik, Sensibilität, komplexe geistige Aktivitäten
Zwischenhirn	Dienzephalon	Hypophyse und Hypothalamus	„Tor zum Bewusstsein", Steuerung des vegetativen Nervensystems
Mittelhirn	Mesenzephalon	Vierhügelplatte, Tectum mesencephali und Crura cerebri	Motorik, Reflexe der Nerven II und VII
Rautenhirn	Rhombenzephalon	Metenzephalon (Hinterhirn) mit Kleinhirn und Brücke	Gleichgewicht und Orientierung im Raum, Automatismen
		Myelenzephalon mit Medulla oblongata (verlängertes Mark)	Vitalfunktionen wie Kreislauf, Atmung
Rückenmark	Medulla spinalis	Spinalnerven	Reflexe, Vermittlung von Afferenzen und Efferenzen

Tab. **16.1**: Abschnitte, Strukturen und Aufgaben des ZNS

- **Hirnstamm**: Unter diesem Begriff subsumiert man Medulla oblongata, Pons, Mesenzephalon, Dienzephalon sowie die Stammganglien (Striatum, Claustrum und das Corpus amygdaloideum).
- **Stammhirn**: Hierunter werden Di-, Mes- und Rhombenzephalon ohne Kleinhirn zusammengefasst.

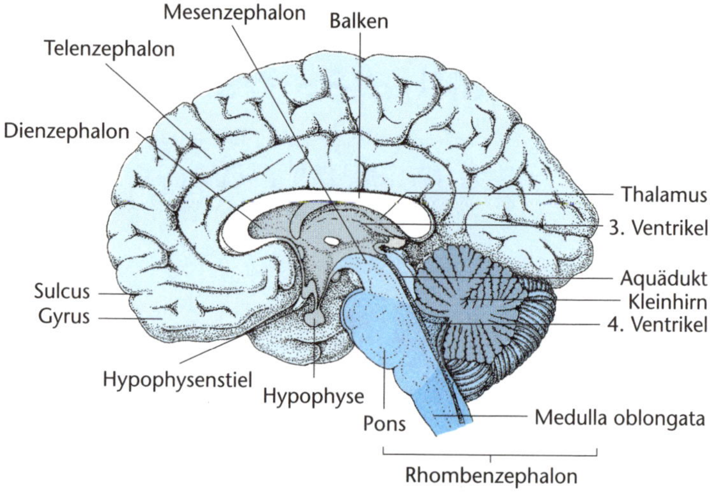

16 Zentrales Nervensystem (ZNS)

Abb. 16.1: Medianschnitt durch das Gehirn

16.2 Embryologie

Das Zentrale Nervensystem entwickelt sich aus dem **Neuralrohr** im äußeren Keimblatt. Das Neuralrohr besteht anfangs aus mehrreihigem Epithel (Neuroepithel), das den zugehörigen Neuralkanal umschließt.

Rückenmark

- Neuroepithel · Ependymschicht · Mantelschicht · Marginalschicht
- Grundplatte · Flügelplatte · Hinterhorn · Vorderhorn · Seitenhorn

Medulla spinalis

- **Neuroepithelzellen**: differenzieren sich zu Neuroblasten, Glioblasten und Zellen der Ependymzone. Von außen nach innen finden sich 3 Schichten:
  – **Ependymschicht**: liegt dem Neuralrohr innen an und umschließt den Neuralkanal.
  – **Mantelschicht**: aus ihr geht später die graue Substanz (s. u.) hervor. Im zweiten Monat entstehen zwei Zellsäulen. Ein längsverlaufender Sulcus limitans trennt sie voneinander. Die dorsale Säule wird zur Flügelplatte, die ventrale zur Grundplatte. Aus der Grundplatte wird später das Vorderhorn, aus den Flügelplatten geht das Hinterhorn hervor. Zwischen Vorder- und Hinterhorn bildet sich das Seitenhorn aus.
  – **Marginalzone**: aus ihr entwickelt sich die weiße Substanz (s. u.).

Nervus spinalis

- **Spinalnerven**: entstehen aus der Vereinigung der ventral und dorsal austretenden Nervenwurzeln (Filia radicularia). Zunächst liegen die Spinalnerven noch auf Höhe der entsprechenden Foramina intervertebralia. Da die Wirbelsäule in der

Folge aber schneller wächst als das Rückenmark (Ascensus), endet beim Neugeborenen das Rückenmark auf Höhe von L$_3$, beim Erwachsenen auf Höhe von L$_{1-2}$.

 Fehlbildungen lassen sich meist auf unvollständigen Schluss des Neuralrohrs zurückführen. Häufig ist die Spina bifida (Spaltbildung der Wirbelsäule).
- Bei der **Spina bifida occulta** ist das Rückenmark intakt und wird von Haut bedeckt. Sie findet sich meist im Lendenbereich.
- Bei der **Spina bifida cystica** ist der Spalt nicht bedeckt. Man unterscheidet zwei Formen:
  – **Meningozele**: Die Hirnhäute (Meningen) treten zystenartig aus dem Spalt hervor.
  – **Meningomyelozele**: Nicht nur die Meningen, sondern auch das Rückenmark (Myelon) und die Spinalnerven ragen aus dem Spalt heraus. Beide Formen müssen sofort chirurgisch verschlossen werden!
- **Myelozele**: Das Neuralrohr verschließt sich in einem Bereich überhaupt nicht. Das Rückenmark ist nicht von Liquor umgeben. Die Kinder sterben innerhalb weniger Tage.

Großhirn
- Prosenzephalon · Telenzephalon · Dienzephalon · I.–III. Ventrikel
- Mesenzephalon · Lamina quadrigemina · Aquaeductus cerebri
- Rhombenzephalon · Myelenzephalon · Metenzephalon · IV. Ventrikel

Am Neuralrohr entstehen drei Hirnbläschen, ↗ Abb. 16.2:

Vorderhirn
- **Prosenzephalon**: Aus dem vorderen Abschnitt gehen das Riechhirn mit dem Bulbus olfactorius und das Großhirn (Telenzephalon) hervor. Aus dem hinteren Anteil wird das Zwischenhirn (Dienzephalon).

- Großhirn
  – Die **Endhirnhemisphären** gehen am Foramen interventriculare vom Dienzephalon ab und bedecken am Ende ihrer Entwicklung den gesamten Hirnstamm. Aus dem I. und II. Endhirnbläschen werden später der I. und II. Ventrikel.

- Zwischenhirn
  – Die **Endhirnbläschen** wachsen zunächst sehr stark und schließen das ursprüngliche Prosenzephalon als Zwischenhirn (Dienzephalon) zwischen sich ein. Das unpaare Vorderhirnbläschen wird im Zwischenhirn zum III. Ventrikel. Aus dem Dienzephalon als eigentlichem Sehhirn stülpen sich die Augenbläschen vor. In direkter Nachbarschaft dazu liegt der Thalamus (Sehhügel), der ursprünglich der Verarbeitung optischer Eindrücke diente.

Mittelhirn
- **Mesenzephalon**: Hier entwickelt sich die Vierhügelplatte (Lamina quadrigemina). Zudem verengt sich im weiteren Verlauf das Mittelhirnbläschen zum Aquaeductus cerebri.

Rautenhirn
- **Rhombenzephalon**: Der hintere Abschnitt wird zum Myelenzephalon (Medulla oblongata, verlängertes Mark), der vordere entwickelt sich zum Nachhirn (Metenzephalon).

16 Zentrales Nervensystem (ZNS)

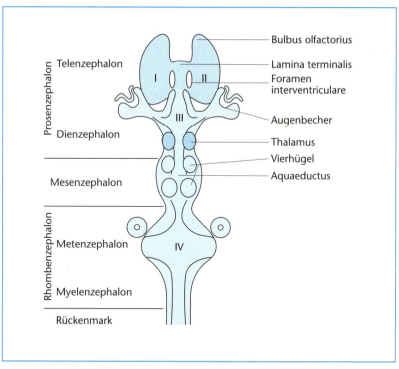

Abb. 16.2: Definitive Abschnitte des Hirnstamms

- verlängertes Mark
- **Medulla oblongata**: Als sog. Schlundhirn enthält es die Kerne der ersten fünf Schlundbogennerven: N. trigeminus (V.), N. facialis (VII.), N. glossopharyngeus (IX.), N. vagus (X.) und N. accessorius.

- Nachhirn
- Aus den **Rautenlippen** (obere Ränder der Rautengrube) gehen die Kleinhirnwülste hervor. Aus dem gleichen Bereich wandern Neuroblasten nach ventral und bilden dort die Stammganglien, ↗ Kap. 16.7. Die Höhle des Rhombenzephalonbläschens wird in der Folge zum IV. Ventrikel. Im Dach des Ventrikels bildet sich der Plexus choroideus, ↗ Kap. 16.12. Ebenfalls im Nachhirn liegen die Zentren für das Hör- und Gleichgewichtsorgan.

Kleinhirn

Rautenlippen · Kleinhirnrinde · Vermis · Nucleus dentatus

Das Cerebellum entsteht aus den oberen Rautenlippen. Durch die Einknickung zur Brückenbeuge stellen sich die Rautenlippen quer und bilden einen Wulst.
In der 16. Schwangerschaftswoche wölbt sich der Kleinhirnwulst nach außen vor.

Rinde
- **Kleinhirnrinde**: entwickelt sich an der Oberfläche der Hemisphären.

Kerne
- **Wurm (Vermis)**: Während die beiden Seitenabschnitte der Rautenlippe rasch vorwachsen, bleibt der zentrale Anteil wurmartig zurück.
- **Nucleus dentatus**: entsteht zentral auf beiden Seiten des Wurms.

16.3 Rückenmark

Lage

Wirbelkanal · Medulla oblongata · Conus medullaris · $L_{1/2}$

- Das Rückenmark liegt langgezogen über 45 cm im Wirbelkanal.
- Kranial grenzt es an die Medulla oblongata (verlängertes Mark).
- Kaudal erreicht es mit dem spitz zulaufenden Conus medullaris die Höhe von $L_{1/2}$.

Aufbau

- Dura mater spinalis · Epiduralraum · Arachnoidea · Subduralraum · Pia mater
- segmentale Gliederung · Filum terminale · Cauda equina · Spinalganglion
- Sulcus medianus posterior · Septum medianum posterius · Sulcus intermedius posterior · Sulcus posterolateralis · Sulcus anterolateralis · Fissura mediana anterior
- graue Substanz · weiße Substanz

Das Rückenmark wird von den selben Schichten umgeben wie das Gehirn.

Dura mater spinalis

- **Harte Rückenmarkshaut**: umhüllt neben dem Rückenmark die austretenden Nervenwurzeln bis zum Foramen intervertebrale. Zwischen äußerem und innerem Durablatt entsteht der **Epiduralraum**, ↗ Kap. 16.12.

Bei der **Epiduralanästhesie** wird eine Kanüle bis in den Epiduralraum vorgeschoben. Dort hinein wird das Anästhetikum gespritzt.

Arachnoidea

- **Spinnengewebshaut**: ist die mittlere der drei Schichten. Zwischen Dura und Arachnoidea liegt als dünner Spalt der **Subduralraum**. Zwischen Arachnoidea und der innen liegenden Pia mater befindet sich der mit Liquor gefüllte **Subarachnoidalraum**.

Spinalanästhesie: Das Anästhetikum wird in den Subarachnoidalraum injiziert. Es verteilt sich im Liquor und betäubt alle Nervenfasern unterhalb des Injektionsortes.
Lumbalpunktion: Kaudal des Conus medullaris ist der Subarachnoidalraum zur Cisterna lumbalis erweitert. Dort liegen lediglich die Wurzeln der Cauda equina. Hier kann man Liquor durch Punktion zwischen den Dornfortsätzen von $L_3 - L_5$ gewinnen.

Pia mater spinalis

- **Weiche Rückenmarkshaut**: bedeckt die Gliaschicht des Rückenmarks unmittelbar. Mit kleinen Septen reicht sie bis in die graue Substanz. Ligg. denticulata ziehen zur Dura mater spinalis und hängen das Rückenmark an der Dura auf.

16 Zentrales Nervensystem (ZNS)

Segmentale Gliederung

- Die einzelnen **Rückenmarkssegmente** haben ihre Repräsentation nicht nur in der Muskulatur oder in Organen, sondern auch auf der Haut. Die Hautbezirke, die von bestimmten Rückenmarkssegmenten innerviert werden, heißen **Dermatome**, ↗ Abb. 1.11. Die 31 Segmente verteilen sich wie folgt:

Segment	Wirbelsäulenhöhe
8 Zervikalsegmente (C_{1-8})	HWK_1 bis in die Mitte von HWK_7
12 Thorakalsegmente (Th_{1-12})	BWK_1 bis in die Mitte von BWK_9
5 Lumbalsegmente (L_{1-5})	Mitte von BWK_9 bis BWK_{12}
5 Sakralsegmente (S_{1-5})	LWK_1
1 (bis 2) Kokzygealsegmente	LWK_1

Tab. **16.2**: Verteilung der Rückenmarkssegmente

Die Kenntnis der Dermatome ist bei verschiedenen Krankheitsbildern wichtig:
- bei **Querschnittslähmungen** um die Höhe der Rückenmarksdurchtrennung auszumachen,
- bei **Bandscheibenvorfällen** um den Bereich zu lokalisieren, in dem der Nucleus pulposus auf das Rückenmark drückt und zunächst Schmerzen im entsprechenden Dermatom hervorruft,
- bei der **Gürtelrose** (Herpes zoster) beschränkt sich die Viruserkrankung auf den Innervationsbereich eines Spinalganglions.

Durchmesser

Rückenmarksabschnitte, die eine große Körperregion innervieren, sind relativ dick (z. B. für Arme und Beine), andere etwas schlanker. Folglich ist das Mark zwischen C_5 und Th_1 sowie L_2 und S_2 kräftiger ausgebildet.

Besonderheiten

- **Filum terminale**: schließt sich an den Conus medullaris an und ist 25 cm lang. Es ist frei von Nervenzellen und am Ende des Nervenkanals befestigt.
- **Cauda equina**: Die Wurzeln der kaudalen Spinalnerven begleiten das Filum terminale.
- **Spinalganglien**: liegen kurz vor dem Zusammenschluß der vorderen mit der hinteren Wurzel in der Hülle des Rückenmarks. Sie bestehen aus Ansammlungen von Perikarya, die zum größten Teil zu afferenten Neuronen gehören. Die Nervenzellen selbst sind meist pseudounipolar.

Oberfläche

Im Atlas suche man den Sulcus medianus posterior, das Septum medianum posterius, den Sulcus intermedius posterior, den Sulcus posterolateralis, den Sulcus anterolateralis und die Fissura mediana anterior.
Man unterscheidet am Rückenmark graue von weißer Substanz.

Graue Substanz

- **Substantia grisea**: liegt in der Tiefe und umschließt den Canalis centralis. Auf Querschnitten stellt sie sich schmetterlingsförmig dar und unterteilt sich in Vorder-, Hinter- und Seitenhorn. Die Commissura grisea verbindet die rechte und linke Seite miteinander.

16.3 Rückenmark

- **Vorderhorn**: dort liegen die Perikaryen der motorischen Vorderhornzellen (α- und γ-Motoneurone). Ihre Axone verlassen das Rückenmark über die Radix anterior und ziehen zu den Skelettmuskeln.
- **Hinterhorn**: dort werden die meisten sensiblen Fasern von ihrem ersten auf das zweite Neuron umgeschaltet.
- **Seitenhorn**: dort überwiegen Axone, die mit dem vegetativen Nervensystem in Verbindung stehen.

Weiße Substanz

- **Substantia alba**: liegt im Rückenmark an der Oberfläche und besteht ausschließlich aus Nervenfasern und Gliazellen. In der Commissura alba kreuzen Fasern der weißen Substanz die Seite.

Gefäßversorgung

A. spinalis anterior · A. spinalis posterior ·
Plexus venosus vertebralis externus anterior/posterior ·
Plexus venosus vertebralis internus anterior/posterior

Arterien bilden untereinander Anastomosen aus. Über die ganze Länge des Rückenmarks verlaufend sollte man kennen:
- A. spinalis anterior: zieht in der Fissura mediana anterior entlang,
- A. spinalis posterior: liegt paarig posterolateral.

Sie anastomosieren quer mit Rr. spinales, die aus der A. vertebralis, den Halsästen der A. subclavia, den Aa. intercostales posteriores sowie den Aa. lumbales entspringen.

Bei Verschluss der Rr. spinales kommt es schlagartig zu einer schlaffen Lähmung je nach Höhe des Versorgungsgebietes. Da diese Gefäße in ihrer Lokalisation jedoch sehr variabel sind, ist eine operative Versorgung schwierig. Zudem verträgt das Rückenmark eine Unterbrechung des Blutzuflusses, die für die OP nötig wäre, nicht ohne Schäden.

Venen anastomosieren zahlreich in Plexus.
- Plexus venosus vertebralis externus anterior/posterior: verläuft außerhalb der Wirbelsäule,
- Plexus venosus vertebralis internus anterior/posterior: verläuft im Epiduralraum.

Funktion

- Tractus spinobulbaris · Tractus spinothalamicus lateralis/anterior ·
  Tractus spinoreticularis · Tractus spinocerebellaris anterior/posterior ·
  Tractus spinotectalis · Tractus spinoolivaris
- Pyramidenbahn · Tractus reticulospinalis · Tractus tectospinalis ·
  Tractus vestibulospinalis · Tractus rubrospinalis

Das Rückenmark ist über Spinalnerven direkt afferent und efferent mit der Körperperipherie verbunden.
- **Afferenzen** ziehen von der Peripherie (z. B. Muskeln) in das ZNS. Ein Teil wird direkt im Rückenmark verarbeitet und ermöglicht Reflexe. Die meisten werden im Rückenmark nur umgeschaltet und an das Gehirn weitergeleitet.
- **Efferenzen** werden sämtlich im Rückenmark synaptisch verschaltet.

16 Zentrales Nervensystem (ZNS)

Aufsteigende Bahnen

Tractus spinobulbaris (Hinterstrangbahn)

vermittelt	Informationen zu Berührung und Tiefensensibilität
kommt von	den Vater-Pacini-Körperchen, den Meissner-Tastkörperchen, den Muskelspindeln und den Sehnenorganen
1. Neuron	liegt im Spinalganglion
Verlauf	zunächst ungekreuzt. In Höhe von Th_5 teilt sich der Tractus jedoch in • Fasciculus gracilis für Empfindungen der unteren Rumpfhälfte und der Beine • Fasciculus cuneatus für Empfindungen der oberen Rumpfhälfte und der Arme
2. Neuron	• Fasciculus gracilis im Nucleus gracilis der Medulla oblongata • Fasciculus cuneatus im Nucleus cuneatus der Medulla oblongata
Verlauf	• Fasern beider Fasciculi kreuzen im Bereich der Rautengrube zur Gegenseite und ziehen als Lemniscus medialis durch Pons und Mittelhirn zum Thalamus. • Von den Nuclei bis zum Thalamus bezeichnet man die Bahnen auch als Tractus bulbothalamicus.
3. Neuron	liegt im Thalamus
Verlauf	als Tractus thalamocorticalis zum Gyrus postcentralis
Klinik	bei Ausfall Verlust der feinen Berührungssensibilität ipsilateral, sowie der Druck- und Vibrationsempfindungen

Tractus spinothalamicus lateralis

vermittelt	Schmerz- und Temperaturempfinden der Haut und innerer Organe
1. Neuron	liegt im Spinalganglion
2. Neuron	liegt im Hinterhorn
Verlauf	kreuzt auf Rückenmarksebene zur Gegenseite
3. Neuron	liegt im Thalamus
Verlauf	zum Gyrus postcentralis der Großhirnrinde
Klinik	bei Ausfall kommt es zum Verlust der Schmerz- und Temperaturempfindungen der kontralateralen Seite unterhalb der Läsion

Tractus spinothalamicus anterior
• vermittelt Druck- und grobe Berührungsempfindungen.

! Einige Autoren fassen die beiden Tractus spinothalamici zu einem einzigen zusammen!

 Der vordere spinothalamische Trakt verläuft genauso wie der Tractus spinothalamicus lateralis. Beide kreuzen auf Rückenmarksebene zur Gegenseite. Dadurch werden die Empfindungen der rechten Körperseite im Rückenmark links weitergeleitet (wichtig bei der Interpretation neurologischer Befunde).

16.3 Rückenmark

Tractus spinoreticularis

vermittelt	dumpfe und chronische Schmerzen
kommt von	dem gleichen Gebiet wie die Fasern des Tractus spinothalamicus
Verlauf	zieht mit dem Tractus spinothalamicus hirnwärts und endet in der Medulla oblongata

Tractus spinocerebellaris anterior (vordere Kleinhirnstrangbahn)

vermittelt	Tiefensensibilität, Informationen über Gelenkstellung und Muskeltonus besonders der unteren Extremität
1. Neuron	liegt im Spinalganglion
2. Neuron	liegt im Hinterhorn
Verlauf	• Die Fasern kreuzen überwiegend zur Gegenseite, ziehen zur Pons und durch den Pedunculus cerebellaris superior zur Rinde des Kleinhirnwurms. • Fasern, die im Rückenmark zur Gegenseite gekreuzt sind, wechseln im Kleinhirn zur ursprünglichen Seite zurück.

Tractus spinocerebellaris posterior (Flechsig-Bündel)

vermittelt	Tiefensensibilität, Informationen über Gelenkstellung und Muskeltonus besonders der oberen Extremität
1. Neuron	liegt im Spinalganglion
2. Neuron	liegt im Nucleus thoracicus (Stilling-Clarke-Säule)
Verlauf	bogenartig zum Vorderseitenstrang, ungekreuzt durch die Medulla oblongata und den Pedunculus cerebellaris inferior zum Kleinhirnwurm

Tractus spinotectalis

vermittelt	Schmerz- und Temperaturempfinden
1. Neuron	liegt im Hinterhorn der Gegenseite
Verlauf	zieht zum Tektum und endet im Colliculus superior

Tractus spinoolivaris

vermittelt	propriozeptive Impulse
1. Neuron	liegt im Hinterhorn der Gegenseite
Verlauf	kreuzt zur Gegenseite und endet am Nucleus olivaris

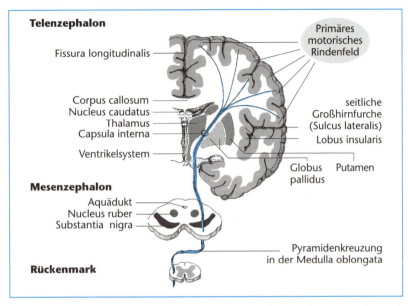

Abb. **16.3**: Verlauf der Pyramidenbahn vom Endhirn über das Mittelhirn zum Rückenmark

Absteigende Bahnen **Tractus corticospinalis (Pyramidenbahn)**, ↗ Abb. 16.3

vermittelt	motorische Impulse vom Cortex auf Motoneurone im Vorderhorn
1. Neuron	• liegt im primär motorischen Feld der Großhirnrinde, dem Gyrus praecentralis und dem angrenzenden Gebiet des Lobus parietalis (kleine Pyramidenzellen der äußeren Pyramidenschicht) • Betz-Riesenzellen der inneren Pyramidenschicht der Großhirnrinde (für 5 % der Fasern)
Verlauf	die Fasern ziehen als Fibrae corticospinales (Pyramidenbahn) durch den hinteren Schenkel der Capsula interna, die Pedunculi cerebri, das Mittelhirn und die Pons zur Medulla oblongata: • In der Decussatio pyramidum kreuzen 80 % der Fasern auf die Gegenseite und ziehen als **Tractus corticospinalis lateralis** im Seitenstrang des Rückenmarks abwärts. • 20 % verlaufen als **Tractus corticospinalis anterior** im Vorderstrang. Sie kreuzen erst im jeweiligen Segment zur Gegenseite. Der vordere Trakt endet in Höhe des Zervikalmarks. Zu beiden Seiten der Medulla wirft die Pyramidenbahn die Pyramiden auf.
2. Neuron	sind die α-Motoneurone des Rückenmarks

- Intrazerebrale Schädigung der Pyramidenbahn (z. B. durch Blutung): schlagartig auftretende Lähmung der kontralateralen Muskulatur. Später geht sie in eine spastische Lähmung über.
- Kinderlähmung (Polyomyelitis): motorische Vorderhornzellen fallen aus. Betroffene Muskelfasern werden nicht mehr innerviert, es kommt zu schlaffer Lähmung. Der Reflexbogen ist unterbrochen.

16.3 Rückenmark

- Extrapyramidal-
motorische Bahnen

Tractus reticulospinalis

vermittelt	vegetative Erregungen (z. B. für die Atmung)
1. Neuron	liegt in der Formatio reticularis der Pons
Verlauf	zieht durch Seiten- und Vorderstrang zu den γ-Motoneuronen der Atemmuskulatur

Tractus tectospinalis

vermittelt	optische und akustische Reize für reflektorische Augenbewegungen
zentrale Fasern	kommen von den Colliculi superiores
Verlauf	kreuzt im Mittelhirn zur Gegenseite und endet an den Motoneuronen des Zervikalmarks

Tractus vestibulospinalis

vermittelt	den Tonus der Extensorenmuskulatur und sorgt damit für die Aufrechterhaltung des Gleichgewichtes
zentrale Fasern	kommen vom Nucleus vestibularis lateralis (Deiters-Kern) im Rautenhirn
Verlauf	zu den Motoneuronen im Rückenmark. Ein Teil zieht zu den Augenmuskelkernen

Tractus rubrospinalis

vermittelt	Erregungen der α- und γ-Motoneurone vorwiegend der Flexoren
zentrale Fasern	kommen aus dem Nucleus ruber
Verlauf	• die Fasern kreuzen z. T. in der Decussatio tegmenti zur Gegenseite, • z. T. ziehen sie mit dem Tractus corticospinalis lateralis zu den Motoneuronen im Halsmark.

↗ Kap. 16.9

Histologie — Laminae I–X · Hinterstrang · Vorderstrang · Seitenstrang

16 Zentrales Nervensystem (ZNS)

Graue Substanz

Schicht	Lokalisation /Morphologie
Laminae I und III – VI	• befinden sich im Hinterhorn • werden somato- und viszeroafferent erreicht • es überwiegen Interneurone
Lamina II (Substantia gelatinosa)	• liegt ebenfalls im Hinterhorn • ist auf Querschnitten des unfixierten Marks dunkel • es überwiegen Interneurone
Lamina VII (Zona intermedia)	• ist der mittlere Abschnitt der grauen Substanz • wichtigster Teil ist die Columna thoracica (Stilling-Clarke-Säule)
Lamina VIII und IX	• bildet das Vorderhorn • enthält α- und γ-Motoneurone • Nerven der Hals- und Rumpfmuskulatur liegen medial, die der Extremitäten lateral
Lamina X	umgibt als Substantia gelatinosa centralis den Zentralkanal

Tab. 16.4: Schichten der grauen Substanz des Rückenmarks

Weiße Substanz

Sie besteht nur aus Nervenfasern und Glia und umgibt mantelförmig die graue Substanz. Sie gliedert sich in zwei Teile:
- **Hinterstrang** (Funiculus posterior): liegt zwischen beiden Hinterhörnern und teilt sich im Halsmark in den Fasciculus gracilis und den Fasciculus cuneatus.
- **Vorder-** und **Seitenstrang** (Funiculus anterior und lateralis) sind nicht deutlich voneinander abzugrenzen und werden deshalb oft zusammen als **Vorderseitenstrang** bezeichnet. Rechter und linker Vorderstrang werden durch die Commissura alba verbunden.

16.4 Rhombenzephalon (Rautenhirn)

Lage

Fossa cranialis posterior · Mesenzephalon · Rückenmark

Das Rautenhirn umschließt in der hinteren Schädelgrube (Fossa cranialis posterior) liegend den IV. Ventrikel, ↗ Abb. 16.4
- Kranial grenzt es an das Mittelhirn (Mesenzephalon).
- Kaudal folgt das Rückenmark (Medulla spinalis).

Aufbau

- Medulla oblongata · Tuberculum cuneatum · Tuberculum gracile · Sulcus bulbopontinus · Fissura mediana anterior · Pyramiden · Olive · Sulcus anterolateralis · Decussatio pyramidum
- Pons · Pedunculi cerebri · Kleinhirn · Sulcus basilaris · Pedunculus cerebellaris medialis · Tegmentum pontis · Kleinhirnbrückenwinkel · Bahnen · Kerne

Zum Rhombenzephalon gehören die Medulla oblongata und das Metenzephalon.

16.4 Rhombenzephalon (Rautenhirn)

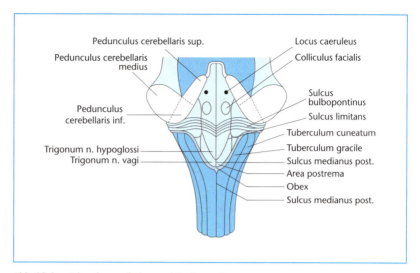

Abb. **16.4**: Rhombenzephalon und Rautengrube

Medulla oblongata
- **Verlängertes Mark**: hat seinen Namen aus der Ähnlichkeit seiner ventralen Seite mit dem Rückenmark. Es ist ohne sichtbare Grenze etwa ab dem Foramen magnum die kraniale Fortsetzung des Rückenmarks. Dorsal ist es dem Rückenmark weniger ähnlich. Der Sulcus medianus posterior setzt sich bis zum Obex fort. Wichtige Strukturen:
  - **Tubercula cuneatum** und **gracile** entstehen durch Aufwerfungen der Nuclei cuneatus und gracile beidseits des Sulcus medianus posterior.
  - **Sulcus bulbopontinus** bildet die kraniale Grenze der Medulla zum Pons (Brücke).
  - **Fissura mediana anterior** lässt sich vom Rückenmark bis zum Pons zu verfolgen.
  - **Pyramiden** sind Verdickungen beidseits der Fissur. Sie enthalten die Pyramidenbahn.
  - **Olive** ist 1,5 cm lang und liegt lateral der Pyramidenbahn zwischen den Wurzeln des N. vagus (X) und des N. hypoglossus (XII).
  - **Sulcus anterolateralis** liegt zwischen Olive und Pyramide. Dort entspringt der N. hypoglossus.
  - **Decussatio pyramidum** liegt in der Tiefe der Fissura mediana anterior. Hier kreuzen die meisten Fasern der Pyramidenbahn.

Verschiedene Hirnnerven entspringen aus der Medulla oblongata, ↗ Kap. 16.9.

Pons
- **Brücke**
  - ist ein 2,5 cm breiter Wulst,
  - kaudal folgt ihr die Medulla oblongata,
  - kranial grenzt sie an den Pedunculus cerebri (Hirnschenkel),
  - dorsal liegt ihr das Kleinhirn (Cerebellum) an,
  - ventral verläuft in Längsrichtung der Sulcus basilaris und in ihm die gleichnamige A. basilaris,

16 Zentrales Nervensystem (ZNS)

- lateral liegt zu beiden Seiten der mittlere Kleinhirnstiel (Pedunculus cerebellaris medius),
- **Tegmentum pontis**: ist der dorsale Teil der Brücke und gleichzeitig kranialer Teil der Rautengrube,
- **Kleinhirnbrückenwinkel**: liegt zwischen Medulla oblongata, Kleinhirn und Brücke.

Bahnen

Aus dem Rückenmark steigen **Fasern** auf und durchqueren dabei das Rautenhirn. Die Lage der wichtigsten Bahnen sollten im Atlas und am Präparat aufgesucht werden: Lemniscus medialis, Lemniscus lateralis, Tractus spinocerebellaris anterior und posterior, Tractus olivocerebellaris, Tractus corticopontinus und Tractus corticospinalis.

Kerngebiete

- **Nuclei des Rautenhirns** sind nicht nur Ursprung für Hirnnerven, sondern auch Umschaltplatz für afferente und efferente Bahnen.
- Im **verlängerten Mark** liegende Kerngebiete sind im wesentlichen Nucleus gracilis und Nucleus cuneatus als Teile des Hinterstranges sowie die Nuclei olivares (Olivenkerne).
- In der **Brücke** liegen die Kerngebiete verstreut.

Schäden an den Olivenkernen führen zur Störung der Feinmotorik und zu Gehstörungen.
Tumoren im Kleinhirnbrückenwinkel sind meist gutartig, können aber dort entspringende Hirnnerven komprimieren.
- N. vestibulocochlearis: Hörverlust und Schwindelanfälle resultieren,
- N. facialis: bei Ausfall kommt es zur Lähmung der mimischen Muskulatur,
- Nn. glossopharyngeus, vagus, hypoglossus und accessorius sind seltener betroffen.

Funktion

- Information über Bewegungsabläufe · Umschaltung von Rückenmarksbahnen
- Kontrolle und Beeinflussung vegetativer Funktionen · Extrapyramidalmotorik

Brücke

Nuclei pontis: vermitteln Informationen über Bewegungsabläufe vom Großhirn an das Kleinhirn. Im Kleinhirn erfolgt die Feinabstimmung der Bewegungen. Die Information darüber wird wiederum vom Nucleus dentatus über den Thalamus zum Großhirn weitergeleitet.

Medulla oblongata

Nucleus gracilis: dort liegt das 2. Neuron des Fasciculus gracilis.
Nucleus cuneatus: dort liegt das 2. Neuron des Fasciculus cuneatus.
Nuclei olivares: verbinden pyramidale und extrapyramidale Bahnen mit dem Kleinhirn. Sie dienen der Koordination und Feinabstimmung der Motorik.

Formatio reticularis

Die **Formatio reticularis** reicht vom Rückenmark über die Medulla oblongata und die Brücke bis in das Zwischenhirn. Sie besteht aus verstreuten Nervenzellgruppen und kurzen Faserzügen. Ihre Funktionen bestehen in

- der Aktivierung des Cortex,
- der Schmerzkontrolle,
- der Kontrolle des kardiovaskulären Systems,
- der Verbindung der Hirnnervenkerne untereinander und mit den Spinalnerven (Koordination der Motorik).
- Regulierung bulbärer Reflexe, wie z. B. Schluck-, Saug-, Korneal- oder Vestibularisreflex.
- Beeinflussung der Atmung über das in der Medulla oblongata liegende Atemzentrum.
- Kontrolle der Harnblase über das Miktionszentrum.

– Kerne

Die Kerne der Formatio reticularis liegen diffus verstreut. Einige wichtige folgen.
- **Nucleus olivaris inferior**: fungiert als Schaltstelle zwischen motorischem System und Kleinhirn.
- **Nucleus ruber** und **Substantia nigra**: gehören zum extrapyramidalmotorischen System.
- **Nucleus vestibularis lateralis** (Deiters-Kern): ist der Endpunkt des VIII. Hirnnerven.

> In Teilen der Literatur wird die Formatio reticularis auch als Bestandteil von Medulla oblongata, Pons und Mittelhirn gesehen. Wichtiger als diese Einteilungen sind aber ihre Funktionen!

16.5 Mesenzephalon (Mittelhirn)

Lage

Pons · Corpora mamillaria

Das Mesenzephalon ist 1,5 cm lang und liegt kranial des Pons und reicht bis zur Hinterwand der Corpora mamillaria. Es wird komplett vom Großhirn bedeckt.

Aufbau

Crura cerebri · Fossa interpeduncularis · Tegmentum mesencephalicum · Tectum mesencephali · Vierhügelplatte · Pedunculi cerebellares superiores

Ventral imponieren die paarigen Hirnschenkel (**Crura cerebri**). Sie sind die vorderen Teile der Hirnstiele (Pedunculi cerebri).
- **Fossa interpeduncularis**: liegt zwischen den Crura cerebri. Aus ihr entspringt der N. oculomotorius (III).
- **Tegmentum mesencephalicum** (Haube des Mittelhirns) wird durch die Pars posterior der Hirnstiele gebildet. Dort liegen folgende Kerne, deren Lage bekannt sein sollte: Substantia nigra, Nucleus ruber, Nuclei n. oculomotorii (III), Nucleus n. trochlearis (IV), Substantia grisea centralis.

Dorsal wird das Mittelhirn vom **Tectum mesencephali** (Mittelhirndach) bedeckt.
- **Vierhügelplatte** (Lamina quadrigemina) prägt kranial die Oberfläche. Kaudal der Vierhügelplatte entspringen die oberen Kleinhirnstiele (Pedunculi cerebellares superiores).
- **Colliculi superiores** (obere Hügel) sind etwas höher und breiter als die beiden unteren Hügel. Sie stehen auf beiden Seiten über je einen Hügelarm (Brachium colliculi superioris) mit dem Corpus geniculatum laterale des Thalamus in Verbindung.

16 Zentrales Nervensystem (ZNS)

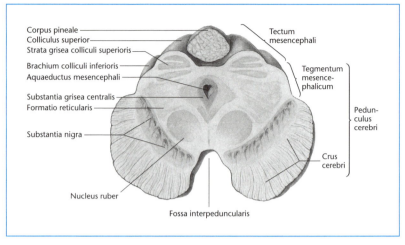

Abb. 16.5: Querschnitt durch das Mittelhirn

- **Colliculi inferiores** (untere Hügel): haben ebenfalls beidseits über die unteren Hügelarme (Brachium colliculi inferioris) enge Beziehung zum Corpus geniculatum mediale des Thalamus. Kaudal des Colliculus inferior tritt der N. trochlearis (IV) als einziger Nerv auf der dorsalen Hirnseite aus.
  ↗ Abb. 16.5

Funktion	Crura cerebri · Hirnnervenkerne · Substantia nigra · Nucleus ruber · Substantia grisea centralis
Hirnschenkel	**Crura cerebri**: enthalten Fasern der Großhirn-Kleinhirn-Verbindungen und der Pyramidenbahn. Sie sind Durchgangs- und Umschaltstation für lange auf- und absteigende Fasern.
Nuclei	**Hirnnervenkerne**: Nucleus n. oculomotorii (III), Nucleus oculomotorius accessorius (Edinger-Westphal) und Nucleus n. trochlearis, ↗ Kap. 16.9.
Schwarze Substanz	**Substantia nigra**: ist ein Abschnitt der Formatio reticularis, ↗ Kap. 16.4. Sie ist wegen des Melaningehalts der Neurone schwarz gefärbt und produziert Dopamin. Dieses gelangt durch axonalen Transport zum Corpus striatum.

 Der **Ausfall der Dopaminsynthese** in der Substantia nigra ist verantwortlich für die Parkinson-Krankheit. Die klinische Trias besteht aus
- **Akinese**: herabgesetzte oder fehlende Bewegungen des Rumpfes und der Extremitäten sowie der Gesichtsmuskulatur (Maskengesicht).
- **Rigor**: Muskelsteife als Unfähigkeit, die Muskulatur zu entspannen.
- **Ruhetremor** (Zittern) mit charakteristischen Geldzählbewegungen der Finger. Bei Bewegung wird der Tremor durchbrochen.

Roter Kern	• **Nucleus ruber**: ist ebenfalls Teil der Formatio reticularis. Er besitzt eisenhaltiges Pigment, das die rote Färbung bedingt. Seine Aufgabe besteht in der Vermittlung zwischen Großhirn, Rückenmark, Hirnnerven und Kleinhirn.

 Störungen des Nucleus ruber äußern sich in:
- Ataxien (ungeordnete Bewegungen), Asynergien (Störungen des Zusammenspiels der Muskeln) und Dysdiadochokinese (Schwierigkeiten bei raschen antagonistischen Bewegungen),
- Intentionstremor,
- Okulomotoriuslähmung (Fasern des N. oculomotorius durchziehen den Kern).

Zentrales Höhlengrau	• **Substantia grisea centralis**: umschließt den Aquaeductus mesencephali und gehört zu den mesencephalen Anteilen des limbischen Systems, ↗ Kap. 16.7.

16.6 Dienzephalon (Zwischenhirn)

Lage	Colliculi superiores · Foramen interventriculare · III. Ventrikel · Thalamus · Hypothalamus · Endhirn

- Das Dienzephalon liegt kranial des Mittelhirns zwischen Großhirn und Hirnstamm.
- Es erstreckt sich von den Colliculi superiores bis zum Foramen interventriculare. Eine genaue Abgrenzung ist wegen der Ausdehnung des Nucleus ruber und der Substantia nigra nicht möglich. Dorsal wird es fast komplett vom Telenzephalon bedeckt.
- Im wesentlichen umschließt es den **III. Ventrikel** mitsamt dem darin liegenden Plexus choroideus.

Aufbau	Thalamus · Epithalamus · Hypothalamus · Subthalamus · Hypophyse

Wichtige Strukturen:
- **Thalamus**: beansprucht 80 % des Zwischenhirns und liegt eiförmig im Zentrum des Gehirns. Die Radiationes thalamicae bilden die Verbindung mit dem Kortex.
- **Lagebeziehungen des Thalamus**:

medial	III. Ventrikel, Adhaesio interthalamica
kranial	Corpus nuclei caudati (jeweils auf jeder Seite), Stria terminalis
dorsal	Mittelhirn
superior	Lamina affixa als Boden des III. Ventrikels
inferior	Hypothalamus und Subthalamus

– Die wichtigsten der 150 Kerngebiete suche man im Atlas auf: Pulvinar, Corpus geniculatum laterale/mediale, Nucleus anterior thalami, Nucleus medialis thalami, Nucleus ventralis.

16 Zentrales Nervensystem (ZNS)

- **Epithalamus**: liegt zwischen den Thalami am oberen Rand des III. Ventrikels. Zu ihm gehören
  - die **Habenulae** (Zügel) als dorsale Ausläufer der Striae medullares (Markstreifen),
  - das **Corpus pineale** (Epiphyse, Zirbeldrüse) zwischen den Colliculi superiores,
  - die **Commissura epithalamica**, in der Fasern der Colliculi superiores kreuzen.
- **Hypothalamus**: liegt an der Unterseite des Zwischenhirns und umschließt den unteren Teil des III. Ventrikels. Die Abgrenzung ist in der Wand des III. Ventrikels am Sulcus hypothalamicus zu erkennen.
- **Lagebeziehungen des Hypothalamus:**

basal	Chiasma opticum, Hypophysenstiel (Infundibulum)
ventral	Lamina terminalis und Commissura anterior
dorsal	Corpora mamillaria
lateral	Capsula interna

Corpora mamillaria, **Tuber cinereum** und **Hypophysenstiel** (Verbindung von Hypothalamus und Hypophyse) sind Teile des Hypothalamus, die man am Präparat bestimmen sollte.
- **Subthalamus**: liegt unter dem Thalamus. Lateral grenzt er an die Capsula interna und den Hypothalamus. Die wichtigste Struktur des Subthalamus ist der **Globus pallidus** (Pallidum). Er grenzt lateral an das Putamen und erreicht medial die Capsula interna.
- **Hypophyse (Hirnanhangsdrüse)**: liegt in der Fossa hypophysialis, die durch die Sella turcica (Türkensattel) gebildet wird. Sie ist nur 0,6–0,8 g schwer und bohnenförmig. Sie wird vom Diaphragma sellae (Blatt der Dura mater) überdeckt. Lateral von ihr liegt der Sinus cavernosus, kranial treffen sich die Nn. optici im Chiasma opticum.

! An Präparaten des Anatomiekurses ist die Hypophyse häufig nicht zu finden. Sie wird nicht selten bei der Entnahme des Gehirns abgerissen. Dennoch sollte man wegen ihrer Bedeutung Kenntnisse von Lage und Funktion haben!

 Die Hirnanhangsdrüse kann man zur Operation erreichen, indem man entweder am Boden der Schädelgrube oder über die Nasen- und Keilbeinhöhle vordringt.

Funktion

- Nucleus anterior/medialis thalami · Corpus geniculatum mediale/laterale · Pulvinar · Nucleus ventralis
- Habenulae · Commissura epithalamica · Corpus pineale
- vegetative Funktionen · Effektorhormone · Steuerhormone · limbisches System
- Globus pallidus · Corpus striatum
- Hypophysenvorder-/-hinterlappen

- **Thalamus**: ist Integrations-, Koordinations- und Modulationszentrum für Informationen, die zwischen dem Inneren des Körpers und innerhalb des Gehirns sowie dem Kortex ausgetauscht werden. Er hat Schlüsselfunktionen für Sensorik,

16.6 Dienzephalon (Zwischenhirn)

Motorik, Aufrechterhaltung sowie Regulation des Bewußtseins und des Wachzustandes. Man bezeichnet den Thalamus auch als das „Tor zum Bewußtsein".
- **Nucleus anterior thalami**: rechnet man zum limbischen System, das Triebhandlungen beeinflusst und sie auslösen kann. Er kann Verhalten und Motivation modulieren.
- **Nucleus medialis thalami**: hat Einfluss auf das Befinden. Die Zerstörung führt zu Persönlichkeitsveränderungen.
- **Corpus geniculatum laterale**: gehört zum visuellen System.
- **Corpus geniculatum mediale**: Teil des auditiven Systems.
- **Pulvinar**: ist mit dem visuellen und auditiven System verbunden.
- **Nucleus ventralis**: ist somatotop gegliedert, d. h. jeder Punkt im Kerngebiet entspricht einem bestimmten Körperbereich. Er moduliert Bewegungsabläufe.

Operativ kann man den Nucleus ventralis thalami zerstören und so den Tremor bei M. Parkinson mindern. Neuere Methoden gehen allerdings etwas weniger radikal vor: Über eine implantierte Sonde kann der Patient bei Bedarf das Gebiet, das den Tremor verursacht, stimulieren und das Zittern beseitigen.

- **Epithalamus**
  - **Habenulae**: in ihnen verläuft die Commissura habenularum als Verbindung zwischen den Nuclei habenulae.
  - **Commissura epithalamica**: besteht aus Fasern, die Kerne des Mittelhirns miteinander verbinden.
  - **Corpus pineale (Zirbeldrüse, Epiphyse)**: Pinealozyten bilden das Hormon Melatonin und wirken damit hemmend auf die Ausschüttung gonadotroper Hormone aus der Hypophyse.

Es wird diskutiert, ob die Epiphyse an der Regulation der zirkadianen Rhythmik beteiligt ist und ob sie tatsächlich ein neurovegetatives Regulationszentrum ist!

Die Zerstörung des Corpus pineale führt zu vorzeitiger Geschlechtsreife und Beschleunigung des Wachstums!

- **Hypothalamus**: bildet mit der Hypophyse das Hypothalamus-Hypophysen-System und schafft dadurch eine Verbindung zwischen ZNS und endokrinen Organen. Er ist Kontrollorgan aller vegetativen Funktionen des Körpers, wie z. B. Wasserhaushalt, Körpertemperatur und Nahrungsaufnahme. Er passt die vegetativen Funktionen durch Hormonausschüttung den Bedürfnissen des Organismus an. Als Teil des limbischen Systems nimmt der Hypothalamus z. B. über die Corpora mamillaria Einfluss auf das Verhalten.
  - **Effektorhormone** wirken auf Organe in der Körperperipherie:

16 Zentrales Nervensystem (ZNS)

Hormon	Wirkung
ADH (antidiuretisches Hormon, Vasopressin)	• steuert die Elektrolytzusammensetzung der Körperflüssigkeit • wirkt vornehmlich auf das Sammelrohr der Niere • kann den Gefäßwiderstand erhöhen und damit auf den Blutdruck einwirken (daher der Name Vasopressin)
Oxytocin	• steuert über glatte Muskulatur der Gebärmutter die Wehen • bewirkt die Milchejektion der Brustdrüse

Tab. **16.5**: Wirkung der Effektorhormone des Hypothalamus

– **Steuerhormone** wirken auf den Hypophysenvorderlappen (HVL)

Hormon	Wirkung auf den HVL	Wirkung in der Peripherie
Gonadotropin-RH (GnRH)	Ausschüttung von luteinisierendem Hormon (LH)	stimuliert die Zwischenzellen in Ovar und Hoden
Corticotropin-RH	ACTH-Ausschüttung	bewirkt die Bildung anderer Hormone in der Nebennierenrinde (NNR)
Somatotropin-RH (Growth hormone-RH)	Sekretion von Somatotropin (STH, Growth hormone)	regt das Wachstum an
Thyrotropin-RH	TSH-Ausschüttung	wirkt auf die Schilddrüse und stimuliert das Wachstum

Tab. **16.6**: Wirkung der Steuerhormone

– Releasing Hormone (RH) sorgen für Freisetzung anderer Hormone, Release Inhibiting Hormone (RIH) hemmen die weitere Ausschüttung.
• **Subthalamus**: Als **Nucleus lentiformis** (Linsenkern) fast man Globus pallidus und Putamen zusammen. Er steuert zentral Trieb- und einfache Reaktionsbewegungen sowie den motorischen Ausdruck. Durch das Corpus striatum wird der Linsenkern gehemmt.
• **Hypophyse**: Man unterscheidet zwei entwicklungsgeschichtlich und funktionell verschiedene Teile.
  – **Hypophysenvorderlappen** (Adenohypophyse): Seine wichtigste Aufgabe ist die Steuerung anderer Drüsen über Hormone. Er schüttet u. a. TSH, ACTH, LH, STH aus.
  – **Hypophysenhinterlappen** (Neurohypophyse): bildet selber keine Hormone, speichert sie aber und gibt bei Bedarf Oxytocin und ADH an das Blut ab.

Hypophysentumoren sind entweder hormon- oder nicht-hormonbildend.
• Die hormonbildenden Tumoren produzieren u. a. Somatotropin. Dies führt zu Wachstum der Knochen, das bei Erwachsenen nur noch in der Breite erfolgen kann. Oft passen dann Schuhe oder Hüte nicht mehr, und die Gesichtszüge verändern sich durch die neue Schädelform.
• Die nicht-hormonbildenden Tumoren fallen stärker durch Ausfallserscheinungen auf. Die Nähe zum Chiasma opticum erklärt die mögliche bitemporale Hemianopsie!

Histologie
- Adenohypophyse · chromophobe Zellen · chromophile Zellen
- Neurohypophyse · Pituizyten

! Wirklich wichtig ist die Histologie der Hypophyse. Die des restlichen Zwischenhirns ist vergleichbar mit dem Aufbau des Telenzephalons, ↗ Kap. 16.7.

- **Adenohypophyse**: Chromophobe Zellen (Hauptzellen) färben sich nur schwach an. Die chromophilen Zellen sind leicht zu färben und lassen sich noch weiter differenzieren. Acidophile Zellen (Alphazellen) färben sich mit sauren Farbstoffen (z. B. Eosin), basophile Zellen mit basischen an.
- **Neurohypophyse**: Ziel der Axone neurosekretorischer Zellen des Hypothalamus. Die Axone werden von Pituizyten (besonderen Gliazellen) umgeben.

16.7 Telenzephalon (Großhirn, Endhirn, Cerebrum)

Lage

Fossa cranii anterior/media · Tentorium cerebelli

Das Großhirn füllt die vorderen und seitlichen Teile der mittleren Schädelgrube sowie den Raum über dem Tentorium cerebelli (Kleinhirnzelt) aus.

Aufbau
- Archaeocortex · Palaeocortex · Neocortex · Allocortex · Isocortex
- Hemisphären · Mantelkante · Cortex cerebri
- Sulci · Gyri · Hirnlappen · graue Substanz · weiße Substanz · Frontalschnitt · Medianschnitt

Begriffe

phylogenetische Bezeichnung	Bedeutung	Synonym
Archaeocortex	ältester Großhirnteil	Allocortex
Palaeocortex	alter Großhirnteil, z. B. Riechhirn	
Neocortex	neuer Teil, der 90 % des menschlichen Großhirns ausmacht	Isocortex

Tab. **16.7**: Abschnitte des Großhirns

Oberfläche

– Großhirnhälften
- **Hemisphären**: werden durch die längs von frontal nach occipital verlaufende Fissura longitudinalis anterior unvollständig getrennt. In der Tiefe bestehen zwischen ihnen noch Verbindungen (Kommissurenbahnen s. u.). Der Bereich des Großhirns, der an die Fissur grenzt, wird Mantelkante (Pallium) genannt. Die Hemisphären werden oberflächlich von einer Rinde aus zahlreichen Nervenzellen bedeckt (Cortex cerebri).

– Sulci und Gyri
- **Sulci** (Furchen) und zwischen ihnen liegende **Gyri** (Windungen) prägen das Bild und vergrößern die Oberfläche des Großhirns auf eine Fläche, die 60 × 30 cm entspricht.

16 Zentrales Nervensystem (ZNS)

- **Wichtige Sulci** sind: Sulcus frontalis superior/inferior, Sulcus praecentralis, Sulcus centralis, Sulcus postcentralis, Sulcus intraparietalis, Sulcus parietooccipitalis, Sulcus lateralis. Im Medianschnitt erkennt man zusätzlich Sulcus cinguli, Sulcus calcarinus und Sulcus hippocampi.
- **Wichtige Gyri** sind: Gyrus frontalis superior/medius/inferior, Gyrus praecentralis/postcentralis, Gyrus supramarginalis, Gyrus angularis, Gyrus temporalis superior/medius/inferior. Im Medianschnitt zeigen sich zusätzlich: Gyrus cinguli, Gyrus hippocampi occipitotemporalis medialis/lateralis.

– Großhirnlappen, ↗ Abb. 16.6

- **Lobi cerebri**: werden durch einige stärkere Furchen abgegrenzt. Diese Abgrenzung ist nicht immer streng zu ziehen, teilweise gehen die Lappen ineinander über.
  - **Lobus frontalis** (Stirn-/Frontallappen): liegt dem Os frontale an und füllt die Fossa cranii anterior aus.
  - **Lobus parietalis** (Scheitel-/Parietallappen): grenzt an das Os parietale.
  - **Lobus temporalis** (Schläfen-/Temporallappen): füllt die Fossa cranii media (mittlere Schädelgrube) und liegt dem Os temporale an.
  - **Lobus occipitalis** (Hinterhaupts-/Okzipitallappen): wird durch das Os occipitale und das Tentorium cerebelli begrenzt.
  - **Lobus insularis** (Insula, Insel): liegt in der Tiefe des Sulcus lateralis. Da Stirn-, Schläfen- und Seitenlappen in der Entwicklung schneller wachsen als die Insel, überdecken sie diese später.

> Einige Autoren grenzen zusätzlich den Lobus limbicus ab.

Rinde und Mark

- **graue Substanz**: Im Gegensatz zum Rückenmark liegt sie hier außen und bildet die 2–3 mm dicke Großhirnrinde. In ihr liegen zu Kernen verschmolzen die Nervenzellen.
- **weiße Substanz**: Sie liegt unterhalb der Rinde (Großhirnmark). In ihr verlaufen die Bahnen als Faserbündel.

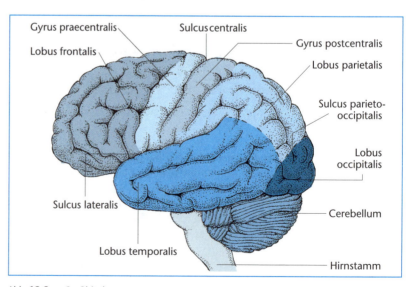

Abb. **16.6**: Großhirnlappen

16.7 Telenzephalon (Großhirn, Endhirn, Cerebrum)

Medianschnitt — Durchtrennt man das Gehirn in der Fissura longitudinalis cerebri, so zeigen sich u. a. Corpus callosum und Commissura anterior (s. u.), Fornix, Tela choroidea, Plexus choroideus und die Seitenventrikel.

Frontalschnitt — Beim frontalen Schnitt durch den Sulcus centralis kann man neben Strukturen des Mittelhirns die Basalganglien erkennen: Nucleus caudatus, Putamen, Globus pallidus, Claustrum und Corpus amygdaloideum. Lateral der Basalganglien sind Insula und Hippocampus zu sehen.

Funktion

- Verarbeitung · Speicherung · Steuerung · Bewußtsein · Bewegung · Sprache · Schrift
- Frontallappen · Parietallappen · Temporallappen · Okzipitallappen · Insel
- Rindenbezirke · Areae nach Brodmann
- Kommissurenbahn · Assoziationsbahn · Projektionsbahn · Capsula interna · Basalganglien · limbisches System

Im Großhirn werden
- Informationen verarbeitet, gespeichert und schwierige Bewegungen oder Handlungen gesteuert,
- Ereignisse bewusst erlebt, Pläne und Absichten entwickelt,
- Bewegung, Sprachen und Schrift gelenkt.

Lappen — In einer **groben Unterteilung** kann man den einzelnen Hirnlappen Funktionen zuordnen.
- **Frontallappen**: steuert Muskulatur und Bewegung und ist an komplexem Verhalten beteiligt (Antrieb, Motivation u.ä.). Dort liegen der primäre motorische Kortex und das Broca-Sprachzentrum (s. u.).

Das **Broca-Sprachzentrum** findet sich nur auf einer Seite des Gehirns. Bei Ausfall kommt es zur motorischen Dys- oder Aphasie: Die Patienten sprechen in Telegrammstil und verwechseln Laute (statt „Apfel" sagen sie z. B. „Afpel"). Eine Läsion im Frontallappen kann über den Verlust von Antrieb und Motivation zu Persönlichkeitsveränderungen führen!

- **Parietallappen**: zuständig für Schmerz-, Thermo- und Tiefensensibilität sowie Berührungsreize.

Da die entsprechenden Bahnen kreuzen, kann es bei Schädigung des Scheitellappens zu kontralateralen Ausfällen der entsprechenden Empfindungen kommen!

- **Temporallappen**: Lokalisation für das Verarbeiten auditiver Reize,
- **Okzipitallappen**: Verarbeitungsort für das Sehen,
- **Insula**: empfängt Reize über die Eingeweidesensibilität.

16 Zentrales Nervensystem (ZNS)

Rinde

Eine genauere Lokalisation bestimmter Funktionen ermöglicht die Kenntnis der **wichtigsten Rindenbezirke**.

Rindenbereich	Lokalisation	Area nach Brodmann
primäres motorisches Zentrum (somatotop gegliedert)	Gyrus praecentralis: Ausgangspunkt der Pyramidenbahn	4
sekundäres motorisches Zentrum (somatotop gegliedert)	Gyrus frontalis superior	6
Zentrum für Kopfbewegung und Blickrichtung	Gyrus frontalis medius	Anteile von 8 und 9
primäres Sehzentrum (im linken Sehzentrum ist die rechte Gesichtshälfte repräsentiert und umgekehrt)	Ränder des Sulcus calcarinus mit den Viq-d'Azyr-Streifen (Area striata)	17
sekundäres Sehzentrum	oberhalb und unterhalb des primären Sehzentrums	18, 19
primäres Hörzentrum	Gyri temporales transversi (Heschl-Querwindung)	41, 42
sekundäres Hörzentrum (Wernicke-Sprachzentrum)	Gyrus temporalis superior	22
motorisches Sprachzentrum (Broca)	Gyrus frontalis inferior	44, 45
optisches Sprachzentrum	Gyrus angularis	39
akustisches Sprachzentrum	Gyrus supramarginalis	40
primärer somatosensibler Bereich	Gyrus postcentralis: Endpunkt der Körperfühlbahn	1, 2, 3
sekundärer somatosensibler Bereich	Lobulus parietalis superior und inferior	5, 7
Eingeweidesensibilität	Insula	
primäres Riechzentrum	Trigonum olfactorium	25
sekundäres Riechzentrum	Gyrus hippocampi (parahippocampalis)	28

Tab. 16.8: Lokalisation und Funktion wichtiger Rindenbezirke

Motorik

Sehen

Hören

Sprache

Sensorik

Riechen

Bahnen

Von und zu den Kerngebieten der Rinde ziehen Nervenfaserbündel in Bahnen zusammengefasst. Man unterscheidet drei Arten Bahnen:
- **Kommissurenbahnen** schaffen Verbindungen zwischen beiden Großhirnhälften. Die Fasern kreuzen zur Gegenseite.
  - Corpus callosum (Balken): ist die größte Querverbindung zwischen beiden Hemisphären. Man unterteilt von ventral nach kaudal Genu, Rostrum, Truncus und Splenium corporis callosi.
  - Commissura anterior: verbindet größtenteils beide Temporal- und Teile der Frontallappen miteinander. In ihr kreuzen auch Bahnen des limbischen Systems.

16.7 Telenzephalon (Großhirn, Endhirn, Cerebrum)

– Commissura fornicis: verbindet die beiden Fornixschenkel miteinander.
– Die Commissurae epithalamica, habenularum und supraoptica sind weitere Kommissurenbahnen.
- **Assoziationsbahnen** verbinden Areale einer Großhirnhälfte. Hier entstehen Antrieb und Entwurf für eine bestimmte Bewegung oder Handlung. Dabei übernimmt eine Hemisphäre die Führung. Wegen der Kreuzung der Bahnen führt beim Rechtshänder die linke Seite, beim Linkshänder die rechte.
  – Fasciculus longitudinalis superior: ist die wichtigste Assoziationsbahn. Er verbindet den Frontallappen mit dem Okzipital-, dem Temporal- und dem Parietallappen.
- **Projektionsbahnen** verbinden andere Bereiche des ZNS mit dem Kortex. Dazu zählen die Pyramidenbahn, die Sehstrahlung (Radiatio optica), die Hörstrahlung (Radiatio acustica) und der Fornix unter dem Corpus callosum. Er verbindet das Corpus mamillare mit dem Hippocampus. Man unterscheidet von rostral nach dorsal die Columna, den Corpus und das Crus fornicis.

Innere Kapsel

- **Capsula interna**: beinhaltet ganze Bündel von Projektionsfasern. Diese ziehen durch sie hindurch und in der Corona radiata weiter zum Kortex.

Abschnitt	Faserzüge
Crus anterior	Tractus frontopontinus und Radiatio thalamica anterior
Knie	Fibrae corticonucleares (Hirnnerventeil der Pyramidenbahn)
Crus posterior	Fibrae corticospinales (Rückenmarksteil der Pyramidenbahn), Radiatio thalamica posterior, Tractus occipitopontinus, Hör- und Sehbahn

Tab. **16.9**: Gliederung der Capsula interna und Zuordnung der Projektionsfasern

Basalganglien

- **Stammganglien** (Endhirnkerne): Von ihnen entspringen Bahnen, die über den Funiculus anterior und den Funiculus lateralis absteigen. Sie regulieren den Muskeltonus, die Körperhaltung und unwillkürliche Bewegungen. In diesem Sinne sind sie auch für langsame Bewegungen verantwortlich und stehen deshalb mit dem Sehhügel in Verbindung, ↗ Abb.16.7.

Basalganglion			Funktion
Putamen	Nucleus lentiformis	Corpus striatum	gehören zum extrapyramidalmotorischen System und wirken inhibierend
Globus pallidus			
Nucleus caudatus			
Claustrum			nicht geklärt
Corpus amygdaloideum			zählt zum limbischen System

Tab. **16.10**: Gliederung der Capsula interna und Zuordnung der Projektionsfasern

 Störungen der Basalganglien – dazu zählt auch eine veränderte Beeinflussung durch die Substantia nigra – führen u. a. zum M. Parkinson.

16 Zentrales Nervensystem (ZNS)

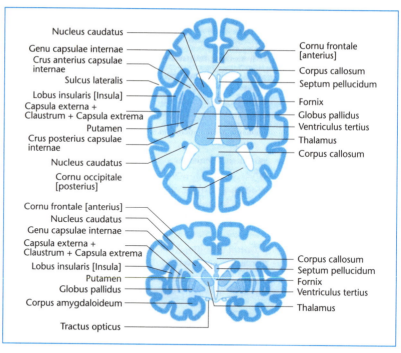

Abb. 16.7: Basalganglien und Capsula interna

Limbisches System

Das limbische System hat die Kontrolle über den Thalamus, ↗ Kap. 16.6. Außerdem ist es für Stimmungen, Gefühle, Affekte, Triebe u.ä. verantwortlich. Es besteht aus fünf Teilen.
- **Area subcallosa**: Bereich unterhalb des rostralen Abschnitts des Corpus callosum,
- **Gyrus cinguli**: zwischen Corpus callosum und Sulcus cinguli,
- **Hippocampus**: ist vermutlich an Gedächtnisfunktionen beteiligt. So scheint er an der Übernahme aus dem Kurz- in das Langzeitgedächtnis eine Rolle zu spielen und gemachte Erfahrungen zu speichern.
- **Gyrus dentatus**: liegt in der Tiefe des Gyrus parahippocampalis.
- **Corpus amygdaloideum**, **Septum pellucidum** und **Fornix** werden ebenfalls zum limbischen System gezählt.

! Der Begriff des limbischen Systems ist sehr unterschiedlich definiert. Auch hier hat aber das Wissen um die Funktion Vorrang vor der Kenntnis verschiedener Einteilungen.

Histologie

Allocortex · drei Schichten · Isocortex · sechs Schichten

Die Großhirnrinde lässt sich mikroskopisch wie folgt unterteilen.

Allocortex

Der **Hippocampus** stellt den größten Anteil des Allocortex dar. Er gliedert sich von außen nach innen in:
- **Lamina molecularis** (Molekularschicht) mit wenig Nervenzellen. Hier liegen überwiegend Dendriten der Pyramidenzellen.

- **Lamina pyramidalis** (Pyramidenzellschicht) aus den Pyramidenzellen. Ihre Dendriten ziehen in die Lamina molecularis, ihre Axone durch die Lamina multiformis in das Großhirnmark.
- **Lamina multiformis** (vielgestaltige Schicht) mit verschieden gestalteten Nervenzellen und Axonen der Pyramidenzellen. Diese Schicht grenzt an das Großhirnmark.

Isocortex

Mehr als 90 % der **Großhirnrinde** gehören zum Isocortex, der sich von außen nach innen wie folgt schichtet:
- **Lamina molekularis** (Molekularschicht): wenige kleine Nervenzellen. Zwischen ihnen liegen Astrozyten, deren Fortsätze die Membrana limitans gliae superficialis bilden.
- **Lamina granularis externa** (äußere Körnerschicht) aus vielen rundlich aussehenden Zellen (Körnerzellen).
- **Lamina pyramidalis externa** (äußere Pyramidenschicht) mit kleinen und mittelgoßen Pyramidenzellen.
- **Lamina granularis interna** (innere Körnerschicht) aus Körnerzellen. Im Okzipitallappen bilden die Fasern dieser Nerven den Viq-d'Azyr-Streifen (Area striata).
- **Lamina pyramidalis interna** (innere Pyramidenschicht): sie wird von mittelgroßen bis großen Pyramidenzellen (Betz-Riesenzellen) gebildet. Aus einem Teil ihrer Axone geht die Pyramidenbahn hervor.
- **Lamina multiformis** (Schicht verschieden geformter Zellen): sie unterhält über Axone sowohl Verbindungen zu Großhirnmark als auch höheren Rindenanteilen.

> Die Nomina anatomica benutzt für die einzelnen Schichten die Bezeichnung „Lamina", die Nomina histologica nennt sie Stratum – gemeint ist dasselbe!

16.8 Kleinhirn (Cerebellum)

Lage

Kleinhirnzelt · Kleinhirnsichel · Fossa cranii posterior · IV. Ventrikel · Cisterna cerebellomedullaris

Das Kleinhirn liegt in der hinteren Schädelgrube.
- **Lagebeziehungen des Kleinhirns**:

kranial	Kleinhirnzelt (Tentorium cerebelli)
dorsal	Kleinhirnsichel (Falx cerebelli)
ventral	Hirnstamm, Fossa cranii posterior
kaudal	IV. Ventrikel

- Zwischen Kleinhirn und Medulla oblongata findet sich die Cisterna cerebellomedullaris, ↗ Kap. 16.12.

Aufbau

Lobus anterior cerebelli/posterior cerebelli/flocculonodularis · Hemisphären · Vermis · Rinde · Mark · Pedunculi cerebelli

16 Zentrales Nervensystem (ZNS)

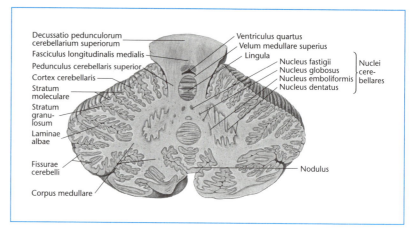

Abb. 16.8: Schnitt durch das Kleinhirn

- Das Kleinhirn besteht aus zwei Hemisphären, die durch den Kleinhirnwurm (Vermis cerebelli) miteinander verbunden sind.
- Ferner lassen sich drei Lappen unterscheiden.

anatomische Einteilung	phylogenetische Einteilung
Lobus anterior cerebelli	Neocerebellum
Lobus posterior cerebelli	Palaeocerebellum
Lobus flocculonodularis	Archaeocerebellum

Tab. 16.11: Unterteilung des Kleinhirns

- **Kleinhirnhemisphären**: Sichtbarer als die Unterteilung in Lappen ist die Differenzierung der beiden Hälften. Die Hemisphären werden durch den Kleinhirnwurm (Vermis cerebelli) miteinander verbunden.

Cortex cerebellaris
- **Rinde**: wird von grauer Substanz gebildet. Sie ist nur 1mm dick und viel stärker gefaltet als die Großhirnrinde. Zentrale Zellen sind die Purkinje-Zellen. Von ihnen gibt es 15 Millionen. Jede von ihnen hat Synapsen mit einer Kletterfaser, 20–30 Korbzellen und 180.000 Parallelfasern.

Corpus medullare
- **Mark**: besteht aus weißer Substanz. Hier liegen Kerngebiete. Dazu zählen Nucleus dentatus, Nucleus emboliformis, globosus und Nucleus fastigii, ↗ Abb. 16.8. Diese sollte man am Präparat erkennen.

Pedunculi cerebellares
- **Kleinhirnstiele**: stellen den Anschluss an das übrige ZNS her.
  - Pedunculus cerebellaris superior zieht zum Mittelhirn (Mesenzephalon). Zwischen den beiden oberen Stielen breitet sich das Velum medullare superius aus.
  - Pedunculus cerebellaris medius verläuft zum Pons.
  - Pedunculus cerebellaris inferior endet an der Medulla oblongata.

Funktion
- Gleichgewicht · Muskeltonus · Bewegungskoordination
- Bahnen des oberen/mittleren/unteren Kleinhirnstiels

16.8 Kleinhirn (Cerebellum)

- Erhalten des Gleichgewichtes in Zusammenarbeit mit dem Gleichgewichtsorgan.
- Regeln des Muskeltonus in Zusammenarbeit mit den Muskelspindeln.
- Koordination der Bewegungen in Zusammenarbeit mit dem Großhirn.

Ataxie bezeichnet eine Störung der Bewegungskoordination. Sie kann sich z. B. als Standataxie zeigen. Den Patienten ist der feste Stand z. B. wegen einer Kleinhirnläsion nicht möglich.
Intentionstremor ist eine weitere Form der Ataxie. Dabei zittern die Patienten, wenn sie eine Willkürbewegung ausführen wollen, z. B. beim Versuch mit dem Finger die Nasenspitze zu berühren.
Veränderter Muskeltonus kann ebenfalls ein Zeichen für den Verlust von Kleinhirnfunktionen sein.

Bahnen

Die Namen der Kleinhirnbahnen folgen einer einfachen Logik: Der erste Teil gibt Auskunft über den Ursprung der Bahn, der zweite über das Ziel.

- oberer Kleinhirnstiel
- Tractus spinocerebellaris anterior: vermittelt Informationen über Tiefensensibilität, Muskeltonus und Gelenkstellung der unteren Extremität,
- Tractus tectocerebellaris: verantwortlich für optische und akustische Impressionen,
- Tractus cerebellorubralis: schafft die Verbindung zum extrapyramidalmotorischen System,
- Tractus dentatothalamicus: gibt Informationen über die Körperlage an den Sulcus praecentralis weiter und beeinflusst so die Pyramidenbahn.

- mittlerer Kleinhirnstiel
- Tractus pontocerebellaris: dient der Koordination von Bewegungsabläufen und ist somit dem Großhirn übergeordnet.

- unterer Kleinhirnstiel
- Tractus spinocerebellaris posterior: vermittelt Informationen über Tiefensensibilität, Muskeltonus und Gelenkstellung der oberen Extremität,
- Tractus cuneocerebellaris: vermittelt Informationen über die Tiefensensibilität und den Tastsinn,
- Tractus vestibulocerebellaris: zuständig für das Gleichgewicht,
- Tractus olivocerebellaris: verbindet mit dem extrapyramidalmotorischen System.

Histologie
- Stratum moleculare · Stratum neurium piriformium · Stratum granulosum
- Parallelfasern · Kletterfasern · Moosfasern
- Assoziationsfasern · Kommissurenfasern · Projektionsfasern

Rinde

Man unterscheide histologisch und funktionell Schichten und Fasern. In der Kleinhirnrinde lassen sich von außen nach innen **drei Zellschichten** erkennen, ↗ Abb. 16.9.

Schichtung
- **Stratum moleculare** (Molekularschicht) ist die dickste Schicht der Kleinhirnrinde. Hier liegen nur wenige Zellen. Meist sind es Stern- oder Korbzellen. Diese hemmen die Purkinje-Zellen.
- **Stratum neurium piriformium** (Stratum ganglionare) besteht aus dicht nebeneinander liegende Purkinje-Zellen. Von ihnen ziehen Dendriten in das Stratum mo-

16 Zentrales Nervensystem (ZNS)

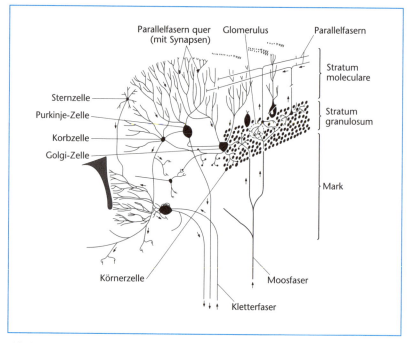

Abb. **16.9**: Schichten der Kleinhirnrinde

leculare. Sie hemmen die Nervenzellen der Kleinhirnkerngebiete, mit denen sie verbunden sind. Ihre Neuriten bilden die einzige (!) Efferenz der Kleinhirnrinde.
- **Stratum granulosum** (Körnerschicht): besteht aus kleinen Körner- und Golgi-Zellen sowie verschiedenen Formen von Gliazellen. Die Körnerzellen wirken exzitatorisch. Ihre Dendriten steigen ins Stratum moleculare auf und verzweigen sich dort T-förmig. Durch diese Aufspaltungen wird die Verbindung zwischen Körner-, Purkinje-Zellen sowie Korb- und Sternzellen hergestellt.

Fasern

Daneben gibt es drei verschiedene Faserarten.
- **Parallelfasern** sind Axone der Körnerzellen aus dem Stratum granulosum. Sie verlaufen meist marklos zur Oberfläche und spalten sich dort T-förmig auf. Sie übertragen Informationen von den Moosfasern auf die Purkinje-Zellen.
- **Kletterfasern**: Ihr Ursprung liegt meist in den Olivenkernen, ↗ Kap. 16.4. Sie wachsen unter Ausbildung zahlreicher Synapsen an den Dendriten der Purkinje-Zellen entlang und sind jeweils mit einer Purkinje-Zelle verbunden. Sie erregen die Nervenzellen der Kleinhirnkerngebiete.
- **Moosfasern** gehen vom Pons, den Vestibulariskernen oder dem Rückenmark aus. Sie enden mit 20–30 Rosetten, die wiederum 300–400 Synapsen mit Körnerzellen unterhalten. Sie erregen die Nervenzellen der Kleinhirnkerngebiete. An den Moosfasern enden bis auf die Kletterfasern alle Afferenzen.

Mark

Im Kleinhirnmark liegen verschiedene Fasertypen:
- **Assoziationsfasern** sorgen für den Kontakt verschiedener Areale einer Kleinhirnhemisphäre.

- **Kommissurenfasern** verbinden gleiche Gebiete der verschiedenen Hemisphären miteinander.
- **Projektionsfasern** leiten mit ihren Afferenzen Informationen zur Kleinhirnrinde, mit ihren Efferenzen verbinden sie selbige mit dem Hirnstamm.

16.9 Hirnnerven

↗ Abb. 16.10

I. N. olfactorius

Ursprung	obere Nasenmuschel und Nasenseptum
Ein-/Austritt durch den Schädel	Lamina cribrosa
Verlauf	Bulbus olfactorius unter dem Frontallappen
Funktion	Riechen
Prüfung	Geruchsprüfung mit Mandelöl, Vanille, Kaffee

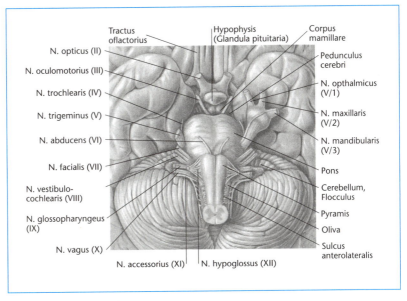

Abb. **16.10**: Ursprung der Hirnnerven

II. N. opticus, ↗ Kap. 17.1

Ursprung	Retina
Ein-/Austritt durch den Schädel	Canalis opticus
Verlauf	Fasciculus optici, Chiasma opticum, Tractus opticus, Gratiolet-Sehstrahlung, Sulcus calcarinus
Funktion	Sehen
Prüfung	Visusprüfung

 Wegen der Nachbarschaft des N. opticus zur Hypophyse sollte bei bitemporaler Gesichtsfeldeinschränkung mit Reduktion der Sehschärfe auch an einen Hypophysentumor gedacht werden. Dieser drückt nicht selten auf den N. opticus.

III. N. oculomotorius

Ursprung	Fossa interpeduncularis
Verlauf	• zwischen A. cerebelli superior und A. cerebri posterior • durch die seitliche Wand des Sinus cavernosus
Ein-/Austritt durch den Schädel	medialer Winkel der Fissura orbitalis superior
Innervationsgebiet • motorisch • parasympathisch	M. levator palpebrae superior Mm. rectus superior/medialis/inferior M. obliquus inferior nach Bildung des Ganglion ciliare im Fettgewebe der Orbita Innervation des M. sphincter und dilatator pupillae
Prüfung • motorisch • parasympathisch	Augenbewegungen Pupillenreaktion (Licht und Konvergenz)

 Charakteristisch für die **Parese** der motorischen Augennerven ist die Ptosis mit Doppelbildern!

IV. N. trochlearis

Ursprung	hinter der Vierhügelplatte an der dorsalen Seite des Gehirns
Verlauf	• um den Pedunculus cerebri herum • durch die seitliche Wand des Sinus cavernosus
Ein-/Austritt durch den Schädel	Fissura orbitalis superior
Innervationsgebiet	M. obliquus superior
Prüfung	Blick nach medial unten

16.9 Hirnnerven

 Bei **Ausfall des IV. Hirnnerven** erkennt man auf der kranken Seite einen Hochstand des Bulbus oculi mit leichter Abduktionstendenz. Nicht selten versuchen die Patienten diesen Hochstand durch Neigung des Kopfes zur gesunden Seite hin auszugleichen.

V. N. trigeminus

Ursprung	Kleinhirnbrückenwinkel (KBW)
Verlauf	• bis zur Impressio trigeminalis der Felsenbeinspitze • Durchbruch durch die Dura in die Cavitas trigeminalis und Bildung des Ganglion trigeminale • von dort gehen drei Äste ab:
• N. ophthalmicus (V_1)	tritt durch die Fissura orbitalis superior aus dem Schädel und gibt sensible Zweige ab: • N. lacrimalis zur Tränendrüse und zum lateralen Augenwinkel • N. frontalis zur Haut von Stirn und Oberlid sowie zur Bindehaut und Schleimhaut der Stirnhöhle • N. nasociliaris zur Schleimhaut von Stirnhöhle, Siebbeinzellen und zum vorderen Teil der Nasenhöhle
• N. maxillaris (V_2)	verlässt den Schädel durch das Foramen rotundum in die Fossa pterygopalatina und versorgt sensibel den Oberkieferbereich
• N. mandibularis (V_3)	zieht durch das Foramen ovale und teilt sich in zwei Äste: • der vordere Ast innerviert sensibel den Unterkieferbereich • der hintere Ast teilt sich in den N. auriculotemporalis (zu äußerem Ohr, Trommelfell und Parotis) sowie den N. lingualis (für Zunge und Zahnfleisch des Unterkiefers)

 Die **Trigeminusneuralgie** ist durch anfallsartig auftretende Schmerzen im Versorgungsgebiet des Nerven geprägt. Meist tritt sie einseitig auf. Die Attacken können durch Kälte, Niesen oder Berührung bestimmter Hautareale (Triggerpunkte) hervorgerufen werden.

VI. N. abducens

Ursprung	zwischen Hinterrand der Brücke und Pyramide
Verlauf	• steigt auf dem Clivus auf • durch die Dura in den Sinus cavernosus • an der A. carotis interna vorbei
Ein-/Austritt durch den Schädel	Fissura orbitalis superior
Funktion	M. rectus lateralis
Prüfung	Blick nach lateral

16 Zentrales Nervensystem (ZNS)

 Die **Abduzensparese** ist die häufigste neurogene Bewegungsstörung der Augenmuskeln. Beim Blick geradeaus weicht das Auge nach innen ab (Zug des Antagonisten). Die Patienten klagen über horizontale Doppelbilder. Der Kopf wird kompensatorisch zur paretischen Seite geneigt.

VII. N. facialis (N. intermediofacialis)

Ursprung	Kleinhirnbrückenwinkel
Verlauf	• durch den Meatus acusticus internus und den Canalis facialis • durch Richtungswechsel Ausbildung des Geniculum nervi facialis (äußeres Fazialisknie)
• N. facialis i.e.S.	zieht durch das Foramen stylomastoideum und innerviert die mimische Muskulatur
• N. intermedius	zwei Teile: • einer innerviert sensorisch die vorderen 2/3 der Zunge, sensibel die Ohrmuschel und parasympathisch die Gll. sublingualis und submandibularis sowie die Tränendrüse • vom zweiten Teil zieht der N. petrosus major durch das Foramen lacerum und den Canalis pterygoideus zum Ganglion pterygoideum, ↗ Kap. 16.10 • die Chorda tympani durchbricht als Teil des N. facialis rückläufig die Paukenhöhle, zieht durch die Cavitas tympani und verlässt den Schädel schließlich durch die Fissura petrotympanica in den N. lingualis
Prüfung	Stirnrunzeln, Grinsen, Zähne zeigen, Zunge nach rechts/links/geradeaus strecken

 Die **periphere Fazialislähmung** erstreckt sich auf die gesamte mimische Muskulatur. Charakteristisch ist die erweiterte Lidspalte und der herabhängende Mundwinkel.
Die **zentrale Störung** betrifft vorwiegend die periorale mimische Muskulatur.

VIII. N. vestibulocochlearis

Ursprung • N. vestibularis • N. cochlearis	zwei Anteile: von den Sinneszellen des Gleichgewichtsorgans von den Sinneszellen des Hörorgans
Verlauf	beide Anteile vereinigen sich im Meatus acusticus internus zum N. vestibulocochlearis
Ein-/Austritt durch den Schädel	Porus acusticus internus
Verlauf	zum Kleinhirnbrückenwinkel
Funktion	Vermittlung von Gleichgewicht und Akustik

16.9 Hirnnerven

 Akustikusneurinome manifestieren sich durch Schwerhörigkeit und Pfeifton auf dem betroffenen Ohr (Tinnitus). Ursache ist die Kompression des N. cochlearis.

IX. N. glossopharyngeus

Ursprung	Medulla oblongata
Ein-/Austritt durch den Schädel	durch das Foramen jugulare
Verlauf	• Rückseite des M. stylopharyngeus • zwischen den Mm. stylopharyngeus und styloglossus zur Zungenwurzel
Funktion	Motorik der Pharynxmuskulatur; allgemein-somatosensible und speziell-viszero-sensible (Geschmack) Innervation des hinteren Drittels der Zunge

 Der **Ausfall des IX. Hirnnerven** führt dazu, daß die Geschmacksrichtung „bitter" nicht wahrgenommen werden kann.

X. N. vagus

Ursprung	Sulcus posterolateralis der Medulla oblongata hinter dem N. glossopharyngeus
Ein-/Austritt durch den Schädel	zieht zusammen mit dem N. glossopharyngeus und dem N. accessorius durch das Foramen jugulare
Verlauf	• im Halsbereich liegt er in der Karotisscheide • zwischen A. subclavia und V. brachiocephalica tritt er durch die obere Thoraxapertur • steigt eng am Ösophagus abwärts • durch die Magendrehung (↗ Kap. 12.2) gelangt ein Teil (jetzt nennt man ihn Truncus) hinter, ein Teil vor den Ösophagus • beide Trunci ziehen durch den Hiatus oesophageus
Innervationsgebiet • motorisch • parasympathisch	• quergestreifte Muskulatur von Larynx, Pharynx und Ösophagus • glatte Muskulatur des Respirationstrakts und des Magen-Darm-Kanals bis zur Flexura coli sinistra

 Bei **Magen- oder Zwölffingerdarmgeschwüren** kann mit der Vagotomie (Durchtrennung des N. vagus) die Stimulation der Magensekretion gehemmt und so die Produktion von Salzsäure vermindert werden.

16 Zentrales Nervensystem (ZNS)

XI. N. accessorius

Ursprung	Sulcus posterolateralis der Medulla oblongata
Austritt aus dem Schädel	Foramen jugulare
Funktion	innerviert die Mm. trapezius und sternocleidomastoideus

XII. N. hypoglossus

Ursprung	ventrolateral zwischen Olive und Pyramide aus der Medulla oblongata
Austritt aus dem Schädel	durch den Canalis hypoglossi
Verlauf/Funktion	• bedeckt vom M. digastricus und M. sternohyoideus • kreuzt über die A. carotis externa • über den Hinterrand des M. mylohyoideus zur Zunge und innerviert diese motorisch

16.10 Kopfganglien

Hirnnervenganglien Ganglion trigeminale · Ganglion geniculatum · Ganglion cochleare · Ganglion superius/inferius nervi glossopharyngei

Ganglion trigeminale (Gasseri)

Lage	im Cavum trigeminale von einem Durasack umhüllt aber extraarachnoidal
präganglionäre Fasern	kommen als Äste des N. trigeminus aus der Peripherie • N. ophthalmicus (V_1) • N. maxillaris (V_2) • N. mandibularis (V_3)
im Ganglion	• erfolgt keine Umschaltung • hier liegen nur die Perikarya der pseudounipolaren Nervenzellen ähnlich dem Spinalganglion
postganglionäre Fasern	ziehen zur lateralen Seite des Pons

Ganglion geniculatum

Lage	im Felsenbein am Genu (Knie) des N. facialis
präganglionäre Fasern	kommen als sensible Fasern von den Geschmacksknospen der Zunge über die Chorda tympani
im Ganglion	• erfolgt keine Umschaltung • hier liegen die Perikarya der sensorischen Afferenzen für die vorderen beiden Zungendrittel
postganglionäre Fasern	zum Rhombenzephalon

16.10 Kopfganglien

Ganglion cochleare

Lage	Cochlea (Schnecke)
präganglionäre Fasern	Pars cochlearis des N. vestibulocochlearis
im Ganglion	liegen die Perikarya der Afferenzen der Pars cochlearis des N. vestibulocochlearis
postganglionäre Fasern	enden an den Sinneszellen des Corti-Organs, ↗ Kap. 17.2

Ganglion superius des N. glossopharyngeus

Lage	im Foramen jugulare
präganglionäre Fasern • sensibel • sensorisch	kommen von der Zunge, dem Pharynx und dem äußeren Ohr ziehen von den Geschmacksknospen der Zunge nach zentral
im Ganglion	liegen die Perikarya der afferenten sensiblen Neurone und der Geschmacksneurone
postganglionäre Fasern	ziehen zur Medulla oblongata

Ganglion inferius des N. glossopharyngeus

Lage	unterhalb des Foramen jugulare
präganglionäre Fasern	sind parasympathisch und kommen aus der Medulla oblongata
im Ganglion	• liegen die Perikarya der parasympathischen Neurone • zweigt der N. tympanicus vom N. glossopharyngeus ab und zieht zum Plexus tympanicus
postganglionäre Fasern	erreichen die Glandulae linguales

Sympathische Halsganglien

Ganglion cervicale superius/medius/inferius · Ganglion stellatum

Ganglion cervicale superius ist ein Teil des Grenzstranges.

Lage	kurz unter der Schädelbasis in Höhe von C_{2-4}
präganglionäre Fasern	erreichen das Ganglion aus den Segmenten $C_8 - Th_3$
im Ganglion	erfolgt die Umschaltung auf postganglionäre Fasern
postganglionäre Fasern	• N. jugularis zum Ganglion inferius des N. glossopharyngeus • N. caroticus internus bildet den Plexus caroticus internus. Von dort ziehen Fasern zum Ganglion ciliare und pterygopalatinum • Nn. carotici externi bilden den Plexus caroticus externus. Von dort verlaufen Fasern zum Ganglion submandibulare und oticum • N. cardiacus cervicalis superior zum Plexus cardiacus

16 Zentrales Nervensystem (ZNS)

Ganglion cervicale medius (nicht immer vorhanden)

Lage	in Höhe von C_6 hinter der A. thyroidea inferior
präganglionäre Fasern	kommen aus C_8–Th_3
im Ganglion	erfolgt die Umschaltung auf postganglionäre Fasern
postganglionäre Fasern	N. cardiacus cervicalis medius Fasern zu Schilddrüse und Nebenschilddrüse

Ganglion stellatum (Ganglion cervicothoracicum)

Lage	vor dem 1. Rippenkopf
präganglionäre Fasern	entstehen aus der Verschmelzung von Ganglion cervicale inferius und erstem sympathischen Brustganglion (Fasern aus Th_{2-7})
postganglionäre Fasern	• N. cardiacus cervicalis inferior • N. vertebralis bildet um die A. vertebralis den Plexus vertebralis • Plexus subclavius um die A. subclavia

Stellatumblockade: Vom Ganglion stellatum geht die Innervation der Armgefäße aus. Bei einer versehentlichen intraarteriellen Injektion kann es zum Krampf der Gefäßmuskulatur kommen. Dieser kann durch medikamentöse Ausschaltung des Ganglion cervicale korrigiert werden. Eine weitere Indikation zur Blockade besteht bei starken Kopfschmerzen, z. B. bei Migräne.

Da präganglionäre Fasern zum Ganglion cervicale superius ebenfalls ausgeschaltet werden, kommt es bei erfolgter Blockade zum **Horner-Syndrom**:
- Miosis (Verengung der Pupille)
- Ptosis (Herabhängen des Oberlides)
- Enophthalmus (Zurücksinken des Bulbus in die Orbita)

Parasympathische Halsganglien

Ganglion ciliare · Ganglion pterygopalatinum · Ganglion submandibulare · Ganglion oticum

Ganglion ciliare

Lage	hinter dem Augapfel innerhalb der Augenhöhle
präganglionäre Fasern • parasympathisch • sympathisch • sensibel	 Rr. oculomotoria des N. oculomotorius Fasern des Plexus caroticus internus Rr. sensoria des N. nasociliaris
im Ganglion	• werden nur Fasern des N. oculomotorius umgeschaltet • die sympathischen Äste durchziehen das Ganglion nur
Ziel • parasympathisch • sympathisch • sensibel	 M. ciliaris und M. sphincter pupillae M. dilatator pupillae zum N. nasociliaris und von dort zum Ganglion pterygopalatinum

16.10 Kopfganglien

Ganglion pterygopalatinum

Lage	in der Fossa pterygopalatina
präganglionäre Fasern • parasympathisch • sympathisch	Rr. ganglionares des N. maxillaris. Der N. petrosus major bringt Fasern des N. facialis. N. petrosus profundus
im Ganglion	• werden nur parasympathische Fasern der Tränendrüse umgeschaltet • sympathische Fasern ziehen zum Grenzstrang
postganglionäre Fasern	ziehen zu Tränen-, Nasen- und Gaumendrüsen

Ganglion submandibulare

Lage	im Trigonum submandibulare über der Gl. submandibularis
präganglionäre Fasern • parasympathisch • sensibel • sympathisch	kommen von der Chorda tympani (aus dem N. facialis) Fasern des N. lingualis ziehen durch das Ganglion hindurch, werden aber nicht umgeschaltet postganglionäre Fasern aus dem Plexus der A. carotis externa
im Ganglion	werden die sekretorischen Fasern umgeschaltet, nicht aber die sensorischen Fasern
postganglionäre Fasern • parasympathisch	schließen sich dem N. lingualis zur Gl. submandibularis, der Gl. lingualis und den vorderen beiden Dritteln der Zunge an

Ganglion oticum

Lage	in der Fossa infratemporalis unterhalb des Foramen ovale
präganglionäre Fasern • parasympathisch • sensibel • motorisch • sympathisch	Fasern des N. petrosus minor aus dem N. glossopharyngeus Fasern des N. mandibularis Fasern des N. mandibularis postganglionäre Fasern aus dem Plexus caroticus externus
im Ganglion	werden die sekretorischen Fasern umgeschaltet
postganglionäre Fasern	vereinigen sich mit dem N. auriculotemporalis des N. mandibularis und innervieren die Parotis sekretorisch

16.11 Hirnhäute

Entwicklung

Mesenchym · Knochen · primitive Hirnhaut

Nach dem Schluss der Neuralleiste wird die Anlage für das ZNS vom Mesenchym des mittleren Keimblattes und der Neuralleiste selber umschlossen. Das Mesenchym differenziert sich weiter in Knochen und primitive Hirnhaut. Aus letzterer gehen schließlich die harten und weichen Hirnhäute hervor.

Lage und Aufbau

- Dura mater · Stratum periostale · Stratum meningeale · kollagene Scheidewände · Durataschen
- Arachnoidea · Granulationes arachnoideae · Pia mater · Membrana limitans gliae superficialis · Zisternen

Um an das Gehirn zu gelangen, muss man nach Eröffnung des Schädels von außen nach innen folgende Strukturen durchdringen, ↗ Abb. 16.11:

Harte Hirnhaut

Dura mater: Sie bedeckt die Innenfläche der Schädelhöhle mit zwei Blättern, die den Sulci und Gyri nicht folgen.
- Stratum periostale: ist mit dem Periost des Schädels verwachsen.
- Stratum meningeale: der eigentliche Schutz für das Gehirn. Endothel bildet zur Arachnoidea hin die Blut-Liquor-Schranke. Zwischen beiden Durablättern liegen venöse Blutleiter (Sinus) im **Epiduralraum**. Die Gefäße können sich nicht verengen und haben keine Venenklappen. Ihr Lumen ist immer gleich weit.

 Zwischen beiden Durablättern ist unter physiologischen Bedingungen kein Spaltraum. Ein Cavum epidurale (Epiduralraum) entsteht erst durch Blutung aus den Sinus. Meistens reißt die A. meningea media. Auch eine Entzündung kann einen Epiduralraum schaffen. Am Rückenmark ist dieser Raum auch bei Gesunden vorhanden, ↗ Kap. 16.3.

Am Foramen magnum geht die Dura mater cerebri in die Dura mater spinalis über, ↗ Kap. 16.3.
Ausgehend von der Dura ragen drei **kollagene Scheidewände** in die Schädelhöhle hinein.
- **Falx cerebri** (Großhirnsichel): trennt die beiden Großhirnhälften unvollständig voneinander. Dorsal geht sie in das Tentorium cerebelli über. In der Mitte und hinten unten ist sie ausgeschnitten, so dass sich die Sichelform ergibt.
  - Am oberen Rand verläuft der Sinus sagittalis superior,
  - am unteren Rand zieht der Sinus sagittalis inferior entlang und wird
  - im hinteren Abschnitt vom Sinus rectus abgelöst.
- **Tentorium cerebelli** (Kleinhirnzelt): scheidet Groß- und Kleinhirn horizontal verlaufend voneinander. Dabei trennt es gleichzeitig die mittlere von der hinteren Schädelgrube. Wie ein Spitzbogen zieht sich der Tentoriumschlitz am vorderen Zeltrand entlang. Durch ihn tritt der Hirnstamm. Nach vorne bilden zwei Ausläufer das Dach des Sinus cavernosus.

16.11 Hirnhäute

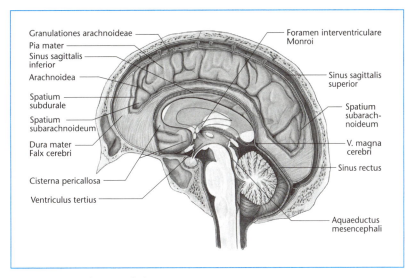

Abb. **16.11**: Hirnhäute und Sinus

- **Falx cerebelli** (Kleinhirnsichel): setzt die Großhirnsichel in der Fossa cranii posterior bis zum Foramen magnum fort. Analog zum Großhirn werden hier beide Kleinhirnhemisphären unvollständig voneinander getrennt.

 Während des **Geburtsvorgangs** kann es durch starke Verformung des noch weichen Säuglingskopfes zum Zerreißen des Tentoriums kommen. Nicht nur die dabei entstehende Blutung ist lebensgefährlich. Das Atemzentrum im Hirnstamm kann angeregt werden und das ungeborene Kind aspiriert Fruchtwasser.

Die harte Hirnhaut weist zwei **Durataschen** als Aussackungen auf.
- Das **Diaphragma sellae** spannt sich von den Rändern des Türkensattels über die Fossa hypophysialis. Durch eine Öffnung tritt der Hypophysenstiel.
- Das **Cavum trigeminale** liegt an der vorderen Felsenbeinpyramide und beherbergt das Ganglion trigeminale, ↗ Kap. 16.9.

 Zwischen Dura mater und Arachnoidea liegt der Subduralraum. Hier sind **Einblutungen** meist venösen Ursprungs und zeigen oft erst spät typische Hirndrucksymptome wie Kopfschmerz u. a.

Weiche Hirnhäute
- Spinnengewebshaut

- **Arachnoidea**: liegt der harten Hirnhaut an und zieht über alle Gyri und Sulci hinweg. Die Arachnoidea ist fast gefäß- und nervenfrei.
  - **Granulationes arachnoideales**: finden sich meist im Bereich des Sinus sagittalis. Sie sind kleine blumenkohlartige Ausstülpungen der Arachnoidea und führen den Liquor in den Sinus ab.

16 Zentrales Nervensystem (ZNS)

 Bei **Subarachnoidalblutungen** ist meist ein Aneurysma des Circulus arteriosus geplatzt. Dies kann durch Liquorpunktion nachgewiesen werden (gelblich-rote Verfärbung).

- **Pia mater**: liegt der Oberfläche des Gehirns so eng an, dass sie auch den Gyri und Sulci folgt. In der Pia mater verlaufen Gefäße für das Gehirn. Sie wird sensibel innerviert und ist sehr schmerzempfindlich.
  - **Membrana limitans gliae superficialis**: ist eine Grenzmembran der Pia mater, die diese vom Nervengewebe trennt.

Aus der Tatsache, dass die Arachnoidea im Gegensatz zur Pia mater die Einsenkungen des Gehirns überzieht, ergeben sich zwischen beiden Räume, die **Zisternen** genannt werden.

- **Cisterna cerebellomedullaris**: oberhalb des Foramen magnum zwischen Kleinhirn und Medulla oblongata.
- **Cisterna ambiens**: über den Crura cerebri. Durch sie verlaufen N. trochlearis, A. cerebri posterior sowie A. superior cerebelli.
- **Cisterna interpeduncularis**: über den Crura cerebri.
- **Cisterna chiasmatis**: im Bereich des Chiasma opticum.
- **Cisterna pontis**: über dem Pons.

 Liquorgewinnung ist bei manchen Erkrankungen diagnostisch wichtig. Neben den Punktionsorten am Rücken (↗ Kap. 16.3) kann man Liquor auch aus der Cisterna cerebellomedullaris gewinnen. Man durchsticht mit der Punktionsnadel die Membrana antlantooccipitalis posterior zwischen Atlas und Foramen magnum (↗ Kap. 10.1.1), die Dura mater sowie die Arachnoidea.

| **Funktion** | Hülle · Knochenhaut · Stabilität · Polsterung |

Dura mater: Sie ist zugleich straffe Hülle des Gehirns und innere Knochenhaut des Schädels.
Kollagene Scheidewände: verspannen die knöcherne Wand des Schädels und wirken Verformungen entgegen. Zusätzlich führen sie Gefäße für die Blutversorgung des Gehirns.
Arachnoidea und **Pia mater**: bilden mit dem zwischen ihnen befindlichen Liquor ein Polster, das das Gehirn vor Erschütterungen schützt.

16.12 Liquor und Liquorräume

↗ Abb. 16.12

Lage	Großhirn · Zwischenhirn · Rautenhirn · Subarachnoidalräume
Aufbau	• innere Liquorräume · Ventrikel I–IV · Aquaeductus mesencephali • äußere Liquorräume · Subarachnoidalräume • Plexus choroideus · Liquor · Blut-Liquor-Schranke

16.12 Liquor und Liquorräume

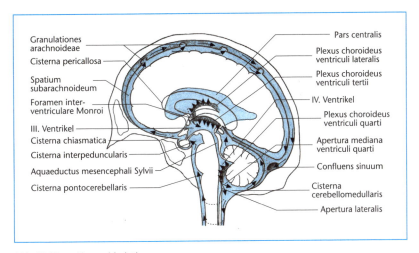

Abb. **16.12**: Liquorzirkulation

Man trennt die äußeren von den inneren Liquorräumen.
Innere Liquorräume: die vom Gehirn umschlossenen vier Ventrikel sowie der Aquaeductus mesencephali.

Ventriculi laterales
- **Seitenventrikel**: liegt im Großhirn. Man unterscheidet: Pars centralis, Cornu frontale (Vorderhorn), Cornu occipitale (Hinterhorn) und Cornu temporale (Unterhorn). Das Foramen interventriculare (Foramen Monroi) stellt die Verbindung zum dritten Ventrikel her.
- **Grenzen des Seitenventrikels:**

Dach	Corpus callosum
Boden	Thalamus und Hippocampus am Cornu temporale
medial	Septum pellucidum und Fornix in Vorderhorn sowie Calvar avis im Hinterhorn
lateral	Nucleus caudatus

> Aus der Form der Seitenventrikel lässt sich die Hauptwachstumsrichtung des Gehirns nachvollziehen: nach vorne, hinten unten.

Ventriculus tertius
- **Dritter Ventrikel**: findet sich im Zwischenhirn (Dienzephalon). Das Foramen interventriculare (Monroi) stellt die Verbindung zu den Seitenventrikeln her. Der Aquaeductus mesencephali leitet den Liquor in den vierten Ventrikel ab. Aussackungen sind die Recessus opticus/infundibuli/pinealis/suprapinealis.

16 Zentrales Nervensystem (ZNS)

Grenzen des III. Ventrikels

Dach	Plexus choroideus, geht durch die Foramina interventricularia in den Plexus der Seitenventrikel über
Boden	Pedunculi cerebri, Corpora mamillaria, Tuber cinereum, Chiasma opticum
ventral	Lamina terminalis des Großhirns, Commissura anterior, Fornix
dorsal	Hypophyse und Commissura posterior
lateral	Thalamus, Hypothalamus, Adhaesio interthalamica

 Tumoren oder Entzündungen im Bereich des Aquaeductus mesencephali können zu Abflussstörungen des Liquors führen. Die Seitenventrikel und der dritte Ventrikel sind dann im CT deutlich geweitet.

Ventriculus quartus
- **Vierter Ventrikel**: liegt im Rautenhirn (Rhombenzephalon). Drei Öffnungen verbinden ihn mit anderen Räumen des Ventrikelsystems: die Apertura mediana ist unpaarig (Foramen Magendii), die Apertura lateralis (Foramen Luschkae) findet sich beidseits. Den Boden bildet ventral das Tegmentum pontis, dorsal die Medulla oblongata. Das Dach wird gemeinsam aus den Pedunculi cerebellares superiores, dem Velum medullare superius/inferius und der Vermis cerebelli gebildet.
- **Äußere Liquorräume** sind die Subarachnoidalräume (↗ Kap. 16.11) von Gehirn und Rückenmark. Sie sind nur durch drei Öffnungen des vierten Ventrikels mit den inneren Liquorräumen verbunden. Diese spielen daher bei der Liquorzirkulation eine bedeutende Rolle.

 Ist die **Liquorresorption** vermindert (Hydrocephalus communicans) oder kann das Hirnwasser nicht aus den inneren in die äußeren Liquorräume abfließen (Hydrocephalus internus), steigt der intrakranielle Druck an. Entlastung kann man erreichen, indem man nach Punktion einen Schlauch in das Ventrikelsystem einbringt und darüber den Liquor in die Bauchhöhle oder den rechten Herzvorhof ableitet.

Liquor: ist eine klare Flüssigkeit, die Elektrolyte, Glukose sowie etwas Eiweiß enthält und Gehirn wie Rückenmark umspült.

Bildung
- Der größte Teil wird im Plexus choroideus gebildet. Wahrscheinlich wird von den Ependymzellen, die die Ventrikel auskleiden Na^+ aktiv in den Liquorraum gepumpt. Das Wasser folgt passiv nach. Ein weiterer Produktionsort sind die Gefäße der weichen Hirnhaut.

Resorption
- Von den inneren Liquorräumen geht der Strom in die äußeren über. Dort wird die Flüssigkeit an den Granulationes arachnoidales und den Gefäßen der weichen Hirnhaut resorbiert. Ein Teil fließt in die Virchow-Robin-Räume, die Fortsetzungen der peripheren Nerven und über den Aquädukt ab.

Funktion
- Der Liquor verzögert schnelle, ruckartige Bewegungen des Gehirns bzw. Kopfes und dient somit als eine Art Airbag des Gehirns. Er kann sich bei Bedarf am Temperaturausgleich beteiligen.

16.13 Gefäßversorgung des Gehirns

Plexus choroideus: besteht aus einschichtig kubischem Epithel, der Basalmembran und einem Kapillargeflecht mit gefenstertem Endothel. Pro Tag produziert er 600 ml Liquor (Hirnwasser).

 Normalerweise enthält der **Liquor** keine Zellen. Nach Zentrifugation kann man das Sediment in der Fuchs-Rosenthal-Zählkammer untersuchen.
- 0–12 Zellen pro mm^3 gelten als Normalbefund,
- Zellzahlen über 2000 pro mm^3 legen den Verdacht auf eine Hirnhautentzündung nahe.

Blut-Liquor-Schranke: Da Liquor und Blut verschieden zusammengesetzt sind, ist eine strikte Trennung nötig. Die Barriere wird gebildet durch
- das Endothel der Hirnkapillaren,
- die Basalmembran,
- die Astrozyten mit ihren Ausläufern, die um die Basalmembran die Membrana limitans gliae perivascularis bilden.

 Die **Blut-Liquor-Schranke** schützt das Gehirn vor diversen Giften. Auch manche Pharmaka (z. B. Chemotherapeutika) können diese Barriere nicht überwinden. Darum hat ihr heilender Effekt auf das Gehirn keine Wirkung.

16.13 Gefäßversorgung des Gehirns

Arterien | Circulus arteriosus cerebri · A. carotis interna · A. ophthalmica · A. choroidea anterior · A. vertebralis

Circulus arteriosus cerebri: entsteht im Bereich der Schädelbasis durch die Verbindung zweier primär unabhängiger Systeme, die gemeinsam das Gehirn versorgen, ↗ Abb. 16.13 und 16.14.

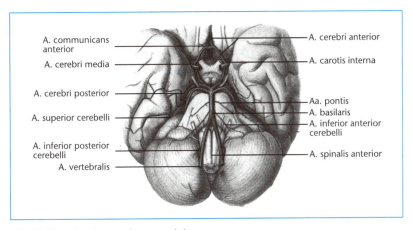

Abb. **16.13**: Circulus arteriosus cerebri

16 Zentrales Nervensystem (ZNS)

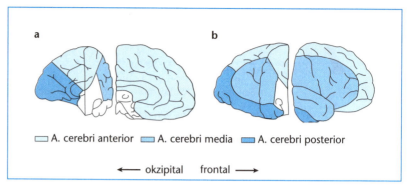

Abb. 16.14: Blutversorgung des Gehirns; a) von medial, b) von lateral

ventral

A. carotis interna: geht aus der A. carotis communis hervor und tritt durch den Canalis caroticus in den Schädel. Sie gibt zunächst Äste zu den Hirnhäuten und zur Hypophyse ab.
- **A. ophthalmica**: ist der erste größere Ast und zieht zum Auge, um sich dort in kleine Äste zu teilen.
- **A. choroidea anterior**: verlässt als zweiter großer Abgang die innere Kopfschlagader im Schädel. Sie gibt Äste zum Plexus choroideus, den Stammganglien, dem Di- und dem Mesenzephalon ab.
- Im weiteren Verlauf bildet sie den vorderen Zufluss zum Circulus arteriosus cerebri.

dorsal

A. vertebralis: verlässt hinter dem M. scalenus anterior die A. subclavia. Vom 6. Halswirbel an steigt sie durch die Foramina vertebralia auf und gelangt so zum Atlas. Dort biegt sie fast im rechten Winkel nach dorsal um und tritt dann weiter aufsteigend durch die Membrana atlantooccipitalis in den Subarachnoidalraum ein. Über das Foramen occipitale magnum gelangen linke und rechte Vertebralarterie in den Schädel und vereinigen sich auf der Vorderseite des Pons zur A. basilaris.

Venen

oberflächliche Venen · tiefe Venen · Sinus durae matris

Drei verschiedene Abflusswege lassen sich unterscheiden:
- **Oberflächliche Hirnvenen** liegen im Subarachnoidalraum. Sie leiten das Blut der Groß- und Kleinhirnrinde in den Sinus sagittalis superior, den Sinus transversus und den Sinus cavernosus ab.
- **Tiefe Hirnvenen** sammeln das Blut aus zentralen Gehirnteilen. Besondere Bedeutung haben die Vv. internae cerebri, die sich zur V. magna cerebri vereinigen, in die auch die anderen tiefen Hirnvenen münden. Die V. magna cerebri fließt schließlich in den Sinus rectus.
- **Sinus durae matris** (Blutleiter der harten Hirnhaut) liegen zwischen beiden Durablättern. Sie verlaufen durch die Falx cerebri und das Tentorium cerebelli. Sie bestehen lediglich aus Intima und sind infolgedessen weder dehn- noch kontrahierbar. Auch Venenklappen haben die Sinus nicht, so dass es unter Umständen zu einer Flussumkehr kommen kann, ↗ Abb. 16.11.

17 Sinnesorgane

! In diesem Kapitel vermischen sich Lerninhalte der Physiologie und der Anatomie. Darum wird hier nur der anatomische Überblick vermittelt, der nötig ist, um physiologische Inhalte zu verstehen!

17.1 Auge

Das Auge liegt geschützt in der Orbita (Augenhöhle). Zum Auge gehören
- Augapfel (Bulbus oculi),
- Bewegungsapparat des Bulbus,
- Schutzeinrichtungen.

! Aus didaktischen Gründen wird die Sehbahn ebenfalls in diesem Kapitel abgehandelt!

17.1.1 Augapfel (Bulbus oculi)

↗ Abb. 17.1
Bulbuswand: besteht aus Tunica fibrosa, Tunica vasculosa und Tunica interna.

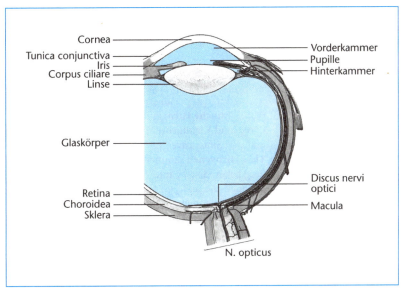

Abb. **17.1**: Augapfel

17 Sinnesorgane

Tunica fibrosa bulbi

Sklera · Kornea

Äußere Augenhaut: setzt sich aus Sklera und Kornea zusammen.

Lederhaut

- **Sklera** ist die harte undurchsichtige Augenhaut des Menschen. Sie überdeckt die hinteren 5/6 des Auges. In ihrem vorderen Bereich ist sie von der Conjunctiva bulbi überzogen. Histologisch besteht sie aus dicht gepackten Kollagenfasern, die netzartig verbunden sind und parallel zur Bulbusoberfläche verlaufen.

Hornhaut

- **Kornea** ist durchsichtig und wie die Sklera sehr stabil. Sie ist uhrglasartig in die vordere Öffnung des Bulbus eingesetzt.

Korneaschicht	Histologie
Epithelium anterius	mehrschichtig unverhorntes Plattenepithel
Lamina limitans anterior	Bowman-Membran: Basalmembran und Bindegewebe
Substantia propria	kollagenes Bindegewebe mit abgeplatteten Zellen
Lamina limitans posterior	Deszemet-Membran: Basalmembran mit zarten Kollagenfibrillen
Epithelium posterius	Hornhautendothel: einschichtiges Plattenepithel

Tab. 17.1: Histologischer Bau der Kornea von außen nach innen

Keratitis: Entzündungen der Hornhaut (häufig bei Diabetikern, Alkoholikern und Kontaktlinsenträgern) können die Oberfläche der Hornhaut verändern. Eine solche Veränderung ist deswegen bedeutsam, weil die Hornhaut mit der Augenlinse zusammen den wichtigsten Teil des optischen Apparates bildet.

Tunica vasculosa bulbi

Choroidea · Corpus ciliare · Iris

Mittlere Augenhaut: besteht aus Choroidea, Iris und Corpus ciliare.

Aderhaut

- **Choroidea**: macht den größten Teil der mittleren Augenhaut aus und liegt zwischen Sklera und Pars optica der Retina. In der Aderhaut verlaufen Gefäße und Nerven. Zur Sklera hin bildet die gefäßreiche Lamina suprachoroidea die Grenze. Zur Retina ist es die Bruch-Membran. An der Ora serrata strahlt der M. ciliaris ein und spannt die Choroidea.

Strahlenkörper

- **Corpus ciliare**: ist ein verdickter Abschnitt der Tunica vasculosa bulbi. Er reicht von der Ora serrata bis zur Basis der Iris. Im Epithel des Strahlenkörpers wird Kammerwasser produziert. Dieses fließt über den Kammerwinkel in den Schlemm-Kanal ab. Fasern des Corpus ciliare (Zonulafasern) ziehen zum Vorder- und Hinterrand der Linse. Diese Fasern können durch Kontraktion des M. ciliaris entspannt werden, so dass die Linse kugelförmige Gestalt annimmt.

17.1 Auge

 Glaukom: Kann das Kammerwasser nicht abfließen, steigt der Druck im Auge an. In Industrieländern ist das Glaukom eine der häufigsten Erblindungsursachen.

Regenbogenhaut
- **Iris:** liegt zwischen vorderer und hinterer Augenkammer. Mit ihrer zentralen kreisrunden Öffnung (Pupille) übernimmt sie die Funktion einer Blende. Der freie Rand der Iris (Margo pupillaris) liegt der Vorderfläche der Linse auf. Der äußere Rand, die Iriswurzel (Margo ciliaris), ist am Ziliarkörper befestigt. Die eingelagerten glatten Muskelzellen des M. dilatator und des M. sphincter pupillae regulieren die Pupillenweite und somit die Intensität des Lichteinfalls.

Tunica interna bulbi — Pars optica retinae · Pars caeca retinae · Retina

Innere Augenhaut: wird von der Retina (Netzhaut) gebildet. An ihr unterscheidet man zwei Abschnitte.
- **Pars optica retinae:** enthält Sinnes- und Nervenzellen. An der Ora serrata liegt der Übergang zur Pars caeca.
- **Pars caeca retinae:** enthält keine Sinnes- und Nervenzellen, weil sie keiner direkten Lichteinstrahlung ausgesetzt ist.

Mikroskopischer Aufbau der Netzhaut

Pigmentepithel
– **Stratum pigmentosum:** Einschichtig isoprismatisches, stark pigmentiertes Epithel. Seine Hauptaufgabe ist die Ernährung des Stratum neuroepitheliale, das nicht von der A. centralis retinae erreicht wird.

Neuroepithel
– **Stratum neuroepitheliale:** Zytoplasmaausläufer der primären Sinneszellen (Stäbchen und Zapfen). Ihre Rezeptorpole stehen mit dem Stratum pigmentosum in Verbindung. Die Stäbchen sind nur helligkeitsempfindlich, die Zapfen nur farbempfindlich.

Äußere Grenzschicht
– **Stratum limitans externum:** siebartige Platte von Gliafortsätzen.

Äußere Körnerschicht
– **Stratum nucleare externum:** Perikaryen der Stäbchen und Zapfen.

Äußere Netzschicht
– **Stratum plexiforme externum:** Synapsen zwischen 1. und 2. Neuron der Sehbahn.

Innere Körnerschicht
– **Stratum nucleare internum:** Perikaryen der Zellen des zweiten Neurons (bipolare Nervenzellen), Zellkerne der Glia und andere Nervenzellen.

Innere Netzschicht
– **Stratum plexiforme internum:** Synapsen zwischen 2. und 3. Neuron der Sehbahn.

Ganglienzellschicht
– **Stratum ganglionicum:** Perikaryen der multipolaren Ganglienzellen des 3. Neurons.

Nervenfaserschicht
– **Stratum neurofibrarum:** Axone des 3. Neurons. Sie ziehen im Sehnerv zum Corpus geniculatum laterale (s. u.).

Innere Grenzschicht
– **Stratum limitans internum:** Fasern der Gliazellen und Grenze zum Glaskörper.

! Zum Verständnis sollte man sich noch einmal klarmachen, dass das Licht auf seinem Weg zunächst alle Schichten durchquert, bevor es auf die Sinneszellen trifft!

Lichtweg
! Der **Weg des Lichtes** ist wie folgt: Kornea → vordere Augenkammer → Linse → Glaskörper → Retina: Stratum limitans internum → Stratum neurofibrarum → Stratum ganglionicum → Stratum plexiforme internum → Stratum nucleare

17 Sinnesorgane

internum → Stratum plexiforme externum → Stratum nucleare externum → Stratum limitans externum → Schicht der Stäbchen und Zapfen (Stratum neuroepitheliale).

Sehgrube
- **Fovea centralis**: ist die Stelle des schärfsten Sehens. Hier finden sich nur Zapfen. Zudem ist hier jede Sinneszelle mit nur einer bipolaren Zelle des Stratum nucleare internum verbunden. Da die Fovea gelblich aussieht, nennt man sie auch „gelber Fleck" (Macula lutea).

Blinder Fleck
- **Discus nervi optici** markiert die Stelle, an der der N. opticus die Retina verlässt. Hier können keine Sinneszellen liegen. Folglich können von dort keine Sinneseindrücke kommen. Normalerweise wird dieses physiologische Skotom subjektiv nicht bemerkt.

17.1.2 Bewegungsapparat des Auges

Muskeln und Nerven

Anulus tendineus communis · M. rectus superior · M. rectus inferior · M. rectus medialis · M. rectus lateralis · M. obliquus superior · M. obliquus inferior · N. oculomotorius · N. trochlearis · N. abducens · Vagina bulbi

Der Bewegungsapparat des Auges setzt sich aus den Mm. bulbi (äußere Augenmuskeln) und der Vagina bulbi (Tenon-Kapsel) zusammen.
Mm. bulbi: liegen im Fettgewebe der Orbita und bewegen den Bulbus oculi. Insgesamt zählt man sechs äußere Augenmuskeln. Außer dem M. obliquus inferior entspringen sie vom Anulus tendineus communis, ↗ Abb. 17.2.
- **Anulus tendineus communis**: ist ein Sehnenring, der über der Öffnung des Canalis opticus und der Fissura orbitalis superior liegt. Durch den Anulus treten der N. opticus (II), der N. oculomotorius (III), der N. nasociliaris, der N. abducens (VI) und die A. ophthalmica.

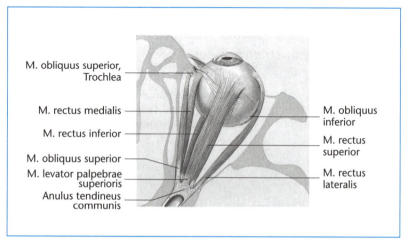

Abb. 17.2: Äußere Augenmuskeln von oben

17.1 Auge

	Hauptzugrichtung	Nebenzugrichtung	Innervation
M. rectus superior	heben	einwärtsrollen und adduzieren	N. oculomotorius (III)
M. rectus medialis	adduzieren	keine	
M. rectus inferior	senken	auswärtsrollen und adduzieren	
M. obliquus inferior	auswärtsrollen	heben und abduzieren	
M. obliquus superior	einwärtsrollen	senken und abduzieren	N. trochlearis (IV)
M. rectus lateralis	abduzieren	keine	N. abducens (VI)

Tab. 17.2: Äußere Augenmuskeln

Augenmuskellähmungen: Durch Ausfall eines oder mehrerer Muskeln erlangen die Antagonisten des gelähmten Muskels infolge des reflektorischen Tonus Übergewicht. Es resultiert Lähmungsschielen (Strabismus paralyticus). Unter Umständen kann es zu kompensatorischer Zwangshaltung des Kopfes als Vermeidungsreaktion kommen (okulärer Schiefhals).
Abduzensparese (VI) lähmt den M. rectus lateralis, der das Auge horizontal nach außen bewegt. Das betroffene Auge bleibt beim Blick nach außen medial stehen oder weicht nach innen ab.
Trochlearislähmung (IV) führt zur Lähmung des M. obliquus superior. Das Auge weicht nach innen und oben ab. Es kommt zu Doppelbildern und okulärem Schiefhals mit Neigung zur Gegenseite!
Okulomotoriuslähmung (III) kann verschiedene Formen annehmen. Es können alle Muskeln, nur die äußeren oder nur die inneren Augenmuskeln ausfallen. Entsprechend vielfältig sind die Symptome!

Vagina bulbi (Tenonkapsel): derbe Bindegewebshülle des Augapfels. In ihr kann sich der Bulbus ähnlich wie ein Kugelgelenk um drei Achsen drehen. Sie ist nur an zwei Stellen direkt mit dem Bulbus oculi verbunden: am Durchtritt des N. opticus und in der Nähe des Limbus corneae. Durch die Tenonkapsel wird der Bulbus auch vom Corpus adiposum orbitae getrennt.

17.1.3 Schutzeinrichtungen des Auges

Dazu gehören
- die Augenhöhle (Orbita, ↗ Kap. 15.1.2),
- die Augenlider (Palpebrae),
- die Bindehaut (Tunica conjunctiva) und
- der Tränenapparat (Apparatus lacrimalis).

Aufgaben: Alle Teile stellen den Erhalt und die Funktionsfähigkeit des Auges sicher! Sie verhindern, dass Fremdkörper in das Auge eindringen oder es austrocknet. Zudem ist der Lidschluss Voraussetzung für den Schlaf!

17 Sinnesorgane

Augenlider

> Facies anterior palpebralis · Facies posterior palpebralis · Lidkante · Wimpern · Tarsus · Lig. palpebrale · M. orbicularis oculi · M. levator palpebrae superioris · M. tarsalis superior · M. tarsalis inferior · Meibom-Drüsen · Moll-Drüsen · Gll. sebaceae

Palpebrae: Das Oberlid (Palpebra superior) und Unterlid (Palpebra inferior) begrenzen die Lidspalte. Im Angulus oculi medialis und lateralis verbinden sich beide Lider, ↗ Abb. 17.3.

Aufbau des Augenlides

- **Facies anterior palpebralis**: ist mit mehrschichtig verhorntem Plattenepithel überzogen. Die Haut ist fettarm und besonders zart.
- **Facies posterior palpebralis**: wird vom mehrschichtig unverhornten Plattenepithel der Bindehaut überzogen.
- **Lidkante**: Am Lidrand findet sich jeweils eine vordere und hintere Lidkante.
- **Wimpern**: entspringen zwischen beiden Lidkanten. Sie legen sich als Schutz vor die Lidspalte und können kleinere Fremdkörper vom Auge fernhalten. Wie die Nasenhaare und Augenbrauen haben sie keinen M. errector pili.
- **Lidplatte (Tarsus)**: bildet das Skelett des Lides und besteht aus dicht verflochtenem Bindegewebe.
- **Ligg. palpebrae**: Über diese Bänder sind die Lidplatten medial und lateral an der Orbita aufgehängt.

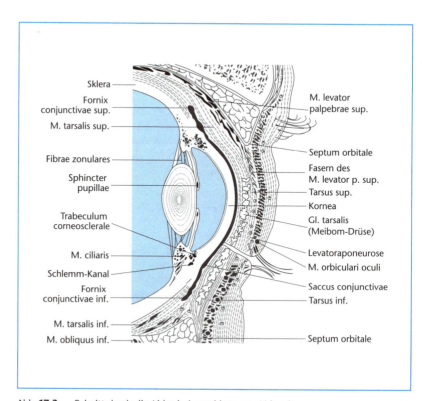

Abb. **17.3**: Schnitt durch die Lider bei geschlossener Lidspalte

17.1 Auge

- **Muskeln**
  - M. orbicularis oculi: umgibt ringförmig die Lidspalte und wird willkürlich über den N. facialis (VII) innerviert.
  - M. levator palpebrae superioris: ist der Lidheber. Er wird willkürlich über den N. oculomotorius (III) gesteuert.
  - M. tarsalis superior: beteiligt sich am Heben des Lids.
  - M. tarsalis inferior: hebt das Unterlid leicht an. Beide Mm. tarsali werden sympathisch über das Ganglion cervicale superius erreicht.
- **Liddrüsen**
  - Gll. tarsales (Meibom-Drüsen) sind langgestreckte holokrine Drüsen, die nahe der hinteren Lidkante münden. Ihr Sekret fettet den Lidrand ein.
  - Gll. ciliares (Moll-Drüsen) sind apokrine Schweißdrüsen, die am Lidrand in die Haarbälge der Wimpern münden.
  - Gll. sebaceae sind Talgdrüsen wie sie sich auch sonst in der Haut finden.

Bindehaut

Tunica conjunctiva bulbaris · Tunica conjunctiva palpebralis · Epithel · Tela subconjunctivalis · N. ophthalmicus · N. maxillaris

Tunica conjunctiva: besteht aus zwei Teilen.
- **Tunica conjunctiva bulbaris**: bedeckt die Vorderfläche der Sklera bis zum Hornhautrand (das weiße im Auge).
- **Tunica conjunctiva palpebralis**: bedeckt als Bindehaut des Lides deren Hinterfläche. Am Fornix conjunctivae superior/inferior liegt der Umschlagpunkt der beiden Bindehäute. Dort entstehen zwei Bindehautsäcke (Sacci conjunctivales).
- **Feinbau**
  - mehrschichtig unverhorntes Plattenepithel geht am Fornix conjunctivae in isoprismatisches Epithel über,
  - unter dem Epithel liegt die Tela subconjunctivalis unverschieblich an den Lidplatten.
- **Innervation**: Die sensible Innervation der Bindehaut erfolgt über den N. ophthalmicus (V_1) und N. maxillaris (V_2).

Tränenapparat

Tränendrüse · N. facialis · N. trigeminus · Tränenweg

Der Tränenapparat setzt sich aus Tränendrüse und Tränenweg zusammen.

Tränendrüse
- ist eine rein seröse, tubulöse Drüse, die aus zwei Teilen zusammengesetzt wird. Die Pars orbitalis liegt zwischen dem M. levator palpebrae und der Orbita, die Pars palpebralis zwischen M. levator palpebrae und Bindehautsack.
- mündet über zehn Ausführungsgänge lateral oben in den Bindehautsack,
- sezerniert pro Tag 500 ml Tränenflüssigkeit. Diese reinigt den Bindehautsack, gleicht optische Unebenheiten der Hornhaut aus und befeuchtet die Kornea.
- wird durch parasympathische Fasern des N. facialis innerviert, die im Ganglion pterygopalatinum auf den N. trigeminus umgeschaltet werden.

Weg der Tränenflüssigkeit: Die Tränenflüssigkeit sammelt sich am inneren Augenwinkel im Lacus lacrimalis. Aus diesem fließt sie über die Canaliculi lacrimales in den Saccus lacrimalis (Tränensack). Über den knöchernen Canalis nasolacrimalis gelangt sie von der Augen- in die Nasenhöhle. Dort dient sie dem Anfeuchten der Atemluft.

17.1.4 Sehbahn

↗ Abb. 17.4
- **1. Neuron**: primäre Sinneszellen (Stäbchen und Zapfen) der Retina.
- **2. Neuron**: bipolare Zellen des Stratum nucleare internum der Retina.
- **3. Neuron**: Zellkörper des Stratum ganglionare der Retina. Die Axone dieser Zellen verlaufen als **N. opticus** (II) zum **Chiasma opticum**. Dort kreuzen die Fasern der nasalen Augenhälften zur Gegenseite. Als **Tractus opticus** ziehen die Fasern zum Corpus geniculatum laterale.
- **4. Neuron**: Zellkörper im **Corpus geniculatum laterale** des Thalamus. Die Fasern durchqueren die **Capsula interna** und gelangen als **Radiatio optica** (Gratiolet-Sehstrahlung) zum Sehzentrum im **Lobus occipitalis**.

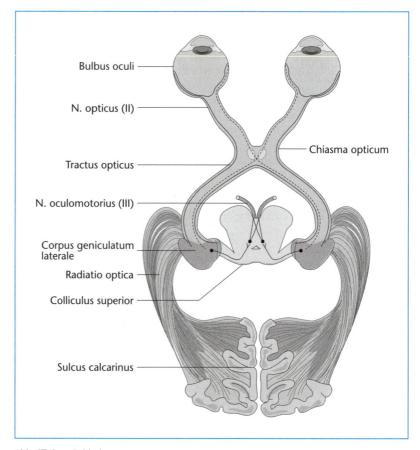

Abb. **17.4**: Sehbahn

17.1.5 Embryonalentwicklung des Auges

Die Anlagen des Auges entstammen drei verschiedenen Zellarten:
- **Neuralrohr**: von ihm kommen die Zellen, die die Retina bilden.
- **Ektodermzellen**: entwickeln sich zum vorderen Hornhautepithel und zur Linse.
- **mesenchymale Zellen**: differenzieren sich zur Tunica fibrosa und Tunica vasculosa bulbi sowie zum Glaskörper.

Neuralrohr

Augenplakode: Aus der Wand des Vorderhirns stülpt sich die Augenanlage aus.
Augenbläschen: Durch Ausbuchtung der Plakoden entsteht eine Blase, die über den Augenstiel mit dem Mesenzephalon verbunden bleibt. Der Augenstiel wird später zum N. opticus (II). An der Grenze zum angrenzenden Ektoderm induziert das Augenbläschen die Bildung der Linsenplakode als Ansammlung von Nervenzellen.
Augenbecher: Die Augenblase stülpt sich zum Augenbecher ein. Dieser besteht aus zwei Blättern. Das innere Blatt enthält die Anlage der Retina. Das äußere Blatt differenziert sich zum Pigmentepithel. Zwischen beiden Blättern bleibt zunächst ein Spaltraum. Mesenchymzellen wandern in den Spalt ein und bilden den Glaskörper. Anschließend verschließen sich die Ränder der Spalte.

Ektoderm

Linse: Während sich der Augenbecher einsenkt, stülpt sich auch die Linsenplakode zu einer Grube ein. Schließlich schnürt sich die Linse als Linsenbläschen vom Ektoderm ab und wird nun gänzlich vom Augenbecher eingeschlossen.
Hornhaut: Durch das Abschnüren des Linsenbläschens wird im nun wieder verschlossenen Ektoderm die Bildung der Kornea induziert.

Mesenchym

Tunica fibrosa und vasculosa bulbi: geht aus dem Mesenchym um den Augenbecher hervor. Auch Lider und Bindehaut gehen aus diesem Material hervor.

17.2 Hör- und Gleichgewichtsorgan

Das Hör- und Gleichgewichtsorgan besteht aus äußerem Ohr, Mittel- und Innenohr. ↗ Abb. 17.5.

17.2.1 Äußeres Ohr

setzt sich aus Ohrmuschel und dem äußeren Gehörgang zusammen.
Nachbarschaftsbeziehungen des äußeren Gehörganges:

ventral	Kiefergelenk, Fossa infratemporalis
dorsal	Proc. mastoideus
kranial	Fossa cranii media
kaudal	Parotis, N. facialis
medial	Paukenhöhle (Cavum tympani)

17 Sinnesorgane

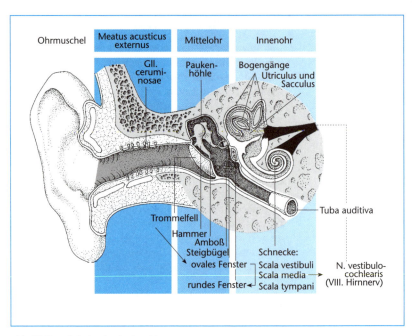

Abb. **17.5**: Schnitt durch das Ohr

Auricula — **Ohrmuschel**: Das knorpelige Skelett wird von Haut bedeckt. Sie dient als Schalltrichter.

Meatus acusticus externus — **Äußerer Gehörgang**: verbindet die Ohrmuschel mit dem Trommelfell.

- Im Atlas suche man die Cartilago meatus acustici und orientiere sich über die Lageverhältnisse zu anderen Knochen des Schädels.
- Glandulae ceruminosae: apokrine Drüsen, die an der Bildung des Ohrschmalzes (Zerumen) beteiligt sind.

17.2.2 Mittelohr

gliedert sich in Paukenhöhle, Trommelfell, Gehörknöchelchen, Cellulae mastoideae und Tuba auditiva, ↗ Abb. 17.6.

Membrana tympani — **Trommelfell**
- verschließt den äußeren Gehörgang gegen die Paukenhöhle,
- besteht aus einer 0,1 mm dicken Membran, die einen Durchmesser von 1 cm hat,
- verläuft von oben hinten außen nach unten vorne innen,
- wird durch den Hammergriff trichterartig nach innen gezogen. Die Spitze des Trichters nennt man Umbo.
- Pars tensa: straffer Teil aus kräftigem Bindegewebe,
- Pars flaccida (Shrapnell-Membran): schlaffer Teil oberhalb der Plicae malleares, der aus lockerem Bindegewebe besteht.

17.2 Hör- und Gleichgewichtsorgan

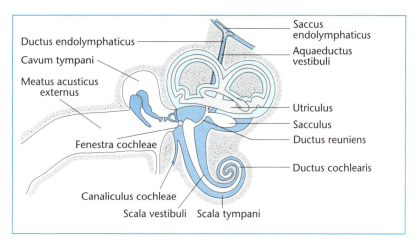

Abb. 17.6: Mittel- und Innenohr

Cavum tympani

Paukenhöhle
- lässt sich in drei Etagen gliedern: Epitympanon (Atticus), Mesotympanon (Cavum tympani) und Hypotympanon.
- hat sechs Wände:

Richtung	Paukenhöhlenabschnitt	Nachbarschaft
kranial	Paries tegmentalis	Tegmen tympani (gleichzeitig Boden der Fossa cranii media)
kaudal	Paries jugularis	Bulbus venae jugularis internae
ventral	Paries caroticus	Canalis caroticus
dorsal	Paries mastoideus	Proc. mastoideus, Antrum mastoideum
medial	Paries labyrinthicus	Promontorium, Fenestra vestibuli, Fenestra cochleae
lateral	Paries membranaceus	Trommelfell, Pars petrosa des Os temporale

Tab. 17.3: Wände des Cavum tympani

Gehörknöchelchen: übertragen die Schwingungen des Trommelfells auf den perilymphatischen Raum des Labyrinths.

Malleus
- **Hammer**: ist über den Handgriff (Manubrium mallei) mit der Innenseite des Trommelfells verwachsen.

Incus
- **Amboss**: hat einen langen und einen kurzen Schenkel.

Stapes
- **Steigbügel**: die Steigbügelplatte (Basis stapedis) ist über das Lig. anulare stapediale beweglich an der Fenestra vestibuli aufgehängt.

17 Sinnesorgane

Articulationes
- **Gelenke:** Die Artt. incudomallearis und incudostapedialis verbinden die Gehörknöchelchen zu einer Kette.

Muskeln
M. tensor tympani

U	entspringt am Knorpel der Tuba auditiva
A	Basis des Manubrium mallei
I	N. trigeminus
F	strafft die Gehörknöchelchenkette und das Trommelfell

M. stapedius

U	Knochenkanälchen in der Hinterwand der Paukenhöhle
A	Caput stapedis
F	Feineinstellung der Gehörknöchelchen
I	N. facialis

Tab. 17.4: Muskeln des Mittelohrs

Eustachio-Röhre
Tuba auditiva
- verbindet das Cavum tympani mit dem Nasenrachenraum,
- steigt von oben hinten außen nach unten vorne innen ab,
- sorgt für den Druckausgleich zwischen Cavum tympani und Außenluft,
- Pars ossea: ist zusammen mit dem M. tensor tympani im Canalis musculotubarius eingeschlossen,
- Pars cartilaginea: ist der rachennahe Teil. Er wird durch die Cartilago tubae auditivae versteift und durch die Lamina membranacea zu einem Rohr geschlossen.

Cellulae mastoideae: sind die mit Schleimhaut ausgekleideten, luftgefüllten Zellen nahe dem Proc. mastoideus. Über das Antrum mastoideum stehen sie in Verbindung mit der Paukenhöhle.

17.2.3 Innenohr

Das Innenohr besteht aus Vestibularorgan und Cochlea.

> Wegen seines komplizierten Kanalsystems wird das Innenohr auch Labyrinth genannt!

Anatomisch trennt man das knöcherne vom membranösen Labyrinth!
Funktionell unterscheidet man das Gleichgewichtsorgan vom Hörorgan!

Labyrinthus vestibularis

Ductus semicircularis superior/posterior/lateralis · Endolymphe · Ampulla membranacea · Crista ampullaris · Kupula · Drehbewegungen · Macula utriculi · Macula sacculi · geradlinige Bewegungen · Abweichungen von der Horizontalen

Gleichgewichtsorgan: besteht aus drei senkrecht zueinander stehenden Bogengängen (Ductus semicircularis superior/posterior/lateralis), der Macula utriculi und der Macula sacculi.
↗ Abb. 17.6
- **Bogengänge**
  – enthalten die Endolymphe,

17.2 Hör- und Gleichgewichtsorgan

– erweitern sich jeweils zu einer Ampulla membranacea. In ihr befindet sich je eine Crista ampullaris mit den Rezeptorzellen des Gleichgewichtorgans. Die Zilien dieser Sinneszellen enden in der gallertartigen Kupula.

> Dreht sich der Kopf, bewegen sich die Bogengänge mit. Die Endolymphe gerät in Bewegung und verbiegt damit die in der Kupula fixierten Zilien. Das Verbiegen der Zilien führt zur Erregung der afferenten Nervenfasern. Die Bogengänge melden also Drehbewegungen!

- **Macula utriculi und Macula sacculi** sind ebenfalls Sinneszellen. Sie tauchen mit ihren Kino- und Stereozilien in eine gallertartige Membran. Diese Membran ist mit Kristallen angereichert.

> Aufgabe der beiden Maculae ist die Registrierung von geradlinigen Bewegungen und Abweichungen des Kopfes von der Horizontalen!

Labyrinthus cochleare

Kochlea · Scala media · Scala vestibuli · Scala tympani · Perilymphe · Fenestra vestibuli · Fenestra tympani · Helikotrema · Tektorialmembran · Basilarmembran · Haarzellen

Hörorgan: setzt sich aus Kochlea, Ductus cochlearis (Scala media), Scala vestibuli und Scala tympani zusammen.

Schnecke

- **Kochlea**: besteht aus einem membranösen inneren Teil (Labyrinthus membranaceus), der von einem äußeren knöchernen umschlossen wird (Labyrinthus osseus). Dadurch entstehen drei Flüssigkeitsräume, die in zwei Windungen Schneckenform annehmen:
  – **Scala media**: liegt innen und enthält Endolymphe. Am Boden des Ductus cochlearis befindet sich das Corti-Organ als Wall hochprismatischer Sinnes- und Stützzellen. Das Corti-Organ ist der Rezeptor für akustische Signale.
  – **Scala vestibuli und Scala tympani**: umgeben die Scala media und sind mit Perilymphe gefüllt. Die Scala vestibuli beginnt am ovalen Fenster (Fenestra vestibuli), die Scala tympani am runden Fenster (Fenestra tympani). Am Helikotrema gehen sie ineinander über.

> Schallwellen, die zu Schwingungen an der Membran des runden Fensters führen, bedingen eine Wellenbewegung im Endolymphschlauch der Scala tympani. Tektorial- und Basilarmembran zwischen Scala media und Scala tympani werden gegeneinander verschoben. Diese Verschiebung bewirkt eine Abscherbewegung der Zilien der Tektorialmembran, was die Haarzellen erregt.

17.2.4 Hörbahn

- **1. Neuron**: bipolare Nervenzellen des Ganglion spirale der Kochlea. Die Afferenzen verlaufen im akustischen Anteil (Pars cochlearis) des N. vestibulocochlearis und enden aufgeteilt im Nucleus cochlearis des Rhombenzephalons.
- **2. Neuron**: beginnt im Nucleus cochlearis und zieht über den Lemniscus lateralis zur Lamina tecti. Ein Teil der Fasern kreuzt dabei auf die Gegenseite.
- **3. Neuron**: beginnt im Colliculus inferior der Vierhügelplatte und zieht über das Brachium colliculi caudalis zum Corpus geniculatum mediale.

- **4. Neuron**: beginnt im Corpus geniculatum mediale und erreicht die Hörstrahlung (Radiatio acustica) und die primären akustischen Rindenfelder des Temporallappens (Area 41 und 42).

17.2.5 Embryonalentwicklung des Ohres

Wie das Auge entwickelt sich auch das Ohr aus drei verschiedenen Quellen:
- das Innenohr entsteht aus dem Ohrenbläschen,
- das Mittelohr differenziert sich aus der ersten Schlundtasche,
- der äußere Gehörgang geht aus der ersten Schlundfurche hervor.

Innenohr
- Von der Wand des Rhombenzephalons geht die Bildung der Ohrplakode aus.
- Diese stülpt sich zunächst zum Ohrgrübchen ein und schließt sich später zum Ohrbläschen. Aus dem Ohrbläschen bilden sich im weiteren Verlauf die Bogengänge und die Kochlea.

Mittelohr
- Laterale äußere Einstülpungen des embryonalen Ektoderms werden als Schlundfurche bezeichnet.
- An die Furchen legten sich vom Entoderm ausgehend die Schlundbögen an.
- Die Nähe zwischen ektodermalem und entodermalem Gewebe ist typisch für spätere Körperöffnungen.
- Aus dem Entoderm der ersten Schlundtasche und dem Ektoderm der ersten Schlundfurche geht das Trommelfell hervor.
- In der Verlängerung der ersten beiden Schlundbögen entstehen die Verdichtungen für die Gehörknöchelchen. Hammer und Amboss stammen vom ersten, der Steigbügel vom zweiten Schlundbogen ab.
- Aus der Erweiterung am Ende der ersten Schlundtasche differenziert sich das Cavum tympani.

Außenohr
- Der äußere Gehörgang geht aus der ersten Schlundfurche hervor.
- Dazu verlängert sich die Schlundfurche als ektodermaler Epithelzapfen in die Tiefe und bildet die Gehörgangplatte.
- In dieser bildet sich im 7. Monat sekundär der Gehörgang.
- Mit der Einstülpung der ersten Schlundfurche in die Tiefe ordnen sich um die Furche sechs Ohrmuschellöcher an.
- Aus den vorderen drei Höckern entwickeln sich Tragus und Helix, aus den hinteren drei Antitragus und Antihelix.

Sachverzeichnis

A

Abdomen-Übersichtsaufnahme 144
Abdomen-Ultraschall, A. splenica (lienalis) 168
Abduktion
– Fuß 94
– Hüftgelenk 78
Abduzensparese 304, 321
Abstillen 107
Abwehr
– spezifische 46
– unspezifische 45
Abwehrmaßnahmen, Transplantation 46
ACE (Angiotensin Converting Enzyme) 176
Acetabulum 75
Achselgrube 57
Achsellücken 58
acidophile Zellen, Neurohypophyse 291
Acromion 51
ACTH (adrenokortikotropes Hormon) 290
Adamantoblasten 267
Addison-Syndrom 180
Adduktion
– Fuß 94
– Hüftgelenk 78
Adduktorenkanal 85
Adduktorenschlitz 85
Adenohypophyse 290
– Histologie 291
– Zellen, chromophile/chromophobe 291
Aderhaut 318
ADH (antidiuretisches Hormon, Vasopressin) 290
Aditus laryngis 227
Adnexe 195
Adrenalin, Nebennierenmark 180–181
Adventitia
– Gallenblase 166
– Gefäße 35
– Ösophagus 126
Afferenzen
– Reflexbogen 23
– Rückenmark 277
Agenesie, Niere 177
Akromioklavikulargelenk 51
Akromion 53
Aktinfilamente 16
Akustikusneurinome 305
Ala
– major 248, 251
– minor 248, 251
– ossis ilii 113
Aldosteron, NNR 180
alkalische Phosphatase, Knochenmetastasen 210
Allocortex 291
– Histologie 296
Alphazellen, Neurohypophyse 291
alveoläre Phase, Lungenentwicklung 124

Alveolarknochen 265
Alveolen 123
Amboss 326–327
– Entwicklung 330
Ameloblasten 267
Ampulla
– duodeni 150
– recti 187
– tubae uterinae 196
α-Amylase, Pankreas 171
Analkanal 187
Anastomosen
– kavokavale 182
– portokavale 183
Androgene, NNR 180
Angiotensin I/II 176
Angiotensin Converting Enzyme (ACE) 176
Angulus
– costae 103
– mandibulae 252
– superior/inferior (Scapula) 51
Ansa
– cervicalis 224, 243–244
– – superficialis 262
Anspannungsphase, Herzfunktion 133
anterior 26
antidiuretisches Hormon (ADH, Vasopressin) 290
Antihelix, Entwicklung 330
Antitragus, Entwicklung 330
Antrum mastoideum 328
Anulus
– femoralis 79
– fibrosus 98
– inguinalis superficialis/profundus 110
– tendineus communis 320
Aorta 130, 135, 137
– abdominalis 138, 181
– ascendens (aufsteigende) 137
– aufsteigende 137
– descendens (absteigende) 138
– thoracica 127, 138
Aortenbogen 239
Aortenklappe 130–131, 137
Apertura
– lateralis (Foramen Luschkae) 314
– mediana (Foramen Magendii) 314
– thoracis inferior 103
– superior 103
Apex
– cartilaginis arytaenoideae 231
– cordis 129
– prostatae 209
– pulmonis 120
– vesicae 190
Aphasie 293
Aponeurosen 30
Aponeurosis palatina 268
Apophyse 27
Appendix(-ces)
– epididymidis 216

– epiploicae 156
– testis 215
– vermiformis 155–156
Appendizitis 156
– Lanz-Punkt/McBurney-Punkt 156
Apudom 152
APUD-Zellen
– Dünndarm 152
– Magen 147
Aquaeductus
– cerebri 272–274
– mesencephali 286, 311, 313
– – Entzündungen 313
– – Tumoren 313
– vestibuli 327
Arachnoidea 275, 311–312
Archaeocerebellum 298
Archaeocortex 291
Arcus
– aortae 138
– iliopectineus 110
– palatoglossus 270
– palatopharyngeus 270
– palmaris profundus/superficialis 74
– vertebrae 96
Area(-ae)
– gastricae 147
– striata 294, 297
– subcallosa 296
Areola mammae 105
Arteria(-ae)
– alveolaris(-es) inferior 266
– – superior(-es) anteriores 266
– – – posterior 266
– appendicularis 157
– arcuata (Ren) 174
– auricularis posterior 240
– axillaris 58
– basilaris 315
– brachialis 62
– bulbi vestibuli 202
– caecalis 157
– – anterior/posterior 157
– carotis communis 224, 239
– – externa 237
– – interna 240–241, 249, 315–316
– cauda pancreatis 171
– cerebri anterior 315
– – media 315
– – posterior 315
– cervicalis ascendens 102, 237
– – profunda 102
– choroidea anterior 316
– circumflexa femoris lateralis 85
– – – medialis 85
– – iliaca profunda 218
– – – superficialis 79
– colica dextra 157–158, 182
– – media 157–158
– – sinistra 157–158
– communicans anterior 315

331

Sachverzeichnis

- coronaria dextra 130–131
- – sinistra 130–131
- cystica 161, 165
- descendens genicularis 86
- dorsalis clitoridis 202
- – pedis 95
- – penis 213
- ductus deferentis 111, 207–208, 219
- epigastrica inferior 218
- – superior 79
- ethmoidalis anterior 249
- facialis 240, 263
- femoralis 79, 85
- gastrica(-ae) breves 145
- – dextra 145
- – sinistra 145
- gastroduodenalis 145, 151, 161, 171
- gastroomentalis dextra/sinistra 145
- glutealis inferior 218
- helicinae 214
- hepatica communis, Gefäßvarietäten 161
- – propria 145, 161, 165
- ileales 151, 182
- ileocolica 157–158, 182
- iliaca communis 217
- – externa 217
- – interna 213, 218
- iliolumbalis 102, 218
- inferior anterior/posterior cerebelli 315
- infraorbitalis 249, 251
- intercostales posteriores 102, 104, 277
- interlobaris (Ren) 174
- interlobularis (Hepar) 161
- – – (Ren) 175
- jejunales 151, 182
- labiales anteriores/posteriores 202
- labyrinthi 249
- laryngea inferior 233
- – – superior 233
- lienalis s. splenica
- ligamenti teres uteri 111
- lingualis 240, 259–260
- lumbales 102, 181, 277
- lymphonoduli 168
- maxillaris 240, 256
- meningea accessoria 249
- – – media 249
- mesenterica inferior 157–158, 171, 182, 185
- – – superior 151, 157–158, 182, 185
- nasalis anterior 249
- nutriciae 28
- obturatoria 218
- occipitalis 240
- ophthalmica 249, 256, 316, 320
- ovarica 178, 182, 193–194
- palatina ascendens 268
- – – descendens 268
- pancreatica dorsalis 171
- – – magna 171
- pancreaticoduodenalis inferior 151, 171
- – – superior anterior/posterior 171
- penicillaris 168
- perforantes 85
- pharyngea ascendens 228, 240, 268
- phrenica inferior 182
- plantaris medialis/lateralis 90, 95

- pontis 315
- profunda brachii 62
- – clitoridis 202
- – femoris 79, 85
- – linguae 260
- – penis 213
- pudenda(-ae) externae 79
- – interna 157, 178, 213, 218
- pulmonalis 122
- – dextra 121, 138
- – sinistra 121, 138
- radialis 63, 69
- rectalis inferior 157
- – media 188, 210, 219
- – superior 157–158, 188
- renalis 178, 182, 185
- retroduodenales 171
- sacralis lateralis 102, 218
- – media 182
- sigmoideae 157–158
- spinalis anterior 249, 277, 315
- – posterior 249, 277
- splenica [lienalis] 145, 168, 171
- – Abdomen-Ultraschall 168
- subclavia 241, 277
- sublingualis 260
- superior cerebelli 315
- supraduodenalis(-es) superior anterior/posterior 151
- suprarenalis inferior 180
- – media 180, 182
- – superior 180
- testicularis 111, 178, 182, 185, 205
- thoracica interna 104, 127, 241
- thyroidea impar 235
- – inferior 233, 235
- – mediae 235
- – superior 233, 235, 237, 240
- tibialis anterior 91
- – posterior 90, 95
- trabecularis 168
- ulnaris 63, 69
- umbilicalis 40, 207, 218
- uterina 193, 198, 219
- vertebralis 102, 224, 241, 249, 315–316
- vesicalis inferior 190, 200, 208, 210, 218
- – superior 178, 190, 218
Arterien 35
- Arten 35
- Brusthöhle 137–138
- Gehirn 315–316
- Hüfte 79
- vom elastischen Typ 35
- vom muskulären Typ 36
Arteriolen 35
Articulatio(-nes)
- acromioclavicularis 51
- atlantoaxialis lateralis 99–100
- – mediana 99–100
- atlantooccipitalis 99–100
- capitis costae 104
- carpometacarpalis(-es) 69–70
- – pollicis 69–70, 73
- cartilaginea 29
- costotransversaria 104
- coxae 75–80

- cricoarytaenoidea 230–231
- cricothyroidea 231
- cubiti 59
- fibrosa 28
- genus 81
- humeri 55
- humeroradialis 60
- humeroulnaris 60
- incudomallearis 328
- incudostapedialis 328
- intercarpales 63–64
- intermetacarpales 69–70
- interphalangealis(-es) (Manus) 70–71
- – pollicis 73
- – proximales/distales (Manus) 72–73
- mediocarpalis 63, 65
- metacarpophalangealis(-es) 70–72
- – pollicis 69–70, 73
- metatarsophalangeales 91
- radiocarpalis 63–64
- radioulnaris distalis 63–64
- – proximalis 60
- sternoclavicularis 51–52
- sternocostalis 104
- subtalaris 86–88
- synoviales 30
- talocalcaneonavicularis 86–88
- talocruralis 86–87
- tarsi transversa 87
- tarsometatarsales 91
- temporomandibularis 253
- zygapophysiales 99
Aryknorpel 231
Assoziationsbahnen 295
Assoziationsfasern, Kleinhirn 300
A-Streifen, Myofibrillen 15–16
Astrozyten 20
Asynergien 287
Aszensus, Ureter 179
Ataxie 287, 299
Atlas 98
Atmung 124
- Beeinflussung 285
Atrioventrikularknoten 133
Atrium dextrum/sinistrum 129
Atrophie, Muskulatur 32
Atticus 327
Auerbach-Plexus 146, 153
Augapfel 317–320
Auge 317–325
- Bewegungsapparat 320–321
- Embryonalentwicklung 325
- Hornhaut 318
- Lederhaut 318
- Schutzeinrichtungen 321–323
Augenbecher 274, 325
Augenbläschen 325
Augenmuskel
- äußere 318
- innere 319
- mittlere 318–319
Augenhöhle 250
- Boden 251

Sachverzeichnis

– Dach 251
– Wand 251
Augenlid(er) 322
Augenmuskeln
– äußere 320–321
– Lähmungen 321
Augenplakode 325
Auricula 326
– dextra/sinistra 129
Ausflussbahnen, Herz 130
Ausführungsgangsystem, Drüsen 3
Außenohr, Embryonalentwicklung 330
Außenrotation
– Hüftgelenk 78
– Oberschenkel 84
Außenzone, Prostata 209
Austreibungsphase, Herzfunktion 133
autonomes System, Beckennerven 220
AV-Klappen 130
AV-Knoten 133
Axis 98
Axone 19
Azan-Färbung 25
A-Zellen
– Nebennierenmark 180–181
– Pankreas 172

B

Backenzähne 264
Bänder 9
– Gelenke 30
Bahnen
– absteigende, Rückenmark 280
– aufsteigende, Rückenmark 278–280
– Kleinhirn 299
– Rhombenzephalon 284
– Telenzephalon 294
Balken 272, 294
Balkenarterie, Milz 168
Balkenblase 192
Balkenvenen 168
Bandhaft 28
Bandscheiben 98
Bandscheibenprotrusion/-vorfall 99, 276
Bartholini-Drüsen 203
Basalganglien 295–296
– Störungen 295
Basalis, Endometrium 199
Basalmembran 2
– Epithel 2
Basalzellen
– Nasenhöhle 256
– Oberhaut 47
Basis
– cordis 129
– prostatae 209
– stapedis 327
basophile Zellen, Neurohypophyse 291
Bauchaorta 138, 181
Bauchfell 141–143
– Aufgaben 142
– Entzündungen 142

– Feinbau 142
Bauchfellhöhle 140
Bauchhoden 217
Bauchhöhle 140–165, 167–185
– Leitungsbahnen 181–185
– Operationen 141
– Parasympathikus 184
Bauchorgane, extra-, intra- bzw. retroperitoneale 140
Bauchspeicheldrüse 170–172
Bauchwand 107–112
– Hernien 112
– Muskeln 108
Bauhin-Klappe 156
Becherzellen, Dünndarm 152
Becken 113–117
– Geschlechtsunterschiede 113
– großes 113
– kleines 113
– knöchernes 113
– Leitungsbahnen 217–220
– Nodi lymphatici 219
– Parasympathikus 220
– Sympathikus 220
Beckenboden 114–118
– der Frau 116
– Schichten 116
Beckeneingeweide 186–220
Beckenmaße 113
Beckennerven
– autonomes System 220
– somatisches System 219
Beckenniere 177
Beckenschlagader
– äußere 217
– gemeinsame 217
– innere 218
Berührungsempfindungen 278
Betz-Riesenzellen 297
Bewegungen
– Kleinhirn 299
– ungeordnete 287
Bewegungsapparat 27–32
Bewegungskoordination, Störungen 299
Bewegungssegmente, Wirbelsäule 98
B-Gedächtniszellen 44
Bifurcatio tracheae 136
Bindegewebe 6
– dichtes 9
– Färbungen 25
– Funktion 6
– Leber 163
– lockeres 8
– retikuläres 8
– spinozelluläres 8
– (un)geformtes 9
Bindegewebsraum, retroviszeraler 225
Bindegewebsschädel 245
Bindegewebszellen
– bewegliche (mobile) 6
– fixe 6
– Phagozytose 6
– Speicherung 6
Bindehaut 323
Blätterpapillen 261
Blickrichtung 294
Blinddarm 155–156

blinder Fleck 320
Blut 37–40
Blutentnahmen, V. mediana cubiti 63
Blutkörperchen
– rote 37
– weiße 37–38
Blutleiter, Hirnhaut, harte 316
Blut-Liquor-Schranke 310, 315
Blutmauserung, Pulpa, rote 169
Blutplättchen 38–39
Blutzellbildung 39
B-Lymphozyten 7, 44, 169
– Aktivierung 43
Bogengänge 326, 328
Bowman-Membran, Nierenkörperchen 174
Brachium
– colliculi inferiores 286
– – superiores 285
Branchialbogen 238–239
Bries 127–128
Broca-Sprachzentrum 293–294
Bronchialbaum/-system 122
Bronchiolus
– respiratorius 123
– terminalis 123
Bronchus
– lobaris/lobularis 122–123
– principalis dextra 121
– – sinister 121
– segmentalis 122
Brücke 283–284
Brunner-Drüsen 153
Brust 105
Brustaorta 138
Brusteingeweide, Projektion auf die vordere Brustwand 136–137
Brusthöhle 118–139
– Arterien 137–138
– Leitungsbahnen 137–139
– Venen 138
Brustkyphose 97
Brustwand 102–105
– vordere, Projektion, der Brusteingeweide 136
Brustwarze 105
Brustwirbel 96
Brustwirbelsäule 97
Bulbus
– aortae 137
– duodeni 150
– oculi 317–320
– olfactorius 249, 274
– vestibuli 202
Bulbuswand 317
Bursa(-ae) 82
– omentalis 141
– subacromialis 55–56
– subcutaneae prepatellares 81, 83
– subdeltoidea 55–56
– subfascialis, Kniegelenk 83
– subtendinea, Kniegelenk 83
– suprapatellaris 81–82
B-Zellen, Pankreas 172

Sachverzeichnis

C

Calcaneus 91
Canaliculus(-i)
– biliferi 164
– – Aufbau 166
– cochleae 327
– gustatorii 260
– tympanicus 263
Canalis(-es)
– adductorius 85
– alveolares 253
– analis 187–189
– caroticus 249
– carpi 67
– cervicis uteri 198
– femoralis 79
– inguinalis 110–112
– mandibulae 252
– n. hypoglossi 248–249
– nutrientes 28
– obturatorius (Alcock-Kanal) 114
– opticus 248–249, 251
– palatinus major 253
– pterygoideus 249, 253
– radicis dentis 265
– sacralis 98
Cannon-Böhm-Punkt 157
Capitulum humeri 59
Capsula
– articularis 30
– – (Art. temporomandibularis) 253
– fibrosa (Gl. thyroidea) 235
– – (Ren) 173
– interna 280, 295–296, 324
– – (Gl. thyroidea) 235
– prostatica 210
Caput
– breve (M. biceps femoris) 83
– costae 103
– epididymis 205
– femoris 75
– humeri 55
– laterale (M. triceps brachii) 61
– longum (M. biceps femoris) 83
– – (M. triceps brachii) 61
– mandibulae 252
– mediale (M. triceps brachii) 61
– medusae 183
– pancreatis 170
– tali 87
– ulnae 63
Carina tracheae 119
Cartilago(-ines)
– articularis 30
– arytaenoidea 231
– costalis 103
– cricoidea 119, 136, 231
– nasi 251
– sesamoideae 231
– thyroidea 231
– tracheales 119
– triticea 231
Caruncula sublingualis 260, 262–263
Cauda
– epididymis 205
– equina 276

– pancreatis 171
Cavernae corporis spongiosum 214
Cavitas
– abdominalis 140–165, 167–185
– articularis 30
– dentis 265
– glenoidalis 51, 55
– infraglottica 230–231
– laryngis intermedia 230–231
– nasi 255–256
– oris 252, 258–259
– – propria 258
– peritonealis 140
– tympanica 249
Cavum
– serosum 112
– thoracis 118–139
– trigeminale 311
– tympani 327
CD4-Zellen, HIV-Infektion 44
Cellulae
– ethmoidales 251
– mastoideae 328
Cementum 265
Centrum tendineum 115
Cerebellum 297–301
Cerebrum 291–297
Cervix uteri 190, 197
Chemotaxis 37
Chiasma opticum 324
Choanen 227, 256
Cholangiographie, perkutane, transhepatische (PTCA) 165
Cholesterin 163
Cholezystitis 165
chondrale Ossifikation 12
Chondroblasten 9
Chondrokranium 245
Chondron, Knorpel 10
Chondrozyten 6, 9
Chopart-Gelenklinie 87
Chorda(-ae)
– dorsalis 101
– tendineae 129
– tympani 261, 264, 304
Choroidea 317–318
chromophile/chromophobe Zellen, Neurohypophyse 291
Chymotrypsin/Chymotrypsinogen, Pankreas 171
Chymus 154
Circulus arteriosus cerebri 315
Cisterna
– ambiens 312
– cerebellomedullaris 312
– chiasmatis 312
– chyli 42, 184
– interpeduncularis 312
– pericallosa 311
– pontis 312
Claustrum 295
Clavicula 53
Colliculus(-i)
– inferiores 286
– seminalis 207, 209
– superior 324
– superiores 285

Collum 221–224
– chirurgicum/anatomicum 55
– costae 103
– dentis 265
– femoris 75
– tali 87
– (Vesica fellea) 165
Colon
– ascendens 155–156
– – definitive Lage 159
– descendens 155–156
– – definitive Lage 159
– sigmoideum 155
– transversum 155–156
– – definitive Lage 159
Columna(-ae)
– anales 187
– fornicis 295
– renales 174
– rugarum anterior/posterior 200
– vertebralis 96–101
Commissura
– anterior 294
– epithalamica 288, 295
– – Funktion 289
– fornicis 295
– grisea 276
– habenularum 295
– labiorum anterior/posterior 201
– supraoptica 295
Concha
– nasalis inferior 251, 256
– media 251, 256
– – superior 251, 256
Condylus
– humeri 59
– occipitalis 248
Conheim-Felderung 15
Conjugata vera 113
Conus medullaris 275–276
Cor 128–135
Cornea 317
Cornu
– frontale (Ventriculus lateralis) 313
– occipitale (Ventriculus lateralis) 313
– temporale (Ventriculus lateralis) 313
Corona
– dentis 265
– radiata 195
Corpus(-ora)
– amygdaloideum 295–296
– callosum 280, 294
– cavernosa clitoridis 202
– – (Penis) 213–214
– recti 187
– ciliare 317–318
– costae 103
– epididymidis 205
– femoris 75
– fornicis 295
– gastricum 144
– geniculatum laterale 285, 287, 324
– – – Funktion 289
– – mediale 287, 329
– – – Funktion 289
– humeri 59
– luteum 195

334

Sachverzeichnis

- mamillaria 288, 295
- mandibulae 252
- maxillae 252
- medullare 298
- ossis ilii 113
- – ischii 113
- – pubis 113
- – sphenoidalis 248
- pancreatis 170
- penis 212
- pineale 288
- – Funktion 289
- spongiosum (Penis) 213–214
- sterni 103
- striatum 295
- ulnae 63
- uteri 197
- vertebrae 96
- vesicae felleae 165
- vesicae 190

Cortex
- Aktivierung 285
- cerebellaris 298
- cerebri 291
- ovarii 194

Corticotropin-RH 290
Costae 103
- spuriae 103
- verae 103
Cowper-Drüsen 211
Coxa valga/vara 75
Crista
- galli 247
- iliaca 113
- obturatoria 113
- pubica 113
- sacralis mediana/lateralis 98
- tuberculi majoris 55
- minoris 55
Crus(-ra)
- anterius/posterius (Capsula interna) 295
- cerebri 285–286
- – Funktion 286
- dextrum/sinistrum (Tawara-Schenkel) 133
- fornicis 295
Cumulus oophorus 195
Curvatura gastrica major/minor 144
Cuticula 48
C-Zellen
- Kalzitonin 236
- Schilddrüse 236

D

Dammraum, oberflächlicher/tiefer 116
Darm, lymphatisches System 45
Darmdrehung 159
Darmkanal, primitiver 143
Darmrohr, primitives 148
Darmzotten 151
- Dünndarm 153
Dauerkatheter, Harnröhre, männliche 212
Daumen 70
Daumenballen, Muskeln 71
Daumenendgelenk 73

Daumengrundgelenk 73
Daumensattelgelenk 73
Decussatio pyramidum 283
Defäkation 189
Dendriten 18–19
Dens axis 98
Dentin 265
Dermatome 23–24, 276
Dermis
- papilläre 47
- retikuläre 47
desmale Ossifikation 12
Desmokranium 245
Desmosom 2
Deszensus
- Hoden 111
- Hoden 204
- Ovar 215
- testis 216
Diabetes mellitus 172
Diameter transversa 113
Diaphragma
- pelvis 115–116
- sellae 311
- urogenitale 115, 117
- – Muskelplatte 115
Diaphyse 27
Diarthrosen 30
Dickdarm 155–159
- Aufbau 155
- Embryonalentwicklung 158–159
- Funktion 158
- Gefäßversorgung, Innervation 156–157
- Haustren 156
- Histologie 158
- Lage 155
- Lymphgefäße 157
- Tänien 156
Dickdarmspiegelung 156
Dienzephalon 271–272, 274, 287–291
- Aufbau 287
- Entwicklung 273
- Funktion 288–290
- Lage 287
Diploe 246
Discus(-i)
- articularis (Art. radioulnaris distalis) 64
- – (Art. temporomandibularis) 253
- intercalares 17
- intervertebralis 98
- nervi optici 317, 320
Dissé-Raum, Lebersinusoide 162
distal 26
Divertikel
- Harnblase 192
- Leber 163
- Meckel-Divertikel 150
- Ösophagus 126, 227
dorsal 26
Dorsalextension
- Fuß 94
- Handgelenk 67
- Unterschenkel 90
Dorsum
- linguae 259
- penis 212–213
Dottergang 150

Douglas-Raum 197
Druckempfindungen 278
Drüsen 3–5
- alveoläre 4
- Ausführungsgangsystem 3
- azinöse 4
- Einteilung 3
- endoepitheliale 3
- endokrine 3
- Endstücke 3
- exoepitheliale 3
- exokrine 3
- Form 4
- Haut 49
- Sekretart 5
- Sekretionsmodus 4
- tubulo-alveoläre 4
- tubulo-azinäre 4
- tubulöse 4
Ductulus(-i)
- biliferi 161
- – Aufbau 166
- efferentes testis 206
Ductus
- alveolaris 123
- arteriosus (Botalli) 40
- biliferi 165
- choledochus 165
- cochlearis 327
- cysticus 165
- deferens 111, 206–208, 216
- ejaculatorii 207, 209, 216
- endolymphaticus 327
- epididymidis 206, 216
- hepaticus communis 165
- – dexter/sinister 165–166
- interlobulares 165–166
- lactifer 106
- lymphaticus 42
- – dexter 139
- mesonephricus 216
- pancreaticus accessorius 172
- – major 171
- paramesonephricus 215
- parotideus 262
- reuniens 327
- sublingualis(-es) major 262–263
- – minores 262–263
- submandibularis 259, 263
- thoracicus 139, 184
- thyreoglossus 236, 259
- venosus (Arantii) 160
- vitellinus 150
Dünndarm 149–154
- APUD-Zellen 152
- Aufgaben 154
- Becherzellen 152
- Differenzialdiagnose 153
- Embryonalentwicklung 154
- Gefäße 151
- Hemmungsfehlbildungen 154
- Histologie, Funktion 151
- Innervation 151
- Lymphgefäße 151
- Paneth-Zellen 152
- Schleimhautentzündungen 152

335

Sachverzeichnis

Duodenum 149
– Aufbau 150
– Embryonalentwicklung 154
– Gefäßversorgung 151
– Nachbarschaftsbeziehungen 149
Dura mater 246, 310–312
– spinalis 275
Durataschen 311
Dysdiadochokinese 287
Dysphasie 293

E

von-Ebner-Halbmonde 5
Eckzähne 264
Effektorhormone, Hypothalamus 289–290
Efferenzen
– Reflexbogen 23
– Rückenmark 277
Eiballen 215
Eichel 213
Eierstock 193–195
– Eierstockentzündungen 193
Eierstockmark/-rinde 194
Eigelenk 29
Eileiter
– Aufbau 196
– Gefäßversorgung 196
– Innervation 196
– Lage 195–197
Eileiterschwangerschaft 197
Einblutungen, Subduralraum 311
Einflussstauung, obere, Struma 236
Eingeweidesensibilität 294
Eisenhämatoxylin-Färbung 25
Eizellen 194
Ejakulation 214–215
– retrograde 215
Ektoderm(zellen) 267
– Augenentwicklung 325
Elastika-Färbung 25
elastische Arterien 35
elastische Fasern 8
elastischer Knorpel 9–10
Elektrokardiogramm, transösophageales 125
Elle 60, 64
Ellenbeuge 63
Ellenbogengelenk 59–63
– Funktion 61
– Kapsel- und Bandapparat 60
– Knochen 59–60
Embolie, Lunge 122
Embryonalentwicklung 111
Eminentia iliopubica 113
Enamelum 265
enchondrale Ossifikation 13
Endarterien 34
Endhirn 271, 291–297
Endhirnbläschen 273
Endhirnhemisphären, Entwicklung 273
Endhirnkerne 295
Endokard 132
Endokardschläuche 134
– Zusammenschluss 134
Endometriose 199

Endometrium 198
– Basalis 199
– Funktionalis 199
Endomysium 15
Endoneurium 21
endoskopisch-retrograde Cholangio-Pankreatikographie (ERCP) 150
Endothel
– diskontinuierliches 36
– gefenstertes 36
– Lebersinusoide 162
– ungefenstertes 36
Endstücke, Drüsen 3
Engstellen
– Harnröhre, männliche 211
– Larynx 230
Enophthalmus, Horner-Syndrom 308
Enterozyten 153
– Dünndarm 151
Entoderm 127
Entzündungen
– Aquaeductus mesencephali 313
– Kieferhöhle 257
– Pleura 121
– Siebbeinzellen 251
– Stirnhöhle 257
Ependymschicht, Medulla spinalis 272
Epicondylus
– lateralis 59
– medialis 59
Epidermis 47
Epididymis 205–206
Epiduralanästhesie 275
Epiduralraum 275, 310
Epiglottis 226, 231
Epikard 132
Epinephrozyten, Nebennierenmark 181
Epineurium 21
Epiorchium 112, 204
Epipharynx 226
Epiphyse 27, 288
– Funktion 289
Epithalamus 288
– Funktion 289
Epithel/Epithelien 1–3
– Basalmembran 2
– einschichtiges, hochprismatisches 1
– – isoprismatisches 1
– Embryonalentwicklung 3
– Funktion 3
– Gefäßversorgung 2
– Gefäßversorgung/Innervation 2
– Innervation 2
Epithelium
– anterius 318
– mucosae 5
– posterius 318
– spermatogenicum 205
Epitympanon 327
ERCP (endoskopisch-retrograde Cholangio-Pankreatikographie) 150
Erektion 214
Erguss, Perikard 136
Erregungsleitung, Herz 133
Ersatzleiste, Zähne 267
Erschlaffungsphase, Herzfunktion 133

Erythroblast
– acidophiler 39
– basophiler 39
– polychromophiler 39
Erythropoese 39
Erythrozyten 37
Erythrozytopoese 39
Eustachio-Röhre 328
Excavatio(-nes)
– paravesicales 189
– rectouterina 197
– rectovesicalis 189
– vesicouterina 189, 197
Exspiration, Interkostalmuskeln, innere 105
Extension
– Artt. interphalangeales proximales/distales 72
– Hüftgelenk 78
– Oberschenkel 84
Extensoren
– Fuß 93
– Oberarm 61
– Oberschenkel 83–84
– Unterarm 65–66
– Unterschenkel 89
Extensorenloge
– Oberarm 62
– Unterschenkel 91
externus 26
Externus (M. thyroarytaenoideus) 232
extraglomeruläre Mesangiumzellen 176
extrahepatische Gallenwege 165
extraperitoneale Organe 140
extrapyramidalmotorische Bahnen, Rückenmark 281
Extremität
– obere 51
– untere 75–95
Extremitas
– tubaria 193
– uterina 193
extrinsische Innervation, Harnblase 191

F

Facies
– adenoidea 229
– anterior palpebralis 322
– articularis 30
– – calcanea posterior 87
– – carpi 63
– – superior/inferior (Atlas) 98
– – tuberculi costae 103
– auricularis 113
– costalis (Pulmo) 120
– diaphragmatica (Hepar) 160
– – (Pulmo) 120
– glutaealis 113
– infratemporalis (Maxilla) 252
– interna (Os frontale) 247
– malleolaris medialis/lateralis 87
– mediastinalis (Pulmo) 120
– nasalis (Maxilla) 252
– orbitalis (Maxilla) 252
– pelvica (Os sacrum) 98
– posterior palpebralis 322

Sachverzeichnis

– symphysialis 113
– temporalis (Os frontale) 247
– urethralis (Penis) 212
– visceralis (Hepar) 160
Fadenpapillen 261
Färbungen, histologische 25
Fallhand, Radialislähmung 73
Falx
– cerebelli 297, 311
– cerebri 310–311
Fascia
– brachii 62
– clitoridis 202
– cremasterica 111
– diaphragmatis pelvis inferior 115–116
– – – superior 110, 115–116
– endothoracica 104, 225
– iliaca 110
– lata 84
– nuchae 102
– parotidea 262
– pelvis parietalis 110
– penis profunda 213
– – superficialis 213
– perinei superficialis 115–116
– renalis 173
– spermatica externa 111–112
– – interna 110–112
– thoracica 104
– thoracolumbalis 102
– transversalis 109, 111
Fasciculus(-i)
– lateralis 58–59
– longitudinalis(-es) 99–100
– – superior 295
– medialis 58–59
– posterior 58–59
Faserknorpel 9, 11
Faßthorax 103
Faszien 30
– Hals 224
– Rücken 102
– Thorax 104
Fazialisknie, äußeres 304
Fazialislähmung 254
– periphere 254, 304
– zentrale 254, 304
Fehlbildungen, Rückenmark 273
Feinbau, Milz 169
Feinmotorik, Störungen 284
Fellfärbungen 25
Felsenbein 249
Femur 75, 81
Fenestra
– cochleae 327
– tympani 329
– vestibuli 329
Fettgewebe 9
– braunes/weißes 9
Fettmark 28
Fetus, Kreislauf 40
Fibrae
– corticonucleares 295
– corticospinales 295
– obliquae (Tunica muscularis, Gaster) 146

– perforantes 28
– zonulares 322
Fibroblasten 6
Fibrozyten 6
Fibula 87
Filamentgleit-Konzept 16
Filterstationen, Niere 176
Filum(-a)
– radicularia 272
– terminale 276
Finger 69–74
Fingerendgelenke, Funktion 72
Fingergelenke, Innervation und Funktion 72
Fingergrundgelenke 72
– Funktion 72
Fingermittelgelenke, Funktion 72
Fingernagel 50
Fissura
– ligamenti teretis 160
– – venosi 160
– longitudinalis 280
– mediana anterior 276, 283
– orbitalis inferior 249, 251, 253
– – superior 249, 251
– pterygomaxillaris 253
– sphenopetrosa 249
Fistel, Trachea 120
Flechsig-Bündel (Tractus spinocerebellaris posterior) 279
Flexio, Uterus 197
Flexion
– Arm 61
– Artt. interphalangeales proximales/distales 72
– Hüftgelenk 78
– Oberschenkel 84
Flexoren
– Oberarm 60
– Oberschenkel 83
– Unterarm 65
– Unterschenkel 88–89
Flexorenloge
– Oberarm 62
– Unterschenkel 90
Flexura
– colica dextra 155–156
– – sinistra 155
– duodeni superior 150
– duodenojejunalis 149
– perinealis (Rektum) 186
– sacralis (Rektum) 186
Flimmerepithel 1
– mehrreihiges, hochprismatisches 1
Flüssigkeit, interstitielle 8
Fluoridanwendung, Karies 265
Folliculi lymphatici 43, 155–156
Follikel
– reifer 195
– Schilddrüse 236
Follikelepithel 195
Follikelreifung 194
Fontanellen 246
Fontanelle(n)
– große 246
– kleine 246

Fonticulus
– anterior 246
– anterolateralis (sphenoidalis) 246
– posterior 246
– posterolateralis (mastoideus) 246
Foramen(-ina)
– caecum (Lingua) 236
– – (Os frontale) 247
– epiploicum (omentale) 141
– incisivum 269
– infraorbitale (Maxilla) 252
– infrapiriforme 114
– interatriale primum 135
– – secundum 135
– interventriculare 135, 274
– – Monroi 311, 313
– intervertebralia 96, 98–99, 272
– ischiadicum majus/minus 114
– jugulare 249
– lacerum 249
– magnum 249
– mandibulare 252
– mentale 252
– obturatum 114
– ovale 40, 248–249
– rotundum 248–249, 253
– sacralia pelvina 114
– sphenopalatinum 253
– spinosum 248–249
– suprapiriforme 114
– transversaria 97
– vertebrale 96
Formatio reticularis 286
– Funktion 284
Fornix 296
– conjunctivae inferior/superior 322
– vaginae 200
Fossa
– axillaris 57
– cranialis posterior 282
– cranii anterior 250
– – media 250
– – posterior 250, 297
– cubitalis 63
– hypophysialis 248
– iliaca 113
– infraspinata 51, 56
– interpeduncularis 285–286
– jugularis 221
– mandibularis 248
– olecrani 59
– ovalis 129
– ovarica 193
– pterygoidea 248
– pterygopalatina 252
– supraspinata 51, 56
– temporalis 251
– tonsillaris 229, 270
– vesicae biliaris 160, 164
Fovea
– centralis 320
– costalis processus transversi 98
– – superior 98
– dentis (Atlas) 98
Foveolae gastricae 147
Frakturen
– Oberarmschaft 62

337

Sachverzeichnis

- Schädel 247
- Schädelbasis 250
- – Liquorverlust 256
- Schlüsselbein 51
Frenulum
- clitoridis 201
- linguae 259
Frontalebene 26
Frontallappen 292
- Funktion 293
Füllungsphase, Herzfunktion 133
Fundus
- gastricus 144
- (Vesica fellea) 165
- (Vesica urinaria) 190
Funiculus
- anterior (Medulla spinalis) 282
- lateralis (Medulla spinalis) 282
- posterior (Medulla spinalis) 282
- spermaticus 111–112
Funktionalis, Endometrium 199
Fuß
- Extensoren 93
- Längsbogen 94
- Querbogen 94
- Verspannung 94
Fußrücken, Leitungsbahnen 95
Fußskelett, Statik 94
Fußsohle, Leitungsbahnen 95
Fußwurzel 91–96
- Band- und Kapselapparat 92

G

Gänsefuß 85
Galea aponeurotica 245
Gallenblase 164–167
- Aufbau 164
- Embryonalentwicklung 167
- Gefäßversorgung 165
- Histologie/Funktion 166
- Innervation 165
- Lage 164
- Nerven 166
Gallenblasengang 165
Gallenblasenknospe, Embryonalentwicklung 167
Gallenfarbstoff 163
Gallengänge, kleine 165
Gallenkapillaren 164
Gallensäuren 163
Gallensteine 166
- Ileus 149
Gallenwege 164–167
- extrahepatische 164–165
- – Embryonalentwicklung 167
- – Histologie/Funktion 166
- intrahepatische 164–165
- – Embryonalentwicklung 167
- – Histologie/Funktion 166
gallertiges Bindegewebe 8
GALT (Gut associated lymphatic tissue) 152
Ganglien 19
- paravertebrale 184
- prävertebrale 184

Ganglienzellschicht
- Kleinhirn 299
- Netzhaut 319
Ganglion(-ia)
- cervicale medius 308
- – superius 307
- ciliare 308
- cochleare 307
- coeliacum 185
- geniculatum 306
- impar 185
- inferius (N. glossopharyngeus) 260, 307
- mesentericum inferius/superius 185
- oticum 263, 309
- pelvica 185
- pterygopalatinum 252, 309
- sacralia 220
- stellatum 308
- submandibulare 262, 309
- superius (N. glossopharyngeus) 307
- trigeminale (Gasseri) 306
- trunci sympathici 185
Gap junction 2
Gaster 143–148
Gastrektomie 148
Gastrin, G-Zellen 152
gastrinproduzierende Tumoren, Pankreas 152
Gastroenteritis 152
Gaumen 268–269
- Aufbau 268
- Aufgaben 269
- Gefäßversorgung und Innervation 268
- harter 268
- – Schleimhaut 269
- Histologie und Funktion 268–269
- primärer 269
- weicher 268
Gaumenbein 252
Gaumenbögen 270
Gaumenmandel 45, 229
Gaumenplatten 269
Gaumensegel 268
Gaumenspalten 269
Gebärmutter 197–199
Gebärmutterhalskrebs, Smegma 213
Gefäße 35–37
- Arten 35
- Aufbau 35
- große, Herz 135
- Innervation 37
Gefäßpol, Nierenkörperchen 174
Geflechtknochen 12
Gehirn
- Arterien 315–316
- Gefäßversorgung 315–316
- Medianschnitt 272
- Venen 316
Gehörgang, äußerer 326
Gehörknöchelchen 327
Gehstörungen 284
Gekröse 142
gelber Fleck 320
Gelbkörper 195
Gelenk(e) 28–30
- Bänder 30
- ebenes 29

- Ruhigstellung 30
- Typen 29
Gelenkhöhle 30
Gelenkkapsel 30
Gelenkknorpel 30
Gelenksperre 30
Gelenkstellung, Informationen 279
Genu
- (Capsula interna) 295
- corporis callosi 294
- valgum 81
- varum 81
Geschlecht
- männliches, Entwicklung 216
- weibliches, Entwicklung 215
Geschlechtsorgane
- äußere 192
- – männliche 211–215
- – weibliche 201–203
- Entwicklung 215–217
- innere 192
- – männliche 204–210
- – weibliche 192–203
Geschmacksknospen 260, 262
Gesichtsschädel 245, 250–254
Gestagene, Ovar 195
Gewebsmakrophagen 38
van-Gieson-Färbung 25
Glandula(-ae)
- areolares 105
- bulbourethrales 211
- cardiacae 147
- ceruminosae 326
- cervicales 198
- ciliares 323
- duodenales 153
- gastricae propriae 147
- intestinales 153, 158
- lacrimalis 323
- olfactoriae 256
- parathyroideae 237–238
- paraurethrales 212
- parotidea/parotis 262–263
- – DD 171
- – Histologie 264
- – Sekret 264
- pharyngeales 228
- praeputiales 212
- pyloricae 147
- salivariae minores 259
- sebaceae 323
- sublingualis 260, 263
- – Histologie 264
- – Sekret 264
- submandibularis 263
- – Histologie 264
- – Sekret 264
- suprarenalis 179–181
- tarsales 322–323
- thyroidea 234–236
- urethrales 212
- vestibulares 201
- – majores 203
Glans
- clitoridis 202
- penis 213

Sachverzeichnis

Glanzstreifen, Herzmuskulatur 17
Glaskörper 317
Glaukom 319
Gleichgewicht, Kleinhirn 299
Gleichgewichtsorgan 328–329
Gleithoden 217
Glia(zellen) 20–21
– periphere/zentrale 20
Glied 212–215
Gliederung, Tumoren 20
Gliedschwellkörper 213
Glioblasten 21
Glisson-Kapsel 160, 163
Glisson-Trias 161
Globus pallidus 280, 288, 295
Glomerulus 174
Glomus caroticum 239
Glottis 231
Glottisödem 233
Glukokortikoide, NNR 180
Gonadotropin-RH (GnRH) 290
Graaf-Follikel 195
Granulationes arachnoidales/arachnoideae 311–312
Granulozyten 38
– basophile 38
– Differenzierung 38
– eosinophile 38
– neutrophile 38
Granulozytopoese 39
Gratiolet-Sehstrahlung 324
graue Substanz
– Rückenmark 276, 282
– Telenzephalon 292
Grenzschicht
– äußere, Netzhaut 319
– innere, Netzhaut 319
Grimmdarm 156
Großhirn 291–297
– Entwicklung 273
Großhirnfurche, seitliche 280
Großhirnhälften 291
Großhirnlappen 292
Großhirnrinde, Histologie 296–297
Großhirnsichel 310
Growth hormone-RH 290
Grundsubstanz 8
Gubernaculum testis 216
Gürtelrose 276
Gut associated lymphatic tissue (GALT) 152
Gyrus(-i)
– angularis 292, 294
– cinguli 292, 296
– dentatus 296
– frontalis inferior 292, 294
– – medius 292, 294
– – superior 292, 294
– hippocampi (parahippocampalis) 292, 294
– occipitotemporalis medialis/lateralis 292
– postcentralis 292, 294
– praecentralis 292, 294
– supramarginalis 292, 294
– Telenzephalon 272, 291–292
– temporalis(-es) inferior 292

– – medius 292
– – superior 292, 294
– – transversi 294
G-Zellen, Gastrin 152

H

Haarbulbus 49
Haare 48–49
Haarschaft (Cuticula) 48
Haarwurzel 49
Habenulae 288–289
Hämorrhoiden 187
Haftkomplex 2
Haftplatte 2
Hals 221–224
– Arterien 239–241
– Grenze, obere/untere 221
– Leitungsbahnen 239–244
– Lymphknoten 242
– Oberfläche 221
– Querschnitt 224
– retroviszeraler Bindegewebsraum 225
– Venen 241–242
– Verschieberäume 224–225
Halseingeweide, Entwicklung 228
Halsfaszie(n) 224–225
– mittlere 225
– oberflächliche 224
– tiefe 225
Halsganglien
– parasympathische 308–309
– sympathische 307–308
Halsgegend, hintere, seitliche bzw. vordere 221
Halslordose 97
Halsmuskeln 221–224
– Funktion 224
– Innervation 224
– oberflächliche 221–222
Halsorgane 226–239
– Embryonalentwicklung 238
Halswirbel 96
Halswirbelsäule 97
Hammer 326–327
– Entwicklung 330
Handgelenk
– distales 65
– Pronation 67
– proximales 64
– Supination 67
Handmuskulatur 71
Handrücken
– Gefäße 74
– Nerven 74
Handwurzel 63–69
– Gelenke 63
– Kapsel- und Bandapparat 64
– Knochen 63
Harnbildung 176
Harnblase 189–192
– Aufbau 190
– extrinsische Innervation 191
– Feinbau 191
– intrinsisches Nervensystem 191
– Lage 189

– somatische Fasern 191
– sympathische Fasern 191
Harnblasendivertikel 192
Harnblasengrund 190
Harnblasenkörper 190
Harnblasenmuskulatur 191
Harnblasenspitze 190
Harnleiter 177–179
Harnpol 176
– Nierenkörperchen 174
Harnröhre
– männliche 211–212
– – Dauerkatheter 212
– – Engstellen 211
– – Kurven 211
– weibliche 202
Harnröhrenschwellkörper 213–214
Hauptachsen 26
Hauptbronchus 122–123
Hauptebenen 26
Hauptgallengang 165
Hauptstück, Nierentubuli 174
Hauptzellen
– Nebenschilddrüsen 237
– Parathormon 237
Haustren, Dickdarm 156
Haut 47–48
– Anhangsgebilde 48–50
– Drüsen 49
– Embryologie 48
– Funktion 48
– Gefäße 48
– Innervation 48
– Nerven 48
– Penis 213
– Schichten 47
Havers-Kanal 12
HbF 40
HE-Färbung 25
Helikotrema 329
Hemianopsie, bitemporale 290
Hemiarthrosen 27
Hemisphären, Telenzephalon 291
Hemmungsfehlbildungen, Dünndarm 154
Henle-Schleife 174–175
Hepar 159–164
Heparin 7
Hepatomegalie 159
Hepatozyten 162
Hernien, Bauchwand 112
Herpes zoster 276
Herring-Kanälchen 164
– Aufbau 166
Herz 128–135
– Aufbau 129
– Ausflussbahnen 130
– Binnenstruktur 129
– Einflussbahnen 129–130
– Embryologie 134
– Entwicklung 134
– Erregungsleitung 133
– Funktion 132
– Gefäße, große 135
– Konturen 136
– Oberfläche 129
– parasympathische Fasern 131
– Scheidewand 130

339

Sachverzeichnis

- Schlagvolumen 132
- sympathische Fasern 131
- Venen 131
- Ventile 130, 135
Herzaktion 133
Herzanlage 134
Herzbasis 129
Herzbeutel 128, 135–136
Herzblastem 17
Herzfehlerzellen 124
Herzgröße 137
Herzinfarkt 15, 17, 132
Herzinsuffizienz 132
Herzkammer 34
Herzklappen 130, 135
- Auskultationspunkte 137
- Projektion 137
Herzmuskelzellen, Zellorganellen 17
Herzmuskulatur 17
- Gefäße 17
- Lichtmikroskopie 14
- Nerven 17
Herzohr, rechtes/linkes 129
Herzschlauch 134
Herzschleife 134
Herzskelett 131
Herzspitze 129
Herztöne 133
Heschl-Querwindung 294
Hiatus
- aorticus 181
- oesophageus 125
- sacralis 98
- saphenus 85
- tendineus (adductorius) 85
Hilum
- ovarii 193
- pulmonis 121
- splenicum 167
Hinterhauptsbein 248
Hinterhauptslappen 292
Hinterhorn 313
- Rückenmark 277
Hinterkammer, Auge 317
Hinterstrang, Rückenmark 282
Hinterstrangbahn 278
Hippocampus 296
- Histologie 296–297
Hirnanhangsdrüse 288
Hirnbläschen 273
Hirnhaut/-häute 310–312
- Entwicklung 310
- harte 246, 310
- Blutleiter 316
- Lage und Aufbau 310
- Sinus 311
- weiche 311–312
- Zisternen 312
Hirnnerven 301–366
- Ursprung 301
Hirnnervenganglien 306
Hirnnervenkerne, Funktion 286
Hirnschädel 245–250
Hirnschenkel, Funktion 286
Hirnstamm 271, 297
- Abschnitte 274

Hirnvenen
- oberflächliche 316
- tiefe 316
Hirnwasser 315
His-Bündel 133
Histamin 7
Histiozyten 38
Histologie, Färbungen 25
HIV-Infektion, CD4-Zellen 44
Hochdrucksystem 33
Hoden 204–206
- Deszensus 111, 204, 216
- Entwicklung 216
- Histologie 205–206
- Keimstränge 216
- Lymphknotenstationen 205
- Mesenchym 216
- Peritonealverhältnisse 204
Hodenkanälchen 205
- abführende 206
Hodennetz 206
Hodensack 204
Hodenstränge 216
Höhlengrau, zentrales 287
Hörbahn 329–330
Hören 294
Hörorgan 324–328
Hörstrahlung 329
Hörzentrum
- primäres 294
- sekundäres 294
Hohlfuß 94
Hohlhand 71
- Gefäße 74
- Muskeln 71
- Nerven 74
Hohlvene
- obere 138
- untere 139
Horner-Syndrom 308
Hornhaut
- Auge 318
- Entwicklung 325
Hortega-Zellen 20
Hüftdysplasie 76
Hüfte
- Arterien 79
- Lymphknoten 79
- Nerven 79–80
- Venen 79
Hüftgelenk 75–80
- Band- und Kapselapparat 75–76
- Knochen 75
Hüftluxation 76
Hüftmuskeln 76–78
- äußere 77
- innere 77
- Innervation und Funktion 78
Hüftpfanne 75
Hügel
- obere 285
- untere 286
Hüllzellen 20
Hülsenkapillaren 168
Hufeisenniere 177
Humerus 53, 55, 59
- Fraktur 59

- Schaftfrakturen 62
HWS, Druckbelastung 97
hyaliner Knorpel 9–10
Hydrocephalus
- communicans 314
- internus 314
Hymen 200
Hyoidbogen 239
Hyperparathyreoidismus 238
Hyperthyreose 236
Hypomochlion 31
Hyponychium 50
Hypoparathyreoidismus 238
Hypopharynx 226–227
Hypophyse 272, 288
- Funktion 290
Hypophysenhinterlappen 290
Hypophysenstiel 272, 288
Hypophysentumoren 257, 290
Hypophysenvorderlappen 290
Hypothalamus 288
- Effektorhormone 289–290
- Funktion 289
- Lagebeziehungen 288
- Steuerhormone 290
Hypothenargruppe 71
- Muskeln 72
Hypothyreose 236
Hypotympanon 327
H-Zone, Myofibrillen 15–16

I

Ikterus 163
Ileum 149
- Embryonalentwicklung 154
- Gefäßversorgung 151
Ileus 149
- Gallensteine 149
- Nachbarschaftsbeziehungen 149
Immunität
- angeborene 45
- erworbene 46
- humorale 46
- zelluläre 46
Immunkompetenz, Thymus 128
Immunreaktionen 45–46
Impfungen 44
Incisura(-ae)
- cardiaca 144
- clavicularis 103
- costales 103
- fibularis 87
- jugularis 103
- mandibulae 252
- scapulae 51
- ulnaris 63
Incus 327
inferior 26
infrahyale Muskulatur 222–223
Infundibulum tubae uterinae 196
Inhibiting Hormone (IH) 290
Innenohr 326, 328–329
- Embryonalentwicklung 330
Innenrotation
- Hüftgelenk 78

Sachverzeichnis

– Oberschenkel 84
Innenzone, Prostata 209
Insel 292
Inspiration, Interkostalmuskeln, äußere 105
Insula 292, 294
– Funktion 293
Insulin 172
Intentionstremor 287, 299
Interdigitationen 2
Interkarpalgelenke 64
Interkostalmuskeln
– äußere, Inspiration 105
– innere, Exspiration 105
internus 26
interstitielle Flüssigkeit 8
Interstitium testis 205
Interterritorien, Knorpel 10
Interzellularsubstanz 7
Intestinum
– crassum 155–159
– tenue 149–154
– – Plicae circulares 153
– – Villi intestinales 153
Intima, Gefäße 35
intrahepatische Gallenwege 164–165
intraperitoneale Organe 140
Intrinsic-Faktor, Magen 148
intrinsisches Nervensystem, Harnblase 191
Iris 317, 319
Iriswurzel 319
ischiokrurale Muskeln 83
Isocortex 291
– Histologie 297
isometrische Kontraktion 31–32
isotonische Kontraktion 31–32
Isthmus
– faucium 227, 269–270
– glandulae thyroideae 236
– tubae uterinae 196
I-Streifen, Myofibrillen 15–16

J

Jacobson-Anastomose 263
Jejunum 149
– Embryonalentwicklung 154
– Gefäßversorgung 151
– Nachbarschaftsbeziehungen 149
Jungfernhäutchen 200
juxtaglomerulärer Apparat 176

K

Kallus 13
Kalzitonin, C-Zellen 236
Kambiumschicht 28
Kammerscheidewand 130, 135
kanalikuläre Phase, Lunge, Entwicklung 124
Kapillaren 35–36
– Nägel 50
Kapillargebiet 34
Kapillarwände 36

Kapsel
– innere, Telenzephalon 295
– Lymphknoten 42–43
– Thymus 127
Kardia 144
kardiovaskuläres System, Kontrolle 285
Karies 265
– Fluoridanwendung 265
– Wiederverkalkung (Remineralisation) 265
Karotisscheide 241
Karpaltunnel 67
Karpaltunnelsyndrom 67
kaudal 26
Kaumuskulatur 255
kavokavale Anastomosen 182
Kehldeckel 226, 231
Kehlkopf 229–234
Kehlkopfeingang, Verschluss, Schluckakt 228
Kehlkopfmuskel(n) 232, 234
– äußerer/innerer 230
Keilbein 248
Keilbeinhöhle 257
Keimdrüsenepithel 194
Keimstränge
– Hoden 216
– Ovar 215
Keith-Flack-Knoten 133
Keratinozyten 47
Keratitis 318
Kerckring-Falten, Dünndarm 153
Kerngebiete, Rhombenzephalon 284
Kiefergelenk 253
– Funktion 253–254
Kieferhöhle 257
– Entzündungen 257
Kinderlähmung 280
Kinetosom 2
Kinozilien 2
Kitzler 201–202
Klavikula 51
Kleinhirn 272, 297–301
– Assoziationsfasern 300
– Aufbau 297
– Bewegungen 299
– Entwicklung 274
– Funktion 298
– Gleichgewicht 299
– Histologie 299
– Lage 297
– Lagebeziehungen 297
– Lappen 298
– Schichtung 299–300
Kleinhirnbahnen 299
Kleinhirnbrückenwinkel 284
– Tumoren 284
Kleinhirnhemisphären 298
Kleinhirnmark 298
– Fasertypen 300–301
Kleinhirnrinde 298–299
– Entwicklung 274
– Schichten 300
Kleinhirnsichel 297, 311
Kleinhirnstiel(e) 298
– mittlerer, oberer bzw. unterer 299
Kleinhirnstrangbahn, vordere 279

Kleinhirnwurm 298
Kleinhirnzelt 297, 310
Kletterfasern, Kleinhirn 300
Klitoris 201–202
Kloake 189, 192
– Differenzierung 216
Kloakenmembran 189
Kloakenschließmuskel, ehemaliger 117
Knickfuß 94
Kniegelenk 81–86
– Bänder 82
– Kapselapparat 82
– Schleimbeutel 82
Kniescheibe 81
Knochen
– Aufbau 28
– Differenzierung 12
– Gefäße 16
– Histologie 13
– Innervation 16
– kurze 27
– lange 27
– platte 27
– pneumatisierte 27
– Regeneration 13
– Röntgenbild 27
– Transplantation 14
– Typen 27
Knochengewebe 11–15
Knochenhaft 29
Knochenhaut 28
Knochenmark 28
– gelbes/rotes 28
– Prä-T-Lymphozyten 128
Knochenmetastasen, alkalische Phosphatase 210
Knorpel
– elastischer 9–10
– hyaliner 9–10
– Wachstum 9
Knorpelgewebe 9–11
Knorpelhaft 29
Knorpelkapseln, Knorpel 10
Knorpelschädel 245
Kochlea 329
Körnerschicht
– äußere, Kleinhirn 297
– Netzhaut 319
– innere, Kleinhirn 297
– Netzhaut 319
– Kleinhirn 300
– Oberhaut 47
Körperbewegungen, Pumpmechanismus 35
Körperkreislauf 33–34
Kohlenhydrate, PAS-Reaktion 25
kollagene Fasern 7
kollagene Scheidewände, Hirnhäute, Funktion 312
Kollateralkreisläufe 34
– Schilddrüsen-Operation 236
Kollodiaphysenwinkel 75
Kolon 156, 158
kolorektales Karzinom 189
Koloskopie 156
Kommissurenbahnen 291, 294
Kommissurenfasern, Kleinhirn 301
Kompakta 12

341

Sachverzeichnis

Koniotomie 235
Kontaktlinsenträger, Keratitis 318
Kontraktion, isometrische/isotonische 32
Kopf 245–270
– Muskulatur 254–255
Kopfbewegung 294
Kopfganglien 306–309
Kopfgelenke
– obere 100
– untere 100–101
Kopfschwarte 245
Kopfwendergegend 221
Korbzellen, Kleinhirn 300
Korium (Dermis) 47
Kornea 318
Koronararterien 131
Kortison, NNR 180
Krallhand, Ulnarislähmung 73
kranial 26
Kreislauf 33–35
– fetaler 40
– großer 33
– kleiner 33
Kreuzbein 96, 98
Kreuzbeinwirbel 96
Krummdarm 149–150
Kryptorchismus 217
Kugelgelenk 29
– Akromioklavikulargelenk 51
Kupffer-Sternzellen, Lebersinusoide 162
Kurvatur, große/kleine 144
Kyphosen 96

L

Labia
– majora 201, 203
– minora 201, 203
Labrum glenoidale 55
Labyrinthus
– cochlearis 329
– membranaceus 329
– osseus 329
– vestibularis 328–329
Lacuna
– musculorum 85, 110
– vasorum 85, 110, 217
Lähmung
– N. accessorius 55
– N. dorsalis scapulae 55
– N. medianus 73
– N. musculocutaneus 62
– N. radialis 61, 73
– N. thoracicus longus 55
– N. ulnaris 73
– spastische 280
Längsbogen, Fuß 94
Längsvene, hintere 139
Läppchenbronchien 123
Lagen, anatomische 26
Lamellenknochen 12
Lamina(-ae) 204
– cribrosa (Os ethmoidale) 247, 249, 251
– epithelialis mucosae (Gaster) 146
– – (Intestinum crassum) 158
– – (Intestinum tenue) 151

– externa (Calvaria) 246
– granularis externa (Isocortex) 297
– – interna (Isocortex) 297
– horizontalis (Os palatinum) 251–252
– interna (Calvaria) 246
– limitans anterior/posterior 318
– molecularis (Isocortex) 296–297
– multiformis (Isocortex) 297
– muscularis mucosae 5
– – (Gaster) 146
– – (Intestinum crassum) 158
– – (Intestinum tenue) 152
– – (Pharynx) 228
– parietalis (Tunica vaginalis testis) 112, 204
– perpendicularis (Os ethmoidale) 247, 251
– – (Os palatinum) 252
– praetrachealis (Fascia colli) 224–225
– praevertebralis (Fascia colli) 224–225
– propria mucosae 5
– – (Gaster) 146
– – (Intestinum crassum) 158
– – (Intestinum tenue) 152
– – (Peritoneum) 142
– – (Pharynx) 228
– pyramidalis externa (Isocortex) 297
– – interna (Isocortex) 297
– quadrigemina 273, 285
– superficialis (Fascia cervicalis/colli) 224
– terminalis 274
– visceralis (Tunica vaginalis testis) 112, 204
Langerhans-Inseln, Pankreas 172
Langerhans-Zellen 47
Lanugohaare 48
Lanz-Punkt, Appendizitis 156
Lappenbronchien 122–123
Laryngektomie 233
Larynx 229–234
– Aufbau 230
– Aufgaben 233
– Bänder 231
– Engstellen 230
– Falten 230
– Gefäßversorgung und Innervation 233
– Gelenke 231
– Gliederung 230
– Histologie und Funktion 233
– Lage 229
– Skelett 231
lateral 26
Leber 159–164
– Anlage 163
– Aufbau 160
– Aufgaben 163
– Bindegewebe 163
– Embryonalentwicklung 163–164
– Form 160
– Funktion 162–163
– Gefäßversorgung 33, 160–161
– Gewicht 159
– Histologie 162–163
– Innervation 160–162
– Lage 159
– Lymphgefäße 162
– Zellen 162
– Zentralvenen 161
Leberazinus 162
Leberbucht 164

Leberdivertikel 163
Lebergang, gemeinsamer 165
Leberläppchen
– klassisches 162
– portales 162
Leberlappen 160
Leberresektion 163
Leberschlagader 161
Lebersinusoide
– Dissé-Raum 162
– Endothel 162
– Kupffer-Sternzellen 162
Lebertransplantation, Komplikationen 161
Lebertrias 161
Leberzellen 162
Leberzirrhose 163
– Ösophagusvarizen 126
Lederhaut 47
– Auge 318
Leerdarm 149–150
Lehmstühle 163
Leibeswand 96–117
Leistenhaut 47
Leistenhernien, laterale/mediale 112
Leistenkanal 110–112
– Begrenzung 111
– Embryonalentwicklung 111
– bei der Frau 111
– beim Mann 110–111
Lemniscus lateralis 329
Lendenlordose 97
Lendenwirbel(säule) 96–97
Leukozyten 7, 37–38
Levatoraponeurose 322
Levator-Spalt (Levator-Tor) 115
LH (Luteinisierendes Hormon) 290
Lichtweg, Netzhaut 319–320
Liddrüsen 323
Lider 322
Lidkante 322
Lidplatte 322
Lieberkühn-Krypten 153, 158
Lien 167–172
Ligamentum(-a)
– acromioclaviculare 51
– alaria 99–100
– anulare radii 60
– – stapediale 327
– anularia 119
– apicis dentis 99–100
– articularia 30
– calcaneofibulare 87–88
– calcaneonaviculare plantare 87–88
– capitis femoris 76
– collaterale carpi radiale 64
– collaterale(-ia) carpi ulnare 64
– – fibulare 81–82
– – manus 71
– – tibiale 81–82
– conoideum 52
– coracoacromiale 55–56
– coracoclaviculare 51–52
– coracohumerale 55–56
– coronarium 160
– costoclaviculare 51–52
– cruciatum anterius 81–82
– – posterius 81–82

342

Sachverzeichnis

- cruciforme atlantis 99–100
- deltoideum 87–88
- denticulata 275
- falciforme hepatis 160
- flavum 100
- gastrocolicum 141, 144
- gastrophrenicum 141, 144
- gastrosplenicum (gastrolienale) 141, 144, 167
- glenohumerale 55–56
- hepatoduodenale 141, 144, 161, 165
- hepatogastricum 141, 144
- iliofemorale 76
- inguinale 110–111, 217
- interclaviculare 51–52
- interspinale 100
- intertransversarium 100
- ischiofemorale 76
- laterale temporomandibulare 253
- latum uteri 195, 198, 215
- longitudinale anterius 100
- – – posterius 100
- ovarii proprium 193, 195
- palpebrae 322
- patellae 81–82
- pubofemorale 76
- radiale 60
- radiocarpale dorsale 64
- – – palmare 64
- sacrospinale 117, 219
- sphenomandibulare 253
- splenorenale 167
- sternoclaviculare 52
- – – anterius 51–52
- – – posterius 51–52
- stylomandibulare 253
- supraspinale 100
- suspensorium ovarii 193
- talocalcaneum interosseum 87–88
- – – laterale 87–88
- – – mediale 87
- talofibulare anterius 87–88
- – – posterius 87–88
- talonaviculare 87–88
- teres hepatis 160, 164
- – – uteri 111, 198
- transversum acetabuli 76
- – – atlantis 99–100
- – – scapulae 51
- trapezoideum 52
- triangulare dextrum 160
- – – sinistrum 160
- ulnare 60
- ulnocarpale palmare 64
- umbilicale medianum 218
- venosum 40, 160
- vocale 231
- limbisches System 296
- Limbus fossae ovalis 129
- Linea
- alba 107–108
- arcuata 108, 113
- aspera 75
- terminalis 113
- transversa 98
- Linksherzinsuffizienz 124

Linse 317
- Entwicklung 325
Linsenkern 290
Liquor 312–315
- Bildung 314
- Funktion 314
- Gewinnung 312
- Resorption 314
- Verlust, Schädelbasisfrakturen 256
- Zellen 315
- Zirkulation 313
Liquorräume 312–315
- äußere 314
- innere 313
Lisfranc-Gelenklinie 91
Littré-Drüsen 212
Lobulus(-i)
- hepaticus 162
- (Mamma) 105
- parietalis inferior/superior 294
- testis 204
Lobus(-i)
- anterior cerebelli 298
- caudatus 160
- cerebri 292
- flocculonodularis 298
- frontalis 292
- insularis 280, 292
- limbicus 292
- Mamma 105
- occipitalis 292, 324
- parietalis 292
- posterior cerebelli 298
- pyramidalis 236
- quadratus 160
- renales 174
- temporalis 292
Locus Kiesselbachii, Nasenbluten 255
longitudinal 26
Longitudinalachse 26
Lordosen 96
Luftröhre 119–120
- Projektion auf die vordere Brustwand 136
Luftröhrenschnitt 235
Lumbalisation 98
Lumbalpunktion 275
Lunge 120–124
- Aufbau 121
- – histologischer 123
- Embryologie 124
- Entwicklung, alveoläre/kanalikuläre bzw. pseudoglanduläre Phase 124
- Gefäßsysteme 33
- linke 121
- Lymphgefäße 123
- rechte 121
- Vasa privata/publica 122
Lungenarterien 35
Lungenbläschen 123
Lungenembolie 122
Lungenerkrankungen, chronische 103
Lungenfell 121
Lungengrenzen, Projektion auf die vordere Brustwand 136
Lungenhilum 121, 124
Lungenknospen 124
Lungenkreislauf 33

Lungenschlagadern 138
Lungensegmente 121
Lungentumoren 123
Lunula, Nägel 50
Luxation(en)
- Hüftgelenk 76
- Radius 60
- Schultergelenk 56
Lymphabflusswege, Mamma 106
lymphatische Organe 41–44
- primäre/sekundäre 128
lymphatischer Rachenring 45
Lymphbahnen 41
- Aufbau/Aufgaben 41
Lymphfollikel 43
Lymphgefäße
- Dickdarm 157
- Milz 168
Lymphknoten 42–43
- Entfernung 43
- Funktion 43
- Hals 242
- Histologie 42
- Hoden 205
- Metastasen 42
- Phagozytose 43
- regionale 42
Lymphozyten 38, 44
Lymphozytopoese 39

M

Macula 317
- adhaerens 2
- densa 176
- lutea 320
- sacculi 329
- utriculi 329
Magen 143–148
- APUD-Zellen 147
- Aufbau 144
- Aufgaben 147
- Drehung, erste/zweite 148
- Entleerungsstörungen 146
- Gefäßversorgung, Innervation 145
- Histologie und Funktion 146
- Intrinsic-Faktor 148
- Längsdrehung 148
- Lage 143
- Nachbarschaftsbeziehungen 143
- Oberfläche 147
- sagittale Drehung 148
- Salzsäure 148
- Schleimhautentzündungen 152
Magendrüsen(zellen)
- endokrine 147
- exokrine 147
Mageneingang 144
Magengeschwür 147
- Vagotomie 305
Magenkörper 144
Magenkrebs 145
Magenkuppel 144
Magenmund 144
Magenoperationen, Speiseröhre, Dehnbarkeit 125

Sachverzeichnis

Makroglia 20
Malabsorptionssyndrom 152
Maldescensus testis 217
Malleolengabel 87
Malleolus medialis 87
Malleus 327
Malpighi-Körperchen
– Milz 169
– Niere 173–174
Mamille(n) 105
– ektope 107
Mamma 105
– Ausführungsgang 106
– Entwicklung 107
– lactans 107
– Lymphabflusswege 106
Mammakarzinom 106
Mandibula 252
Mandibularbogen 239
Mantelkante 291
Mantelschicht, Medulla spinalis 272
Mantelzellen 20
Marginalzone
– Medulla spinalis 272
– Milz 169
Margo
– anterior (Tibia) 87
– ciliaris (Iris) 319
– interosseus (Tibia) 87
– posterior ulnae 63
– pupillaris (Iris) 319
Mark (Medulla)
– Kleinhirn 298
– Lymphknoten 43
– Thymus 127–128
– verlängertes 275, 283
– – Entwicklung 274
markhaltige Nervenfasern 20–21
Markpyramiden 174
Markscheide, Neuron 19
Mastdarm 186–189
Mastzellen 7
Matrix, Nägel 50
Maxilla 251–252
McBurney-Punkt, Appendizitis 156
Meatus acusticus externus 326–327
Meckel-Divertikel 150
Media, Gefäße 35
medial 26
Medianebene 26
Medianusgabel 5, 58
Medianuskompressionssyndrom 67
Medianuslähmung, Schwurhand 73
Mediastinum 118
– testis 205
Medulla
– s.a. Mark
– (Gl. suprarenalis) 179
– oblongata 272, 275, 280, 283
– – Entwicklung 274
– – Funktion 284
– ossium 28
– ovarii 194
– spinalis 271–272, 275–282
– – Laminae 282
Megakaryozyten 38

Meibom-Drüsen 322–323
Meißner-Plexus 146, 153
Meißner-Tastkörperchen 48
Melanozyten 47
– Haare 49
Membran
– postsynaptische 21
– präsynaptische 21
Membrana
– atlantooccipitalis anterior/posterior 100
– fibroelastica laryngis 230–231
– fibrosa 81
– intercostalis externa 104
– interna 104
– interossea antebrachii 64
– – cruris 87
– limitans gliae superficialis 312
– perinei 115–116
– stomatopharyngealis 238
– synovialis 81
– tectoria 100
– thyrohyoidea 230–231
– tympani 326
Meningitis 247
Meningomyelozele 273
Meningozele 273
Meniscus
– lateralis 81–82
– medialis 81–82
Merkel–Zellen 47–48
Mesangiumzellen, extraglomeruläre 176
Mesenchym(zellen) 6, 8
– Augenentwicklung 325
– Hoden 216
– Keimstränge 215
Mesenterium 154
– dorsales 143
– ventrales 143
Mesenzephalon 271–272, 274, 280, 285–287
– Aufbau 285–286
– Entwicklung 273
– Funktion 286–287
– Lage 285
Mesocolon
– sigmoideum 155–156
– transversum 155
Mesometrium 198
Mesopharynx 226
Mesos 142
Mesosalpinx 195, 198
Mesothelzellen, Peritoneum 142–143
Mesotympanon 327
Mesovarium 193, 198
Metamyelozyt 39
Metaphyse 27
Metastasen, lymphogene 42
Metenzephalon 274
– Entwicklung 273
Mikrofibrillen 7
Mikroglia 20
Mikrovilli, Dünndarm 153
Milchbrustgang 42, 139
Milchgänge 107
Milchleiste 107
Milchsäckchen 106

Milz 167–172
– Anlage 169
– Arterien 168
– Aufbau 167
– Balkenarterie 168
– Embryonalentwicklung 169
– Entzündungen 167
– Feinbau 169
– Form 167
– Funktion 168–169
– Gefäßversorgung 168
– Histologie 168
– Innervation 168
– Kapsel 169
– Lage 167
– Lymphgefäße 168
– Malpighi-Körperchen 169
– Marginalzone 169
– Pulpa, rote/weiße 169
– Vene 168
– Zentralarterie 168
Milzsinus 168
mimische Muskulatur 254
Mineralkortikoide, NNR 180
Miosis, Horner-Syndrom 308
mitotische Teilungen 128
Mitralklappe 130, 137
Mittelfuß 91–96
– Band- und Kapselapparat 92
– Knochen 91
Mittelhand 69–74
– Kapsel- und Bandapparat 70
– Muskeln 71
Mittelhandknochen 70
Mittelhirn 271, 285–287
– Entwicklung 273
– Haube 285
Mittelhirndach 285
Mittelohr 326–328
– Embryonalentwicklung 330
Mittelstück, Nierentubuli 174
Molaren 264
Molekularschicht, Kleinhirn 297, 299
Moll-Drüsen 323
Monozyten 7, 38
Monozytopoese 39
Mons pubis 201
Moosfasern, Kleinhirn 300
Motorik, Telenzephalon 294
motorische Endplatte 23
motorisches Rindenfeld, primäres 280
motorisches Zentrum, primäres/sekundäres 294
Müller-Gang 215
Mukosa
– Ductus deferens 207
– Dünndarm 151
– Gallenblase 166
– Gallenwege, extrahepatische 166
– Gaster 146
– Intestinum crassum 158
– Intestinum tenue 151
– Magen 146
– Ösophagus 126
– Pharynx 228
– Trachea 120
– Tuba uterina 196

Sachverzeichnis

– Ureter 178
– Urethra 203, 212
– Uterus 198
– Vagina 200
– Vesica urinaria 191
– Vesicula seminalis 208
Mumps 262
Mundbodenmuskulatur 221
Mundeingeweide 258–270
Mundhöhle 252, 258–259
– Grenzen 258
– primitive 238
Mundschleimhaut 259
Musculocutaneuslähmung 62
Musculus(-i)
– abductor digiti minimi (Pes) 93
– – hallucis 92
– – pollicis brevis 71
– – – longus 66, 68
– adductor brevis 84
– – hallucis 92
– – longus 84
– – magnus 84
– anconeus 60–61
– arrector pili 49
– articularis genus 83
– arytaenoideus obliquus 232, 234
– – transversus 232, 234
– biceps brachii 57, 60–61
– – femoris 83
– brachialis 60–61
– brachioradialis 61, 66
– buccinator 254
– bulbi 320
– bulbospongiosus 115, 117, 202
– ciliaris 322
– coccygeus 117
– constrictor pharyngis 227
– coracobrachialis 56–57, 60–61
– cremaster 112
– cricoarytaenoideus lateralis 232, 234
– – posterior (Postikus) 232, 234
– cricothyroideus 232, 234
– deltoideus 56–57
– detrusor vesicae 190–192
– digastricus 222
– epicranius 254
– extensor carpi radialis brevis 66, 68
– – – – longus 61, 66, 68
– – – ulnaris 66, 68
– – digiti minimi 66, 68
– – digitorum 66, 68
– – – brevis 93
– – – longus 89
– – hallucis brevis 93
– – – longus 89
– – indicis 66
– – pollicis brevis 66, 68
– – – longus 66, 68
– flexor carpi radialis 61, 65
– – – ulnaris 65
– – digiti minimi brevis (Pes) 93
– – digitorum brevis 93
– – – longus 89
– – – profundus 65
– – – superficialis 65
– – hallucis brevis 92

– – – longus 89
– – pollicis brevis 71
– – – longus 65
– flexores digitorum (Manus) 68
– gastrocnemius 88
– gemellus inferior 76–77
– – superior 76–77
– genioglossus 260
– geniohyoideus 222
– glutaeus maximus 76–77
– – medius 76–77
– – minimus 76–77
– gracilis 84
– hyoglossus 260
– iliacus 76–77
– iliopsoas 76–77
– infraspinatus 54, 56–57
– intercostales externi 104
– – interni 104
– interossei dorsales 71
– – – (Manus) 71
– – – (Pes) 93
– – palmares 71
– – plantares 93
– ischiocavernosus 117, 202
– laryngis 233
– latissimus dorsi 53–54, 56–57
– levator ani 117, 187
– – palpebrae superioris 323
– – scapulae 53–54
– – veli palatini 268
– longitudinalis inferior 260
– – superior 260
– longus capitis 223
– – colli 223–224
– lumbricales (Manus) 71
– – (Pes) 93
– masseter 255
– mylohyoideus 222
– obliquus externus abdominis 53, 108–109
– – inferior 321–322
– – internus abdominis 108–109
– – superior 321
– obturator externus 76–77
– omohyoideus 223–224
– opponens digiti minimi 93
– – pollicis 71
– orbicularis oculi 254, 323
– – oris 254
– palatoglossus 270
– palatopharyngeus 227, 270
– palmaris longus 65
– papillares 129
– pectinati 129
– pectineus 84
– pectoralis anterior 52
– – major 52, 54, 56–57
– – minor 54
– peroneus brevis 89
– – longus 89
– – tertius 89
– piriformis 76–77
– plantaris 88
– popliteus 89
– pronator quadratus 61, 65
– – teres 61, 65

– psoas major 76–77
– – minor 76–77
– pterygoideus lateralis 255
– – medialis 255
– pyramidalis 108
– quadratus femoris 76–77
– – lumborum 108
– – plantae 93
– quadriceps femoris 83
– rectus abdominis 53, 108–109
– – capitis anterior 223
– – inferior 321
– – lateralis 321
– – medialis 321
– – superior 321
– rhomboideus major 53–54
– – minor 53–54
– salpingopharyngeus 226–227
– sartorius 83
– scalenus anterior 223
– – medius 223
– – posterior 223
– semimembranosus 83
– semitendinosus 83
– serratus anterior 52, 54
– soleus 88
– sphincter ani externus 115, 117, 187
– – – internus 187
– – ductus choledochi 165
– – Oddi 165
– – pupillae 322
– – urethrae 191
– – – externus 190
– – – internus 190
– – urethrovaginalis 117
– stapedius 328
– sternalis 52
– sternocleidomastoideus 52, 54, 222
– sternohyoideus 223–224
– sternothyroideus 223
– styloglossus 260
– stylohyoideus 222
– stylopharyngeus 227
– subclavius 52–54
– subscapularis 56–57
– supinator 61, 66
– supraspinatus 54, 56–57
– tarsalis inferior 322–323
– – superior 322–323
– temporalis 255
– tensor fasciae latae 76–77
– – tympani 328
– – veli palatini 268
– teres major 56–57
– – minor 54, 56–57
– thyroarytaenoideus 232, 234
– thyrohyoideus 223, 228
– tibialis anterior 89
– – posterior 89
– transversus abdominis 108
– – linguae 260
– – perinei profundus 115, 117
– – – superficialis 115, 117
– – thoracis 104
– trapezius 53–54
– triceps brachii 60–61

345

Sachverzeichnis

- uvulae 268
- verticalis linguae 260
- vocalis 232, 234
- zygomaticus major 254
Muskelgewebe 14–18
Muskellogen
- Oberarm 62
- Oberschenkel 85
- Unterschenkel 90
Muskeln/Muskulatur 30–31, 72
- Atrophie 32
- Augenlider 323
- Formen 31
- Funktion 31
- glatte 18
- – Lichtmikroskopie 14
- Hals 221–224
- Hüfte 77
- infrahyale 222–223
- ischiokrurale 83
- prävertebrale 223
- quergestreifte s. Skelettmuskulatur
- Querschnitt, anatomischer/physiologischer 31
- suprahyale 222
Muskelpumpe 35
Muskelspindel 23
Muskeltonus
- Informationen 279
- veränderter 299
Muskelzellen, glatte 199
muskuläre Arterien 36
Muskularis
- Ductus deferens 207
- Dünndarm 153
- Gallenblase 166
- Gallenwege, extrahepatische 166
- Gaster 146
- Harnblase 192
- Intestinum crassum 158
- Intestinum tenue 153
- Magen 146
- Ösophagus 126
- Tuba uterina 196
- Ureter 179
- Urethra 203, 212
- Uterus 199
- Vagina 201
- Vesica urinaria 191–192
- Vesicula seminalis 209
Muttermund, äußerer 198
Myelenzephalon 274
- Entwicklung 273
Myelinscheide, Neuron 19
Myeloblast 39
Myelozele 273
Myelozyt 39
Myofibrillen/-filamente 15–16
- Muskulatur, glatte 18
Myokard 132
Myome 199
Myometrium 199
Myosinfilamente 15–16
Myotome 101
M-Zonen, Myofibrillen 15–16

N

Nabelbruch, physiologischer 154
Nabelschleife 154
Nachhirn, Entwicklung 274
Nachniere 177
Nägel 50
Nagelbett (Hyponychium) 50
Nagelplatte 50
Nahrung, Transport, Schluckakt 228
Nasenbluten, Locus Kiesselbachii 255
Nasenhöhle 255–256
Nasenknochen 251
Nasenmuscheln 251
Nasennebenhöhlen 257–258
Nasenrachenraum, Verschluss, Schluckakt 228
Nasenscheidewand 251
Nasenschleimhaut 257
Nasenskelett 251
Nebenhoden 204–206
- Histologie 206
Nebenhodengang 206
Nebenniere 179–181
Nebennierenmark (NNM) 179–180
- Embryonalentwicklung 181
- Funktion 181
Nebennierenrinde (NNR) 179–180
- Embryonalentwicklung 181
- Feinbau 180
- Funktion 180
- Insuffizienz 180
Nebenschilddrüsen 237–238
- Aufbau 237
- Aufgaben 238
- Gefäßversorgung und Innervation 237
- Hauptzellen 237
- Histologie und Funktion 237
- Lage 237
- oxyphile Zellen 238
- Parathormon 238
Neck dissection 243
Neocerebellum 298
Neocortex 291
Nephritis 173
Nephrokalzinose, Hyperparathyreoidismus 238
Nephron 174–175
Nephrotome 177
Nerven, Herz 131
Nervenendigungen, freie, Haut 48
Nervenfasern 20–21
- markhaltige 20–21
- marklose 21
- Netzhaut 319
Nervengewebe 18
- Entwicklung 21
- Regeneration 20
Nervensystem 18–24
- animales 22
- intramurales 23
- intrinsisches 146
- peripheres 22–23
- vegetatives (autonomes) 22
- zentrales s. ZNS
Nervenzellen 18

Nervus(-i)
- abducens [VI] 249, 251, 303–304, 320
- accessorius [XI] 54, 249, 274, 305
- – Lähmung 55
- alveolaris(-es) inferior 266
- – superiores 266
- auricularis magnus 243–244
- auriculotemporalis 262–263
- axillaris 57–58
- cavernosi penis 213
- cochlearis 304–305
- cutaneus antebrachii lateralis 63
- – – medialis 62–63
- – femoris lateralis 80, 184, 219
- – – posterior 80, 86, 219
- – dorsalis clitoridis 202–203
- – – penis 214
- – scapulae 54
- – – Lähmung 55
- ethmoidalis anterior 249
- facialis [VII] 239, 249, 264, 274, 304, 323
- femoralis 80, 84, 86, 184, 219
- fibularis communis 91
- – profundus 90–91, 94–95
- – superficialis 90–91
- genitofemoralis 80, 184, 219
- glossopharyngeus [IX] 228, 239, 249, 259–261, 263, 274, 305
- gluteus inferior 80, 84, 86
- – superior 80, 84, 86, 219
- hypoglossus [XII] 243, 249, 260, 263, 283, 306
- iliohypogastricus 80, 142, 184, 219
- ilioinguinalis 80, 111, 142, 184, 219
- infraorbitalis 249, 251
- intercostales 142
- intermediofacialis 304
- intermedius 304
- ischiadicus 80, 84, 86, 219
- labiales anteriores 202–203
- – posteriores 202–203
- laryngeus inferior 236
- – recurrens 119, 139, 224, 233, 237
- – – Lähmung 235
- – superior 233, 236
- lingualis 260–261
- mandibularis [V3] 239, 249, 255, 259, 303
- maxillaris [V2] 228, 249, 256, 259, 303, 323
- medianus 58, 61–62, 69, 74
- – Lähmung 73
- musculocutaneus 57, 61, 63
- – Lähmung 62
- nasociliaris 320
- nasopalatinus 268
- obturatorius 80, 84, 184, 219
- occipitalis minor 243–244
- oculomotorius [III] 249, 251, 302, 320, 323–324
- olfactorius [I] 301–302
- ophthalmicus [V1] 249, 251, 256, 303, 323
- opticus [II] 249, 302, 317, 320, 324
- palatinus(-i) major 268
- – minores 268
- pectoralis lateralis 54, 57
- – medialis 54, 57, 243
- petrosus major 249
- – minor 249, 263

– – profundus 249
– phrenicus 139, 162, 243–244
– plantaris lateralis 94–95
– – medialis 94–95
– pudendus 117, 214, 219
– radialis 58, 61–62, 69
– – Lähmung 61, 73
– spinalis 249, 272
– splanchnicus(-i) 175, 178–179
– – lumbales 185, 207
– – major et minor 185
– – pelvici 207, 213, 220
– – sacrales 185, 188, 220
– subclavius 54
– subscapularis 57
– supraclaviculares 244
– suprascapularis 57
– thoracicus longus 54, 243
– – – Lähmung 55
– thoracodorsalis 54, 57
– tibialis 84, 90, 94–95
– transversus colli 243–244
– trigeminus [V] 255–256, 274, 303
– trochlearis [IV] 249, 251, 302–303
– tympanicus 263
– ulnaris 58, 63, 69, 74
– – Lähmung 73
– vagus [X] 127, 131, 139, 184, 224, 228, 233, 239, 249, 260–261, 274, 283, 305
– vestibularis 304–305
– vestibulocochlearis [VIII] 249, 304–305, 326, 329
– zygomaticus 249, 251
Netzhaut
– Lichtweg 319–320
– mikroskopischer Aufbau 319
Netzschicht, äußere/innere, Netzhaut 319
Neuralrohr 272
– Augenentwicklung 325
Neuroblasten 21
Neuroektoderm 21
Neuroepithel 272
– Medulla spinalis 272
– Netzhaut 319
Neurohypophyse 290
– Histologie 291
– Pituizyten 291
Neurokranium 245–250
Neuronen 18
– Aufbau 19
– Hörbahn 329–330
– Sehbahn 324
Neurozyten 18
Nexus 2
Niederdrucksystem 33
Niere 173–177
– Agenesie 177
– Aufbau 173
– Aufgaben 176
– Embryonalentwicklung 176–177
– Entwicklungsstörungen 177
– Filterstationen 176
– Funktion 176
– Lage 173
– Tubulussystem 176
Nierenarterienstenosen 176
Nierenbecken, dendritischer Typ 174

Nierenhilus 173
Nierenkapsel 173, 175
Nierenkörperchen
– Bowman-Membran 174
– Gefäßpol 174
– Harnpol 174
Nierenlappen 174
Nierenmark 173–175
Nierenrinde 173, 175
Nierenzyste 177
NNM/NNR s. Nebennierenmark bzw. -rinde
Nodus(-i)
– atrioventricularis 133
– lymphatici 42
– – axillares 58, 106
– – – (Becken) 219
– – brachiales 58
– – cervicales anteriores 242
– – – laterales 106, 242
– – coeliaci 168
– – gastrici dextri/sinistri 145
– – gastroomentales dextri/sinistri 145
– – ileocolici 157
– – iliaci communes 210
– – – externi 188, 205
– – – interni 188, 196, 198, 200, 208
– – inguinales 79
– – – profundi 80
– – – superficiales 79, 188, 205
– – lienales 145
– – lumbales 178, 198, 205
– – mesenterici inferiores 188
– – pancreaticoduodenales 171
– – paramammarii 106
– – pararectales 188
– – parasternales 106
– – paratracheales 123
– – pectorales 58
– – pulmonales 123
– – pylorici 145
– – rectales superiores 188
– – retropharyngeales 242
– – sacrales 198
– – tracheobronchiales 123
– sinuatrialis 133
Nomenklatur, anatomische 26
Non-B-Zellen 45
Non-T-Zellen 45
Noradrenalin 180
– Nebennierenmark 181
Norepinephrozyten, Nebennierenmark 181
Nucleus(-i)
– anterior thalami 287
– – – Funktion 289
– caudatus 280, 295
– cochlearis 329
– cuneatus 284
– dentatus, Entwicklung 274
– gracilis 284
– lentiformis 290, 295
– mediales thalami 287, 289
– n. oculomotorii 285–286
– n. trochlearis 285–286
– oculomotorius accessorius (Edinger-Westphal) 285
– olivaris(-es) 284
– – inferior 285

– pontis 284
– pulposus 98
– ruber 280, 285–287
– salivatorius inferior 263
– solitarius inferior 260
– ventralis thalami 287, 289
– vestibularis lateralis (Deiters-Kern) 285
N-Zellen, Nebennierenmark 180–181

O

O-Bein 81
Oberarm 55–58
– Extensoren 61
– Extensorenloge 62
– Flexoren 60
– Flexorenloge 62
– Knochen 59
– Muskellogen 62
Oberhaut 47
Oberkiefer 252
Oberkieferspalten 269
Oberkieferwülste 269
Oberlid 322
Oberschenkel 81–86
– Arterien 85
– Band- und Kapselapparat 81
– Extensoren 83–84
– Flexoren 83
– Muskel- und Gefäßfach 85
– Muskellogen 85
– Nerven 86
– Topographie 84
– Venen 86
Oberschenkelfaszie 84
Oberschenkelmuskeln 83
– Adduktoren 84
– Flexoren 83
– Innervation und Funktion 84
Odontoblasten 267
Ödeme, Epiglottis 233
Ösophagus 124–127
– Divertikel 126, 227
– Gefäßversorgung 125
– Schichten 124
Ösophagusmund 227
Ösophagusvarizen 126, 183
Östrogene 195
– Ovar 195
Ohr
– äußeres 325–326
– Embryonalentwicklung 330
Ohrbläschen 330
Ohrmuschel 326
Ohrplakode 330
Ohrspeicheldrüsengang 262
Ohrtrompetenmandel 45
Okulomotoriuslähmung 287, 302, 321
Okzipitallappen 292
– Funktion 293
Oligodendrozyten 20
Olive 283
Olivenkerne, Schäden 284
Omentum majus/minus 141
Omphalozele 154
Oogonien 215

Sachverzeichnis

Oozyten 194
Operationen, Bauchhöhle 141
Ora serrata 318
Orbita 250
Os(-sa)
– capitatum 63–64
– carpi/carpalia 63–64
– coccygis 98
– coxae 113
– cuboideum 91
– cuneiforme mediale/intermedium/ laterale 91
– digitorum 91
– ethmoidale 247, 251
– frontale 247, 251
– hamatum 63–64
– ilii/ilium 75, 113
– ischii 75, 113
– lacrimale 251
– lunatum 63–64
– metacarpi/metacarpalia 70
– metatarsi/metatarsalia 91
– nasale 251
– naviculare 91
– occipitale 248
– palatinum 251–252
– pisiforme 63–64
– pubis 75, 113
– sacrum 96, 98–99, 113
– scaphoideum 63–64
– sphenoidale 248, 251
– temporale 248
– trapezium 63–64
– trapezoideum 63–64
– triquetrum 63–64
– zygomaticum 251
Ossifikation 12–13
– chondrale 12
– desmale 12
– direkte 12
– enchondrale 13
– indirekte 12
– perichondrale 13
Osteoblasten 11
osteogenetische Stammzellen 11
Osteoid 11
Osteoklasten 12
Osteozyten 6, 12
Ostium(-a)
– atrioventriculare sinistrum 129
– cardiacum 144
– ductuli prostatici 209
– pharyngeum tubae auditivae 226
– ureteris 190
– urethrae externum 202–203
– – internum 192
– uteri 198
– vaginae (Urethra) 202–203
– venae cavae superioris/inferioris 129
– venarum pulmonalium 129
ovales Fenster 326, 329
Ovar 193–195
– Aufbau 193
– Deszensus 215
– Entwicklung 215
– Feinbau 194
– Gefäßversorgung 193

– Innervation 193
– Keimstränge 215
– Lage 193
– Mesenchym 215
– Peritoneum 194
– Zyste 194
Ovarialzysten 194
Ovulation 195
oxyphile Zellen, Nebenschilddrüsen 238
Oxytocin 290

P

Palaeocerebellum 298
Palaeocortex 291
Palatum
– durum 268
– molle 268
Pallidum 288, 291
Palmaraponeurose 73
Palmarflexion 67
Palpebra
– inferior 322
– superior 322
PALS (periarterielle Lymphscheide), Milz 168–169
Paneth-Zellen, Dünndarm 152
Pankreas 170–172
– A-Zellen 172
– B-Zellen 172
– dorsale Anlage 172
– Embryonalentwicklung 172
– endokriner Anteil 172
– exokriner Anteil 171
– gastrinproduzierende Tumoren 152
– Lage 170
– Langerhans-Inseln 172
– PP-Zellen 172
– ventrale Anlage 172
Pankreaslipase 171
Pankreasschwanz 170
Pankreatitis 171
Papilla(-ae)
– duodeni major 150, 172
– – minor 150
– filiformes 261
– foliatae 260–261
– fungiformes 260–261
– mammaria 105
– renales 174
– vallatae 260–261
Parakortikalzone, Lymphknoten 42–43
Parallelfasern, Kleinhirn 300
Parasympathikus 23
– Bauchhöhle 184
– Becken 220
parasympathische Fasern
– Herz 131
– postganglionäre, Parotis 263
– – Speicheldrüsen 263–264
– präganglionäre, Parotis 263
– – Speicheldrüsen 263–264
– Rektum 188
Parathormon 236
– Hauptzellen 237
– Nebenschilddrüsen 238

paravertebrale Ganglien 184
Paravertebrallinie 136
Paries
– anterior 200
– caroticus 327
– jugularis 327
– labyrinthicus 327
– mastoideus 327
– membranaceus 327
– posterior 200
– tegmentalis 327
Parietallappen 292–293
Parkinson-Syndrom 295
Paronychium 50
Parotis 262–263
– parasympathische Fasern, prä-/postganglionäre 263
Parotisgeflecht 262
Parotisloge 262
Parotitis 262
Pars
– abdominalis (Oesophagus) 125
– – (Ureter) 178
– ascendens aortae 137
– – (Duodenum) 149–150
– – (M. trapezius) 54
– basilaris (Os occipitale) 248
– caeca retinae 319
– cardiaca 144
– cartilaginea (Tuba auditiva) 328
– cavernosa (Urethra) 202–203
– centralis (Ventriculus lateralis) 313
– cervicalis (Oesophagus) 125
– – (Trachea) 119
– cystica 164, 167
– descendens aortae 138
– – (Duodenum) 149–150
– – (M. trapezius) 54
– diaphragmatica urethrae 209
– flaccida (Membrana tympani) 326
– hepatica/hepatis 164
– horizontalis (Duodenum) 149–150
– infraclavicularis 59
– intramuralis (Urethra feminina) 202–203
– – (Urethra masculina) 211
– laryngea pharyngis 226–227
– membranacea (Trachea) 119
– – (Urethra) 211
– nasalis (Os frontale) 247
– – pharyngis 226–227
– optica retinae 319
– oralis pharyngis 226–227
– orbitalis (Os frontale) 247, 251
– ossea (Tuba auditiva) 328
– pelvica (Ureter) 178
– petrosa (Os temporale) 249
– praeprostatica (Urethra) 209
– prostatica (Urethra) 209, 211
– pylorica 144
– spongiosa (Urethra masculina) 211
– squamosa (Os temporale) 248
– superior (Duodenum) 149–150
– supraclavicularis 59
– tensa (Membrana tympani) 326
– thoracica (Oesophagus) 125
– – (Trachea) 119
– tibiocalcanea (Lig. deltoideum) 88

Sachverzeichnis

- tibionavicularis (Lig. deltoideum) 88
- tibiotalaris anterior (Lig. deltoideum) 88
- – posterior (Lig. deltoideum) 88
- tympanica (Os temporale) 248
- uterina (Tuba uterina) 196
PAS-Reaktion, Kohlenhydrate 25
Patella 81
Paukenhöhle 326–327
Pecten
- analis (Analkanal) 188
- ossis pubis 113
Pedunculus(-i)
- cerebellaris inferior, medius bzw. superior 298
- cerebri 285–286
Pelvis 113
Pelviskopie 197
Penis 212–215
- Aufbau 212
- Gefäßversorgung und Innervation 213–214
- Haut 213
- Histologie und Funktion 214
Peniskarzinom, Smegma 213
Penisschwellkörper 214
periarterielle Lymphscheide (PALS), Milz 168–169
Pericardium
- fibrosum 135
- serosum 135
perichondrale Ossifikation 13
Perichondrium 10
Pericranium 246
Perikard 128, 135–136
- Umschlagfalten 135
Perikarderguss 136
Perikaryon, Nervenzelle 18–19
Perimetrium 199
Perimysium externum/internum 15
Perineurium 21
Periodontium 265
Periorbita 251
Periorchium 112, 204
Periost 28
Peritonealverhältnisse
- Hoden 204
- Samenleiter 207
- Uterus 197
Peritoneum 116, 141–143
- Duplikaturen 141
- Mesothelzellen 143
- Ovar 194
- parietale 141–142
- viszerale 141–142
Peritonitis 142–143
periurethrale Zone, Prostata 209
Perizyten 36
perkutane transhepatische Cholangiographie (PTCA) 165
Peroneusgruppe 89
Peroneusloge 91
Pes anserinus superficialis 85
Petiolus epiglottidis 231
Peyer-Plaques 45
Pförtnerabschnitt 144
Pfortader 33–34, 161, 183
Phäochromozytom 181

Phagozytose 43
- Bindegewebszellen 6
- Lymphknoten 43
Phalanges
- (Manus) 70
- (Pes) 91
Pharyngealbögen 238
Pharynx 226–228
- Bauplan 227
- Gefäßversorgung und Innervation 227–228
- Histologie und Funktion 228
- Muskeln 227
- Öffnungen 227
- Wandbau 227
Pia mater 311–312
- Funktion 312
- spinalis 275
Pigmentepithel, Netzhaut 319
Pinselarteriolen 168
Pituizyten, Neurohypophyse 291
Plantarflexion
- Fuß 94
- Unterschenkel 90
Plaque 265
Plasma 37
Plasmazellen 44
Plattenepithel
- einschichtiges 1
- mehrschichtiges, (un)verhorntes 1
Plattfuß 94
Platysma 222, 224, 254
Pleura
- Entzündungen 121
- parietalis 121
- visceralis 121
Pleurahöhlen 118
Pleurapunktion 105
Pleuraspalt 121
Pleuroperikardfalte 124
Plexus
- brachialis 58–59, 243
- bronchialis 123
- cervicalis 243
- choroideus 274, 315
- coccygeus 219
- coeliacus 162, 175, 185, 205
- hypogastricus inferior 185, 207, 210, 213, 220
- – superior 185, 220
- iliaci 188, 208
- lumbalis 80, 183–184, 219
- lumbosacralis 80, 183–184, 219
- mesentericus inferior 157, 185
- – superior 157, 185, 194
- myentericus (Auerbach) 23, 146, 153
- oesophagealis 126
- oesophagealis/oesophageus 126
- ovaricus 185, 194, 196
- pampiniformis 111, 205, 207
- pancreaticus 171
- parotideus 262
- pharyngealis 228
- prostaticus 210
- rectalis 194
- renalis 175, 185, 194, 205
- sacralis 80, 117, 184, 219

- submucosus (Meißner) 23, 146, 153
- suprarenalis 185
- testicularis 185
- tympanicus 263
- uterovaginalis 200
- venosus cervicalis uteri 198
- – rectalis 188
- – – uterinus 198
- – – vaginalis 198, 200
- – – vertebralis externus anterior/posterior 102, 277
- – – – internus anterior/posterior 102, 277
- vesicoprostaticus 208
Plica(-ae)
- aryepiglottica 227
- cardiaca 144
- circulares 153
- gastricae 147
- glossoepiglottica(-ae) laterales 226, 259
- mediana 226, 259
- longitudinalis duodeni 150
- salpingopharyngea 226
- sublingualis 262–263
- umbilicalis lateralis 111
- – mediana 190
- vestibularis 230
- villosae 147
- vocalis 230
pneumatisierte Knochen 27
Poliomyelitis 280
Polkissenzellen 176
Pollex 70
Polypen 229
Pons 272, 283–284
- Funktion 284
Porta hepatis 160
Portio 197
- supravaginalis 198
Portioabstrich 201
portokavale Anastomosen 183
Porus acusticus internus 249
posterior 26
Postikus (M. cricoarytaenoideus posterior) 232
postsynaptische Membran 21–22
PP-Zellen, Pankreas 172
Prämolaren 264
Praeputium clitoridis 201–202
präsynaptische Membran 21–22
präsynaptischer Endknopf 22
Prä-T-Lymphozyten, Knochenmark 128
prävertebrale Ganglien 184
prävertebrale Muskeln 223–224
Priapismus 214
Primärfollikel
- Lymphknoten 43
- Ovar 195
Primärharn 176
Primordialfollikel 195, 215
Processus(-us)
- accessorius 8
- alveolaris 252, 265
- articularis inferior 97
- – superior 97–98
- condylaris (Mandibula) 252
- coronoideus (Mandibula) 252
- costalis 98

349

Sachverzeichnis

- frontalis (Maxilla) 252
- lateralis/posterior tali 87
- mamillaris 98
- mastoideus (Os temporale) 249
- muscularis 231
- palatinus (Maxilla) 251–252
- pterygoideus 248
- spinosus 97
- styloideus (Os temporale) 249
- – radii 63
- – ulnae 63
- transversi 97
- uncinatus 170
- vocalis 231
- xiphoideus 103
- zygomaticus (Maxilla) 252
- – (Os frontale) 247
- – (Os temporale) 248
Proerythroblast 39
profundus 26
Projektionsbahnen 295
Projektionsfasern, Kleinhirn 301
Prokollagen 7
Promontorium 98
Pronation
- Arm 61
- Handgelenk 67
- Unterschenkel 90
propriozeptive Impulse 279
Prosenzephalon 274
- Entwicklung 273
Prostata 209–210
- Außenzone 209
- Innenzone 209
- Parenchym 210
- periurethrale Zone 209
Prostatahyperplasie 209
Prostatakarzinom 210
prostataspezifisches Antigen (PSA) 210
Protofibrillen 7
Protuberantia
- mentalis 252
- occipitalis externa 248
proximal 26
pseudoglanduläre Phase, Lunge, Entwicklung 124
PTCA (perkutane transhepatische Cholangiographie) 165
Ptosis, Horner-Syndrom 308
Pulmo 120–124
Pulmonalklappe 130–131, 137
Pulpa, rote/weiße, Milz 169
Pulpahöhle 265
Pulpavenen 168
Pulvinar 287
- Funktion 289
Punktion
- Pleura 105
- suprapubische 190
Pupille 317
Purkinje-Fasern 133
Purkinje-Zellen, Kleinhirn 300
Putamen 280, 295
Pylorus 144
Pyramiden 283
Pyramidenbahn 280
- Schädigung, intrazerebrale 280

- Verlauf 280
Pyramidenkreuzung 280
Pyramidenschicht, äußere/innere 297

Q

Querbogen, Fuß 94
Querschnittslähmungen 276

R

Rachen 226–228, 276
- primitiver 238
Rachenmandel 45, 226, 229
- Hyperplasie 229
Rachenring, lymphatischer 45
Rachitis 13
Radialabduktion 67
Radialislähmung 61
- Fallhand 73
Radiatio
- acustica 295, 329
- optica 295, 324
Radioulnargelenk, distales 64
Radius 60, 63–64
- Luxationen 60
Radix
- dentis 265
- linguae 259
- penis 212
Ramus(-i)
- alveolares (A. alveolaris inferior) 266
- bronchiales (Aorta thoracica) 119, 122
- – (N. vagus) 139
- buccales (N. facialis) 262
- cardiaci (N. vagus) 139
- circumflexus (RCX) 130–131
- colli (N. facialis) 262
- dorsales linguae (A. lingualis) 260
- femoralis 219
- genitalis 111, 202–203
- inferior/superior ossis pubis 113
- interventricularis anterior (RIVA) 130–131
- – posterior (RIVP) 130–131
- mammarii laterales 105
- – – (A. axillaris) 105
- – mediales 105
- mandibulae 252
- marginalis mandibulae (N. facialis) 262
- meningeus (N. mandibularis) 249
- orbitales (Ggl. pterygopalatinum) 249, 251
- ossis ischii 113
- ovaricus (A. uterina) 193
- pharyngei (A. lingualis) 228
- – (A. thyroidea superior/inferior) 228
- – (N. glossopharyngeus) 228
- – (N. vagus) 228
- profundus (N. radialis) 63, 69
- superficialis (N. radialis) 63, 69
- temporalis (N. facialis) 262
- tracheales (A. thyroidea inferior) 119
- tubarius (A. ovarica) 196

- vaginales (A. pudenda interna) 200
- – (A. uterina) 200
- zygomaticus (N. facialis) 262
Ranvier-Schnürringe 19
Rautenhirn 271, 282–285
- Entwicklung 273
Rautenlippen, Entwicklung 274
Recessus
- costodiaphragmaticus 121
- costomediastinalis 121
- duodenalis inferior 141–142
- – superior 141–142
- ileocaecalis inferior 141–142
- – superior 141–142
- infundibuli 313
- pharyngeus 226
- phrenicomediastinalis 121
- pinealis 313
- piriformis 227
- retrocaecalis 142
- – superior 141
- subhepatici 141–142
- subphrenici 141–142
- subpopliteus 81
- supraopticus 313
- suprapatellaris 81
- suprapinealis 313
Reflexbogen 23–24
Reflexe, bulbäre 285
Regenbogenhaut 319
Regio
- analis 115
- cervicalis anterior/lateralis/posterior 221
- epigastrica 107–108
- hypochondriaca dextra/sinistra 107–108
- inguinalis dextra/sinistra 107–108
- nuchalis 221
- perinealis 114
- pubica 107–108
- sternocleidomastoidea 221
- subinguinalis 110
- umbilicalis 107–108
- urogenitalis 115
Reinfarkt 17
rektale Untersuchung 189
Rektoskopie 187
Rektum 186–189
- Aufgabe 189
- Embryonalentwicklung 189
- Form 187
- Funktion 188
- Gefäße 188
- Histologie 188
- Innervation 188
- Lage 186
- Muskulatur 187
- parasympathische Fasern 188
- Verschlussmechanismen 187
Rektusscheide 108
- hinteres Blatt 109
- vorderes Blatt 109
Releasing Hormone (RH) 290
Remineralisation (Wiederverkalkung), Karies 265
Ren 173–177
Reservezone 13
respiratorische Schleimhaut 256

Sachverzeichnis

Rete
- carpale dorsale 74
- testis 206
- venosum dorsale pedis 95

retikuläre Fasern 8
retikuläres Bindegewebe 8
Retikulozyt 39
Retikulumzellen 6
Retina 317
Retinaculum(-a)
- musculorum peroneorum 90
- musculorum flexorum (Manus) 67
- – – (Pes) 90
- musculorum extensorum (Manus) 67
- – – (Pes) 90
- patellae laterale 81–82
- – – mediale 81–82

retrograde Ejakulation 215
retroperitoneale Organe 140
Retroperitonealraum 140
retroviszeraler Bindegewebsraum, Hals 225
Rhombenzephalon 271–272, 274, 282–285
- Aufbau 282
- Bahnen 284
- Entwicklung 273
- Funktion 284
- Kerngebiete 284
- Lage 282

Richtungsbezeichnungen 26
Riechen 294
Riechschleimhaut 256
Riechzellen, Nasenhöhle 256
Riechzentrum, primäres/sekundäres 294
Rima
- glottidis 230
- pudendi 201
- vestibuli 230

Rinde (Cortex)
- Gl. suprarenalis 179
- Kleinhirn 298–299
- Lymphknoten 42–43
- Telenzephalon 294
- Thymus 127–128

Ringknorpel 231
Rippen 103
- echte 103
- falsche 103

Rippenfell 121
Rippenknorpel 103
Rostrum corporis callosi 294
Rotatorenmanschette 57
rote Pulpa, Milz 169
roter Kern, Funktion 287
Rücken 96–102
- Faszien 102

Rückenmark 249, 271, 274–282
- Afferenzen 277
- Aufbau 275
- Bahnen, absteigende 280
- – aufsteigende 278–280
- Besonderheiten 276
- Durchmesser 276
- Efferenzen 277
- Entwicklung 272
- extrapyramidalmotorische Bahnen 281
- Fehlbildungen 273
- graue Substanz 276, 282

- Hinterhorn 277
- Hinterstrang 282
- Histologie 281–282
- Lage 275
- Oberfläche 276
- segmentale Gliederung 276
- Seitenhorn 277
- Seitenstrang 282
- Vorderhorn 277
- Vorderstrang 282
- weiße Substanz 277, 282

Rückenmarkshaut
- harte 275
- weiche 275

Rückenmarkssegmente 276
Rückenmuskeln, autochthone 101–102
- lateraler Trakt 102
- – intertransversales System 102
- – sakrospinales System 102
- – spinotransversales System 102
- medialer Trakt 101
- – interspinales System 101
- oberflächliche 101
- tiefe 101

rundes Fenster 326, 329

S

Sacculus 326–327
Saccus(-i)
- conjunctivales 322–323
- endolymphaticus 327
- lacrimalis 323

sagittal 26
Sagittalachse 26
Sakralisation 98
Sakralkyphose 97
Salzsäure, Magen 148
Samenblase 208–209
Samenerguss 214–215
Samenleiter 111, 206–208
- Drüsenteil 207
- Peritonealverhältnisse 207
- Spritzkanal 207
- Transportteil 207

Samenstrang 111
Sammellymphknoten 42
Sammelrohr 174–175
Sammelvenulen 36
Sarkolemm 15
Sarkomer, Aufbau 16
Sarkoplasma 15
sarkoplasmatisches Retikulum 15
Sattelgelenk 29
Saumzellen, Dünndarm 151
Scala
- media 326, 329
- tympani 326–327, 329
- vestibuli 326–327, 329

Scapula 51, 55
- alata 55

Schädel 245–254
- durchtretende Strukturen 249
- Entwicklung 245
- Öffnungen 249
- Wachstum 245

Schädelbasis 247–250
- durchtretende Strukturen 249
- Öffnungen 249
- Schwachstellen 250

Schädelbasisfrakturen 250
- Liquorverlust 256

Schädeldach 246
Schädelfrakturen 247
Schädelgrube
- hintere 250, 282
- mittlere 250
- vordere 250

Schädelhöhle 250
Schädelnähte 247
Schaltstücke 164
Schamlippen, große/kleine 201
- Histologie 203

Schamspalte 201
Scharniergelenk 29
Scheide 199–200
Scheidengewölbe 202
Scheidenvorhof 201
Scheidewand, Herz 130
Scheitellappen 292
Schenkelkanal 79
Schenkelring 79
Schienbein 81, 87
Schilddrüse 234–236
- aktive 236
- Aufbau 235
- C-Zellen 236
- Embryonalentwicklung 236
- Follikel 236
- Gefäßversorgung und Innervation 235
- Gliederung 235
- Grenzen 234
- Histologie und Funktion 236
- inaktive 236
- Lage 234
- Lagebeziehungen 234
- Lappen 236
- Orientierung 234
- Struktur 236
- Über-/Unterfunktion 236
- Vergrößerung 234

Schilddrüsen-Operation 235
- Kollateralkreisläufe 236
- Stimmbandlähmung 235

Schildknorpel 231
Schläfenbein 248
Schläfenbeinschuppe 248
Schläfengrube, mittlere 251
Schläfenlappen 292
Schlagvolumen, Herz 132
Schleimhäute 5
- Aufbau/Funktion 5

Schlemm-Kanal 318, 322
Schluckakt 228
Schlüsselbein 51
- Frakturen 51

Schlüsselbeingelenk
- laterales 51, 53
- mediales 52–53

Schlund 5, 226–228
- s.a. Rachen

Schlundenge 227, 269–270
Schlundfurche 330

351

Sachverzeichnis

Schlundhirn 274
Schlundtasche(n) 238
– erste 330
Schmelzbildner 267
Schmelzepithel, äußeres/inneres 267
Schmelzorgan 267
Schmelzpulpa 267
Schmerzempfinden 279, 293
Schmerzen
– chronische 279
– dumpfe 279
– Kontrolle 285
Schnarchen 268
Schnecke 326, 329
Schneidezähne 264
Schulterblatt 51, 55
Schultergelenk 55–58
– Innervation und Funktion 57
– Kapsel- und Bandapparat 55
– Knochen 55
– Leitungsbahnen 58
– Luxation 56
– Muskeln 56
Schultergelenkspfanne 51
Schultergürtel 51
– Knochen 51
Schultergürtelmuskulatur 52
– dorsale 53–54
– Funktion/Innervation 54
– Lähmung 55
– ventrale 53
Schwann-Zellen 19–20
Schwanzmuskeln, ehemalige 117
schwarze Substanz, Funktion 286
Schweißdrüsen 49
Schwurhand, Medianuslähmung 73
Segelklappen 130, 135
Segmentbronchus 122
Sehbahn 324
Sehen 294
Sehgrube 320
Sehnen 9, 30
Sehnenscheiden, Unterarm 68
Sehnenstabilität 30
Sehstrahlung 295
Sehzentrum, primäres/sekundäres 294
Seitenhorn, Rückenmark 277
Seitenstrang, Rückenmark 226, 282
Seitenventrikel 313
Sekret (Drüsen), gemischtes, muköses bzw. seröses 5
Sekretin, S-Zellen 152
Sekretion, apo-, holo- bzw. merokrine 4
Sekundärfollikel
– Lymphknoten 43
– Ovar 195
Sella turcica 248
Semilunarklappen 130
sensible Fasern, Rektum 188
Sensorik 294
Septula testis 204
Septum
– atrioventriculare 130
– interatriale 130
– intermusculare cruris anterius/posterius 90

– – femoris laterale/mediale 85
– interventriculare 130–131
– medianum posterius 276
– nasi 251, 255
– oesophagotracheale 120
– orbitale 322
– pellucidum 296
– primum 135
– secundum 135
– spirale 135
Septumdeviation 255
Serosa 192
– Dünndarm 153
– Gaster 147
– Intestinum crassum 158
– tenue 153
– Magen 147
– Tuba uterina 196
– Uterus 199
– Vesica urinaria 191–192
Serotonin 152
Sertoli-Zellen 206
Sharpey-Fasern 28, 265
Shrapnell-Membran 326
Siebbein 247
Siebbeinzellen 257
– Entzündungen 251
Sigma 156
Sinnesorgane 317–330
Sinus
– aortae 137
– caroticus 239
– cavernosus 310, 316
– coronarius 129–130
– durae matris 316
– ethmoidalis 257–258
– frontalis 247, 251, 257–258
– lactifer 106
– lymphatici 42, 43
– maxillaris 251, 257–258
– obliquus pericardii 136
– paranasales 257–258
– rectus 311
– sagittalis inferior 310–311
– – superior 310–311, 316
– sphenoidalis 248, 251, 257
– splenicus 168
– transversus 316
– – pericardii 136
– urogenitalis 189, 192, 216
Sinusknoten 133
Skalenusgruppe 223
Skalenuslücke
– hintere 224
– vordere 223
Skalenussyndrom 224
Skapularlinie 136
Skelettmuskulatur 15–17
– Innervation 31
– Lichtmikroskopie 14
– Organisation 15
Sklera 317–318, 322
Skoliose 96
Skrotalhaut 112
Skrotum 204
sliding-filament-Konzept nach Huxley 16
Smegma 213

Solitärfollikel, Lymphknoten 43
somatische Fasern
– Beckennerven 219
– Harnblase 191
– Rektum 188
somatosensibler Bereich, primärer/sekundärer 294
Somatotropin 290
Somiten 10
Spatium
– lateropharyngeum 225
– perinei profundum 115–116
– – superficiale 115–116
– praeviscerale 225
– retroperitoneale 140
– retropharyngeum 225
– retropubicum 189
– subarachnoideum 311
– subdurale 311
– subperitoneale 116
Speiche 60, 64
Speicheldrüsen 262–264
Speicherung, Bindegewebszellen 6
Speiseröhre 124–127
– Dehnbarkeit, Magenoperationen 125
– Engstellen, physiologische 125
– Lunge 124
Spermatid 206
Spermatogenese 206
Spermatogonien 206
Spermatozyt, primärer 206
Spermien 206
Spina
– bifida cystica/occulta 273
– iliaca anterior superior/inferior 113
– – posterior superior/inferior 113
– scapulae 51
Spinalanästhesie 275
Spinalganglien 23, 276
Spinalnerven, Entwicklung 272–273
Spinnengewebshaut 275, 311–312
spinothalamischer Trakt 278
spinozelluläres Bindegewebe 8
Splen 167–172
Splenium corporis callosi 294
Spongiosa 12
Sprache 294
Sprachzentrum 294
Spreizfuß 94
Sprungbein 87
Sprunggelenk 86–88, 90–91
– Bänder 87
– Band- und Kapselapparat 87–88
– Knochen 86
– oberes 86–87
– unteres 86
Squama
– frontalis 247
– occipitalis 248
Stabkerniger 39
Stachelzellschicht, Oberhaut 47
Stammganglien 295
Stammhirn 271
Stammzellen, osteogenetische 11
Stapes 327, 330

352

Sachverzeichnis

Steigbügel 326–327
– Entwicklung 330
Steißbein 98
Steißwirbel 96
Stellatumblockade 308
Sternallinie 136
Sternoklavikulargelenk 52
Sternum 103
Sternzellen, Kleinhirn 300
Steuerhormone
– Hypothalamus 290
– Wirkung 290
STH (somatotropes Hormon) 290
Stilling-Clarke-Säule 279
Stimmbänder 230
– Lähmung nach Schilddrüsen-Operation 235
Stimmbandspanner 234
Stimmlippen 230
Stimmritze 230
Stimmritzenöffner/-schließer 234
Stirnbein 247
Stirnhöhle 257
– Entzündungen 257
Stirnlappen 292
Strahlenkörper 318
Stratum
– basale 47
– – endometriale 199
– – circulare (M. detrusor vesicae) 191–192
– – (Tunica muscularis, Gaster) 146
– corneum 47
– fibrosum, Knochen 28
– functionale endometriale 199
– ganglionare (Cerebellum) 299
– – (Retina) 319
– granulosum (Cerebellum) 300
– – (Dermis) 47
– – (Tertiärfollikel) 195
– limitans externum/internum (Retina) 319
– longitudinale externum/internum (M. detrusor vesicae) 191–192
– – (Tunica muscularis, Gaster) 146
– lucidum 47
– meningeale (Dura mater) 310
– moleculare (Cerebellum) 299
– myoelasticum 132
– neurium piriformium (Cerebellum) 299
– neuroepitheliale (Retina) 319
– neurofibrarum (Retina) 319
– nucleare externum (Retina) 319
– – internum (Retina) 319, 324
– osteogenicum (Knochen) 28
– papillare 47
– periostale (Dura mater) 310
– pigmentosum (Retina) 319
– plexiforme externum/internum (Retina) 319
– reticulare 47
– spinosum 47
– subendotheliale 132
Stroma
– myoelasticum (Prostata) 210
– ovarii 194
Struma 234, 236
– Einflussstauung, obere 236
Stützzellen 20

– Nasenhöhle 256
Subarachnoidalblutungen 312
Subarachnoidalraum 275
Subduralblutungen 311
Subduralraum 275
subglottischer Raum 231
Subkutis 47
Submukosa
– Dünndarm 153
– Magen 146
– Ösophagus 126
Subserosa
– Dünndarm 153
– Magen 146
Substantia
– alba (Medulla spinalis) 277
– compacta 12
– gelatinosa 282
– grisea centralis 285–287
– – (Medulla spinalis) 276
– nigra 280, 285–286
– propria 318
– spongiosa 12
Subthalamus 288
– Funktion 290
Sulcus(-i)
– anterolateralis 276, 283
– bulbopontinus 283
– calcarinus 292, 294, 324
– centralis 292
– cinguli 292
– coronarius 129
– costae 103
– frontalis superior/inferior 292
– hippocampi 292
– hypothalamicus 288
– intermedius posterior 276
– interventricularis anterior 129
– – posterior 129, 131
– intraparietalis 292
– lateralis 280, 292
– medianus posterior 276
– nervi radialis 59
– parietooccipitalis 292
– postcentralis 292
– posterolateralis 276
– praecentralis 292
– sinus sigmoidei 248
– – transversi 248
– tendinis musculi flexori hallucis longi 87
– venae cavae 160
superficialis 26
superior 26
Supination
– Arm 61
– Handgelenk 67
– Unterschenkel 90
suprahyale Muskulatur 222
suprapubische Punktion 190
Surfactant-Faktor 123
Sutura
– coronalis 247
– frontalis 247
– lambdoidea 247
– sagittalis 247
– squamosa 247
Sympathikus 22

– Becken 220
sympathische Fasern
– Harnblase 191
– Herz 131
– Rektum 188
Symphysis manubriosternalis 103
Synapse 21–22
synaptische Endknöpfe 19
synaptischer Spalt 21–22
Synarthrosen 28
Synchondrosen 29
Synchondrosis
– vertebrae 99
– xiphosternalis 103
Syndesmosen 28, 100
Syndesmosis tibiofibulare 87
Synostose 29
Synovia 30
S-Zellen, Sekretin 152

T

Taenia
– libera 156
– mesocolica 156
– omentalis 156
Tänien, Dickdarm 156
Talgdrüsen 49
Talus 87, 91
Tarsus 322
– inferior/superior 322
Taschenklappen 130, 135
Tawara-Schenkel 133
Tectum mesencephali 285–286
Tegmentum
– mesencephalicum 285–286
– pontis 284
Tela
– subendocardialis 132
– subepicardiaca 132
– submucosa 5
– – (Cavitas oris) 259
– – (Gaster) 146
– – (Intestinum crassum) 158
– – (Intestinum tenue) 153
– – (Ösophagus) 126
– – (Pharynx) 228
– subserosa (Gaster) 146
– – (Intestinum crassum) 158
– – (Intestinum tenue) 153
Telenzephalon 271–272, 274, 280, 291–297
– Aufbau 291
– Bahnen 294
– Entwicklung 273
– Frontalschnitt 293
– Funktion 293
– graue Substanz 292
– Gyri (Windungen) 291–292
– Hemisphären 291
– Histologie 296
– Kapsel, innere 295
– Lage 291
– Lappen 293
– Medianschnitt 293
– Motorik 294

Sachverzeichnis

– Rinde 294
– Sulci (Furchen) 291
– weiße Substanz 292
Temperaturempfinden 279, 293
Temporallappen 292
– Funktion 293
Tenon-Kapsel 320–321
Tentorium cerebelli 297, 310
Terminalhaare 48
Territorien, Knorpel 10
Tertiärfollikel 195
Testes 204–206
Testosteron 205
– NNR 180
T-Gedächtniszellen 44
Thalamus 272, 274, 280, 287
– Funktion 288–289
– Lagebeziehungen 287
Theca
– externa 195
– interna 195
T-Helferzellen 44
Thenar, Muskeln 71
Thorax
– Anatomie und Topographie 137
– Faszie 104
– knöcherner 103
Thrombozyten 38–39
Thrombozytopoese 39
Thymus 127–128
– Aplasie 128
– Aufbau 127
– Cortex (Rinde) 127–128
– Größe 127
– Immunkompetenz 128
– Kapsel 127
– Lappen 127
– lymphatische Organe, primäre 128
– Mark (Medulla) 127–128
Thyrotropin-RH 290
Thyroxin (T4) 236
Tibia 81, 87
Tiefensensibilität 293
Tight junction 2
Tinnitus 305
T-Killerzellen 45
T-Lymphozyten 7, 44, 127
Tonsilla
– lingualis 45, 229, 259–260
– palatina 45, 229
– pharyngea/pharyngealis 45, 226, 229
– tubaria 45, 226, 229
Tonsillen 229
Tor zum Bewusstsein 288
Torus tubarius 226
Trabecula(-ae)
– carneae 129
– corneosclerale 322
– corporis spongiosi 214
– corporum cavernosorum 214
– Lymphknoten 42–43
– splenicae 169
Trachea 119–120
– Embryonalentwicklung 120
Tractus
– cerebellorubralis 299
– corticospinalis 280

– – anterior 280
– – lateralis 280
– cuneocerebellaris 299
– dentatothalamicus 299
– frontopontinus 295
– iliotibialis 79, 85
– olivocerebellaris 299
– opticus 324
– pontocerebellaris 299
– reticulospinalis 281
– rubrospinalis 281
– spinobulbaris 278
– spinocerebellaris anterior 279, 299
– – posterior (Flechsig-Bündel) 279, 299
– spinoolivaris 279
– spinoreticularis 279
– spinotectalis 279
– spinothalamicus anterior 278
– – lateralis 278
– tectocerebellaris 299
– tectospinalis 281
– vestibulospinalis 281
Tränenapparat 323
Tränenbein 251
Tränendrüse 323
Tränenflüssigkeit 323
Tränensack 323
Trajektionslinien 28
Transplantationen, Abwehrmaßnahmen 46
Transport, kontinuierlicher, Schluckakt 228
transversal 26
Transversalachse 26
Transversalebene 26
Trias hepatis 161
Trichrom-Färbung 25
Trigeminusläsion 252
Trigeminusneuralgie 303
Trigonum
– cervicale anterius 221
– mandibulare 263
– olfactorium 294
– vesicae 190, 216
Trijodthyronin (T3) 236
Trikuspidalklappe 130, 137
Trochanter major/minor 75
Trochlea
– humeri 59
– tali 87
Trochlearisausfall/-lähmung 303, 321
Trommelfell 326
Tropokollagen 7
Tropomyosin 16
Troponin 16
Truncus 34
– atrioventricularis 133
– bronchomediastinalis 42
– coeliacus 151, 182, 185
– corporis callosi 294
– costocervicalis 104, 241
– inferior 58–59
– intestinalis 42
– jugularis 42
– lumbaris/lumbalis 42, 185
– lumbosacralis 219
– medius 58–59
– pulmonalis 130, 135, 138
– subclavius 42

– superior 58–59
– sympathicus 125, 127, 131, 139, 184, 220, 224
– thyrocervicalis 241
– vagalis anterior 146, 184
– – posterior 146, 184–185
Trypsin, Pankreas 171
Trypsinogen, Pankreas 171
TSH (Thyroidea-stimulierendes Hormon) 236, 290
T-Suppressorzellen 45
Tuba
– auditiva 229, 269, 326, 328
– uterina 195–197
Tubargravidität 197
Tubenwulst 226
Tuber
– cinereum 288
– ischiadicum 113
Tuberculum
– cuneatum 283
– gracile 283
– infraglenoidale 51
– majus 55–56
– minus 55
– obturatorium anterius/posterius 113
– posterius (Atlas) 98
– pubicum 113
– supraglenoidale 51
Tuberositas
– deltoidea 55
– iliaca 113
Tubulus(-i)
– distaler 174
– intermediärer 174
– proximaler 174
– renales 174, 176
– seminiferi contorti 205
– – recti 205
Tumoren, Aquaeductus mesencephali 313
Tunica
– adventitia (Ductus deferens) 208
– – (Gallenblase) 166
– – (Gallenwege, extrahepatische) 166
– – (Ösophagus) 126
– – (Trachea) 120
– – (Ureter) 179
– – (Vagina) 201
– – (Vesicula seminalis) 209
– albuginea corporis spongiosi 214
– – corporum cavernosorum 214
– – (Ovar) 194
– – (Penis) 213
– – (Testis) 204
– conjunctiva 317, 323
– – bulbi 323
– – palpebrarum 323
– dartos 112
– externa s. Adventitia
– fibromusculocartilaginea (Trachea) 120
– fibrosa bulbi 318
– – – Entwicklung 325
– interna s. Intima
– – bulbi 319
– media s. Media
– mucosa s. Mukosa
– – olfactoria 256

Sachverzeichnis

– – oris 259
– – respiratoria 256
– muscularis s. Muskularis
– propria (Urethra) 212
– serosa s. Serosa
– vaginalis testis 112, 204
– vasculosa bulbi 318–319
– – – Entwicklung 325

U

Übergangsepithel 1, 178
Überleitungsstück, Nierentubuli 174
Ulcus
– cruris 36
– duodeni 153
Ulna 60, 63–64
Ulnarabduktion 67
Ulnarislähmung, Krallhand 73
Umbo 326
Umgehungskreisläufe 34
Umschlagfalten, Perikard 135
Unterarm 59–63
– Arterien 69
– Haltebänder 67
– Leitungsbahnen 68–69
– Nerven 69
– Sehnenscheiden 68
– Venen 69
Unterarmmuskeln 65–66
– Extensoren 65–66
– – oberflächliche/tiefe 66
– – radiale 66
– Flexoren 65
Unterhorn 313
Unterkiefer 252
Unterkieferdrüse 263
Unterlid 322
Unterschenkel 86–91
– Extensoren 89
– Flexoren, oberflächliche 88
– – tiefe 89
– Flexorenloge 90
– Knochen 87
– Muskellogen 90
Untersuchung, rektale 189
Unterzungendrüse 263
Ureter 177–179
– Aszensus 179
– Aufbau 178
– Embryonalentwicklung 179
– Engen, physiologische 178
– Funktion 178
– Gefäßversorgung 178
– Histologie 178
– Innervation 178
Ureterknospe 177
Urethra
– feminina 202
– – Histologie 203
– masculina 211–212
Urniere 177
Urnierengang 176–177, 216
Urogenitalkanal 216
Urothel 1, 178
Uterovaginalkanal 215

Uterus 197–199
– Flexio 197
– Gefäßversorgung und Innervation 198
– Halteapparat 198
– Histologie und Funktion 198
– Peritonealverhältnisse 197
– Versio 197
Uterusmyome 199
Utriculus 326–327
– prostaticus 209, 215

V

Vagina 199–200
– bulbi 321
– Feinbau 200–201
Vaginae tendinosae (Unterarm) 68
Vaginalabstrich 201
Vaginalsekret 201
Vagotomie
– Magengeschwür 305
– Zwölffingerdarmgeschwür 305
Valva
– aortae 131
– atrioventricularis dextra/sinistra 130
– ileocaecalis 156
– trunci pulmonalis 131
Valvula foraminis ovalis 129
Varikozele 205
Varizen, Ösophagus 126
Vas(-sa)
– afferens/efferens (Ren) 175
– capillare terminale 168
– creamsterica 111
– dorsalis penis 213
– privata 33
– – (Lunge) 122
– publica 33
– – (Lunge) 122
– vasorum 37
Vasopressin (antidiuretisches Hormon, ADH) 290
Vater-Pacini-(Lamellen-)Körperchen 48
Vellushaare 48
Velum palatinum 268
Vena(-ae) 34
– arcuatae (Ren) 175
– axillaris 58
– azygos 139
– basilica 62, 69
– brachiocephalica 127
– bronchiales 122
– bulbi vestibuli 202
– cava inferior 130, 139, 164
– – superior 129, 138
– cavernosae 213
– centralis (Hepar) 161
– cephalica 62, 69
– cysticae 165
– dorsalis clitoridis 202
– ductus deferentis 111
– duodenales 151
– ethmoidalis anterior 249
– faciales 256
– femoralis 79, 86
– gastrica(-ae) breves 145

– – dextra 145
– – sinistra 145
– gastroomentalis dextra/sinistra 145
– hepatica(-ae) 161, 182
– iliaca communis 182, 219
– – interna 219
– infraorbitalis 249, 251
– intercostales anteriores 105
– – posteriores 105
– interlobares (Ren) 175
– interlobularis (Hepar) 161
– – (Ren) 175
– internae cerebri 316
– interventricularis anterior/posterior 131
– jugularis anterior 241
– – externa 224, 241
– – interna 224, 241, 249, 259
– labiales anteriores/posteriores 202
– lienalis (splenica) 145
– lingualis 259–260
– lumbales 182
– magna cerebri 311, 316
– maxillares 256
– mediana cubiti 63, 69
– meningea media 249
– mesenterica inferior 157
– – superior 145, 157, 171
– ophthalmica inferior 249, 251
– – superior 249, 251
– ovarica 182, 194
– pancreaticae 171
– pancreaticoduodenales 151
– portae hepatis 145, 157, 161, 165, 183
– praepylorica 145
– profunda clitoridis 202
– pudenda interna 219
– pulmonalis(-es) 122
– – dextra superior/inferior 121–122, 130
– – sinistra superior/inferior 121–122, 130
– pulpa rubrae 168
– rectalis(-es) mediae 188
– – superior 188
– renales 182
– saphena magna 86
– splenica 168
– – (lienalis) 171, 183
– subclavia 224
– sublobularis (Hepar) 161
– suprarenalis 179
– testicularis 111, 182, 205
– tibiales anteriores/posteriores 91
– trabecularis 168
– umbilicalis 40, 164
– vertebralis 224
– vitellinae 164
Venen 35–36
– Brusthöhle 138
– Gehirn 316
– Herz 131
Venenklappen 34
Venenwinkel 184, 241
venöser Rückstrom 34
Ventile, Herz 130, 135
ventral 26
Ventriculus
– cordis dexter 129
– – sinister 129

355

Sachverzeichnis

- lateralis 313
- quartus 314
- tertius 311, 313–314
Ventriculus (s. Gaster)
Ventrikel
- dritter 272, 287, 313–314
- – Grenzen 314
- linker 129
- rechter 128–129
- vierter 272, 297, 314
Ventrikelsystem 280
Venulen 35–36
- muskuläre 36
- postkapilläre 36
Verbindungstubulus 174–175
Vermis cerebelli 298
Versilberungstechnik 25
Versio, Uterus 197
Verspannung, Fuß 94
Vertebrae
- cervicales 96
- lumbales 96
- thoracicae 96
Vesica
- fellea 164–167
- urinaria 189–192
Vesicula seminalis 208–209
Vestibulum
- laryngis 230–231
- nasi 255
- oris 258
- vaginae 200–202
Vicq-d'Azyr-Streifen 294, 297
Vierhügel 274
Vierhügelplatte 285
Vierkammerherz 135
Villi intestinales, Intestinum tenue 153
Virchow-Lymphknoten 242
Viszerokranium 245, 250–254
Vomer 251
von-Ebner-Halbmonde 5
Vorderdarm 127
Vorderhirn, Entwicklung 273
Vorderhorn, Rückenmark 277, 313
Vorderkammer, Auge 317
Vorderstrang, Rückenmark 282
Vorhof 34
- linker 129
- rechter 129
Vorhof-Kammer-Kanal 135
Vorhof-Kammer-Scheidewand 130
Vorhofscheidewand 135
Vorniere 177
Vorsteherdrüse 209–210

W

Wadenbein 87
Waldeyer-Rachenring 229
Waller-Degeneration 20
Wallpapillen 261
Warzenhof 105
weiße Pulpa, Milz 169
weiße Substanz
- Rückenmark 277, 282
- Telenzephalon 292

Wernicke-Sprachzentrum 294
Wharton-Sulze 8
Wiederverkalkung (Remineralisation), Karies 265
Wimpern 322
Wirbel, Bauplan 96
Wirbelbildung 101
Wirbelbogengelenke 99
Wirbelsäule 96–101
- Bewegungssegmente 98
- Embryonalentwicklung 101
- Krümmungen 97
Wolff-Gang 176–177, 216
Wurm (Vermis), Entwicklung 274
Wurmfortsatz 155–156
Wurzelhaut 265

X

X-Bein 81

Z

Zähne 264–267
- Aufgabe 267
- Entwicklung 267
- Ersatzleiste 267
- Gefäßversorgung und Innervation 266
- Histologie und Funktion 266
- Längsschnitt 266
Zäkum 155–156
- definitive Lage 159
Zahnbehandlung 266
Zahnbein 265
Zahndurchbruch 267
Zahnformel 264–265
Zahnhals 265
Zahnhalteapparat 267
Zahnknospen 267
Zahnkrone 265
Zahnleiste 267
Zahnpapille 267
Zahnpulpa 267
Zahnsäckchen 267
Zahnschmelz 265
Zahntypen 264
Zahnwurzel 265
Zahnzellen 267
Zapfengelenke 29
Zehen 91–96
- Band- und Kapselapparat 92
Zehenknochen 91
Zellen
- chromophile/chromophobe, Adenohypophyse 291
- Liquor 315
- Nebenschilddrüsen 238
- oxyphile 238
Zellhof, Knorpel 10
Zellkontakte 2
Zellorganellen, Herzmuskelzellen 17
Zement 265
Zentralarterie, Milz 168
Zentralvenen, Leber 161
zentralvenöser Katheter (ZVK) 242

Zentrumkollodiaphysenwinkel 75
Zerumen 326
Zervixkarzinom, Smegma 213
Zilienschaft 2
Zirbeldrüse 288–289
Zisternen, Hirnhäute 312
ZNS (zentrales Nervensystem) 22–23, 271–316
- Abschnitte 271
- Aufgaben 271
- Embryologie 272–274
- Gliederung 271
- Strukturen 271
- Tumor 20
Zollinger-Ellison-Syndrom 152
Zona
- columnaris (Analkanal) 188
- cutanea (Analkanal) 188
- fasciculata 180
- glomerulosa 180
- hypertrophica 13
- intermedia (Analkanal) 188
- – (Rückenmark) 282
- ossificans 13
- pellucida 195
- reservata 13
- resorbens 13
- reticularis 180
Zonula occludens 2
Zonulafasern 318
Z-Streifen, Myofibrillen 15–16
Zuckerkrankheit 172
Zunge 259–262
- Aufgaben 262
- Innervation 261
Zungengrund 259
Zungenmandel 45, 260
Zungenmuskeln 260
- äußere/innere 260
Zungenoberseite 259
Zungenrücken 259, 261
Zungenunterseite 259
Zungenwurzel 259, 262
ZVK (zentralvenöser Katheter) 242
Zwerchfell, Entwicklung 124
Zwerchfellhernien 144
Zwischenhirn 271, 287–291
- Entwicklung 273
Zwischenläppchengänge 165
Zwischenwirbelloch 99
Zwischenwirbelscheiben 98
Zwischenzellen 205
Zwölffingerdarm 149
- Aufbau 150
Zwölffingerdarmgeschwür 153
- Vagotomie 305
Zysten
- Niere 177
- Ovar 194